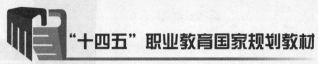

"十四五"职业教育国家规划教材

卫生职业教育"十四五"规划护理专业新形态一体化教材

内科护理

U0279016

主　编　刘　旭　孙彦龙　买晓颖

副主编　蔡明华　焦平利　周丽琴　周洪梅

编　者　（以姓氏笔画排序）

刘　旭　咸宁职业教育(集团)学校

孙相玉　黑龙江省林业卫生学校

孙彦龙　枣庄科技职业学院

买晓颖　周口职业技术学院

张　睿　江苏省宿迁卫生中等专业学校

周丽琴　丽水护士学校

周洪梅　重庆工业管理职业学校

周素焕　辽宁省人民医院附设卫生学校

晁春艳　河南驻马店市卫生学校

徐　菲　河南驻马店市卫生学校

焦平利　北京市昌平卫生学校

蔡明华　湖北省潜江市卫生学校

华中科技大学出版社

http://press.hust.edu.cn

中国·武汉

内 容 提 要

本书是"十四五"职业教育国家规划教材,暨卫生职业教育"十四五"规划护理专业新形态一体化教材。

全书内容包括呼吸系统疾病、循环系统疾病、消化系统疾病、泌尿系统疾病、血液系统疾病、内分泌与代谢性疾病、风湿性疾病、神经系统疾病、传染病患者的护理。本书以临床特征作为评估分析病情的资料,针对性地提出了内科患者的护理措施。

本书可供护理、助产、涉外护理及相关专业使用。

图书在版编目(CIP)数据

内科护理/刘旭,孙彦龙,买晓颖主编. —武汉:华中科技大学出版社,2018.2(2024.8重印)
ISBN 978-7-5680-3051-9

Ⅰ. ①内⋯　Ⅱ. ①刘⋯　②孙⋯　③买⋯　Ⅲ. ①内科学-护理学-中等专业学校-教材　Ⅳ. ①R473.5

中国版本图书馆 CIP 数据核字(2017)第 156058 号

内科护理
Neike Huli

刘　旭　孙彦龙　买晓颖　主编

策划编辑:罗　伟
责任编辑:罗　伟
封面设计:原色设计
责任校对:刘　竣
责任监印:周治超
出版发行:华中科技大学出版社(中国·武汉)　　电话:(027)81321913
　　　　　武汉市东湖新技术开发区华工科技园　　邮编:430223
录　　排:华中科技大学惠友文印中心
印　　刷:武汉市籍缘印刷厂
开　　本:787mm×1092mm　1/16
印　　张:21.5
字　　数:558千字
版　　次:2024 年 8 月第 1 版第 6 次印刷
定　　价:69.90 元

卫生职业教育"十四五"规划
护理专业新形态一体化教材
编委会

委　员（按姓氏笔画排序）

丁丙干　江苏省宿迁卫生中等专业学校
马世杰　湖北省潜江市卫生学校
王绍才　南阳科技职业学院
邓晓燕　西双版纳职业技术学院
付克菊　湖北省潜江市卫生学校
刘端海　枣庄科技职业学院
孙忠生　黑龙江省林业卫生学校
孙治安　安阳职业技术学院
李　收　枣庄科技职业学院
李朝国　重庆工业管理职业学校
杨金焱　湖北新产业技师学院
沈　清　秦皇岛水运卫生学校
周殿生　武汉市第二卫生学校
赵其辉　湖南环境生物职业技术学院
夏耀水　秦皇岛水运卫生学校
黄利丽　武汉市东西湖职业技术学校
黄应勋　丽水护士学校
董志文　辽宁省人民医院附设卫生学校
焦平利　北京市昌平卫生学校
樊　斌　湖北新产业技师学院
易元红　咸宁职业教育（集团）学校

总　序

随着我国经济的持续发展和教育体系、结构的重大调整，职业教育办学思想、培养目标随之发生了重大变化，人们对职业教育的认识也发生了本质性的转变。我国已将发展职业教育作为重要的国家战略之一，卫生职业教育成为我国职业教育的重要组成部分。作为职业教育重要组成部分的卫生职业教育也取得了长足的发展，为国家输送了大批高素质技能型、应用型医疗卫生人才。

为了更好地顺应我国卫生职业教育教学与医疗卫生事业的新形势，贯彻落实《国家中长期教育改革和发展规划纲要》中"以服务为宗旨，以就业为导向"的思想精神，充分发挥教材建设在提高人才培养质量中的基础性作用，同时，也为了配合教育部"十四五"规划教材建设，进一步提高教材质量，在认真、细致调研的基础上，我们组织了全国20余所医药院校的近150位老师编写了这套以工作过程为导向的卫生职业教育"十四五"规划护理专业新形态一体化教材，并得到了参编院校的大力支持。

本套教材充分体现新一轮教学计划的特色，强调以就业为导向、以能力为本位、以岗位需求为标准的原则，按照技能型、服务型高素质劳动者的培养目标，坚持"五性"（思想性、科学性、先进性、启发性、适用性）和"三基"（基本理论、基本知识、基本技能）要求，着重突出以下编写特点：

（1）紧扣新专业目录、新教学计划和新教学大纲，科学、规范，具有鲜明的卫生职业教育特色。

（2）密切结合最新卫生职业教育护理专业课程标准，紧密围绕执业资格标准和工作岗位需要，与护士执业资格考试相衔接。

（3）突出体现"工学结合"的人才培养模式，以及课程建设与教学改革的最新成果。

（4）基础课教材以"必需、够用"为原则，专业课程重点强调"针对性"和"适用性"。

（5）内容体系整体优化，注重相关教材内容的联系和衔接，避免遗漏和不必要的重复。

（6）探索案例式教学方法，倡导主动学习。

这套新一轮规划教材得到了各院校的大力支持和高度关注，它将为新时期卫生职业教育的发展做出贡献。我们衷心希望这套教材能在相关课程的教学中发挥积极作用，并得到读者的青睐。我们也相信这套教材在使用过程中，通过教学实践的检验和实际问题的解决，能不断得到改进、完善和提高。

卫生职业教育"十四五"规划护理专业新形态一体化教材
编写委员会

前　言

　　"内科护理"的任务是促进学生在掌握基础护理的基础上进一步提高对内科病情的诊断能力,熟悉呼吸系统、循环系统、消化系统等各系统的临床特征,并借助这些临床特征作为评估分析病情的资料,针对性地提出内科患者的护理措施。

　　为了贯彻落实《国家职业教育改革实施方案》(国发〔2019〕4号)"三教"改革,本教材以教育部最新颁布的《高等职业学校专业教学标准》为依据,深入推进党的二十大精神进教材,落实立德树人根本任务,旨在培育护理专业高素质技术技能型人才,参照岗位实际工作需求和职业资格标准,紧紧围绕培养目标、社会需求、岗位需求设计优化,采用任务驱动模式,以典型照护工作情景设置学习项目和任务,融合"教材＋课程思政",注重融入"责任、爱心、奉献"的服务精神,聚焦提升学生"科学化、规范化、精细化、人性化"的护理能力。

　　本书的编者不仅包括医护学校的"双师型"教师,也包括临床一线的护理专家。本书以"三贴近"(贴近学生、贴近岗位、贴近护理职业环境)为编写宗旨,以护理职业目标和护理过程为编写导向,理论知识以"必需、够用"为原则,侧重于临床实践与应用,力求在知识、技能、能力知识点上与国家卫计委、国家人社部的专业考核标准接轨,尤其注重内容紧密对接护士执业资格考试的相关要求。本书具有以下特色。

　　(1)展现适用技术:在内容上紧扣通用的成熟技术,适当介绍新技术,注重技术内容的针对性、适用性、可操作性,使学生能依据护士执业资格考试的内容结合临床护理实践,能尽快适应护理工作的需要。

　　(2)展示临床护理职业:采用"项目"驱动的编写方式,每个项目引入临床真实案例,贴近临床护理实际,减少学生对临床工作的陌生感,注重培养学生建立科学的临床护理思维。教材以"提出问题、分析问题、解决问题"的思路来编写,把"三基"知识点、技能点设计在具体的护理情景中,使学生在具体案例中体验解决问题的快乐。

　　(3)展示启发式教学:穿插了"知识链接"等内容,延伸、扩展、补充了相关护考知识内容,注重拓宽学生视野,调动自主学习,激发学习兴趣,增强护理的职业能力和综合素质。

(4)展现紧密对接护考:以国家最新护考大纲为依据,全面对接护士执业资格考试内容为目标,在"直通护考"栏适量编写历年护考原题,注重讲练结合、做练结合、教考结合,使学生及时掌握和理解教材重要核心知识。

本书在编写、审定和出版过程中,全体作者不辞辛苦,精诚合作,对书稿内容反复斟酌与修改,在此表示衷心感谢!同时作者也参阅了大量内科护理方面的书刊,并引用了其中的一些资料,也在此向原作者致以衷心的感谢。由于时间仓促、水平有限,书中难免有疏漏和不妥之处,敬请广大读者和同仁提出宝贵意见,以便修订时改进。

刘　旭

目录

Contents

绪论 认识内科护理

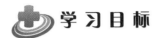

学习目标

掌握：学习内科护理的方法及内科护士的素质要求。

熟悉：内科护理的专业特点、范畴和进展。

了解：内科护理的定义、目标。

素质与思政目标：能运用知识对患者进行有效健康促进的教育。

 案例引导

王梅，毕业于某医学高等专科学校护理专业，毕业后应聘到某市中心医院内科上班。上班第一天李护士长向她提出的问题是：如何做一名合格的内科治疗护士？

任务一 内科护理的内容、特色、发展趋势

一、内科护理的内容

内科护理（medical nursing）是研究内科疾病患者的生物、心理和社会等方面健康问题的发生、发展规律，并运用护理程序的方法诊断和处理患者的健康问题，以达到促进和保持患者健康的一门临床护理学科。内科护理是建立在基础医学、临床医学和人文社会科学基础上，是关于认识疾病及其预防和治疗、护理患者，促进康复、增进健康的科学。其内容广泛，所涉及的范围包括人体各个系统和器官许多疾病的防治与护理。它既是临床各学科护理学的基础，又与其他学科有着密切的联系，所阐述的内容对临床各科具有普遍意义。

二、内科护理的专业特色

内科护理的服务对象是从青少年（年龄14岁以上）、中年、老年直至高龄老人的人群，服务

对象的年龄跨度大,各种健康问题和卫生保健需求非常复杂,故内科护理知识体系的整体性很强。因此,在编写体例上采用以护理程序为框架,重点反映护理学专业特色,旨在培养学生科学的护理思维和临床工作方法。

1. 突出整体护理 整体护理是以现代护理为指导,以护理程序为框架,针对患者不同的生理、心理、社会、文化的需要,提供适合于个人的最佳护理。随着医学科学技术的发展,"生物医学模式"向"生物-心理-社会医学模式"的转变,现代护理学的中心和模式也发生了根本的转变:不再以"疾病"为中心,而是以"人的健康"为中心;不再单纯对患者进行护理,护理的对象也由医院扩展到家庭、社区,形成了全新的现代护理理念和整体护理观。在内科护理学的编写过程中,从疾病发病机制、护理评估、护理措施到健康教育,都强调关注患者在生理、心理和社会等各方面的问题和对护理的需求。

2. 运用护理程序 护理程序是一种体现整体护理观的临床护理思维和工作方法,也是各护理学科各专业通用的科学方法和解决问题的方法在护理学专业实践中的应用。护理程序的五个步骤虽然是固定不变的,但每个步骤的执行和结果却因不同的患者或同一患者处于不同情况而有所不同,即护理人员可以运用评判性思维的技巧,针对患者的具体情况,科学地提供个体化护理。应用护理程序去思考患者的问题,作出评估、判断和决策,据以计划、实施并记录护理活动,进而总结、评价护理工作的效果,这一过程有利于促使护士不断地提高业务能力,积极主动地开展护理工作;有利于增强护士的专业意识,界定护理学专业自主独特的工作内容。

3. 强化健康教育 内科护理的健康教育是护理人员对患者进行系统科学的教育活动,实施过程中一定要围绕"以患者为中心"进行,健康教育之前要了解患者对疾病及治疗的认知程度,评估患者认知的盲点和偏差,根据每个人的情况、疾病治疗特点和康复阶段,选择适宜的健康教育方式和内容,做到有的放矢,充分体现健康教育的个性化。内科患者多数疾病的发生、发展和治疗都与自身生活方式有很大关系,良好的生活方式和对自身疾病知识的掌握会直接影响疾病的康复和愈后。

本书健康教育部分内容结合多个学科的理论和方法让护士告诉患者更加明白自身疾病的相关知识,意识到何种行为对自己的疾病是有益的,何种行为对自己的疾病是有害的,从而能自觉地在日常生活中选择适合自己、对自己有益的生活方式,避免不正确的生活方式。健康指导除了对患者及其家属的疾病相关知识进行指导外,还包括健康人群的疾病预防指导。

三、内科护理的发展趋势

随着我国社会经济发展和人民生活水平的提高,病因和疾病谱发生了巨大变化,内科护理及相关学科发展迅速,护理实践的范畴正在从患者向所有人、个体向群体、从医院向社区扩展,因而对内科护士的专业素质、技能水平和实践能力提出了新的要求。

1. 护理内容日渐丰富 由于基础医学和临床医学的进步,高新医疗技术在不断发展并在临床广泛应用,例如血液透析、腹膜透析等血液净化设备和技术的不断改进,使急、慢性肾衰竭患者的生存率和生命质量明显提高;器官移植的进展及术后免疫治疗,使脏器功能严重衰竭的患者得以生存;心导管和内镜技术的发展,为诊断和治疗带来了革命性的改变;电子监控系统等技术的临床应用,促使内科护理技术、病情观察及监护技术、护理工作方法和护理管理的现代化程度越来越高。护理人员应关注内科护理中的新理念、新技术,做到与时俱进,满足临床护理的需要。

2. 内科护理延伸到社区 护理实践的目的是促进健康、预防疾病、协助康复、减轻痛苦,着眼于人的生命的全过程。近年来：一方面由于疾病谱的变化和人口老龄化等因素，老年病、慢性病、不良生活行为和不良生活方式引起的疾病日益增多，人们对卫生服务的需求也日趋增长；另一方面，医疗费用增长过快，加重了国家、社会和群众的经济负担。因此，内科护理实践内容已经不再局限于医院内患者的护理，内科护理工作场所也从医院向社区、家庭扩展，内科护士走出医院走入社区，指导社区护士开展社区和家庭护理工作，也是内科护理的重要发展趋势。

3. 多学科的协作加强　随着疾病复杂化和治疗的专业化，治疗某一种疾病不能仅仅依靠某一个学科或某一专业来解决。尤其对于老年患者，往往同时患有2种及以上慢性病。部分患者在治疗与康复的过程中会出现营养、康复、心理等多方面的问题。国际上多学科协作综合治疗小组的建立为医疗模式和医院管理带来了新思路，使传统的个体式经验性医疗模式转变为现代的小组协作规范化决策模式，由此推动全方位专业化、规范化诊治策略与合理化医疗资源的整合配置。这就要求内科护士：一方面在掌握内科护理的基础上，学会将外科护理、危重症护理、心理护理、康复护理、老年护理等其他学科知识内容融会贯通，全面把握内科护理学的内涵；另一方面，发挥协作者和代言人的角色，协助患者与其他专业人员进行沟通，同时与其他学科人员协调合作，共同参与到患者的治疗和康复过程中。

4. 重视心理护理作用　多数内科疾病的病程较长，易反复发作或迁延不愈，病情危重则需住进监护病房进行监护治疗，患者易产生各种心理问题，出现焦虑、抑郁、悲观、恐惧等心理反应，不良的心理反应可影响疾病的康复。因此，内科护士必须将心理护理贯穿在内科住院患者治疗的过程中，主动建立好护患关系，帮助患者适应环境、进入角色，始终注意患者的心理状态，了解和掌握患者的心理需要；同时掌握心理学知识，强化心理护理意识，消除影响疾病康复的不良因素，帮助患者树立恢复健康的信心，让患者保持良好的心理状态，从而促进病情的早日康复。

任务二　如何学习内科护理

一、学习内科护理的目标

学习内科护理的目的是使学生能正确运用内科护理的相关理论和方法，应用护理程序，为护理对象提供整体护理以解决健康问题，为维护和增进人民健康、为发展护理事业作出努力。

二、学习内科护理的方法

1. 应坚持整体观念　不但要重视疾病基本知识的学习，还要重视和充分了解患者的心理状态，以高度的责任感和同情心进行护理实践。同时，应将理论学习和临床病例相结合，在临床见习的实践教学过程中，培养独立思考的能力，更好地理解与掌握护理评估的方法、常见内科疾病的临床经过、患者存在的护理问题，应用护理知识和方法为患者开展整体护理服务。

2. 应坚持理论联系临床实践　内科护理是一门理论联系临床实践很强的课程，分为课堂教育、见习及实习两部分。通过课堂教学、示教、见习和操作训练等方法，使学生理解、掌握护理评估内容和方法、常见疾病的临床经过,能运用所学的理论知识和护理实践技能为患者提供有效帮助。在实习过程中树立良好的服务态度,以理论指导实践,结合实际病例查阅参考资料进行自学,引发思考,培养处理临床护理问题的能力,同时注重培养高尚的职业道德。

3. 应坚持讲练结合 在内科护理教学过程中,无论课堂教学还是自学过程,案例教学法(CBL)都可以让学生了解与教学目标相关的概念或理论,以案例为具体临床护理情景,以问题为指引学习理论知识点,进而也提高了以理论知识解决临床实际问题的能力。每次课后教师布置作业是必需的,题目要以国家护士执业资格考试原题为标准,以课堂讲授内容为依据,以培养临床护理思维为目的,重视临床案例型题目,达到教学效果。

任务三　内科护士应具备的素质

1. 职业道德素质 护士的职责是"保护生命,解除人类的疾苦,提高人们的健康水平"。良好的护理职业道德是关心患者疾苦,想想者所想,急患者所急,对患者有高度的责任心、同情心和爱心。这是基于对护理事业的热爱,护士要有强烈的社会责任感,以极大的工作热忱、丰富的情感去感化和关心患者,把患者视为自己忠诚的服务对象。

在护理工作中,要诚心、虚心、耐心、真心实意地做一名维护患者身心健康的白衣天使。始终把救死扶伤、解除患者的痛苦作为白衣天使光荣而又神圣的职责。内科疾病存在着老年人多、老年病多,老年患者反应能力差、表达能力差,有的老年患者生活不能自理的情况,这时作为护士就要有勇于奉献的精神,不怕脏、不怕累,把患者视为亲人,为患者康复贡献力量。工作要认真负责、任劳任怨,养成"手勤、腿勤、眼勤、嘴勤和脑勤"的良好习惯。总之要树立良好的医德,做到廉洁护理工作,不做违反道德、良心的不合法操作或不忠于职守的工作,以维护职业的声誉。

2. 专业素质 内科护士必须具有一定的人文修养、护理理论及科学知识,以及参与护理教育与护理科研的基本知识。能胜任护理工作,必须勇于钻研业务技术,具有较娴熟的护理技能,应用护理程序的具体措施解决患者存在或潜在的健康问题。

内科护士必须具有慎独和审慎的品质,护士的很多工作都是在无人监督的情况下独立完成的,特别是单独值夜班时,护士能否按照护理操作规章制度和要求执行操作、按医嘱给药等是对一名合格护士是否具有慎独品质的考验。

内科护士还必须具有高度的责任心和基本功。护士通过敏锐、细致的观察,能发现患者危险的病情变化及异常行为,并及时配合医生进行抢救,这是作为一名合格护士所必须具备的品质。

内科护士还必须不断更新知识,树立终生学习的理念,具备评判性思维能力,具有运用知识和熟练操作的能力。如要适应医学科学技术的发展,掌握先进的护理诊疗技术,熟练掌握各种机械、电子设备的技术参数、使用方法和检查前后的注意事项等。

3. 身体素质 内科护士必须具有健康的体魄和良好的职业形象才能胜任护理工作。随着社会科技的发展,当今的护理学已经不再是一个孤立的学科,而是和社会学、心理学等多种学科交汇贯通,护理也成了一个多学科、多技术、高要求的行业。在这种转变中,护理工作将不再是传统的技能性工作,而是更加复杂、职业要求更加严格的工作。因此,为适应医疗护理的发展要求,需要护理工作人员具备更高的身体素质作为保证,只有健康、强壮的身体才能完成既要动脑又要动手操作的体力和脑力双重结合的护理活动。护理专业良好的职业道德需要将自身与患者紧密相连,要具有崇高的人道主义精神和奉献精神。

4. 心理素质　内科护士必须具有良好的心理品质。护士具有健康的心态,如乐观、开朗、情绪稳定、心胸豁达。护士具有良好的人际沟通及交流能力,有较强的应急应变能力、心理承受和自控能力,工作中具有良好的服务态度,体现亲切关怀患者。护士具有善于控制自己的情绪、情感的能力,因为不稳定的情绪会使大脑处于混乱状态、精神不集中,容易出现差错事故。配合精益求精的护理技术和端庄的仪表,使患者获得安全感、亲切感、信任感、责任感。护士具有良好的职业心理品质对患者也有治疗作用。

> **思政学堂**
>
> 人民健康是民族昌盛和国家强盛的重要标志。把保障人民健康放在优先发展的战略位置,完善人民健康促进政策。
>
> ——习近平:高举中国特色社会主义伟大旗帜 为全面建设社会主义现代化国家而团结奋斗——在中国共产党第二十次全国代表大会上的报告

(刘　旭)

项目一　呼吸系统疾病患者的护理

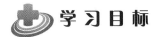

学习目标

掌握：呼吸系统常见疾病的护理评估、护理诊断和护理措施。

熟悉：呼吸系统常见疾病的病因、治疗、健康教育。

了解：呼吸系统常见疾病的护理评价、病理生理和护理目标。

任务一　呼吸系统常见症状的护理

学习目标

掌握：呼吸系统疾病患者常见症状的特点和护理措施。

熟悉：呼吸系统疾病患者常见症状的病因和护理诊断。

了解：呼吸系统的组成和主要功能。

学会：呼吸系统疾病患者常见症状的评估方法和护理措施。

素质与思政目标：具有理解患者病痛，主动关心、有效缓解患者不适的护理职业意识。

呼吸系统主要由呼吸道、肺和胸膜组成，呼吸道是气体进出肺的通道，以环状软骨为界，将鼻、咽、喉合称为上呼吸道，将气管、支气管称为下呼吸道。肺位于胸腔内纵隔的两侧，左、右各一个，是进行气体交换的器官。胸膜分为壁层和脏层，两层胸膜构成的密闭腔隙称为胸膜腔。腔内为负压，有少量浆液起润滑作用，壁层有感觉神经分布，病变累及胸膜时可引起疼痛。呼吸系统的主要功能是完成外呼吸功能，即肺通气和肺换气，还有神经内分泌、代谢和防御等功能。呼吸系统与外界相同，大气污染、吸烟、理化因子、生物因子等可直接入侵造成损害引起呼吸系统疾病。呼吸系统疾病的常见症状有咳嗽、咳痰、咯血、肺源性呼吸困难和胸痛。

一、咳嗽与咳痰

咳嗽是机体的一种反射性防御动作，通过咳嗽可以清除呼吸道分泌物和进入气道内的异物。但是,频繁、剧烈的咳嗽不仅影响工作和休息,使感染扩散,还可导致呼吸道出血,甚至诱发自发性气胸等。咳痰是通过咳嗽将气管、支气管内分泌物排出体外的动作。引起咳嗽、咳痰的原因有呼吸道疾病、胸膜疾病、心血管疾病、理化因素等。其中呼吸道感染是引起咳嗽、咳痰的最常见原因。

【常见病因】

1. 呼吸道疾病 如急、慢性支气管炎、肺炎、肺结核、胸膜炎、支气管哮喘、肺栓塞、过敏性鼻炎等。

2. 胸膜疾病 如各种原因引起的胸膜炎、自发性气胸和胸腔穿刺等。

3. 心血管疾病 如二尖瓣狭窄、心功能不全、风湿性心脏瓣膜病等。

4. 理化因素 如吸烟、吸入灰尘、刺激性气体、过冷空气等。

5. 其他 服用药物如血管转换酶抑制剂或β受体阻滞剂等;胃食管反流以及中枢性因素等。

【特点】

1. 咳嗽的时间 突然发作的咳嗽,常为吸入刺激性气体和气管内异物等;短期咳嗽,常为急性呼吸道感染;长期反复发作的咳嗽,提示有慢性呼吸系统炎症,如慢性支气管炎、支气管扩张、肺结核等;夜间出现阵发性咳嗽多见于左心衰竭;夜间或晨起变动体位时咳嗽加剧多见于慢性支气管炎、支气管扩张和肺脓肿等;夜间咳嗽明显增多见于左心衰竭和肺结核等。

2. 咳嗽的性质 咳嗽无痰或痰量很少称为干性咳嗽;咳嗽并且有痰称为湿性咳嗽。干性咳嗽可见于喉炎、胸膜炎、肺结核早期、气管受压。剧烈咳嗽而且痰多可见于肺、支气管的严重感染。阵发性或痉挛性咳嗽可见于异物刺激、百日咳、支气管肿瘤等。

3. 咳嗽的音色 咳嗽低微、声音嘶哑可见于声带炎症、喉炎、喉癌、声带麻痹等。咳嗽伴金属音可见于肺癌、主动脉瘤或纵隔肿瘤压迫气管或支气管。犬吠样咳嗽可见于喉部疾病和气管受压。

4. 痰的性质、颜色与气味 痰液可分为黏液性、浆液性、脓性和血性等。白色黏痰多见于急性支气管炎、支气管哮喘、慢性支气管炎和肺结核;浆液性痰见于肺水肿;脓性痰见于呼吸道化脓性感染;痰中带血或血痰见于肺结核、支气管肺癌、肺梗死等;铁锈色痰见于肺炎球菌肺炎;黄绿色痰提示铜绿假单胞菌感染;粉红色泡沫样痰见于急性肺水肿。痰液恶臭提示肺部有厌氧菌感染。

5. 伴随症状 咳嗽伴发热多见于急性呼吸道感染、肺结核、胸膜炎等;咳嗽伴咯血常见于支气管扩张、肺结核、肺脓肿、支气管肺癌和二尖瓣狭窄等;咳嗽伴呼吸困难见于喉水肿、喉肿瘤、支气管哮喘、慢性阻塞性肺病、重症肺炎、大量胸腔积液、气胸、肺水肿及气管或支气管异物等;咳嗽伴胸痛常见于肺炎、胸膜炎、支气管肺癌、肺栓塞和自发性气胸等;咳嗽伴大量脓痰常见于支气管扩张、肺脓肿等;咳嗽伴有哮鸣音多见于支气管哮喘、心源性哮喘、弥漫性泛细支气管炎、气管与支气管异物等。

【护理评估】

评估引起咳嗽的病因和咳嗽与咳痰的特点。

【护理问题】

清理呼吸道无效 与痰液黏稠,咳嗽无力,胸痛及意识障碍等有关。

【护理措施】

1. 一般护理

(1)病情观察 密切观察咳嗽与咳痰的特点,记录痰液的颜色、量、性质,正确收集痰标本并及时送验。

（2）环境与体位　保持室内空气新鲜流通，温度维持在 18～20 ℃，湿度以 50%～60% 为宜，环境整洁、舒适，减少环境的不良刺激，特别是避免尘埃与烟雾的刺激。注意保暖，避免受凉。让患者采取舒适卧位或高枕卧位，保证患者充分休息。

（3）饮食护理　给予高蛋白质、高维生素、足够热量饮食，避免油腻、辛辣等刺激性食物。患者情况允许时，每日保证饮水在 1500 mL 以上，使呼吸道黏膜湿润，利于痰液排出。

2. 协助排痰

（1）指导患者深呼吸和有效咳嗽　适用于神志清醒能咳嗽的患者。根据病情需要，一般可取坐位或立位等舒适体位，先行 5～6 次深而慢的呼吸，于深吸气末屏气 3～5 s，从胸腔进行 2～3 次短促而有力的咳嗽，使痰液到咽部附近，再用力咳嗽将痰排出。注意咳嗽时可收缩腹肌或用自己的手按压上腹部。

（2）胸部叩击　适用于长期卧床、久病体弱的患者。禁用于低血压、肺水肿、咯血、肋骨骨折等患者。让患者取侧卧位，叩击者两手手指并拢，手背隆起，指关节微屈呈杯状，从肺底由下向上、由外向内叩拍胸壁，振动气道，边拍边鼓励患者咳嗽，以进一步促进痰液排出，每一肺叶叩击 2～3 min，120～180 次/分。每次叩击时间以 5～15 min 为宜。胸部叩击应安排在两餐之间进行，并在餐前 30 min 完成，以免胸部叩击过程中诱发呕吐。叩击时应避开乳房和心脏，叩击力量要适中，以患者不感到疼痛为宜。

（3）湿化呼吸道　适用于痰液黏稠而不易咳出者。常用的湿化方法有雾化吸入法、蒸汽吸入法和气管内滴液等，临床上常用雾化吸入法和蒸汽吸入法。

（4）体位引流　主要适用于痰液较多而排出不畅的患者，如支气管扩张和肺脓肿等疾病。禁用于严重心脑血管疾病、明显呼吸困难或缺氧、胸廓或脊柱骨折、高龄不能有效配合或痰液涌出可能引起窒息的患者。体位引流应在饭后 1～2 h 进行，早晨醒后立即进行效果最好；体位引流应根据病变部位不同而采取不同的体位，原则上使病变部处于最高位，患部肺叶段支气管与地平呈垂直位置，通过重力作用，将痰液排出。如病变在下叶、中叶者，取头低足高略向健侧卧位；如病变位于上叶，则采取坐位或其他适当姿势，以利于引流。引流时，嘱患者间歇做深呼吸后用力咳嗽，操作者手心屈曲呈凹状轻拍患者胸部或背部，直到痰液排尽。引流时间可从每次 5～10 min 逐渐增加到每次 15～20 min，每日 1 次或数次。引流过程中注意观察病情，若患者出现咯血、发绀、头晕、出汗、疲劳等情况，应及时停止引流。引流完毕给予漱口并记录引流出痰液的量及性质。

（5）机械吸痰　适宜于意识不清或分泌物黏稠无力咳出的患者。可经患者的口、鼻腔、气管插管或气管切开处进行负压吸痰。吸痰时负压不宜太大，以免损伤呼吸道黏膜。每次吸痰时间不超过 15 s，两次吸痰时间间隔应在 3 min 以上。并在吸痰前、中、后适当提高吸入氧的浓度，防止吸痰引起低氧血症。

3. 用药护理　遵医嘱应用抗生素、止咳剂及祛痰药，注意观察药物的疗效并注意药物的不良反应。

4. 心理护理　帮助患者了解咳嗽、咳痰的相关知识，与患者多沟通、多交流，给予心理上的安慰和支持，以缓解紧张不安情绪，增强战胜疾病的信心。

二、咯血

咯血是指气管、支气管和肺组织的出血并经咳嗽动作经口腔排出的过程。咯血主要见于呼吸道疾病和心血管疾病,此外还可见于血液病及风湿性疾病等,在我国,肺结核是引起咯血的最常见原因。

知识链接

咯血与呕血的鉴别

项目	咯血	呕血
病因	肺结核、支气管扩张、肺癌、风湿性心脏病二尖瓣狭窄	消化性溃疡、肝硬化食管胃底静脉曲张
出血前症状	喉部痒感、胸闷、咳嗽等	上腹部不适、恶习、呕吐
出血方式	咯出	呕出,可为喷射状
出血后痰性状	痰中带血,常持续数日	无痰
血内混有物	痰、泡沫	食物残渣、胃液
黑便	无,如咽下血液时可有	有,呕血停止后仍持续数日
酸碱性	碱性	酸性

【常见病因】

1. 呼吸系统疾病　如支气管扩张、肺结核、支气管肺癌等。

2. 心血管疾病　如二尖瓣狭窄和急性肺水肿等。

3. 全身性疾病　如血液病、急性传染病、子宫内膜异位症、特发性血小板减少性紫癜和系统性红斑狼疮等。

【特点】

1. 咯血的程度　咯血量少时仅为痰中带血,小量咯血为 100 mL/24 h 以下,中等量咯血为 100～500 mL/24 h,大量咯血为 1 次咯血量在 300 mL 以上或咯血量在 500 mL/24 h 以上。

2. 伴随症状　咯血伴发热可见于肺结核、肺炎和流行性出血热等;咯血伴胸痛可见于大叶性肺炎、肺梗死、肺结核和支气管肺癌等;咯血伴有皮肤黏膜出血可见于流行性出血热和血液病;咯血伴黄疸可见于肺梗死和钩端螺旋体病;咯脓血痰可见于肺脓肿、空洞型肺结核和支气管扩张等;咯血伴呛咳可见于支气管肺癌和支原体肺炎等。

3. 窒息表现　若大咯血时突然出现咯血减少、情绪紧张、面色晦暗和胸闷等提示窒息先兆。若患者出现表情恐惧、张口瞪眼、双手乱抓,大汗淋漓、唇指发绀或意识丧失提示发生了窒息。

【护理评估】

评估引起患者咯血的原因及咯血特点。

【护理问题】

1. 恐惧　与突然咯血或咯血反复发作有关。

2. 有窒息的危险　与大咯血引起气道阻塞有关。

【护理措施】

1. 一般护理

(1) 病情观察　密切观察患者咯血的量、次数及速度,监测血压、脉搏、呼吸、瞳孔及神志,观察大量咯血患者有无胸闷、气促、发绀、烦躁、神色紧张、面色苍白、出冷汗和呼吸不畅等窒息前表现,如出现上述症状应立即通知医生,并准备抢救物品如吸痰器、鼻导管、气管插管和气管切开包等。

（2）环境与体位　病室内保持安静，避免不必要的交谈，以减少肺部活动度。小量咯血患者应静卧休息，大量咯血时应绝对卧床休息。帮助患者取患侧卧位，以利于健侧通气；出血部位不明者应取平卧位，头偏向一侧，以防窒息发生。

（3）饮食护理　小量咯血者宜进少量凉或温的流质饮食，大量咯血者应暂禁食，避免饮用浓茶和咖啡等刺激性饮料。多饮水及多食富含纤维素食物，保持大便通畅。

2. 用药护理　遵医嘱应用止血药和镇静药，注意疗效和不良反应。咯血量较大者常用垂体后叶素，该药有收缩血管和子宫平滑肌的作用，故冠心病、高血压、妊娠者禁用。用药过程中和用药后需注意观察有无恶心、便意、心悸、面色苍白等不良反应。对烦躁不安者可用镇静剂地西泮，禁用吗啡、哌替啶，以免抑制呼吸。

3. 心理护理　告诉患者咯血时不能屏气，以免诱发喉头痉挛和血液引流不畅，形成血块而导致窒息。及时清理血渍及被血液沾染的物品，以减轻不良心理反应。守护并安慰患者，倍加关心和爱护患者，以增强患者安全感，缓解紧张情绪。

4. 窒息的抢救配合　立即置患者于头低足高位或倒立位，并轻拍背部以利血块排出；立即用手指套上纱布将咽喉部血块清除，或用鼻导管将气管内血液吸出，或立即做气管插管吸取血块或气管切开吸尽积血，以通畅呼吸道；气道畅通后，若患者自主呼吸未恢复，应行人工呼吸，给高流量吸氧或遵医嘱应用呼吸中枢兴奋剂；同时监测病情，警惕窒息的再次发生。

三、肺源性呼吸困难

肺源性呼吸困难是指呼吸系统疾病引起的通气和换气功能障碍，造成缺氧和（或）二氧化碳潴留所致。

【常见病因】

1. 气道阻塞　如喉、气管、支气管的炎症、水肿、肿瘤或异物所致的狭窄或阻塞，支气管哮喘和慢性阻塞性肺疾病等。

2. 肺部疾病　如肺炎、肺脓肿、肺结核、肺不张、肺淤血、肺水肿和弥漫性肺间质疾病等。

3. 胸壁、胸廓、胸膜腔疾病　如胸壁炎症、严重胸廓畸形、胸腔积液、自发性气胸、广泛胸膜黏连、结核和外伤等。

4. 神经肌肉疾病　如重症肌无力累及呼吸肌，药物导致呼吸肌麻痹等。

5. 膈运动障碍　如膈麻痹，大量腹腔积液和腹腔巨大肿瘤等。

【特点】

1. 类型

（1）吸气性呼吸困难　特点为吸气显著困难，即吸气费力，吸气时间延长。重症患者可出现三凹征，即胸骨上窝、锁骨上窝、肋间隙在吸气时明显下陷，并伴有干咳及高调的吸气性哮鸣音。其发生由于大气道狭窄梗阻所致。常见于喉头水肿、喉头痉挛、气管异物和气管炎症等。

（2）呼气性呼吸困难　特点为呼气明显费力，呼气时间延长伴有广泛哮鸣音。其发生由于支气管痉挛、狭窄及肺组织弹性减弱所致。常见于支气管哮喘和阻塞性肺气肿等。

（3）混合性呼吸困难　特点为吸气和呼气均感费力，呼吸浅而快。其发生是由于广泛性肺部病变使呼吸面积减少所致，常见于严重肺炎、肺结核、大量胸腔积液和气胸等。

2. 分度　依呼吸困难与活动的关系分为轻、中、重三度。轻度仅在重体力活动时出现呼吸困难；中度为轻微体力活动（如走路、日常活动等）即出现呼吸困难；重度为在安静休息状态下即出现呼吸困难,可表现为端坐呼吸。

知识链接

呼吸困难的分类

1. **肺源性呼吸困难** 呼吸系统疾病使患者的通气功能和(或)换气功能受损,发生呼吸困难。

2. **心源性呼吸困难** 由于心脏功能异常,循环功能障碍,特别是肺循环障碍,使换气受到影响,氧气和二氧化碳的吸入和排出紊乱,造成混合性呼吸困难。

3. **中毒性呼吸困难** 体内代谢产生的有毒物质,直接作用于呼吸中枢,或由体外进入的有毒物质作用于血红蛋白,使携氧能力下降,血氧缺乏,二氧化碳蓄积,导致呼吸困难。

4. **血源性呼吸困难** 由于血液中红细胞数量减少或血红蛋白变性,携氧能力下降,血氧不足,导致呼吸困难。

5. **中枢性呼吸困难** 主要是由于重症脑部疾病,使颅内压升高和炎性产物刺激呼吸中枢引起呼吸困难。

6. **肌病性呼吸困难** 重症肌无力危象引起呼吸肌麻痹,导致严重的呼吸困难。

7. **癔症性呼吸困难** 特点是呼吸显著频速、表浅,因呼吸性碱中毒常伴有手足搐搦症。

3. 伴随症状 呼吸困难伴一侧胸痛见于大叶性肺炎、胸膜炎、肺梗死和自发性气胸;呼吸困难伴有哮鸣音见于支气管哮喘和心源性哮喘;呼吸困难伴昏迷见于脑出血、脑膜炎、尿毒症、糖尿病酮症酸中毒和急性中毒等。

【护理评估】

评估引起肺源性呼吸困难的病因和呼吸困难的特点。

【护理诊断】

1. 气体交换受损 与病变所致的有效呼吸面积减少、换气功能障碍有关。

2. 活动无耐力 与呼吸功能受损引起的缺氧有关。

【护理措施】

1. 一般护理

(1)病情观察 观察生命体征,口唇和甲床颜色,注意呼吸的频率、节律和深度,判断呼吸困难的类型及程度,监测动脉血气分析和血氧饱和度,判断缺氧程度。

(2)环境和体位 保持病室空气新鲜,温湿度适宜,避免刺激性气味,让患者取半坐位或端坐位,必要时设置跨床小桌,以便患者伏桌休息,减轻体力消耗。

(3)饮食护理 给予高蛋白质、高维生素、足够热量饮食,避免油腻、辛辣、易产气的食物,防止便秘、腹胀影响呼吸。

2. 用药护理 遵医嘱应用支气管舒张剂、抗菌药物和呼吸兴奋剂等,并观察药物疗效和副作用。

3. 通畅气道 对气道分泌物较多者,护士应协助患者翻身拍背,有利于痰液排出,以增加肺泡通气量。必要时应机械吸痰,以保持呼吸道通畅。

4. 氧气疗法和机械通气　氧气疗法是纠正缺氧和缓解呼吸困难最有效的方法。根据呼吸困难的类型、程度及血气分析结果,进行合理氧疗或机械通气。低氧不伴二氧化碳潴留者,可以给予一般流量(2～4 L/min)吸氧;低氧伴二氧化碳潴留者,可以给予低流量(1～2 L/min)低浓度(25%～29%)持续吸氧;低氧血症严重者,短时间内可给予高流量(4～6 L/min)吸氧,观察氧疗效果及不良反应。根据患者情况,必要时采用机械通气。

5. 呼吸功能锻炼　让患者坚持缩唇呼吸和腹式呼吸锻炼。

(1)腹式呼吸　患者仰卧位、半卧位或立位等,使腹肌和全身肌肉放松,左右手分别放在腹部和胸前,静息呼吸。吸气时用鼻子吸入,尽量挺腹,胸部不动;呼气时用口呼出,同时收缩腹部,胸廓保持最小活动幅度,缓呼深吸,增进肺泡通气量。每次 10～20 min,每日 2 次,反复训练,可逐步增加次数和时间。

(2)缩唇呼吸　用鼻吸气用口呼气,用鼻吸气后宜稍屏气 1～2 s,然后用口呼气,呼气时将口唇缩成吹笛子状,气体经缩窄的口唇缓慢呼出,同时收缩腹部。吸与呼时间之比为 1：2 或 1：3。指导患者吸气时默数 1、2、3,呼气时默数 1、2、3、4、5、6。

6. 心理护理　增加巡视次数,倍加关心和爱护患者,进行必要的解释和安慰,以增强患者安全感,缓解紧张情绪。

四、胸痛

胸痛是一种常见而又危及生命的症状,造成胸痛的原因主要是胸部疾病,此外还有其他疾病。

【常见病因】

1. 呼吸系统疾病　如急性气管支气管炎、肺炎、胸膜炎、气胸和肺癌等。

2. 胸壁疾病　如急性皮炎、带状疱疹、肋间神经炎和肋骨骨折等。

3. 心血管疾病　如心绞痛、急性心肌梗死、心肌炎、肺动脉高压和心脏神经官能症等。

4. 纵隔疾病　如纵隔炎、纵隔脓肿、纵隔肿瘤、食管炎、食管裂孔疝和食管癌等。

5. 其他　如膈下脓肿、肝脓肿和脾梗死等。

【特点】

1. 疼痛部位　胸部侧面的疼痛常见于急性胸膜炎、急性肺栓塞和肋间肌炎;胸骨后的胸痛,常提示心绞痛、急性心肌梗死、主动脉夹层、食管疾病以及纵隔疾病等;右侧胸痛常见于肝脏或膈下病变;心尖区或左乳头下方的局限性胸痛多为心神经官能症。

2. 放射痛　放射到颈部、下颌或左臂尺侧的胸痛见于心脏缺血。放射到背部的胸痛可见于主动脉夹层或急性心肌梗死。放射到右肩的右胸痛常常提示肝胆或膈下病变。

3. 疼痛性质　压迫性、压榨性和闷胀感疼痛常见于心肌缺血;刀割样锐痛常见于心包炎、胸膜炎和肺栓塞;突发的撕裂样剧痛多见于主动脉夹层;针扎样或电击样瞬间性疼痛可见于功能性胸痛、肋间神经炎或带状疱疹。

4. 伴随症状　胸痛伴随发热可见于大叶性肺炎和急性胸膜炎等急性感染性疾病;胸痛伴咯血提示肺栓塞和支气管肺癌等呼吸系统疾病;胸痛同时伴有明显的呼吸困难提示病变严重累及心肺功能;胸痛伴皮肤苍白、大汗、血压下降或休克可见于急性心肌梗死、主动脉夹层、主动脉窦瘤破裂或急性肺栓塞。胸痛伴吞咽困难提示食管疾病。

【护理评估】

评估引起胸痛的原因和胸痛的特点。

【护理问题】

疼痛:胸痛   与病变累及胸膜或肋骨、胸骨及肋间神经等有关。

【护理措施】

1. 一般护理

（1）病情观察   观察胸痛发生的时间、部位、性质、程度及诱因。

（2）环境和体位   保持病室空气新鲜,安静,温湿度适宜,避免刺激性因素。协助患者采取舒适体位,胸膜炎、肺结核患者多采取患侧卧位,减轻疼痛并利于健侧呼吸。

（3）饮食护理   保证每日摄入足够的热量,给予高蛋白质、高维生素的清淡饮食,避免辛辣和刺激性食物。

2. 采取缓解胸痛的措施

（1）指导患者在咳嗽和深呼吸时按压疼痛部位制动以缓解疼痛。

（2）胸部活动引起剧烈疼痛者,可在呼气末用15 cm宽胶布固定患侧胸廓(胶布长度超过前后正中线),以降低呼吸幅度,达到缓解疼痛的目的。

（3）采用局部热湿敷、冷湿敷或肋间神经封闭疗法止痛。

（4）疼痛剧烈影响休息时,可按医嘱适当使用镇痛剂和镇静剂,观察记录疗效和不良反应。

（5）指导患者采用放松疗法如看报纸、听音乐、玩微信、与家人交谈和深呼吸等方法分散患者对疼痛的注意力,从而减轻疼痛。

（6）采用中医疗法如通过针灸、局部按摩和穴位按压等方法,缓解疼痛。

3. 心理护理   尊重并接受患者对疼痛的反应,做好家属的工作,争取家属的支持和配合,共同采取措施,缓解疼痛,从而减轻患者焦虑情绪。

知识链接

呼吸系统常见体征

体征	外形	呼吸运动	语颤	叩诊音	呼吸音
肺气肿	桶状胸	减弱	减弱	过清音	减弱
肺实变	无改变	减弱	增强	浊或实音	减弱
肺空洞	无改变	减弱	增强	鼓音	减弱
气胸	饱满膨隆	显著减弱	显著减弱	鼓音	显著减弱
胸腔积液	饱满膨隆	显著减弱	显著减弱	浊或实音	显著减弱

直通护考

1. 在正常情况下,呼吸中枢发出冲动主要依靠(   )。

A. 二氧化碳   B. 氧气   C. 酸碱性   D. 呼吸频率   E. 潮气量

2. 左、右主支气管分叉水平对应的解剖部位是(　　)。

　　A. 颈动脉切迹　　　　　　　B. 胸骨柄　　　　　　　C. 胸骨角

　　D. 胸骨　　　　　　　　　　E. 剑突

3. 呼吸系统疾病最常见的致病因素是(　　)。

　　A. 感染　　　　B. 理化因素　　　C. 过敏因素　　　D. 变态因素　　　E. 全身性疾病

4. 胸痛的护理措施不妥的是(　　)。

　　A. 适当安慰消除其紧张情绪　　　　B. 用宽胶带于患者吸气末固定患侧胸部

　　C. 指导患者取患侧卧位　　　　　　D. 遵医嘱给小剂量镇静剂和止痛剂

　　E. 根据不同病因采取相应的护理措施

5. 患者,女,65岁。患有慢性阻塞性肺疾病。患者进行腹式呼吸训练时,护士应予以纠正的动作是(　　)。

　　A. 吸气时腹部尽力挺出　　　　B. 呼气时腹部尽力收缩　　　　C. 鼻吸口呼

　　D. 慢吸气　　　　　　　　　　E. 快呼气

6. 患者,68岁,既往有肺心病史6年,今晨突然出现极度呼吸困难,口唇发紫,烦躁不安,傍晚出现神志不清、血压下降,心律失常。针对该患者保持气道通畅最好的方法是(　　)。

　　A. 协助拍背　　　　　　　　B. 雾化吸入　　　　　　　C. 建立人工气道

　　D. 控制感染　　　　　　　　E. 导管吸痰

7. 患者,女,35岁,近1周来乏力、低热、盗汗、咳嗽伴左侧胸痛,护士指导患者应采取的体位是(　　)。

　　A. 右侧卧位　　　B. 左侧卧位　　　C. 端坐位　　　D. 平卧位　　　E. 半坐位

8. 患者,男,42岁,支气管扩张症反复出现咳血,患者最可能出现的心理反应是(　　)。

　　A. 抑郁　　　　B. 悲伤　　　　C. 恐惧　　　　D. 愤怒　　　　E. 震惊

(9～10题共用题干)

患者,男,75岁。有慢性阻塞性肺疾病8年。1周前受凉后出现咳嗽、咳痰,伴有呼吸困难、胸闷、乏力。体格检查:口唇发绀,颈静脉怒张,双肺散在湿啰音。心率115次/分,律齐。肝肋下3 cm,双下肢可见凹陷性水肿。

9. 该患者首要的护理问题是(　　)。

　　A. 体液过多　　　　　　　　B. 活动无耐力　　　　　　C. 睡眠形态紊乱

　　D. 清理呼吸道无效　　　　　E. 气体交换受损

10. 该患者吸氧的浓度为(　　)。

　　A. 25%～29%　　　　　　　B. 35%～40%　　　　　　C. 41%～45%

　　D. 46%～50%　　　　　　　E. 51%～60%

(11～13题共用题干)

患者,女,29岁,咳嗽1周近2天咯血数次,每次咯血量不等,最多一次达300 mL,护理体检左侧肺上部呼吸音减弱,患者精神紧张。

11. 该患者目前最主要的护理诊断问题是(　　)。

　　A. 气体交换受损　　　　　　B. 有感染的危险　　　　　C. 潜在并发症

　　D. 清理呼吸道无效　　　　　E. 有体液不足的危险

12. 入院后第二天,该患者突然出现咯血不畅、表情恐怖、张口瞪目、两手乱抓、大汗淋漓,进而意识突然丧失,护士应首先考虑患者发生了(　　)。

A. 休克　　　　　　　　B. 左心衰竭　　　　　　　C. 支气管哮喘

D. 窒息　　　　　　　　E. 呼吸衰竭

13. 这时护士应首先采取的措施是(　　　)。

A. 开放静脉通路　　　　　　　　　　B. 立即通知医生

C. 判断患者昏迷程度　　　　　　　　D. 给予高流量吸氧

E. 立即取头低足高 45°俯卧位,面部侧向一边,轻拍背部

任务二　急性呼吸道感染患者的护理

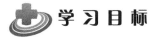

学习目标

掌握:急性上呼吸道感染患者的症状、体征和主要的护理措施。

熟悉:急性上呼吸道感染的病因、实验室及其他检查、治疗要点和患者的常见护理诊断。

了解:急性上呼吸道感染的诊断要点。

学会:对急性上呼吸道感染患者进行健康教育,正确实施综合预防措施。

素质与思政目标:具有职业意识,尊重和关爱患者,给予患者人文关怀。

一、急性上呼吸道感染

急性上呼吸道感染是鼻腔、咽或喉部急性炎症的总称,简称上感,是最常见的急性呼吸道感染性疾病,多呈自限性,全年皆可发病,冬春季较多。

【病因】

老幼体弱,免疫功能低下或患有慢性呼吸道疾病的患者,在受凉、淋雨、气候突变、过度疲劳等情况下,导致全身或呼吸道局部防御功能降低,使原已存在于上呼吸道的或从外界侵入的病毒或细菌迅速繁殖,从而诱发本病。有 70%～80% 上呼吸道感染由病毒引起,包括鼻病毒、冠状病毒、腺病毒、流感和副流感病毒、呼吸道合胞病毒、埃可病毒、柯萨奇病毒等。有 20%～30% 的上呼吸道感染由细菌引起,细菌感染可直接感染或继发于病毒感染之后,以溶血性链球菌为最常见,其次为流感嗜血杆菌、肺炎球菌、葡萄球菌等,偶为革兰阴性细菌。

【临床表现】

根据病因和病变范围的不同,临床表现可有不同的类型。

1. 普通感冒　俗称"伤风",又称急性鼻炎,起病较急,潜伏期 1～3 天,主要表现为鼻部症状,如打喷嚏、鼻塞、流清水样鼻涕,也可表现为咳嗽、咽干、咽痒或灼热感,2～3 天后鼻涕变稠,常伴咽痛、流泪、味觉减退、呼吸不畅、声嘶等。一般无发热及全身症状,或仅有低热、不适、轻度畏寒、头痛。体检可见鼻腔黏膜充血、水肿、有分泌物,咽部轻度充血。并发咽鼓管炎时可有听力减退等症状。如无并发症,5～7 天可痊愈。

2. 急性病毒性咽炎或喉炎

(1) 急性病毒性咽炎　主要表现为咽部发痒或灼热感,咽痛轻微,可有发热和乏力。护理体检咽部明显充血水肿,颌下淋巴结肿大且触痛。

(2) 急性病毒性喉炎　主要表现为声嘶、讲话困难、咳嗽时疼痛,常有发热、咽痛。护理体检可见喉部充血水肿,局部淋巴结轻度肿大和触痛,可闻及喉部喘鸣音。

3. 急性疱疹性咽峡炎　多于夏季发作,儿童多见,主要表现为明显咽痛、发热。护理体检可见咽充血,软腭、悬雍垂、咽及扁桃体表面有灰白色疱疹及浅表溃疡,周围有红晕,以后形成疱疹。病程约 1 周。

4. 急性咽结膜热　主要表现为发热、咽痛、畏光、流泪。护理体检可见咽及结膜明显充血。病程 4～6 天,常发生于夏季,多通过游泳者传播,儿童多见。

5. 急性咽-扁桃体炎　多由细菌引起,起病急,咽痛明显,畏寒、发热,体温可达 39 ℃以上。护理体检可见咽部明显充血,扁桃体充血肿大,表面有黄色脓性分泌物,颌下淋巴结肿大、压痛。

6. 并发症　上呼吸道感染如未及时治疗可并发急性鼻窦炎、中耳炎及急性气管-支气管炎,少数患者可并发病毒性心肌炎、肾小球肾炎及风湿热。

【实验室及其他检查】

1. 血常规　病毒性感染时,白细胞计数多正常或偏低,淋巴细胞比例升高;细菌感染时,白细胞计数和中性粒细胞增多或核左移。

2. 病原学检查　可用免疫荧光法、酶联免疫吸附法、病毒分离鉴定和病毒血清学检查等确定病毒类型。细菌培养可判断细菌类型并做药物敏感试验以指导临床用药。

【诊断】

(1) 受凉、劳累、呼吸道慢性炎症等病史。

(2) 上呼吸道感染的症状和体征。

(3) 白细胞计数多正常或偏低,淋巴细胞比例升高;白细胞计数和中性粒细胞增多或核左移。

【治疗】

目前尚无特效抗病毒药物,主要是对症治疗。有白细胞计数升高、咳黄痰等细菌感染时,可选用抗生素。

【护理】

1. 护理评估

(1) 病史　患者健康史、接触史,诱因、病因。

(2) 身体评估　有上呼吸道感染的症状和体征。

(3) 实验室及其他检查　血常规检查结果。

2. 护理问题

(1) 体温过高　与病毒感染和(或)细菌感染有关。

(2) 舒适的改变　与头痛、乏力、鼻塞有关。

3. 护理措施

1) 一般护理

(1) 病情观察　观察患者体温和主要症状变化,若患者出现鼻塞、流脓涕和鼻窦处压痛,提示继发鼻窦炎;若伴有耳痛、耳鸣、听力减退和外耳道流脓等提示继发中耳炎;若出现胸闷、心悸,眼睑水肿、腰酸或关节疼痛,提示继发心肌炎、肾炎或风湿性疾病。

（2）环境和体位　保持室内适宜的温湿度和空气流通。高热或年老体弱者应卧床休息并注意个人卫生。

（3）饮食护理　给予清淡、高热量、维生素丰富、易消化食物,鼓励患者每天保持足够的饮水量,避免刺激性食物,忌烟、酒。

2）用药护理　遵医嘱使用抗病毒药物、抗生素及对症药物,观察药物疗效和不良反应。使用抗生素时,应注意有无过敏反应。

3）对症护理　高热伴头痛者,应用物理降温,或遵医嘱使用降温药。注意出汗后及时更换衣服和被褥,保持皮肤清洁,进食后漱口或进行口腔护理,防止感染。

4）心理护理　告知患者本病多为自限性疾病,预后良好,注意休息,多饮水。多与患者沟通,缓解患者的疑虑和焦躁情绪。

【健康教育】

1. 疾病预防知识宣教　避免受凉、淋雨、过度疲劳;上呼吸道感染流行时应戴口罩,避免在人多的公共场合出入;咳嗽或打喷嚏时用纸巾包住口鼻,避免对着他人,防止交叉感染;避免脏手接触口、眼、鼻。室内保持合适的温度和湿度,确保空气流通。年老体弱易感者注意防寒保暖;坚持适度有规律的户外运动,提高机体免疫力与耐寒能力是预防本病的主要方法。保持良好心情,生活规律,注意劳逸结合。

2. 免疫调节药物和疫苗的应用　对于经常、反复发生本病以及老年免疫力低下的患者,可酌情使用免疫增强剂。必要时接种流感疫苗。

3. 预防并发症的发生　若出现流脓涕和鼻窦处压痛提示继发鼻窦炎;若伴有耳痛、耳鸣、听力减退和外耳道流脓等提示继发中耳炎;若出现胸闷、心悸,眼睑水肿、腰酸或关节疼痛,提示继发心肌炎、肾炎或风湿性疾病,应及时就诊。

二、急性气管-支气管炎

急性气管-支气管炎是由细菌、物理、化学刺激或过敏等因素引起的气管-支气管黏膜的急性炎症。主要症状为咳嗽和咳痰,好发于冬季或气候突变时。也可由急性上呼吸道感染蔓延而来。

【病因】

1. 微生物　由病毒、细菌直接感染,也可因急性上呼吸道感染的病毒或细菌蔓延引起本病。

2. 物理、化学因素　冷空气、粉尘、刺激性气体或烟雾的吸入,对气管-支气管黏膜急性刺激和损伤引起。

3. 过敏反应　常见的吸入致敏原包括花粉、有机粉尘和真菌孢子等;或对细菌蛋白质过敏,引起气管-支气管炎症反应。

【发病机制】

受凉,过度疲劳、营养不良等使全身或局部防卫功能低下,细菌、病毒、物理、化学性刺激及过敏反应可引起气管-支气管局部防卫功能减弱。黏膜上皮损伤,纤毛运动障碍,造成黏膜充血、水肿、渗出,分泌物增多等。

【临床表现】

起病较急,常先有急性上呼吸道感染症状,继之咳嗽、咳痰,先为干咳或少量黏液性痰,随后可转为黏液脓性,痰量增多,咳嗽加剧,如支气管发生痉挛,可出现程度不等的气急和胸闷。护理体检两肺可听到散在的干、湿啰音。啰音部位不固定,体位改变或咳嗽后可减少或消失。

【实验室及其他检查】

1．血常规　细菌感染较重时,白细胞总数和中性粒细胞增高。

2．痰培养　痰培养可发现致病菌。

3．X 线胸片检查　多数正常或仅有肺纹理增粗。

【诊断要点】

(1)受凉、劳累、过敏等病史。

(2)咳嗽和咳痰等症状。

(3)两肺散在干、湿啰音。

(4)X 线胸片检查　多数正常或仅有肺纹理增粗,细菌感染较重时,白细胞总数和中性粒细胞增高。

【治疗】

　　包括抗菌治疗和对症治疗,可以选用大环内酯类、青霉素、头孢菌素类和喹诺酮类等药物,或根据感染的病原体及药物敏感试验选择抗菌药物。咳嗽咳痰时可用镇咳祛痰药,也可雾化帮助祛痰。发生支气管痉挛时,可用平喘药物,发热可用解热镇痛药。

【护理】

1．护理评估

(1)病史　患者健康史、诱因和病因。

(2)身体评估　有急性气管-支气管的症状和体征。

(3)实验室及其他检查　血常规和 X 线胸片等结果。

2．护理问题

清理呼吸道无效　与呼吸道感染、痰液黏稠有关。

3．护理措施

1)一般护理

(1)病情观察　密切观察咳嗽、咳痰的程度,痰液的颜色和量,监测体温变化。

(2)环境与体位　保持室内空气新鲜流通,环境整洁、舒适,减少环境的不良刺激,特别是避免尘埃与烟雾的刺激。注意保暖,避免受凉。让患者采取舒适卧位,保证患者充分休息。

(3)饮食护理　给予高蛋白质、高维生素、足够热量饮食,避免油腻、辛辣等刺激性食物。鼓励患者多饮水,利于痰液的排出。

2)用药护理　遵医嘱应用抗生素、止咳剂及祛痰药,注意观察药物的疗效并注意药物的不良反应。

3)心理护理　帮助患者了解疾病相关知识,与患者多沟通、多交流,给予心理上的安慰和支持,以缓解紧张不安情绪,增强战胜疾病的信心。

【健康教育】

1．疾病预防知识介绍　避免受凉、淋雨、过度疲劳等诱因;避免与感冒患者接触,避免在人多的公共场合出入,防止交叉感染。注意保暖,保持室内空气新鲜。适度进行有规律的户外运动,提高机体免疫力与耐寒能力。

2．疾病知识指导　患病期间多休息,避免劳累,保持良好心情,生活规律,注意营养,遵医嘱用药,病情变化时及时就医。

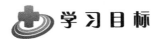

直通护考

1. 引起细菌性扁桃体炎最多见的致病菌为(　　)。

A. 葡萄球菌　　　　　　　B. 肺炎球菌　　　　　　　　C. 溶血性链球菌

D. 粪链球菌　　　　　　　E. 奈瑟球菌

2. 疱疹性咽峡炎好发于(　　)。

A. 春季　　　　B. 夏季　　　　C. 秋季　　　　D. 冬季　　　　E. 天气变化时

3. 在对一位急性上呼吸道感染患者进行有关预防措施指导时,护士的下列说法中,不当的是(　　)。

A. 避免过度劳累　　　　　　　　　　B. 避免到人多拥挤的场所

C. 保持环境整洁,空气清新　　　　　D. 坚持规律体育锻炼

E. 接种疫苗后可产生终生免疫力

4. 王女士,30岁,4天前出现频繁干咳,伴有下胸骨后不适,乏力,未予重视,昨日出现咳嗽、咳黏液脓痰,痰中偶有血丝。护理检查:肺部散在干、湿啰音;X线示肺纹理增粗。该患者最可能的诊断是(　　)。

A. 普通感冒　　　　　　　B. 肺炎　　　　　　　　　　C. 急性气管-支气管炎

D. 肺结核　　　　　　　　E. 支气管肺癌

5. 患者,女,30岁,因咳嗽、鼻塞就诊,诊断为普通感冒,最常见的病原体是(　　)。

A. 鼻病毒　　　　　　　　B. 埃可病毒　　　　　　　　C. 柯萨奇病毒

D. 呼吸道合胞病毒　　　　E. 副流感病毒

6. 周女士,45岁,因急性上呼吸道感染就诊,对其健康指导不正确的是(　　)。

A. 增强机体抵抗力　　　　　　　　　B. 饮用中草药汤剂预防

C. 避免淋雨　　　　　　　　　　　　D. 患者使用的餐具、痰盂等每日消毒

E. 接触患者时注意做好床边隔离

任务三　肺部感染性疾病患者的护理

学习目标

掌握:肺炎患者的症状、体征和主要的护理措施。

熟悉:肺炎的实验室及其他检查、治疗要点和患者的常见护理诊断。

了解:肺炎的分类、诊断要点。

学会:指导患者进行病情监测,能对患者进行健康教育。

素质与思政目标:具有认真负责的工作态度,尊重和关爱患者。

肺炎是指终末气道,肺泡和肺间质的炎症,可由细菌、病毒、真菌、寄生虫、理化因素、免疫损伤、过敏及药物所致。细菌性肺炎是最常见的肺炎,是呼吸系统的常见病和多发病。临床上主要症状为发热、咳嗽、咳痰、痰中带血,可伴胸痛或呼吸困难等。

肺炎有多种分类方法。

1. 根据病原体分类

(1)细菌性肺炎　常见细菌有肺炎链球菌、葡萄球菌、嗜血流感杆菌等。

(2)病毒性肺炎　常见病毒有呼吸道合胞病毒、流感病毒、副流感病毒、腺病毒、新型冠状病毒等。

(3)其他　如真菌性肺炎、支原体肺炎、衣原体肺炎等。

2. 根据病程分类

(1)急性肺炎　病程较短,一般不超过 1 个月。

(2)迁延性肺炎　迁延性肺炎病程为 1~3 个月。

(3)慢性肺炎　病程超过 3 个月则为慢性肺炎。

3. 根据感染途径分类

(1)社区获得性肺炎　在医院外罹患的感染性肺实质炎症,包括具有明确潜伏期的病原体感染而在入院后平均潜伏期内发病的肺炎。

(2)医院获得性肺炎　患者在入院时不存在,也不处于感染潜伏期,而于入院 48 h 后在医院内发生的肺炎。

4. 按解剖部位分类

(1)大叶性(肺泡性)肺炎　炎症起源于肺泡,通过肺泡间孔向其他肺泡蔓延,导致一个肺泡段或肺叶发生炎症。致病菌多为肺炎链球菌。

(2)小叶性(支气管)肺炎　病原体经支气管侵入播散引起细支气管、终末细支气管及肺泡的炎症。常继发于其他疾病,可由细菌、病毒及支原体引起。

(3)间质性肺炎　肺间质的炎症,可由细菌、支原体、衣原体及病毒引起。

5. 按病因不同分类

(1)感染性肺炎　如细菌性肺炎、病毒性肺炎。

(2)非感染性肺炎　如放射性肺炎、化学性肺炎、过敏性肺炎。

(3)其他　根据临床表现可以分为典型性肺炎和非典型性肺炎。

在所有肺炎中,以肺炎链球菌肺炎最常见。

一、肺炎链球菌肺炎

肺炎链球菌肺炎是由肺炎链球菌引起的临床上最常见的肺炎,多发生于冬季和初春,患者常为既往健康的青壮年和有全身及呼吸道慢性疾病的抵抗力低下者。典型表现为突然起病,有寒战、高热、胸痛、咳嗽、咳铁锈色痰,肺实变体征。

肺炎链球菌是寄居在健康人上呼吸道的一种正常菌群。当机体免疫功能低下或受损时,如淋雨、疲劳、醉酒、精神刺激、糖尿病、应用免疫抑制剂等作用下,肺炎链球菌侵入下呼吸道并繁殖,引起整个肺叶或肺段的炎症。如累及胸膜则出现渗出性胸膜炎。典型的病理改变分为4 期:最初阶段肺显著充血称为充血期;第 3~4 天肺泡内含纤维素渗出物、大量红细胞和少量中性粒细胞,以及大量肺炎链球菌,称为红色肝变期;第 5~6 天肺泡内充满网状纤维素,网眼中有大量中性粒细胞及大单核细胞,红细胞渐消失,肺叶由红色转变为灰色,称为灰色肝变期;发病后 1 周左右白细胞大量破坏,产生蛋白溶解酶,使渗出物中的纤维素被溶解,为消散期。

【临床表现】

1. 症状　本病起病急骤,常有淋雨、受凉、劳累等诱因。

(1) 寒战、高热　典型症状为突然寒战、高热,体温高达 39～40 ℃,呈稽留热型,伴有头痛、全身肌肉酸软、纳差。使用抗生素后热型不典型,年老体弱者仅有低热或不发热。

(2) 咳嗽、咳痰　早期为刺激性干咳,继而咳出白色黏液痰或带血丝痰,1～2 天后,可咳出黏液血性痰、铁锈色痰、脓性痰,消散期痰量增多,痰黄而稀薄。

(3) 胸痛　常有剧烈胸痛,呈针刺样,随咳嗽或深呼吸而加重,可向肩或腹部放射。下叶肺炎可刺激隔胸膜引起腹痛,可被误诊为急腹症。

(4) 其他症状　因肺实变致通气不足、气体交换障碍、动脉血氧饱和度降低而出现发绀、呼吸困难。少数有恶心、呕吐、腹胀或腹泻等胃肠道症状,重症时可出现神志模糊、烦躁、嗜睡、昏迷等。

2. 体征　急性病容,面颊绯红,鼻翼煽动,皮肤灼热,口角及鼻周可有单纯疱疹;早期肺部体征无明显异常,仅胸廓呼吸运动幅度减小,叩诊稍浊,听诊可有呼吸音降低。肺实变时叩诊浊音、触觉语颤增强,可闻及支气管呼吸音。消退期可闻及湿啰音。心率增快,可有心律不齐。

3. 并发症　重症感染者可并发感染性休克,表现为四肢厥冷、多汗、发绀、心动过速、心律失常和血压降低等,而高热、胸痛、咳嗽等症状并不突出。其他并发症有胸膜炎、脓胸、心包炎等。

【实验室及其他检查】

(1) 血液检查　白细胞计数增高,多数在 $(10～30)×10^9/L$,中性粒细胞比例多在 80% 以上,核左移,细胞内可见中毒颗粒。休克型肺炎白细胞计数明显升高或不升高。

(2) 痰液检查　可用痰涂片、痰培养、PCR 检测和荧光标记抗体等检测方法,注意痰培养标本应在抗生素使用之前采集。

(3) 胸部 X 线检查　肺炎链球菌肺炎的重要检查方法,早期仅见肺纹理增粗,或受累肺段、肺叶稍模糊。随着病情进展,表现为大片炎性浸润影和实变影,病变累及胸膜时,肋膈角可有少量胸腔积液。消散期,炎性浸润逐渐吸收,可有片状区域吸收快而呈"假空洞"征,一般起病 3～4 周后才完全消散。

【诊断要点】

(1) 突然起病、高热寒战、胸痛、咳嗽,咳铁锈色痰。

(2) 典型肺实变体征。

(3) 胸部 X 线显示按肺叶或肺段分布的大片均匀密实阴影。

(4) 血白细胞计数增高,中性粒细胞百分比增加,核左移。

【治疗】

治疗原则为抗感染治疗、对症治疗和处理并发症。抗感染治疗首选青霉素 G,抗菌药物疗程一般为 5～7 天,或在热退后 3 天停药。如对青霉素过敏,可选用头孢类或大环内酯类或喹诺酮类抗生素。如并发感染性休克,应在给予足够、有效抗生素的基础上,补充血容量,纠正酸中毒等抗休克措施。

知识链接

肺炎临床稳定标准

1.体温≤37.8 ℃。2.心率≤100 次/分。3.呼吸频率≤24 次/分。4.血压:收缩压≥90 mmHg。5.呼吸室内空气条件下动脉血氧饱和度≥90% 或 PaO_2≥60 mmHg。6.能够经口进食。7.精神状态正常。

【护理】

1. 护理评估

（1）病史　患者的健康史、诱因。

（2）身体评估　有肺炎的症状和肺实变体征以及并发症表现。

（3）实验室及其他检查　血液和X线胸片检查等结果。

2. 护理问题

（1）体温过高　与细菌感染引起体温调节障碍有关。

（2）清理呼吸道无效　与肺部炎症、痰液黏稠有关。

（3）气体交换受损　与肺部感染、肺泡、支气管腔分泌物过多有关。

（4）潜在并发症　休克型肺炎。

3. 护理措施

1）一般护理

（1）病情观察　监测生命体征、神志和尿量变化,观察患者有无休克中毒性肺炎的征象：出现精神症状;体温不升或过高;心率>140次/分;血压逐步下降或降至正常以下;脉搏细弱,四肢厥冷,冷汗多,发绀,少尿或无尿;白细胞过高（$30×10^9$/L以上）或过低（$4×10^9$/L以下）,发现病情变化,立即报告医生并配合抢救。

（2）环境与休息　病室环境安静、舒适,无外界刺激;急性期患者应卧床休息,胸痛时采取患侧卧位,气急者给予半卧位。

（3）饮食护理　能进食者给予足够热量、高蛋白质和高维生素、清淡易消化的流质或半流质饮食,鼓励患者多饮水,每日饮水量1500～2000 mL,以促进热量散发和毒物排泄。

2）对症护理

（1）降温　高热时给予物理降温或按医嘱给予小剂量退热剂。

（2）氧气吸入　气急发绀者用鼻导管及鼻塞法给氧,流量为2～4 L/min。积极纠正组织缺氧,改善呼吸困难。

（3）痰液不易咳出者　可采用雾化、湿化气道,胸部叩击和体位引流等方法处理。

3）用药护理　遵医嘱应用敏感抗生素控制炎症,注意疗效和不良反应。

4）休克型肺炎的抢救配合

（1）体位　立即将患者安置为去枕平卧位,或仰卧中凹位,即抬高头胸部20°,抬高下肢约30°,以利于呼吸和静脉血回流,注意保暖。

（2）吸氧　给予中高流量吸氧,维持PaO_2>60 mmHg,改善缺氧症状。

（3）抗休克治疗　迅速建立两条静脉通路,保证液体及药物输入;遵医嘱使用糖皮质激素、扩充血容量的药物和抗生素;注意配伍禁忌、疗效观察和不良反应的发生;密切观察脉率、呼吸,以防发生肺水肿,必要时,在中心静脉压监测下进行输液,如果中心静脉压超过10 cmH_2O,应限制输液速度,以免诱发急性心力衰竭;如果补足了血容量,而24 h尿量仍少于400 mL,应考虑肾功能不全。

（4）病情监测　严密监测患者的生命体征和病情变化,记录液体出入量,监测血气分析及电解质。当患者神志清醒、口唇红润、呼吸平稳、收缩压>90 mmHg、皮肤温暖时提示病情好转。

5）心理护理　告知患者疾病的相关知识,及时与患者沟通,诚恳、和蔼地帮助患者,使患者产生信任和安全感。向患者解释使用有效抗生素后大部分患者预后良好,以消除患者焦虑情绪,使其能积极配合治疗和护理,促进身体康复。

【健康教育】

1. 介绍疾病预防知识　避免淋雨、受凉、劳累等诱因,纠正吸烟等不良习惯。

2. 疾病知识指导　保持良好心情,生活规律,注意劳逸结合,提供足够营养物质。参加体育锻炼,增强体质。易感者注射肺炎球菌疫苗。

3. 用药指导　指导患者遵医嘱按时服药,了解肺炎治疗药物的疗效、用法、疗程、副作用,勿自行停药或减量,按时复诊,复诊时携带相关资料。

二、常见几种肺炎简介

肺炎是指终末气道、肺泡和肺间质的炎症,是呼吸系统的常见疾病,引起肺炎的原因很多,如细菌(肺炎球菌、金黄色葡萄球菌、克雷伯杆菌、流感嗜血杆菌、铜绿假单胞菌、铜绿假单胞菌等)、病毒(冠状病毒、腺病毒、流感病毒等)、真菌(白念珠菌、曲霉、放射菌等)、非典型病原体(如军团菌、支原体、衣原体等)、理化因素(放射线、胃酸吸入等)。肺炎因致病菌不同,其临床表现、X 线征象和治疗也不同,具体见表 1-1。

表 1-1　常见肺炎的临床表现、X 线征象和抗菌药物的选择

致病菌	临床表现	X 线征象	主要治疗
肺炎球菌	急性起病,寒战高热,铁锈色痰,胸痛、肺实变体征	肺叶或肺段炎症浸润影和实变影	首选青霉素
葡萄球菌	急性起病,寒战高热,脓血痰,毒血症状明显;双肺散在湿啰音,局限肺实变	肺段或肺叶实变,或呈小叶样浸润多变,有单个或多发的液气囊腔	耐酶青霉素、头孢菌素、氨基糖苷类
厌氧菌	吸入感染,高热、臭痰、毒血症状	多发性肺脓肿征象	青霉素、甲硝唑
军团菌	高热、肌痛、脉缓	肺下叶斑片状浸润,肺实变	大环内酯类、磺胺类
克雷伯杆菌	急性起病,寒战高热,全身衰竭,痰稠呈砖红色,胶冻状,呼吸困难,有时咯血	大叶实变、小叶浸润,蜂窝状脓肿,叶间隙下坠	氨基糖苷类和半合成青霉素、喹诺酮类
病毒	起病较缓,头痛、乏力、发热、咳嗽和咳少量黏痰,重者发生呼吸衰竭及休克;肺部干湿	两肺呈网状阴影,肺纹理增粗,模糊,严重者两肺中、下野可见弥漫性结节性阴影	抗病毒药如利巴韦林、阿昔洛韦,中药
真菌	起病缓慢,持续发热,咳嗽、咳痰(黏液、乳白色、棕黄色),胸痛,肺部湿啰音	双肺中、下野纹理增粗,或两肺中下野有弥漫性小片状或斑点状阴影	抗真菌药如氟康唑、两性霉素 B 和制霉菌素
支原体	散发或有小的流行,缓慢起病,头痛、咽痛、肌肉酸痛、发热,阵发性呛咳;咽充血,颈部淋巴结肿大	肺纹理增多,肺实质可有多形态的浸润影,以下叶多见	首选大环内酯类如红霉素

直通护考

1. 患者,男,58岁,因"慢性阻塞性肺疾病并发自发性气胸"入院。住院期间出现体温38.5 ℃,考虑合并细菌感染。最常见的致病菌是(   )。

    A. 葡萄球菌　　　　　　　　B. 结核杆菌　　　　　　　　C. 卡他莫拉菌

    D. 肺炎链球菌　　　　　　　E. 流感嗜血杆菌

2. 肺炎患者咳大量黄色脓痰,可能感染了(   )。

    A. 肺炎链球菌　　　　　　　B. 金黄色葡萄球菌　　　　　C. 冠状病毒

    D. 白色念珠菌　　　　　　　E. 肺炎支原体

3. 不属于肺炎链球菌肺炎的病理分期是(   )。

    A. 充血期　　　　　　　　　B. 红色肝变期　　　　　　　C. 溃疡期

    D. 灰色肝变期　　　　　　　E. 消散期

4. 肺炎链球菌患者的典型症状不包括(   )。

    A.寒战、高热　　B. 咳嗽　　C. 咳铁锈色痰　D. 胸痛　　　E. 腹胀

5. 肺炎患者出现高热时,给予的饮食不包括(   )。

    A. 高蛋白质　　　　　　　　B. 高热量　　　　　　　　　C. 高脂肪

    D. 高维生素　　　　　　　　E. 易消化的流质饮食

6. 治疗支原体肺炎的首选抗生素是(   )。

    A. 大环内酯类　　　　　　　B. β-内酰胺类　　　　　　　C. 氨基糖苷类

    D. 喹诺酮类　　　　　　　　E. 磺胺类

7. 休克型肺炎的患者使用抗生素和补液治疗,提示患者病情好转、血容量已补足的体征不包括(   )。

    A. 口唇红润　　　　　　　　B. 肢端温暖　　　　　　　　C. 尿量>30 mL/h

    D. 收缩压>90 mmHg　　　　E. 心率120 次/分

8. 患者,男,19岁,淋雨后出现畏寒、高热、咳少量铁锈色痰,右侧胸痛。查体:神志清楚,体温40 ℃,血压105/75 mmHg,胸部X线检查示右下肺叶大片模糊阴影。白细胞计数15×10^9/L。最可能的诊断是(   )。

    A. 肺炎链球菌肺炎　　　　　B. 肺结核　　　　　　　　　C. 支气管哮喘

    D. 肺炎伴中毒性休克　　　　E. 右侧胸膜炎

9. 患者,男,18岁,平素体健。淋雨后出现高热,咳少量铁锈色痰,右侧胸痛。体检:神志清楚,体温39.8 ℃,血压100/80 mmHg,心率100 次/分,胸部X线检查示右下肺叶大片模糊阴影。首选的治疗药物是(   )。

    A. 青霉素　　　　　　　　　B. 红霉素　　　　　　　　　C. 林可霉素

    D. 头孢霉素　　　　　　　　E. 庆大霉素

10. 患者,男,25岁,因受凉后突然畏寒,高热伴右侧胸部疼痛1天入院。胸部透视见右中肺有大片浅淡的阴影。入院后诊断为肺炎球菌性肺炎,给予抗生素治疗,疗程一般为(   )。

    A. 体温降至正常后3天　　　　　　　　B. 体温降至正常后1周

    C. 体温降至正常后2周　　　　　　　　D. X线显示炎症阴影完全消失

    E. 症状、体征完全消失

11. 普通型肺炎与休克型肺炎最主要的鉴别点是（　　　）。

　　A. 发热的程度和持续时间　　　　　　B. 咳嗽、咯血的程度

　　C. 胸痛、呼吸困难的程度　　　　　　D. 白细胞总数的多少

　　E. 有无周围循环衰竭

12. 患者，男，27岁。突发寒战、高热、咳嗽、右下胸痛4天，随后退热。出现恶心、呕吐、意识模糊。护理体检：体温37 ℃，脉搏110次/分，呼吸28次/分，血压80/50 mmHg，面色苍白，口唇发绀。诊断为休克型肺炎，首要的护理措施为（　　　）。

　　A. 预防并发症的发生

　　B. 遵医嘱给予止咳祛痰药

　　C. 鼻饲高热量富含维生素的流质饮食

　　D. 按休克原则处理好体位、保暖、吸氧、静脉输液等问题

　　E. 注意观察生命体征、神志、瞳孔、尿量等变化

13. 患者，男，28岁。近期工作繁忙，经常加班，突感畏寒、高热伴右侧胸痛2天入院。胸部X线见右中肺有大片浅淡的阴影。诊断为"右下肺炎"，其饮食原则是（　　　）。

　　A. 低盐饮食　　　　　　　　　　　　B. 普食

　　C. 少渣半流质饮食　　　　　　　　　D. 低脂肪饮食

　　E. 高蛋白质、高热量、高维生素、易消化的流质或半流质饮食

（14～16题共用题干）

患者，男，30岁，以突然畏寒、高热，伴恶心、呕吐就诊。护理体检：体温40 ℃，脉搏120次/分，呼吸28次/分，血压60/40 mmHg，右下肺部呼吸音低，可闻及湿啰音，血常规示白细胞20×10⁹/L，中性粒细胞0.9，诊断为休克型肺炎。

14. 该患者的治疗，首先应采取的措施是（　　　）。

　　A. 补充血容量　　　B. 选用氨基糖苷类抗生素　　　C. 尽早使用退热药

　　D. 尽早进行胃镜检查　　　E. 进行体位引流

15. 该患者最主要的护理诊断/问题是（　　　）。

　　A. 活动无耐力　　　B. 体温过高　　　C. 有感染的危险

　　D. 组织灌注量改变　　　E. 有窒息的危险

16. 该患者的护理措施，错误的是（　　　）。

　　A. 给予患者去枕平卧位　　　B. 给予保暖　　　C. 迅速建立静脉通路

　　D. 高流量吸氧　　　E. 输液速度先慢后快

（17～19题共用题干）

患者，男，25岁。淋雨后出现高热、咳嗽。胸痛来院就诊。入院后诉头昏、口渴、肢体冷，尿量减少，血压80/60 mmHg，心率124次/分，脉搏细速。

17. 为明确诊断，最简便有效的检查是（　　　）。

　　A. 细菌培养　　　B. X线胸片检查　　　C. 胸部CT检查

　　D. 血常规检查　　　E. 血清抗体检查

18. 考虑患者最可能的诊断是（　　　）。

　　A. 普通感冒　　　B. 急性支气管炎　　　C. 肺结核

　　D. 肺性脑病　　　E. 休克型肺炎

19. 抢救患者应首先给予（　　　）。

A. 血管活性药物

B. 5％碳酸氢钠

C. 静脉滴注低分子右旋糖酐

D. 静脉注射毛花苷丙

E. 静脉滴注 10％葡萄糖加地塞米松

任务四　支气管哮喘患者的护理

支气管哮喘简称哮喘,是由多种细胞(如嗜酸性粒细胞、肥大细胞、T 淋巴细胞、中性粒细胞和气道上皮细胞等)及细胞组分参与的气道慢性炎症性疾病。气道慢性炎症使易感者对各种激发因子具有气道高反应性,引起广泛的可逆性气道阻塞,表现为反复发作的喘息、胸闷、伴有哮鸣音的呼吸困难或咳嗽等症状,常在夜间和(或)凌晨发作、加剧。多数患者可自行缓解或经治疗缓解。

【病因】

病因尚不十分清楚,受遗传和环境因素双重影响。

1. 遗传因素　哮喘与多基因遗传有关,哮喘患者亲属患病率高于群体患病率,并且亲缘关系越近,患病率越高;患者病情越严重,其亲属患病率也越高。

2. 环境因素

(1) 变应原　尘螨、真菌和蟑螂等为室内变应原,花粉与草粉等为室外变应原,鱼类、虾蟹、蛋类和牛奶等为食物变应原,阿司匹林、普洛萘尔和青霉素等为药物变应原,甲苯二异氰酸甲酯、动物毛屑、蚕丝、鸽子、松香、活性染料、过硫酸盐和乙二胺等为职业变应原。其中尘螨是最常见、危害最大的室内变应原,是哮喘在世界范围内的重要发病原因,花粉与草粉是最常见的引起哮喘发作的室外变应原。

(2) 其他因素　呼吸道感染、剧烈运动、气候转变、空气污染和多种非特异性刺激,如吸入冷空气等情况下可诱发哮喘。此外,妊娠以及精神因素亦可诱发。

发病机制还未完全明了,一般认为,变态反应、气道炎症、气道反应性增高和神经等因素及其相互作用可导致哮喘发作。其中气道炎症是哮喘发作的本质,而气道高反应性是哮喘的重要特征。

【临床表现】

1. 症状　哮喘发作前常有先兆症状如干咳、打喷嚏、流清涕、胸闷等,典型的症状为伴有哮鸣音的呼气性呼吸困难或发作性咳嗽、胸闷和咳大量白色泡沫样痰,甚至出现发绀等。严重者被迫采取坐位或呈端坐呼吸。在夜间和凌晨发作或加重是哮喘的特征之一。哮喘症状可持续数分钟或数小时或数天,用支气管舒张剂可缓解或可自行缓解。有的青少年患者则以运动时出现胸闷、咳嗽及呼吸困难为唯一临床表现(运动性哮喘)。

严重的哮喘发作持续 24 h 以上,经治疗不缓解者,称为哮喘持续状态。表现为极度呼吸困难,发绀、端坐呼吸,大汗淋漓,甚至出现呼吸、循环衰竭。

2. 体征　哮喘发作时胸部呈过度充气状态,胸廓膨隆,叩诊呈过清音,听诊时有广泛的哮鸣音,呼气延长。严重哮喘发作时常有呼吸费力、大汗淋漓、胸腹反常运动、心率增快、奇脉、发绀等体征。缓解期可无异常体征。

3. 分期　支气管哮喘根据临床表现分为急性发作期、慢性持续期和缓解期。

（1）急性发作期　哮喘症状突然发生或加剧，常有呼吸困难，以呼气流量降低为特征，常因接触变应原等刺激物或治疗不当所致。其程度轻重不一，偶尔可在数分钟内危及生命，所以应对病情做出正确判断，以便给予有效的紧急治疗。

（2）慢性持续期　哮喘患者虽无急性发作，但在相当长得时间内仍有不同程度和（或）频度的哮喘症状出现。

（3）缓解期　经过治疗或未经过治疗症状及体征消失，肺功能恢复到急性发作前的水平，并维持 4 周以上。

4. 并发症　哮喘急性发作时可出现自发性气胸、纵隔气肿、肺不张。长期反复发作和感染可并发慢性支气管炎、肺气肿、支气管扩张、间质性肺炎和肺源性心脏病等。

知识链接

外源性和内源性哮喘的区别

比较项目	外源性	内源性
家庭及个人过敏史	常有	少有
起病年龄	童年或青少年	中年后多见
发病季节	明显季节性，春、秋季好发	可终年发作
先驱症状	鼻、眼痒，打喷嚏，流清水涕	以咳嗽多见
发病	较快	逐渐起病
发作频率	间歇	较常见
哮喘持续状态	少见	多见
阿司匹林性哮喘	少见	较多见
色甘酸钠、酮替芬疗效	较好	较差
一般情况	较好	较差
鼻、咽	黏膜色淡、水肿	黏膜色深、充血
哮鸣音	缓解期无	常有
肺气肿体征	常无	较多见
鼻息肉	常无	较多见
过敏原皮试	阳性	阴性
血清总 IgE	半数以上增高	多正常
嗜酸性粒细胞	增多	正常或稍增
痰	含较多嗜酸性粒细胞	含中性粒细胞甚多

【实验室和其他检查】

1. 血常规检查　哮喘发作时可有嗜酸性粒细胞增高，并发感染时白细胞数增高和嗜中性粒细胞比例增高。

2. 痰液检查涂片　可见较多嗜酸性粒细胞及黏液栓。

3. 肺功能检查　在哮喘发作时,由于呼气流速受限,表现为第一秒用力呼气量(FEV_1),第一秒用力呼气量占用力肺活量的比值(FEV_1/FVC)和呼气峰值流量(PEFR)均减少。可有用力肺活量减少、残气量增加、功能残气量和肺总量增加,残气占肺总量百分比增高。缓解期肺通气功能可逐渐恢复。

4. 血气分析　哮喘发作时可有缺氧,PaO_2和SaO_2降低。轻、中度哮喘,由于过度通气可使$PaCO_2$下降,pH值上升,表现为呼吸性碱中毒。重症哮喘,气道阻塞严重,可有PaO_2降低及$PaCO_2$增高,表现为呼吸性酸中毒,如缺氧明显,可合并代谢性酸中毒。

5. 胸部 X 线检查　哮喘发作时可见两肺透亮度增加,呈过度充气状态;在缓解期多无明显异常。如并发呼吸道感染,可见肺纹理增加及炎症性浸润阴影。

6. 特异性过敏原的检测　在缓解期可做皮肤过敏试验判断相关的过敏原,指导患者尽量避免接触变应原并进行特异性免疫治疗。

知识链接

心源性哮喘与支气管哮喘的区别

心源性哮喘	支气管哮喘
高血压心脏病、冠心病、风湿性心脏病史	过敏与哮喘史
多在夜间发病	任何时间发作
咳粉红色泡沫样痰	无
哮鸣音及湿啰音为主	哮鸣音,呼气延长明显
颈静脉充盈、肝颈静脉反流征阳性	无
奔马律	无

【诊断要点】

(1)反复发作喘息、气急、胸闷或咳嗽,多与接触变应原、冷空气、物理、化学性刺激、上呼吸道感染和运动等有关。

(2)发作时在双肺可闻及散在或弥漫性、以呼气相为主的哮鸣音,呼气相延长。

(3)上述症状可经治疗缓解或自行缓解。

(4)排除其他疾病所引起的喘息、气急、胸闷或咳嗽。

(5)临床症状不典型者(如无明显喘息或体征)应至少具备以下一项试验阳性:

①支气管激发试验或运动试验阳性;

②支气管舒张试验阳性;

③呼气流量峰值日内变异率或昼夜波动率≥20%。

【治疗】

治疗原则是控制症状,尽快缓解气道阻塞,防止低氧血症,尽可能保持肺功能正常,维持正常活动能力,避免治疗不良反应,防止不可逆气流阻塞,避免死亡。抗炎治疗是治疗的首要原则;吸入疗法是治疗的主要方式,严重度分级是治疗的基础,教育患者是哮喘治疗的重要内容。哮喘治疗药物主要包括两大类:治疗气道慢性炎症的抗炎药物和治疗气道痉挛的支气管舒张剂。抗炎药物包括糖皮质激素、抗白三烯药物,色甘酸钠,抗组胺药物;支气管舒张剂包括茶碱、β_2受体激动剂、抗胆碱药物。其中糖皮质激素是最有效的抗炎药物。

知识链接

哮喘严重度分级

哮喘严重度	治疗前临床表现	肺功能	控制症状所需治疗
轻度	间歇、短暂发作,每周1～2次	EFV_1(或 PEF)为预计值的80%	仅需间断吸入(或口服)
	每月夜间发作2次或以下	PEF 变异率≤20%	β激动剂或茶碱
	两次发作间无症状	用支气管舒张剂后 EFV_1(或 PEF)正常	
中度	每周哮喘发作＞2次	EFV_1(或 PEF)为预计值的60%～80%	经常需用支气管舒张剂
	每月夜间哮喘发作＞2次	PEF 变异率在20%～30%之间	需每日吸入糖皮质激素
	几乎每次发作均需吸入 β_2 激动剂	治疗后 EFV_1(或 PEF)可恢复	
重度	经常发作哮喘	EFV_1(或 PEF)＜预计值的60%	需每日给予支气管舒张剂
	活动受限	PEF 变异率＞30%	需每日吸入大剂量皮质激素
	近期曾有危及生命的大发作	经积极治疗 EFV_1(或 PEF)仍低于正常	经常全身应用糖皮质激素

【护理】

1. 护理评估

(1)病史　无家族史、诱发因素和变应原接触史等。

(2)身体评估　先兆症状、典型症状、严重表现及并发症。

(3)实验室和其他检查　血液检查、血气分析、X线检查、肺功能检查。

2. 护理问题

(1)低效性呼吸型态　与支气管痉挛、气道炎症、气道阻力增加有关。

(2)清理呼吸道无效　与支气管、分泌物多、痰液黏稠、无效咳嗽有关。

(3)焦虑　与反复哮喘发作和呼吸困难有关。

(4)知识缺乏　缺乏预防哮喘发作的知识。

(5)潜在并发症　自发性气胸、肺气肿、支气管扩张、慢性肺源性心脏病。

3. 护理措施

1)一般护理

(1)病情观察　密切观察血压、脉搏、呼吸、神志、发绀和尿量等情况,监测呼吸音、哮鸣音变化、血气分析结果和肺功能指标等。加强对急性发作患者的监护,尤其是夜间和凌晨,如患者出现明显气促、发绀、意识障碍、呼吸及心率明显加快、呼吸音及哮鸣音减弱或消失、血压下降等立即报告医生。

（2）环境和体位　提供安静、舒适、清洁的环境，保持温度和湿度适宜，空气流通，不在室内放置花草，不养宠物，不用羽绒枕头、被子等，避免接触变应原。哮喘发作时，应卧床休息，使患者取舒适坐位或半卧位，以利呼吸。重度哮喘采取端坐位，提供床旁桌，减少体力消耗。

（3）饮食护理　提供清淡、营养丰富、高维生素、易消化饮食，避免进食易过敏的食物，如鱼、虾、蟹、蛋类和牛奶等，避免进食刺激性食物，如胡椒和生姜等。多吃水果和蔬菜，鼓励患者多饮水，每日饮水量大于 2500 mL，以补充丢失的水分，稀释痰液，防止便秘。

2）对症护理

（1）氧疗护理　遵医嘱给予鼻导管或面罩吸氧，一般患者吸氧流量为 2～4 L/min，伴有高碳酸血症者应低流量（1～2 L/min）吸氧。吸氧时应注意湿化、保温，避免气道干燥和寒冷气流的刺激而导致的气道痉挛。

（2）保持呼吸道通畅　指导患者有效咳嗽，体位引流；定时协助患者协助翻身、拍背，促进排痰；痰液黏稠时，遵医嘱使用祛痰药、蒸汽吸入或雾化吸入，必要时负压吸引器吸痰。

3）用药护理

（1）观察药物疗效和不良反应　糖皮质激素，严格按医嘱用药，不得自行减量或停药；口服用药宜在饭后服用，吸入药物后立即用清水充分漱口；观察药物不良反应如肥胖、糖尿病、高血压、骨质疏松、消化性溃疡等。茶碱注射针剂稀释后缓慢静脉注射，注射时间超过 10 min，缓（控）释片必须整片吞服，不能嚼服；不良反应包括恶心、呕吐、心动过速、心律紊乱、血压下降，严重者可引起抽搐甚至死亡；发热、妊娠、小儿或老年有心、肝、肾功能障碍及甲状腺功能亢进者慎用。β_2 受体激动剂是控制症状的首选药物，按医嘱采用吸入、口服、肌内注射或静脉注射，临床上一般首选吸入法；不宜长期规律、单一、大量使用，长期应用可造成 β_2 受体功能下调，数目减少，疗效下降；宜与吸入激素等抗炎药配伍使用；不良反应包括心悸、骨骼肌震颤、低血钾。抗胆碱药具有扩张支气管、减少分泌物分泌的作用，与 β_2 受体激动剂合用有协同作用，尤其适用于夜间哮喘和痰多的患者。

（2）指导使用定量雾化吸入器和干粉吸入器　定量雾化吸入器（MDI）的正确使用是治疗成功的关键。应指导患者掌握使用方法。先打开盖子，摇匀药液，深呼气后双唇包住咬口，深而慢地经口吸气，同时按压喷药，吸气末屏气 10 s，缓慢呼气。休息 2～3 min 后可重复使用 1次。对不易掌握 MDI 吸入方法的儿童或危重患者，可在 MDI 上加储药罐简化操作。干粉吸入器经常使用的有都宝装置和准纳器，应指导患者正确使用。

知识链接

疗效判断标准

临床控制　症状缓解，第一秒用力呼气量（FEV_1（PEF））增加 35% 以上，FEV_1（PEF）≥预计值的 80%，PEF 昼夜波动率小于 20%。

显效　症状减轻，FEV_1（PEF）增加 25%～35%，FEV_1（PEF）为预计值的 60%～79%，PEF 昼夜波动率小于 20%。需用药控制。

好转　症状有所减轻，FEV_1（PEF）增加 15%～24%。仍需用药。

无效　症状无改善，FEV_1（PEF）无改善或加重。

4）心理护理 对于哮喘发作患者,加强巡视,多陪伴患者,通过语言和非语言沟通,解答患者有关疾病和治疗上的疑问,多安慰患者,提供良好的心理支持,使其产生信任和安全感。对于反复发作的患者,指导亲属多关心患者,鼓励患者在病情许可的情况下多参加社会活动和体育锻炼,减轻患者不良情绪。

【健康教育】

1. 疾病预防知识指导 指导患者避免接触过敏原。室内禁放花、草等,忌食诱发哮喘的食物如鱼虾等。避免吸入气体、烟雾、灰尘和油烟等。避免精神紧张和剧烈运动。避免受凉及上呼吸道感染,戒烟、戒酒。

2. 疾病知识指导 保持良好心情,生活规律,注意劳逸结合,提供足够营养物质。参加体育锻炼和耐寒锻炼,增强体质。

3. 用药指导 指导患者正确预防性用药,遵医嘱按时服药,不可自行停药;外出时戴口罩,嘱患者随身携带气雾剂,一旦出现哮喘发作先兆时,应立即吸入,以减轻哮喘的发作。

🏥 直通护考

1. 患者,男,40 岁,患有支气管哮喘史 18 年,每年急性发作数次,经用药治疗后可以缓解。患者在与护士交流时询问:由于自觉症状消失后即停止服药,因此下次发作时是否可以先自行服用上次剩余的药物? 护士首先应向患者重点说明的是(　　)。

A. 应每天定时口服支气管扩张剂

B. 需认识到要长期规范治疗的重要性,不得自行停药

C. 鼓励多运动,多锻炼

D. 应当寻求医生帮助,及时解决用药问题

E. 应当寻找发病原因,避免复发,以减少用药

2. 支气管哮喘的主要临床表现是(　　)。

A. 吸气性呼吸困难伴三凹征　　　　　B. 发作性呼吸困难伴窒息感

C. 反复发作带哮鸣音的呼气性呼吸困难　　D. 带哮鸣音的混合性呼吸困难

E. 呼吸困难伴哮鸣音

3. 患者,女,48 岁,哮喘持续发作,呼吸 36 次/分,吸气时脉搏明显减弱,此时该患者的脉搏属于(　　)。

A. 奇脉　　　B. 短绌脉　　　C. 洪脉　　　D. 交替脉　　　E. 水冲脉

4. 通过兴奋 β_2 肾上腺素受体缓解支气管痉挛的药物是(　　)。

A. 氨茶碱　　　B. 麻黄素　　　C. 阿托品　　　D. 肾上腺素　　　E. 沙丁胺醇

5. 哮喘发生的本质是(　　)。

A. 交感神经兴奋　　　　　B. 迷走神经兴奋　　　　　C. 气道反应性降低

D. 免疫介导气道慢性炎症　　E. β 肾上腺受体功能低下

6. 糖皮质激素治疗支气管哮喘的主要作用是(　　)。

A. 降低痰液黏稠度　　　　B. 抑制气道炎症反应　　　　C. 舒张支气管平滑肌

D. 抑制咳嗽中枢　　　　　E. 兴奋呼吸中枢

7. 患者,女,50 岁,支气管哮喘发作,呼吸困难,此时护士应协助其采取的体位是(　　)。

A. 半坐卧位　　B. 端坐位　　　C. 中凹卧位　　　D. 头高足低位　E. 头低足高位

8. 患者,女,50岁,因发作性胸闷、咳嗽就诊,诊断为支气管哮喘,医嘱予糖皮质激素吸入治疗,下列用药指导中正确的是(　　)。

    A. 吸入激素的主要作用是快速缓解症状   B. 如果哮喘症状缓解,即可停止用药

    C. 吸入激素不会有任何副作用   D. 吸入激素后要漱口

    E. 如果您要进行运动可在此前预防性吸入激素

9. 患者,女,70岁,因上呼吸道感染后引起哮喘发作,出院时,护士对患者健康教育的重点是(　　)。

    A. 避免食用牛奶、鱼、虾等食物   B. 避免服用阿司匹林等药物

    C. 房间内不要放置花草   D. 向患者介绍每一种药物的名称、用法

    E. 预防上呼吸道感染

10. 患者,男,52岁,患支气管哮喘。入院给予某药物治疗后,患者出现了心血管方面的不良反应,该患者使用的药物可能是(　　)。

    A. 沙丁胺醇   B. 阿托品   C. 泼尼松   D. 氨茶碱   E. 色甘酸钠

11. 患者,女,32岁。因外出旅游参观植物园后出现咳嗽、咳痰伴喘息1天入院。入院后诊断为支气管哮喘,该患者发病最可能的诱因是(　　)。

    A. 花粉   B. 尘螨   C. 动物毛屑   D. 病毒感染   E. 劳累

12. 患者,女,18岁。因与自家宠物密切接触后出现咳嗽、咳痰伴喘息4 h入院。查体:体温36.5 ℃,脉搏90次/分,肺部听诊可闻及广泛哮鸣音。该患者应考虑为(　　)。

    A. 大叶性肺炎   B. 支气管扩张   C. 支气管哮喘

    D. 肺结核   E. 慢性阻塞性肺疾病

13. 患者,女,32岁,患支气管哮喘,入院后给予氨茶碱治疗,该药的主要不良反应有(　　)。

    A. 口干和皮疹   B. 心律失常和低血压   C. 腹绞痛和腹泻

    D. 耳鸣和高血压   E. 红斑和视力模糊

14. 哮喘发作时不宜采用的治疗是(　　)。

    A.吸氧   B. 脱离变应原   C. 普萘洛尔口服

    D. 应用糖皮质激素   E. 氨茶碱静脉注射

15. 氨茶碱最严重的不良反应是(　　)。

    A.头痛、手指颤抖   B. 恶心、呕吐   C. 血压下降甚至死亡

    D. 心率加快   E. 嗜睡

16. 患者,女,72岁,诊断为支气管哮喘,在使用定量雾化剂(MDI)时始终不能掌握其方法,护士应(　　)。

    A. 更多地提供定量雾化吸入的相关学习资料   B. 鼓励患者增进信心

    C. 建议更换其他药物   D. 在定量雾化吸入时加储物瓶

    E. 讲解使用定量雾化吸入的重要性,引起患者的高度重视

17. 患者,20岁,呼气性吸气困难伴哮鸣音1天,患者大汗淋漓,神情焦急,护理体检、呼吸30次/分,脉搏118次/分,血压75/60 mmHg,听诊两肺布满哮鸣音。正确的抢救措施是(　　)。

    A. 控制补液   B. 应用糖皮质激素   C. 排气减压

    D. 高流量乙醇湿化吸氧   E. 使用抗生素

18. 患者,男,48 岁,有哮喘病史 20 余年,前几天受凉感冒,今日凌晨哮喘再次发作,经口服氨茶碱,支气管舒张剂仍不能控制,下午来医院就诊。护理体检:气急明显,口唇发绀,鼻翼煽动,不能平卧,诊断为哮喘持续状态。护理该患者错误的是(　　)。

　　A. 守在床边,加强心理护理　　　　　　　B. 安排舒适的半坐位或卧位

　　C. 给予低流量鼻导管吸氧　　　　　　　　D. 限制水的摄入

　　E. 痰多黏稠者可做药物雾化吸入

(19～23 题共用题干)

患者,男,35 岁,感冒后原有支气管哮喘发作,呼吸困难,有轻微发绀,神志清醒。

19. 该患者的呼吸困难类型属于(　　)。

　　A. 喘息性　　　B. 吸气性　　　C. 浮浅性　　　D. 呼气性　　　E. 混合性

20. 应采取的体位是(　　)。

　　A. 仰卧位　　　B. 侧卧位　　　C. 坐位　　　D. 俯卧位　　　E. 随意卧位

21. 为了减轻呼吸困难,给予氧气吸入,其吸氧的方式为(　　)。

　　A. 加压给氧　　　　　　　B. 乙醇湿化　　　　　　　C. 高浓度间断吸氧

　　D. 低浓度持续吸氧　　　　E. 低浓度间断给氧

22. 该患者经常便秘,上午用力排便后,突然出现呼吸困难和胸痛,估计患者出现了(　　)。

　　A. 气胸　　　B. 胸膜炎　　　C. 心包炎　　　D. 呼吸衰竭　　　E. 心力衰竭

23. 患者病情稳定后的出院指导不妥的是(　　)。

　　A. 保持情绪稳定　　　　　B. 保持大便通畅　　　　　C. 养成良好饮食习惯

　　D. 戒除烟酒　　　　　　　E. 抬提重物进行锻炼

任务五　慢性支气管炎和慢性阻塞性肺疾病患者的护理

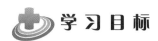

学习目标

掌握:慢性支气管炎和慢性阻塞性肺疾病患者的症状、体征和主要的护理措施。

熟悉:慢性支气管炎和慢性阻塞性肺疾病的实验室及其他检查、治疗要点和患者的常见护理诊断。

了解:慢性支气管炎和慢性阻塞性肺疾病病因、诊断要点。

素质与思政目标:指导患者正确进行呼吸功能锻炼,能对患者进行有效的健康教育;具有认真负责的工作态度,理解和关爱患者。

一、慢性支气管炎

慢性支气管炎简称慢支,是气管、支气管黏膜及周围组织的慢性非特异性炎症。临床以咳嗽、咳痰、喘息及反复感染为主要症状,每年发病持续 3 个月,连续 2 年或 2 年以上。需要进一

步排除具有咳嗽、咳痰、喘息症状的其他疾病如肺结核、尘肺、支气管扩张、支气管哮喘和慢性鼻咽炎等。

【病因】

本病病因尚不完全清楚,可能是多种因素长期相互作用的结果。

1. 有害气体和有害颗粒 如吸烟、粉尘和刺激性气体(二氧化硫、氯气、臭氧等),吸烟为本病发病的主要因素。

2. 感染因素 病毒、支原体和细菌等感染是慢性支气管炎发生发展的重要原因之一。

3. 其他因素 免疫、年龄和气候等因素均与慢性支气管炎有关。气候为发病的重要因素之一。免疫、年龄等因素使呼吸道防御功能降低,有害气体、有害颗粒、寒冷和感染等因素损伤气道上皮细胞,使纤毛运动减退和巨噬细胞吞噬功能降低,并刺激黏膜下感受器,使副交感神经功能亢进,引起支气管平滑肌收缩,导致气道阻力增加、杯状细胞增生和腺体分泌增多,造成气管和支气管黏膜的损伤和慢性炎症。

【临床表现】

起病缓慢,病程长,反复急性发作而病情加重。急性加重的主要原因是呼吸道感染。

1. 症状 临床上以咳嗽、咳痰、喘息及反复感染为主要症状。

(1)咳嗽 一般晨间咳嗽为主,睡眠时有阵咳或排痰。

(2)咳痰 一般为白色黏液和浆液泡沫性,清晨排痰较多,起床后或体位变动时可刺激排痰,偶可带血,当感染时,可有黄绿色脓性痰。

(3)喘息或气急 喘息明显者称为喘息性支气管炎,部分伴发支气管哮喘。伴肺气肿时则出现活动后气急。

2. 体征 急性发作期可在双肺底听到干、湿啰音,咳嗽后减少或消失。如合并哮喘可闻及哮鸣音并伴呼气期延长。

3. 分型 临床上可将慢性支气管炎分为单纯型和喘息型。

(1)单纯型 以反复咳嗽、咳痰为主要表现。

(2)喘息型 在慢性咳嗽、咳痰的基础上伴有喘息,并经常或多次听到哮鸣音。

4. 分期 临床上将慢性支气管炎分急性加重期、慢性迁延期和缓解期。

(1)急性加重期 近一周内有呼吸道感染,痰量增多,出现黏液脓痰或症状明显加重。

(2)慢性迁延期 咳嗽、咳痰、喘息迁延达1个月以上。

(3)缓解期 症状基本消失并保持2个月以上。

【实验室及其他检查】

1. 血液检查 细菌感染时偶可出现白细胞总数和中性粒细胞增高。

2. 胸部X线检查 早期无异常,反复发作者可见肺纹理增粗、紊乱,呈网状或条索状、斑点状阴影,以下肺野明显。

3. 肺功能检查 早期无异常,有小气道阻塞时,流速明显降低。

【诊断要点】

凡咳嗽、咳痰或伴有喘息,每年发病持续3个月,并连续2年或2年以上,并排除其他慢性气道疾病,结合胸部X线检查、肺功能即可诊断。

【治疗】

急性加重期的治疗原则为控制感染、镇咳祛痰、解痉平喘;缓解期应戒烟,避免有害气体和其他有害颗粒的吸入,使用免疫调节剂和中医中药疗法提高抗病能力,加强体育锻炼提高身体素质,预防感冒。

【护理】

1. 护理评估

（1）病史　吸烟史、工作环境、发病季节等。

（2）身体评估　相关的症状和体征。

（3）实验室及其他检查　胸部X线、肺功能和血液检查结果。

2. 护理问题　清理呼吸道无效　与分泌物过多、痰液黏稠及咳嗽无效有关。

3. 护理措施

1）一般护理

（1）病情观察　观察咳、痰、喘症状,尤其是痰液的性质、颜色和量。

（2）环境与休息　保持空气清新、舒适,加强室内通风,避免有害粉尘、烟雾和有害气体吸入;冬天外出戴口罩和围巾,预防冷空气刺激;发热、气促和剧咳者,嘱其适当卧床休息;喘息气急时采取半卧位。

（3）饮食护理　饮食宜清淡,忌辛辣油炸和易产气的食物,给予高蛋白质、高维生素和足够热量饮食,少量多次饮水,饮水量每天至少1500 mL,以补充丢失的水分,稀释痰液,利于痰液排出。

2）对症护理

（1）咳嗽、咳痰　鼓励患者有效咳嗽、咳痰,有痰不易排出时,有条件的可使用超声雾化吸入,无条件的可根据医嘱服用化痰药物,以稀释痰液,便于咳出。还可采取体位引流等措施排痰。

（2）喘　患者主诉喘憋加重、呼吸费力、不能平卧时,协助患者采取半卧位并给予吸氧。

3）用药护理　遵医嘱应用抗生素、止咳祛痰和解痉平喘药,注意观察药物的疗效和不良反应。

4）心理护理　帮助患者了解疾病相关知识,与患者多沟通、多交流,给予心理上的安慰和支持,以缓解紧张不安情绪,增强战胜疾病的信心。

【健康教育】

1. 疾病预防指导　指导患者戒烟、戒酒,避免吸入刺激性气体、烟雾、灰尘和油烟等。避免受凉及上呼吸道感染。

2. 疾病知识指导　保持良好心情,指导患者生活规律,注意劳逸结合,提供足够营养物质。参加体育锻炼,增强体质。根据自身体质选择保健操、太极拳、五禽戏等项目,坚持锻炼,提高机体抗病能力,活动量以无明显气急、心跳无明显加速、无明显疲劳为度。另外,患者平时还可进行腹式呼吸和缩唇呼气等锻炼。

3. 疫苗注射　指导患者注射气管炎菌苗,一般在发作季节前开始使用,以预防慢性反复呼吸道感染。

二、慢性阻塞性肺疾病

慢性阻塞性肺疾病(简称COPD)是一种常见的以气流受限为特征的肺部疾病,气流受限不完全可逆,呈进行性发展。慢性阻塞性肺疾病与慢性支气管炎和肺气肿密切相关,当慢性支气管炎、肺气肿患者肺功能检查出现气流受限,并且不能完全可逆时,则能诊断为慢性阻塞性肺疾病。如患者只有慢性支气管炎和(或)肺气肿,而无气流受限,则不能诊断为慢性阻塞性肺疾病。慢性阻塞性肺疾病是呼吸系统疾病中的常见病和多发病,因肺功能进行性减退,严重影响患者的劳动力和生活质量。

【病因】

确切的病因和发病机制尚不清楚,可能与下列因素有关。

1. 个体因素　α_1-抗胰蛋白酶缺乏、支气管哮喘、气道高反应性、自主神经功能紊乱、营养不良、各种炎症介质细胞参与等可增加慢性阻塞性肺疾病发病的危险性。

2. 环境因素

(1)吸烟　慢性阻塞性肺疾病重要发病因素。烟草中的焦油、尼古丁等物质可损伤气道上皮细胞,可使支气管痉挛,上皮细胞纤毛运动受抑制,纤毛脱落,容易导致感染。

(2)职业性粉尘和化学物质　接触某些特殊的物质、刺激性物质、有机粉尘及过敏原等能使气道反应性增加。烟雾、过敏原、工业废气及室内空气污染等的浓度过大或接触时间过久,均可导致慢性阻塞性肺疾病发生。

(3)空气污染　化学气体如氯、氧化氮、二氧化硫等对支气管黏膜有刺激和细胞毒性作用。其他粉尘如二氧化硅、煤尘、棉尘、蔗尘等也刺激支气管黏膜,使气道清除功能受到损害,从而为细菌入侵创造了条件。

此外,呼吸道感染是慢性阻塞性肺疾病发病和加剧的另一个重要因素,主要致病因素为病毒和细菌。

【临床表现】

1. 症状　慢性阻塞性肺疾病的症状除有慢性支气管症状外,同时伴有逐渐加重的呼吸困难,这是慢性阻塞性肺疾病的标志性症状,也是使患者焦虑不安的主要原因。发生感染时,胸闷、气急、发绀和呼吸困难明显加重,晚期可出现呼吸衰竭。全身症状有体重下降、食欲减退、疲乏、外周肌肉萎缩和功能障碍等。

2. 体征　慢性阻塞性肺疾病早期体征不明显。随疾病进展,出现肺气肿体征:桶状胸,胸部呼吸活动减弱;呼吸变浅,频率增快,辅助呼吸肌如斜角肌及胸锁乳突肌参加呼吸运动;语颤减弱;叩诊呈过清音,心浊音界缩小,肺肝界降低;听诊呼吸音降低,呼气相延长,心音遥远。重症患者可见胸腹矛盾运动;呼吸困难加重时常采取前倾坐位;患者不时采用缩唇呼吸以增加呼出气量。

3. 分期　依据病程可以分为急性加重期和稳定期。

(1)急性加重期　在疾病过程中,患者常有短期内咳嗽、咳痰、气短和(或)喘息加重,痰量增多,脓性或黏液脓性痰,可伴有发热等炎症明显加重的表现。

(2)稳定期　患者的咳嗽、咳痰和气短等症状稳定或症状轻微,病情基本恢复到急性加重前的状态。

4. 并发症　可并发自发性气胸、肺部感染、慢性呼吸衰竭和肺心病等。

知识链接

慢性阻塞性肺疾病临床严重程度的肺功能分级(吸入支气管舒张剂后)

　　Ⅰ级(轻度COPD)　其特征为轻度气流受限($FEV_1/FVC<70\%$但$FEV_1\geqslant$预计值的80%),通常可伴有或不伴有咳嗽、咳痰。此时患者本人可能还没认识到自己的肺功能是异常的。

Ⅱ级(中度COPD) 其特征为气流受限进一步恶化(50%≤FEV_1<预计值的80%)并有症状进展和气短,运动后气短更为明显。此时,由于呼吸困难或疾病的加重,患者常去医院就诊。

Ⅲ级(重度COPD) 其特征为气流受限进一步恶化(30%≤FEV_1<预计值的50%),气短加剧,并且反复出现急性加重,影响患者的生活质量。

Ⅳ级(极重度COPD) 严重的气流受限(FEV_1<预计值的30%)或者合并有慢性呼吸衰竭。此时,患者的生活质量明显下降,如果出现急性加重则可能有生命危险。

【实验室及其他检查】

1. 肺功能检查 肺功能检查是判断气流受限的客观指标,是诊断慢性阻塞性肺疾病的金标准。

(1)第一秒用力呼气容积占用力肺活量的百分比(FEV_1/FVC)是评价气流受限的一项敏感指标;第一秒用力呼气容积占预计值百分比是评估慢性阻塞性肺疾病严重程度的良好指标;吸入支气管舒张剂后FEV_1/FVC<70%及FEV_1<预计值的80%者,可确定为不能完全可逆的气流受限。

(2)肺总量、功能残气量和残气量增高,肺活量减低,表明肺过度充气,有参考价值。由于肺总量增加不及残气量增高程度大,所以残气量/肺总量增高。

2. 胸部X线检查 早期无明显变化,以后出现肺纹理增多和紊乱等非特征性改变;主要X线征为肺过度充气:肺容积增大,胸腔前后径增长,肋骨走向变平,肺野透亮度增高,横膈位置低平,肺门血管纹理呈残根状,肺野外周血管纹理纤细稀少等,有时可见肺大泡形成。

3. 血气分析 首先表现为轻、中度低氧血症。随疾病进展,出现高碳酸血症。

【诊断要点】

(1)年龄40岁以上出现呼吸困难、慢性咳嗽、慢性咳痰。

(2)吸烟中、职业性或有环境有害物质接触史,COPD家族。

(3)应用支气管舒张剂后,FEV_1/FVC<70%和FEV_1<80%。

【治疗要点】

慢阻肺稳定期的治疗目的是减轻当前症状,降低未来风险,包括:缓解症状、改善运动耐量和改善健康状况;防止疾病进展,防止和治疗急性加重和减少病死率。治疗措施包括药物治疗和非药物治疗。非药物治疗包括教育与管理;控制职业性或环境污染;氧疗;通气支持;康复治疗、外科治疗;药物可用支气管舒张剂、激素、祛痰药、抗氧化剂、免疫调节剂、疫苗、中药等。急性加重期的治疗目标为减小本次急性加重的影响,预防再次急性加重的发生:适当增加以往所用支气管舒张剂的剂量及频度,全身使用糖皮质激素,咳嗽痰量增多并呈脓性时应积极给予抗生素治疗,通过无创或有创方式给予机械通气,维持液体和电解质平衡。

【护理】

1. 护理评估

(1)病史 吸烟史;职业性或环境有害物质接触史;家族史;慢性肺原性心脏病史。

(2)身体评估 40岁以上出现进行性加重的呼吸困难、慢性咳嗽、咳痰。

(3)实验室及其他检查 胸部X线、肺功能、动脉血气分析等检查结果。

2. 护理问题

（1）气体交换受损　与肺组织弹性降低、肺毛细血管床减少、通气障碍有关。

（2）清理呼吸道无效　与痰液黏稠、咳嗽无力、支气管痉挛有关。

（3）活动无耐力　与疲劳呼吸困难、氧供与氧耗失衡有关。

（4）潜在并发症　自发性气胸、肺源性心脏病、呼吸衰竭。

3. 护理措施

1）一般护理

（1）病情观察　观察患者咳嗽、咳痰的情况，包括痰液的颜色、量及性状，以及咳痰是否通畅；呼吸困难的程度，监测动脉血气分析、肺功能，以及水、电解质、酸碱平衡情况。

（2）环境与体位　保持环境清洁、舒适，避免或防止粉尘、烟雾及有害气体吸入。活动以不感疲劳为宜。采取舒适卧位，呼吸困难者采取半卧位或坐位。

（3）饮食护理　给予高热量、高蛋白质、高维生素、低盐清淡饮食，少食多餐，经常变换食谱，增加食物的色、香、味，刺激食欲，避免进食产气食物，避免过饱引起呼吸不畅。

2）氧疗　一般以鼻导管持续低流量吸氧，氧流量 1～2 L/min，提倡 15 h/d 以上的长期家庭氧疗。急性加重期，根据血气分析调整吸氧方式和氧浓度。一般给予鼻导管、低流量（1～2 L/min）低浓度（25%～29%）持续吸氧，避免吸入氧浓度过高引起二氧化碳潴留。

3）用药护理　遵遗嘱应用抗生素、支气管扩张药、激素、抗生素、祛痰药等，注意药物疗效和不良反应。支气管舒张剂有 β_2 受体激动剂、抗胆碱药等，多首选吸入治疗。长期规律地吸入糖皮质激素适用于 $FEV_1 < 50\%$ 并且有临床症状以及反复加重的慢性阻塞性肺疾病患者。

4）指导患者进行呼吸功能锻炼　由于胸式呼吸的效率低于腹式呼吸，所以应指导稳定期患者进行腹式呼吸和缩唇呼吸锻炼，以加强膈肌运动，提高支气管内压，提高通气量，延缓小气道过早闭合，以利于肺泡气体排出。

5）心理护理　多安慰、陪伴患者，以缓和紧张不安情绪。当患者出现精神不振、焦虑，自感喘憋时，教会患者缓解焦虑的方法，如读书、听音乐、进行慢而深的呼吸、设法分散注意力，积极协助患者取得家庭和社会支持，以增强患者战胜疾病的信心。

【健康教育】

1. 疾病预防指导　保持居室空气新鲜，指导患者戒烟、戒酒，避免吸入刺激气体、烟雾、灰尘和油烟等。避免在通风不良的空间燃烧生物燃料，如烧柴做饭、在室内生炉火取暖、被动吸烟等，避免受凉及上呼吸道感染，发生上呼吸道感染时应积极治疗。

2. 疾病知识指导　保持良好心情，生活规律，注意劳逸结合，提供足够营养物质。参加体育锻炼，增强体质。根据自身体质选择适合自己的锻炼方式，如散步、慢跑、游泳、爬楼梯、爬山、打太极拳等，指导患者从夏天开始用冷水洗脸；每天坚持户外活动等锻炼，以增强耐寒能力。指导患者平时可进行腹式呼吸、缩唇呼气等锻炼。

3. 家庭氧疗指导　告知患者家庭氧疗的方法和用氧安全。

4. 病情监测　教会患者自我监测病情的方法，告知患者病情加重时应及时就医，防止病情恶化。

5. 用药指导　给患者说明药物治疗的目的、使用方法、剂量和不良反应，告知遵医嘱合理用药的重要性，避免滥用药物。

直通护考

1. 患者,男,62 岁,因慢性阻塞性肺疾病合并慢性呼吸衰竭入院治疗,现病情缓解准备出院。在进行出院指导时,以下不妥的是(　　)。

　　A. 应适当散步做操　　　　　　　　　B. 坚持腹式呼吸锻炼

　　C. 定期进行深呼吸咳嗽　　　　　　　D. 长期规则服用抗生素

　　E. 预防感冒

2. 预防慢性阻塞性肺疾病急性发作的措施不包括(　　)。

　　A. 戒烟　　　　　　　　B. 防止感冒　　　　　　　C. 合理膳食

　　D. 适当运动　　　　　　E. 冬季停止一切户外活动

3. 最易并发阻塞性肺气肿的疾病是(　　)。

　　A. 慢性支气管炎　　　　　B. 支气管哮喘　　　　　　C. 慢性肺脓肿

　　D. 支气管扩张　　　　　　E. 肺结核

4. 慢性阻塞性肺疾病急性发作期患者,长期卧床,咳痰无力,为促进排痰,护士给予胸部叩击,叩击方法中,错误的是(　　)。

　　A. 患者取侧卧位　　　　　B. 叩击顺序由外向内　　　C. 叩击顺序由下向上

　　D. 叩击者的手扇形张开　　E. 叩击者手指向掌心微曲

5. 患者,男,70 岁,慢性阻塞性肺疾病急性发作期患者。痰多黏稠,翻身时突然出现面色发绀,烦躁不安,护士首先应采取的措施是(　　)。

　　A. 给予吸氧　　　　　　　B. 给予吸痰　　　　　　　C. 协助患者取坐位

　　D. 指导患者有效咳嗽　　　E. 湿化气道

6. 患者,男,65 岁,诊断为慢性阻塞性肺疾病、Ⅱ型呼衰、肺性脑病。护理人员应避免使用以下哪项处理措施?(　　)

　　A. 持续低流量给氧　　　　B. 静脉滴注抗生素　　　　C. 肌注呋塞米

　　D. 烦躁时使用镇静剂　　　E. 口服解痉平喘类药物

7. 患者,男,68 岁,慢性阻塞性肺疾病病史。近年来多次在冬季发生肺炎,为减少患病概率,可以嘱患者在易发病季节中(　　)。

　　A. 注射免疫球蛋白　　　　B. 接种卡介苗　　　　　　C. 接种流感疫苗

　　D. 服用抗生素　　　　　　E. 在家中不要外出

8. 患者,男,80 岁,慢性阻塞性肺疾病 20 余年,今因咳嗽、咳痰加重住院。夜间因烦躁难以入眠,自服地西泮 5 mg 后入睡,晨起呼之不应,呼吸浅促,出现上述表现的最可能的原因是(　　)。

　　A. 地西泮的镇静作用　　　　　　　　B. 地西泮过敏

　　C. 地西泮抑制呼吸中枢　　　　　　　D. 地西泮中毒

　　E. 地西泮的镇咳作用

9. 患者,男,70 岁,慢性阻塞性肺疾病。出院后拟行长期家庭氧疗。护士应告知患者每日吸氧的时间是不少于(　　)。

　　A. 5 h　　　　　B. 8 h　　　　　C. 10 h　　　　　D. 12 h　　　　　E. 15 h

10. 慢性支气管炎发展为阻塞型肺气肿,突出的症状为(　　)。

A. 反复咳嗽,进行性加剧   B. 发热、咳嗽、咳浓痰   C. 咳大量脓痰

D. 反复感染、咯血   E. 逐渐加重的呼吸困难

11. 缩唇呼吸的重要性是( )。

A. 加强呼吸运动   B. 减少呼吸困难   C. 减少小气道塌陷

D. 减轻呼吸肌劳累   E. 减轻胸痛

12. 患者,男,75 岁,咳嗽,咳痰,胸闷气短 12 年,肺功能检查残气量增加,残气量占肺总量比值的 40%,$FEV_1/FVC < 0.70$,患者最可能的疾病是( )。

A. 支气管哮喘   B. 自发性气胸   C. 肺结核

D. 肺心病   E. 慢性阻塞性肺疾病

(13~16 题共用题干)

患者,男,70 岁,慢性咳嗽咳痰 18 年,近两年来轻度活动就出现气短,近 2 日感冒后病情加重,咳脓痰且不易咳出。查体:体温 37.1 ℃,神志清,桶状胸,口唇轻度发绀,双肺叩诊过清音,肺动脉瓣区第二心音亢进,以"慢性支气管炎合并慢性阻塞性肺气肿"入院治疗。

13. 该患者目前主要的护理诊断是( )。

A. 体液过多   B. 有感染的危险   C. 清理呼吸道无效

D. 体温过高   E. 自理缺陷

14. 该患者目前最主要的治疗措施是( )。

A. 抗生素控制感染   B. 应用镇咳药   C. 使用利尿剂

D. 给予镇静剂   E. 使用支气管扩张剂

15. 该患者应采取的给氧方式为( )。

A. 间歇给氧   B. 酒精湿化给氧   C. 高压给氧

D. 低浓度持续给氧   E. 高浓度持续给氧

16. 慢性肺源性心脏病最常见的病因是( )。

A. 支气管扩张   B. 支气管哮喘   C. 肺结核

D. 慢性阻塞性肺疾病   E. 脊柱侧弯

任务六 原发支气管肺癌患者的护理

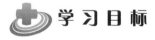 学习目标

掌握:原发支气管肺癌患者的症状、体征和主要的护理措施。

熟悉:原发支气管肺癌的实验室及其他检查、治疗要点和患者的常见护理诊断。

了解:支气管哮喘的病因、分类、转移途径、诊断要点。

素质与思政目标:指导患者缓解疼痛的方法、护理化疗部位皮肤,能对患者进行健康教育;具有高度的责任感和团队合作意识,给予患者人文关怀。

原发性支气管肺癌简称肺癌,是源于支气管黏膜或腺体的恶性肿瘤,常伴有区域性淋巴结和血行转移,发病率和死亡率居所有恶性肿瘤之首。

【病因】

病因和发病机制尚未明确。一般认为肺癌的发病与吸烟、职业、环境接触、电离辐射、大气污染和遗传等因素有关。

【分类】

1. 按解剖学部位分类

(1)中央型肺癌　发生在段支气管以上至主支气管的癌肿称为中央型,约占 3/4,以鳞状上皮细胞癌和小细胞未分化癌较为多见。

(2)周围型肺癌　发生在段支气管以下的肿瘤称为周围型,约占 1/4,以腺癌较为多见。

2. 按组织学分类

(1)鳞状上皮细胞癌(简称鳞癌)　最常见的类型,占原发性肺癌的 40%～50%,多见于老年男性,与吸烟关系非常密切。以中央型肺癌多见,生长缓慢,转移晚,手术切除的机会相对较多,5 年生存率较多,但放射治疗、化学药物治疗不如小细胞未分化癌敏感。

(2)小细胞未分化癌(简称小细胞癌)　肺癌中恶性程度最高的一种,约占原发性肺癌的 1/5。患者年龄较轻,多在 40～50 岁,多有吸烟史。对放疗和化疗比较敏感。

(3)大细胞未分化癌(大细胞癌)　可发生在肺门附近或肺边缘的支气管,细胞较大,大细胞癌转移较小细胞未分化癌晚,手术切除机会较大。

(4)腺癌　女性多见,与吸烟关系不大,多生长在肺边缘小支气管的黏液腺上,约占原发性肺癌的 25%。局部浸润和血行转移较鳞癌早。易转移至肝、脑和骨,更易累及胸膜而引起胸腔积液。

【转移途径】

1. 直接扩散　可侵犯脏层胸膜,壁层胸膜、胸壁组织及纵隔器官。

2. 血行转移　常见转移部位为肝、脑、肺、骨骼系统、肾上腺和胰等器官。

3. 淋巴道转移　淋巴道转移是肺癌最常见的转移途径。癌细胞经支气管和肺血管周围的淋巴管,先侵入邻近的肺段或叶支气管周围淋巴结,然后到达肺门或隆突下淋巴结,再侵入纵隔和气管旁淋巴结,最后累及锁骨上或颈部淋巴结。

【临床表现】

临床表现与其部位、大小、类型、发展阶段、有无并发症或转移有关。有 5%～15% 的患者发现肺癌时无症状。

1. 由原发肿瘤引起的症状

(1)咳嗽　常见的早期症状,刺激性干咳或少量黏液痰。肺泡癌可有大量黏液痰。有支气管狭窄时,呈高音调金属音。有继发感染时,痰量增高,且呈黏液脓性。

(2)咯血　以中央型肺癌多见,多为痰中带血或间断血痰,侵蚀大血管,可引起大咯血。

(3)胸闷、气急　肿瘤压迫或转移引起支气管狭窄、胸腔积液、心包积液和上腔静脉阻塞等,均可影响肺功能,发生胸闷和气急。

(4)其他症状　体重下降、恶病质和发热等。

2. 肿瘤局部扩展引起的症状

(1)胸痛　有 30% 的肿瘤直接侵犯胸膜、肋骨和胸壁,可引起不同程度的胸痛。

(2)呼吸困难　肿瘤压迫大气道,可出现吸气性呼吸困难。

（3）咽下困难　癌肿侵犯或压迫食管可引起咽下困难。

（4）声音嘶哑　癌肿直接压迫或转移至纵隔淋巴结肿大后压迫喉返神经（多见左侧），可发生声音嘶哑。

（5）上腔静脉阻塞综合征　癌肿侵犯纵隔，压迫上腔静脉时，上腔静脉回流受阻，产生头面部、颈部和上肢水肿以及胸前部淤血和静脉曲张，可引起头痛或头昏或眩晕。

（6）Horner综合征　位于肺尖部的肺癌称上沟癌（Pancoast癌），可压迫颈部交感神经，引起病侧眼睑下垂、瞳孔缩小、眼球内陷，同侧额部与胸壁无汗或少汗。也常有肿瘤压迫臂丛神经造成以腋下为主、向上肢内侧放射的烧灼样疼痛，在夜间尤甚。

3.肺外转移引起的症状和体征　可转移至脑、骨骼、肝和淋巴结，锁骨上淋巴结常是肺癌转移的部位，肿大的淋巴结多无痛感，常常是患者自己发现而就诊的。

4.副癌综合征　癌肿作用于其他系统引起的肺外表现，可出现一种或多种。

（1）肥大性肺性骨关节病　癌肿多侵犯上、下肢长骨远端发生杵状指（趾）和肥大性骨关节病。

（2）异位内分泌　男性乳房发育、Cushing综合征、稀释性低钠血症。

（3）神经肌肉综合征　包括小脑皮质变性、脊髓小脑变性、周围神经病变、重症肌无力和肌病等。

（4）高血钙症　肺癌可因转移而致骨骼破坏，或由异生性甲状旁腺样激素引起。

【实验室及其他检查】

1.胸部X线检查　胸部X线检查是发现肺癌的最重要的一种方法。可通过透视，正、侧位胸部X线片发现块影或可疑肿块阴影。

2.电子计算机体层扫描（CT）或磁共振（MRI）　发现普通X线检查不能显示的解剖结构。

3.纤维支气管镜检查（简称纤支镜检）　对明确肿瘤的存在和获取组织供组织学诊断均具有重要意义。对位于近端气道内的肿瘤经纤支镜钳夹活检阳性率为90%～93%。

4.痰脱落细胞检查　痰细胞学检查非小细胞癌的阳性率较小细胞肺癌的阳性率高，一般在70%～80%。

5.其他　胸壁细针穿刺活检、纵隔镜检查、胸腔镜检查、放射性核素检查等。

【诊断要点】

（1）40岁以上，尤其是男性长期吸烟者。

（2）肺癌的临床表现。

（3）X线胸片有典型肺癌影。

（4）痰脱落细胞或活体组织检查找到癌症细胞。

【治疗】

可采取手术治疗、化疗（化学药物治疗）、放疗（放射治疗）、局部治疗、生物反应调节剂治疗、中医药治疗等综合治疗方法。治疗原则：小细胞肺癌多选用化疗、放疗和手术，非小细胞肺癌首先选用手术，然后是放疗和化疗。

【护理】

1.护理评估

（1）病史　吸烟、职业和环境接触、病史。

（2）身体评估　肺癌的症状和体征。

（3）实验室及其他检查　X线检查、CT检查、磁共振显像（MRI）、痰脱落细胞学检查、纤维支气管镜检查结果。

2．护理问题

（1）恐惧　与肺癌的确诊、预感到治疗对机体功能的影响和死亡威胁有关。

（2）疼痛　与癌细胞浸润、肿瘤压迫或转移有关。

（3）营养失调：低于机体需要量　与机体过度消耗、吞咽困难、食欲下降有关。

（4）有皮肤完整性受损的危险　与放疗或患者恶病质有关。

3．护理措施

1）一般护理

（1）病情观察　观察肺癌的常见症状、肿瘤转移的症状、化疗和放疗的不良反应、生命体征、体重、尿量、周围血常规、肝功能、肾功能等。

（2）环境和体位　提供安静舒适的环境，肺癌晚期患者需要卧床休息，有呼吸困难的患者宜采取半卧位。

（3）饮食护理　提供高蛋白质、高热量、高维生素、易消化的饮食，必要时经静脉补充营养，戒烟禁酒，忌食辛辣、刺激性食物，尽量少吃油炸、熏烤及腌制食物。

2）用药护理　严密观察化疗药物的疗效和不良反应，当白细胞总数降至 $3.5 \times 10^9/L$ 或以下时，及时报告医生，当白细胞总数降至 $1.0 \times 10^9/L$ 时，遵医嘱输注白细胞及使用抗生素，并做好保护性隔离。当患者出现恶心、呕吐时，减慢输液速度，遵医嘱给予止吐药，嘱咐患者翻身时动作勿大，以免引起呕吐；避免过热、粗糙、酸、辣等刺激性食物，以免损伤胃黏膜，化疗前后2 h内避免进餐。做好口腔护理，用软牙刷刷牙，盐水漱口。注意保护静脉，防止药液外漏。

3）疼痛的护理　遵医嘱应用三阶段止痛药，个体化给予最佳剂量，首选口服，必要时采用非肠胃给药，尽量避免肌内注射；24 h内按时给药，使疼痛处于持续被控制状态，不能在患者疼痛已发作或加重时才给药；观察效果、预防不良反应，肠道给药后15～30 min、口服1 h评估，不能止痛者通知医生调整药物。

4）皮肤护理　放疗的部位皮肤往往会出现皮肤红斑，表皮脱落，甚至水肿、水疱。嘱患者保持照射部位干燥，勿自行将涂在皮肤上放射部位上的标志擦去；照射部位不可贴胶布，以免所含氧化锌产生二次射线，加重皮肤损伤；禁涂凡士林等难以清洗的软膏；洗澡时不用肥皂或用力搓擦；局部避免搔抓、压迫和摩擦；穿松软衣服，内衣宜柔软，吸湿性强。另外，晚期患者恶病质，应预防压疮。

5）心理护理　确诊后根据患者心理承受力和家属意见，决定是否告知真实病情；多倾听、多交流，争取家庭、社会支持，鼓励积极心态面对疾病，增强战胜疾病的信心。

【健康教育】

1．疾病预防指导　宣传吸烟、大气污染、某些化学性物质（铬、镍、铜、锡、砷）及放射性物质对肺部健康的危害，号召人们戒烟、防治大气污染、远离有害物质和有害环境；40岁以上的成年人应每年进行一次胸部X线检查；成年人出现反复呼吸道感染、经久不愈的咳嗽、咳血性痰时，应警惕肺癌，及早到医院进行有关检查。

2．疾病知识指导　告诉患者戒烟，应进行呼吸运动锻炼及有效的咳嗽。注意保持良好的卫生，避免出入公共场所或与上呼吸道感染者接触，避免居住于布满灰尘、烟雾及化学刺激物品的环境中；保持良好的营养状况，每天有充分的休息与活动；坚持放疗和化疗，做好皮肤护理；出现剧烈咳嗽、咯血、呼吸困难、疼痛加重等症状时及时就诊。治疗过程中应注意血象变化,定期复查血细胞和肝功能。

3. 心理指导 指导患者和家属尽快脱离应激心理,共同配合医护人员完成治疗方案。对于疼痛,可采取分散注意力的方法如玩微信、听音乐等以减轻痛苦。对于晚期患者指导家属做好临终护理,使患者平静地走完人生旅途。

直通护考

1. 患者,男,65岁,原发性支气管肺癌骨转移,今晨起床时,左小腿疼痛,肿胀,不能行走,X线示左侧胫腓骨骨干双骨折。导致该患者骨折最可能的原因是(　　)。

A. 直接暴力　　　　　　B. 间接暴力　　　　　　C. 肌肉牵拉

D. 疲劳性骨折　　　　　E. 病理性骨折

2. 患者,男,60岁,肺癌晚期,表现为极度消瘦,卧床生活无法自理,由鼻饲管喂食,最可能发生的问题是(　　)。

A. 口腔感染　B. 肺部感染　C. 压疮　　　D. 静脉炎　　E. 双下肢血栓

3. 表示肺癌已有全身转移的表现是(　　)。

A. 痰中带血　　　　　　B. 持续性胸痛　　　　　C. 股骨局部破坏

D. 间歇性高热　　　　　E. 持续性胸水

(4～5题共用题干)

患者,男,45岁,汽车修理工,间断咳嗽3个月,无痰。近20天出现咳嗽加剧。痰中带血,无发热、寒战等症状。查体:体温36.7 ℃,脉搏78次/分,呼吸19次/分,血压110/70 mmHg,浅表未扪及淋巴结,高度怀疑肺癌。

4. 在收集患者病史资料时,不能遗漏的重要信息是(　　)。

A. 吸烟史　B. 服药史　C. 婚姻状况　D. 营养状况　E. 心理状态

5. 患者确诊为肺癌,给予化疗。输注化疗药前需建立静脉通路,首选的输液为(　　)。

A. 5％葡萄糖溶液　　　B. 10％葡萄糖溶液　　　C. 5％葡萄糖盐水

D. 生理盐水　　　　　　E. 林格液(复方氯化钠溶液)

(6～9题共用题干)

患者,男,48岁,支气管肺癌,病理组织报告为"鳞状细胞癌"。

6. 按照解剖部位分类,该癌肿最常见的类型是(　　)。

A. 周围型　B. 混合型　C. 边缘型　D. 中央型　E. 巨块型

7. 患者进行肺癌切除术后,需要进行化疗。输注化疗药前与患者沟通。最重要的注意事项是(　　)。

A. 健康教育　　　　　　B. 评估血管　　　　　　C. 保护血管

D. 血液检验指标正常　　E. 告知患者,并要求签署化疗同意书

8. 患者在输注化疗药过程中,突然感觉静脉穿刺处疼痛,紧急处理措施是(　　)。

A. 安慰患者　　　　　　　　　　B. 检查有无回血,如有回血继续输注

C. 拔掉液体　　　　　　　　　　D. 立即停止输液,做进一步处理

E. 通知医生

9. 患者治疗过程中,白细胞低于多少时应停止化疗或减量?(　　)

A. $6.5 \times 10^9/L$　　　　　B. $5.5 \times 10^9/L$　　　　　C. $4.5 \times 10^9/L$

D. $3.5 \times 10^9/L$　　　　　E. $2.5 \times 10^9/L$

任务七　呼吸衰竭患者的护理

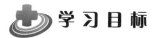

学习目标

掌握:呼吸衰竭患者的症状、体征和主要的护理措施。

熟悉:呼吸衰竭的诊断标准、实验室及其他检查、治疗要点和患者的常见护理诊断。

了解:呼吸衰竭的分类、诊断要点。

学会:给予患者氧疗的方法,能对患者进行有效的健康教育。

素质与思政目标:具有认真负责的工作态度,理解和关爱患者,给予患者人文关怀。

呼吸衰竭简称呼衰,是各种原因引起的肺通气和换气功能严重障碍,以致在静息时不能进行有效的气体交换,导致缺氧和(或)二氧化碳潴留,从而引起一系列生理功能和代谢紊乱的临床综合征。

【诊断标准】

在海平面大气压下,于静息条件下呼吸室内空气,并排除心内解剖分流和原发于心排血量降低等情况后,动脉血氧分压 PaO_2＜60 mmHg 和(或)二氧化碳分压 $PaCO_2$＞50 mmHg。

【分类】

1. 按动脉血气分析分类

(1) Ⅰ型呼吸衰竭　仅有 PaO_2 下降,PaO_2＜60 mmHg,而 $PaCO_2$ 降低或正常,见于肺换气功能障碍疾病,如严重肺感染性疾病,急性肺栓塞、间质性肺疾病等。

(2) Ⅱ型呼吸衰竭　PaO_2 下降,伴 $PaCO_2$ 升高,血气分析 PaO_2＜60 mmHg,$PaCO_2$＞50 mmHg。常因肺泡通气不足所致,如慢性阻塞性肺疾病。

2. 按病程分类

(1) 急性呼吸衰竭　由于突发原因引起的通气或换气功能严重损害,突然发生呼吸衰竭的临床表现,如脑血管意外、药物中毒抑制呼吸中枢、呼吸肌麻痹、肺梗死和呼吸窘迫综合征等。

(2) 慢性呼吸衰竭　多见于慢性呼吸系统疾病,如慢性阻塞性肺病和重度肺结核等,其呼吸功能损害逐渐加重,虽有缺氧和(或)二氧化碳潴留,但通过机体代偿适应,仍能从事日常活动

3. 按病因分类

(1) 泵衰竭　由于呼吸驱动力不足(呼吸运动中枢)或呼吸运动受限(周围神经麻痹,呼吸肌疲劳,胸廓畸形)引起的呼吸衰竭。

(2) 肺衰竭　由于气道阻塞、肺组织病变和肺血管病变所致的呼吸衰竭。

4. 按病变部位分类　可分为中枢性呼吸衰竭和周围性呼吸衰竭。

一、慢性呼吸衰竭

慢性呼吸衰竭常为支气管合并肺疾病所引起,除原发病症状外,主要是缺氧和二氧化碳潴留所致的多脏器功能紊乱的表现。慢性呼吸衰竭患者,通常通过代偿和治疗能从事一般的工作和日常生活活动,一旦由于呼吸道感染加重或其他诱因,可引起 PaO_2 明显下降,$PaCO_2$ 显著升高可危及生命,必须采取及时有效的抢救措施。

【病因】

1. 呼吸道病变 慢性支气管炎、支气管痉挛和异物等阻塞气道,可引起通气不足,发生缺氧和二氧化碳潴留。

2. 肺组织病变 慢性阻塞性肺疾病、重症肺结核、肺间质性纤维化和尘肺等可引起肺容量、通气量和有效弥散面积减少而导致缺氧和二氧化碳潴留。

3. 胸廓病变 胸部手术、外伤、广泛胸膜增厚和胸廓畸形等可导致慢性呼吸衰竭。

4. 肺血管疾病 肺血管栓塞和肺梗死等,使部分静脉血流入肺静脉,发生缺氧。

5. 神经肌肉疾病 脑血管病变、脑炎、脑外伤和药物中毒等直接或间接抑制呼吸中枢;脊髓灰质炎、多发性神经炎以及重症肌无力等损害呼吸动力可引起肺通气不足。

【临床表现】

慢性呼吸衰竭除引起慢性呼吸衰竭的原发疾病症状外,其他主要表现为缺氧和二氧化碳潴留所致的多脏器功能紊乱。

1. 呼吸困难 呼吸困难是呼吸衰竭最早、最突出的症状,并随呼吸功能减退而加重。

2. 发绀 缺氧的典型症状。慢性代偿性呼吸衰竭者,由于红细胞增多,即使血氧饱和度＞85%,也会出现发绀而且发绀更明显;严重休克末梢循环差的患者,动脉血氧分压正常,也可出现发绀。

3. 神经精神症状 慢性缺氧可出现智力或定向障碍。轻度二氧化碳潴留表现为兴奋症状,如多汗、烦躁、白天嗜睡和夜间失眠等。随着二氧化碳潴留加重,出现对中枢神经系统的抑制作用,表现为神志淡漠、扑翼样震颤、间歇抽搐、昏睡、昏迷等二氧化碳麻醉现象,称为肺性脑病。

4. 循环系统症状 二氧化碳潴留使外周体表静脉充盈、皮肤红润、湿暖多汗、血压升高、心搏量增多而致脉搏洪大,脑血管扩张,产生搏动性头痛。晚期由于严重缺氧、酸中毒引起心肌损害,出现周围循环衰竭、血压下降、心律失常、心跳停搏。

【实验室及其他检查】

1. 血气分析 $PaO_2<60$ mmHg 和 $PaCO_2>50$ mmHg。

2. 血清电解质测定 呼吸性酸中毒合并代谢性酸中毒时,血液 pH 值降低或伴高钾血症,呼吸性酸中毒伴代谢性碱中毒时,常有低钾血症和低氯血症。

【诊断要点】

(1)有引起呼吸衰竭的原发疾病和诱因。

(2)有低氧血症和二氧化碳潴留的临床表现。

(3)血气分析:$PaO_2<60$ mmHg 和 $PaCO_2>50$ mmHg。

【治疗】

治疗原则:保持呼吸道通畅;正确进行氧疗,纠正缺氧;增加通气量,改善 CO_2 潴留;及时纠正酸碱失衡和电解质紊乱;积极处理原发疾病和诱发因素,维持心、脑、肾等重要脏器功能;预防和治疗并发症。

【护理】

1. 护理评估

（1）病史　慢性呼吸系统疾病史,诱发因素如感冒、手术、创伤等。

（2）身体评估　有低氧血症和二氧化碳潴留的临床表现。

（3）实验室及其他检查　评估动脉血气分析、血清电解质测定结果。

2. 护理诊断

（1）气体交换受损　与呼吸肌衰竭、气道分泌物过多有关。

（2）清理呼吸道无效　与呼吸道分泌物过多或黏稠、咳嗽无力有关。

（3）自理能力缺陷　与长期患病、反复发作致身体每况愈下有关。

3. 护理措施

1）一般护理

（1）病情观察　重点观察生命体征及神志变化,注意有无神志恍惚、烦躁、抽搐等肺性脑病表现,一旦发现,应立即报告医生并协助处理;关注血气分析和电解质测定结果,根据血气分析和临床情况合理给氧,并注意氧疗效果。

（2）环境与体位　保持室内空气清新、温暖。定时消毒,防止交叉感染。为降低耗氧量,患者需卧床休息,尽量减少活动。协助患者取舒适且利于改善呼吸状态的体位,可取半卧位或坐位。

（3）饮食护理　给予清淡、高热量、维生素丰富、易消化的半流质饮食,避免刺激性食物。

2）用药护理　注意药物反应,在使用呼吸兴奋剂的过程中,须在保持气道通畅的情况下使用,否则会加重呼吸机疲劳,加重 CO_2 潴留,若出现恶心、呕吐、烦躁、颜面潮红、肌肉颤动等现象,提示药物过量,应及时减量或停药。对烦躁不安、夜间失眠的患者,禁用麻醉剂,慎用镇静剂,以免引起呼吸抑制。

3）氧疗护理　对Ⅱ型呼吸衰竭患者给予低流量（1～2 L/min）、低浓度（25%～29%）鼻导管持续吸氧,以免缺氧纠正过快引起呼吸中枢抑制;若配合使用呼吸中枢兴奋剂和呼吸机,则可稍提高吸氧浓度;若意识障碍加深或呼吸过度表浅、缓慢,提示二氧化碳潴留加重,应遵医嘱及时调整吸氧流量和氧浓度;若吸氧后呼吸困难缓解、发绀减轻、心率减慢、尿量增多、神志清醒及皮肤转暖,提示氧疗有效;若发绀消失,神志清楚,精神好转,$PaO_2 > 60$ mmHg,$PaCO_2 < 50$ mmHg,可考虑终止氧疗。停止吸氧前必须间断吸氧几日后,方可完全停止氧疗。

4）对症护理　患者应保持呼吸道通畅,改善肺通气,及时消除呼吸道内痰液。对清醒患者,应鼓励其咳嗽、咳痰,经常协助其翻身、拍背以利痰液排出。痰液黏稠不易咳出者可用祛痰剂或雾化吸入湿化痰液,必要时采取机械性吸痰。

5）心理护理　呼吸衰竭患者由于病程长、预后不佳,容易丧失信心。护士应按时进行巡视、照料,以稳定患者情绪。在做护理操作时,应向患者解释、说明,取得患者的信任和合作。做好家属工作,取得家属的支持和配合。指导患者放松的方法以分散其注意力。

【健康教育】

1. 疾病预防指导　避免各种引起呼吸衰竭的诱因,避免吸入刺激性气体,戒烟;避免劳累、情绪激动等不良因素刺激;少到人群拥挤的地方,尽量避免与呼吸道感染者接触,减少感染的机会;告知患者和家属,在咳嗽加剧、痰液增多变黄、气急加重时,应尽早就诊。

2. 疾病知识指导　指导患者保持良好心情,生活规律,注意劳逸结合,落实饮食计划达到改善体质的目的;鼓励患者进行耐寒锻炼和呼吸功能锻炼,如用冷水洗脸、腹式呼吸和缩唇呼吸等;教会患者有效咳嗽、咳痰的方法;指导患者和家属家庭氧疗的方法以及注意事项。

3. 用药指导 指导患者遵医嘱正确用药,熟悉药物的用法、剂量和注意事项等。

二、急性呼吸窘迫综合征

急性呼吸窘迫综合征(ARDS)是指肺内、外严重疾病导致以肺毛细血管弥漫性损伤、通透性增强为基础,以肺水肿、透明膜形成和肺不张为主要病理变化,以进行性呼吸窘迫和难治性低氧血症为临床特征的急性呼吸衰竭综合征。急性呼吸窘迫综合征是急性肺损伤发展到后期的典型表现。该病起病急骤,发展迅猛,预后极差,死亡率高达 50%～70%。

【病因】

急性呼吸窘迫综合征的病因包括直接肺损伤和间接肺损伤。

1. 直接肺损伤 肺部严重感染、胃内容物吸入、肺挫伤、淹溺、有毒物质吸入和氧中毒等。

2. 间接肺损伤 全身严重感染、严重多发伤、休克、高危心脏手术、大动脉手术、大量输血、药物中毒、胰腺炎和心肺转流术后等。

【临床表现】

急性呼吸窘迫综合征起病较急,可于原发病起病后 12～72 h 内发病。

主要临床表现为在原发病基础上,出现突发性、进行性呼吸窘迫,呼吸频率增快、气促、发绀,常伴有烦躁、焦虑表情、出汗等。其呼吸窘迫不能用通常的氧疗法改善,也不能用原发疾病解释。病情危重者可出现意识障碍,甚至死亡。

早期可无体征异常或仅有双肺干啰音、哮鸣音。后期可闻及水泡音或管状呼吸音。

【实验室及其他检查】

1. 胸部 X 线检查 早期无异常,继之出现肺内实变,表现为肺纹理增多、增粗,斑片状或大片状浸润阴影,即弥漫性肺浸润影。

2. 动脉血气分析 以 $PaO_2 < 60$ mmHg,$PaO_2/FiO_2 < 300$ 为急性肺损伤,$PaO_2/FiO_2 < 200$ 为急性呼吸窘迫综合征。

3. 肺动脉楔压 PAWP≤18 mmHg。

知识链接

急性呼吸窘迫综合征(ARDS)与心源性肺水肿的鉴别

	ARDS	心源性肺水肿
病史	感染、创伤、休克等	心血管疾病
痰的性质	非泡沫样稀血痰	粉红色泡沫样痰
体位	能平卧	端坐呼吸
肺部体征	早期可无啰音,后期啰音分布广泛	细湿啰音、肺底分布
X 线改变	比体征出现早,且重于体征、斑片状阴影肺周边部明显	心脏常增大,与体征同时出现,肺部阴影治疗后吸收快
血气改变	进行性低氧血症、高 FiO_2 难纠正	多为轻度低氧血症,吸氧明显改善
肺毛细管楔压	小于 18 mmHg	大于 18 mmHg
治疗反应	反应差	强心、利尿、扩血管有效
预后	差	较好

【诊断要点】

（1）急性起病,进行性呼吸窘迫且呼吸窘迫不能用通常的氧疗法改善。

（2）$PaO_2 < 60$ mmHg,$PaO_2/FiO_2 < 200$。

（3）胸部 X 线检查显示两肺浸润阴影。

（4）肺动脉楔压 PAWP≤18 mmHg 或排除心源性肺水肿。

【治疗】

纠正低氧血症,进行生命支持,保护器官功能,防治并发症和基础疾病的治疗。高浓度吸氧,尽早使用机械通气,采用保护性通气。

【护理】

1. 护理评估

（1）病史　直接和间接肺损伤病史。

（2）身体评估　进行性呼吸窘迫和难治性低氧血症。

（3）实验室及其他检查　评估胸部 X 线检查、动脉血气分析、肺动脉楔压结果。

2. 护理问题

（1）气体交换受损　与肺间质及肺泡水肿、透明膜形成影响气体弥散有关。

（2）急性意识障碍　与缺氧和二氧化碳潴留引起的中枢抑制有关。

（3）潜在并发症　电解质紊乱、消化道出血、休克等。

3. 护理措施

1）一般护理

（1）病情观察　监测生命体征,观察呼吸频率、幅度、类型、二氧化碳潴留表现。准确记录液体出入量,监测血气分析结果。

（2）休息与体位　协助患者取舒适且利于改善呼吸状态的体位,可取半卧位或坐位。

（3）饮食护理　高热量、高蛋白质、高维生素、易消化的流质或半流质食物。避免辛辣刺激和产气食物,昏迷患者给予鼻饲或静脉补充营养。

2）氧疗或机械通气护理　纠正缺氧刻不容缓,给予高浓度吸氧,氧流量 6～8 L/min,使氧分压提高。单纯的氧疗难以纠正呼吸窘迫,应早期给予机械通气。

3）并发症护理　在呼吸支持治疗中,防止呼吸道继发感染和氧中毒等并发症的发生。

4）心理护理　机械通气患者使用镇静镇痛剂时,给患者及家属解释,其目的是减少过度的氧耗,保证患者安全和舒适,缓解躁动和疼痛,从而减轻焦虑。

【健康教育】

1. 疾病知识介绍　阐明积极治疗原发病的重要性。

2. 生活指导　加强营养和体格锻炼,劳逸结合,纠正不良生活习惯,戒烟,预防呼吸道感染等。

🏥 直通护考

1. 患者,女,65 岁,有慢性哮喘史 10 年。今晨感冒后病情加重,夜间咳嗽频繁,痰量多,以急性呼吸衰竭入院治疗。经治疗后病情缓解,准备出院,但 PaO_2 仍低（55 mmHg）。为了防止心脏进一步受累,最有效的措施是（　　　）。

A. 做腹式呼吸加强膈肌运动　　　　　　B. 避免吸入有毒气体

C. 保持室内清洁　　　　　　　　　　　　D. 进行家庭氧疗

E. 坚持步行或慢跑等全身运动

2. 患者,女,60岁,因呼吸衰竭入院,应用辅助呼吸和呼吸兴奋剂过程中,出现恶心、呕吐、烦躁、面颊潮红、肌肉颤动等现象。考虑为(　　　)。

A. 肺性脑病先兆　　　　　B. 呼吸兴奋剂过量　　　　　C. 痰液堵塞

D. 通气量不足　　　　　　E. 呼吸性碱中毒

3. 呼吸衰竭的患者,呼吸中枢兴奋性下降,应使用的药物是(　　　)。

A. 沙丁胺醇　　B. 酚妥拉明　　C. 头孢曲松　　D. 可拉明　　E. 卡托普利

4. 慢性呼吸衰竭患者最早、最突出的临床表现是(　　　)。

A. 发绀　　　　　　　　　B. 发热　　　　　　　　　C. 咳嗽

D. 神经精神症状　　　　　E. 呼吸困难

5. 呼吸衰竭最先受损的部位是(　　　)。

A. 大脑　　B. 肺　　C. 肝　　D. 心脏　　E. 肾

6. 某慢性呼吸衰竭痰多的患者,在使用哪种药物后可能因为痰液黏稠增加而使排痰困难加重?(　　　)

A. 泼尼松　　B. 沙丁胺醇　　C. 呋塞米　　D. 氨茶碱　　E. 盐酸氨溴索

7. 急性呼吸窘迫综合征患者在使用人工呼吸机时过度通气的表现是(　　　)。

A. 皮肤潮红,多汗　　　　　B. 抽搐,昏迷　　　　　C. 烦躁,脉率快

D. 血压升高　　　　　　　　E. 胸部起伏规律

8. 患者,男,37岁,因感染性休克入院,护士在观察病情时,下列症状提示其发生急性呼吸窘迫综合征的可能的是(　　　)。

A. 呼吸音减弱　　　　　　　B. 肺部湿啰音　　　　　C. 躁动不安

D. 动脉血氧分压下降　　　　E. 呼吸困难迅速加重

9. 患者,男,65岁,血气分析结果:动脉血氧分压50 mmHg,二氧化碳分压60 mmHg,则表示患者(　　　)。

A. Ⅰ型呼衰　　　　　　　　B. Ⅱ型呼衰　　　　　C. 轻度缺氧

D. 中轻度缺氧　　　　　　　E. 重度缺氧

10. 患者,女,28岁。发热3日,今晨起呼吸困难,鼻导管吸氧未见好转。护理体检:体温39 ℃,脉搏110次/分,呼吸28次/分,血压110/70 mmHg。双肺闻及细湿啰音及管状呼吸音。动脉血气分析:PaO_2 50 mmHg,$PaCO_2$ 45 mmHg。胸部X线:双肺可见密度增高的大片状阴影。临床诊断为急性呼吸窘迫综合征。该患者最主要的护理诊断/问题是(　　　)。

A. 气体交换受损　　　　　　B. 清理呼吸道无效　　　　　C. 焦虑

D. 活动无耐力　　　　　　　E. 知识缺乏

11. 患者,男,60岁。心脏手术后并发急性呼吸窘迫综合征,需使用呼吸机治疗。患者家庭经济负担重,其家属很担心费用问题,询问护士是否可以不使用呼吸机。护士最佳的做法是(　　　)。

A. 强调使用呼吸机的重要性　　　　　　B. 告知使用呼吸机的费用

C. 让其直接去问医生　　　　　　　　　D. 告诉其放弃治疗则后果自负

E. 与医生讨论是否使用其他治疗方法

任务八 支气管扩张患者的护理

支气管扩张(简称支扩)是由于支气管及其周围肺组织慢性化脓性炎症和纤维化,是使支气管壁的肌肉和弹性组织破坏,导致支气管变形的扩张。临床特点为慢性咳嗽、咳大量脓痰和反复咯血。主要致病因素为支气管感染和阻塞,部分有先天遗传因素,患者多有麻疹、百日咳或支气管肺炎等病史。近年来由于医疗水平的发展,人民生活水平的提高,发病率大幅度下降,并发症也明显下降。

【病因】

支气管扩张的病因有先天性和继发性,大多数支气管扩张是由于支气管、肺组织感染和支气管阻塞继发引起的。

1. 感染 婴幼儿期支气管、肺组织感染是支气管扩张的最常见原因。以婴幼儿时期的麻疹、百日咳和支气管肺炎最常见;肺结核、腺病毒肺炎和慢性阻塞性肺疾病等可继发支气管扩张;异物在气道内长期存在可导致慢性阻塞和炎症,也可继发支气管扩张。

2. 先天性支气管发育缺损和遗传因素 纤毛结构和功能异常是支气管扩张的重要原因,引起支气管扩张最常见的遗传性疾病是囊性纤维化。部分遗传性 α_1-抗胰蛋白酶缺乏者也可伴有支气管扩张。

3. 免疫因素 目前已发现类风湿性关节炎、系统性红斑狼疮、人类免疫缺陷病毒感染等可同时伴有支气管扩张;一种或多种免疫球蛋白的缺陷可引起支气管扩张,一个或多个 IgG 亚类缺乏通常伴有反复呼吸道感染的倾向,可造成支气管扩张。

【发病机制】

由于婴幼儿时期支气管尚处于发育阶段,管腔较细狭,管壁较薄弱,易阻塞。反复感染破坏支气管壁各层组织,致使支气管变形扩张,多为囊状,在咳嗽时管腔内压力增高,以及呼吸时管腔内压的牵引,可逐渐形成支气管扩张,多为柱状。

【临床表现】

多于儿童或青年时期起病,呈慢性过程。早期症状不明显,多数患者童年有麻疹、百日咳或支气管肺炎迁延不愈病史,以后常有反复发作的下呼吸道感染。

1. 症状

(1)慢性咳嗽、大量脓痰 咳嗽常为阵发性,与体位变动有关,其严重程度可用痰量估计:轻度,痰量<10 mL/d;中度,痰量 10～150 mL/d;重度,痰量>150 mL/d,晨起、傍晚和就寝时最多;呼吸道感染急性发作时,黄绿色脓痰明显增多,每日可达数百毫升。痰液静置后有分层现象:上层为泡沫黏液,中层为浆液,下层为坏死组织沉淀物或脓性物。有厌氧菌感染时痰液有恶臭味。

(2)反复咯血 反复咯血为本病的特点。大多数患者反复咯血,量不等,可为痰中带血,少量或大量咯血。少量咯血,血量<100 mL/d;中量咯血,血量为 100～500 mL/d;大量咯血,血量>500 mL/d 或 1 次咯血量>300 mL。部分患者以反复咯血为唯一症状,平时无咳嗽、咳脓痰等症状,临床上称为"干性支气管扩张"。病变多在上叶支气管。

(3)反复肺部感染 易发生同一肺段反复肺部感染并迁延不愈。这是由于扩张的支气管清除分泌物的功能丧失,引流差,易反复发生感染所致。患者常有发热、盗汗、乏力、食欲减退、贫血、消瘦等症状。

2. 体征 早期或干性支气管扩张可无明显肺部体征。病情较重或继发感染时可在病侧下胸部及背部闻及湿啰音,有时可闻及哮鸣音。部分慢性支气管扩张患者伴有杵状指(趾)。

3. 并发症 晚期可合并阻塞性肺气肿、慢性肺源性心脏病。

【辅助检查】

1. 影像学检查 早期轻者胸部平片无异常,后期病重者典型表现为囊状支气管扩张,可见粗乱肺纹理中有多个不规则蜂窝状(卷发状)阴影,或圆形、卵圆形透明区,柱状支气管扩张常表现为轨道征,即在增多纹理中出现 2 条平行的线状阴影(中央透明的管状影)。CT 检查可显示管壁增厚的柱状扩张或成串成簇的囊性改变。

2. 纤维支气管镜检查 可明确扩张、出血或阻塞部位,还可进行局部灌洗,取冲洗液做微生物学检查。

3. 一般检查 痰涂片或细菌培养可发现致病菌,继发急性感染时白细胞计数和中性粒细胞明显增多,核左移。

【诊断要点】

(1)幼年有麻疹或百日咳或流感后肺炎或肺结核病史等。

(2)出现长期慢性咳嗽、咳脓痰或反复咯血症状。

(3)体检肺部听诊有湿啰音。

(4)X 线检查示肺纹理增多、增粗,排列紊乱,可见到卷发状阴影或轨道征。

【治疗】

支气管扩张的治疗原则是通过祛痰剂、体位引流和纤维支气管镜吸痰等方法来排除呼吸道痰液,保持呼吸道通畅;选择有效抗生素积极控制感染;注意处理大咯血;根据肺功能和胸片情况选择手术切除治疗。

【护理】

1. 护理评估

(1)病史 百日咳、麻疹等支气管、肺部感染史,经常反复发作的呼吸道感染。

(2)身体评估 有支气管扩张的症状和体征。

(3)实验室及其他检查 评估胸部 X 线、CT、纤维支气管镜检查的结果。

2. 护理问题

(1)清理呼吸道无效 与痰液黏稠、体位不当、咳痰无效有关。

(2)有窒息的危险 与痰液潴留、大咯血有关。

(3)有感染的危险 与痰多、黏稠、不易排出有关。

3. 护理措施

1)一般护理

(1)病情观察 观察患者咳嗽性质和时间,观察痰量、气味、颜色和分层,合并大咯血时,记录咯血量,注意观察患者有无胸闷、气促、烦躁、情绪紧张、发绀等异常表现,定时测呼吸、脉搏、血压,了解病情变化,防止窒息发生。

(2)环境与体位 保持室内空气新鲜、流通,温湿度适宜,保证休息和睡眠。大咯血时绝对卧床休息。

（3）饮食　给予高蛋白质、高热量、高维生素、易消化、无刺激的饮食,补充机体消耗,提高机体抗病能力。

2）用药护理　急性感染时,细菌培养和药物敏感试验,选用敏感的抗生素,痰多黏稠时可用抗生素及糜蛋白酶进行超声雾化吸入治疗,注意观察药物疗效和不良反应。

3）协助患者有效排痰　痰液黏稠时,鼓励患者多饮水,每日可饮水 1500～2000 mL,以稀释痰液,从而有利于痰液的咳出。对长期卧床的患者应经常帮助其变换体位及拍背部,指导患者深吸气后用力咳痰。对咳大量脓痰的患者,指导患者进行体位引流。如体位引流痰液仍难排出,可经纤维支气管镜吸痰,用生理盐水冲洗稀释痰液,也可局部注入抗生素。

4）咯血的护理　密切观察病情变化。小量咯血时嘱患者卧床休息,做好精神护理,可加用小量镇静剂。大量咯血时安慰患者,并准备好急救物品,防止窒息的发生。

5）心理护理　由于疾病迁延反复,疗效不佳,患者往往焦虑、烦躁不安,多关心、体贴和安慰患者。多与患者交谈,了解其心理状态,给予心理支持。大咯血时,保持情绪稳定,避免情绪激动加重出血,诱发窒息。

【健康教育】

1. 疾病预防指导　及时治疗上呼吸道感染;避免受凉及刺激性气体吸入,戒烟,注意口腔卫生。防止异物吸入气管,以防诱发呼吸道感染。

2. 疾病知识指导　保持良好心情,生活规律,劳逸结合,鼓励患者进行呼吸功能锻炼和全身运动锻炼,增强体质,保证摄入高热量、高维生素、高蛋白质饮食,增强抗病能力。让患者和家属了解体位引流与抗菌药物治疗同样重要,教会患者有效咳嗽,雾化吸入和体位引流方法。告诉患者咯血时不能屏气,要尽量将血咯出,以免导致窒息。

3. 用药指导　遵医嘱使用抗菌药物、祛痰剂和支气管舒张药,指导患者掌握药物的用法、剂量和注意事项。

🏥 直通护考

1. 支气管扩张的早期病理改变是(　　)。

A. 柱状扩张　　B. 气管扭曲　　C. 气管坏死　　D. 气管穿孔　　E. 空洞形成

2. 患者,男,60 岁,患右肺中叶支气管扩张。现患者痰多不易咳出,该患者可能存在的体征是(　　)。

A. 消瘦、贫血　　　　　　B. 呼吸运动减弱　　　　　　C. 局限性哮鸣音

D. 固定而持久的局限性湿啰音　E. 两肺底布满湿啰音

3. 为消除支气管扩张,避免患者肺部继发感染和全身中毒,最关键的措施是(　　)。

A. 加强痰液引流　　　　　B. 选择广谱抗生素　　　　　C. 使用呼吸兴奋剂

D. 使用支气管扩张剂　　　E. 注射流感疫苗

4. 大咯血是指 24 h 咯血量超过(　　)。

A. 100 mL　　B. 200 mL　　C. 300 mL　　D. 400 mL　　E. 500 mL

5. 支气管扩张最常见的原因是(　　)。

A. 肺结核　　　　　　　　B. 麻疹、百日咳　　　　　　C. 遗传因素

D. 重症肺炎　　　　　　　E. 慢性阻塞性肺疾病

6. 患者,女,50岁,幼时曾患百日咳。近3个月来出现咳嗽、咳痰,近2天咳大量脓痰,今晨出现咯血。最有可能的诊断是(   )。

    A. 肺炎   B. 急性支气管炎   C. 肺结核

    D. 支气管扩张   E. 肺癌

7. 支气管扩张的典型临床表现为(   )。

    A. 慢性咳嗽,黏液或泡沫样痰,气急   B. 慢性咳嗽,大量脓痰,反复咯血

    C. 低热,刺激性干咳,黄脓性痰   D. 高热、咳嗽、黏液血性痰

    E. 吸气性呼吸困难

8. 提示患者肺部有厌氧菌感染的表现是(   )。

    A. 大量脓痰   B. 咳出的痰液有恶臭   C. 痰中带血

    D. 有持续存在的湿啰音   E. 咳嗽伴有高热

9. 支气管扩张患者咳嗽、咳痰加重常发生于(   )。

    A. 晨起和晚上临睡时   B. 白天   C. 傍晚

    D. 深夜   E. 进餐时

10. 患者,女,30岁,患支气管扩张,近2天出现咳嗽,咳大量脓痰。下列哪种措施最有利于促进排痰?(   )

    A. 体位引流   B. 有效咳嗽   C. 拍背与胸壁震荡

    D. 机械吸痰   E. 湿化呼吸道

11. 支气管扩张患者体位引流时的护理措施,错误的是(   )。

    A. 谨防窒息   B. 引流宜在饭前进行   C. 引流宜在饭后进行

    D. 引流过程中注意观察病情   E. 患有高血压的患者禁止引流

12. 患者,男,45岁,因低热、咳嗽、咯血入院,入院后诊断为支气管扩张。今晨在病房突然剧烈咳嗽、咯血80 mL,随即烦躁不安,呼吸困难,口唇发绀,大汗淋漓,双手乱抓,两眼上翻。该患者可能发生了(   )。

    A. 肺栓塞   B. 呼吸衰竭   C. 肺性脑病   D. 窒息   E. 自发性气胸

(13~14题共用题干)

患者,男,65岁。支气管扩张,近日劳作后出现恶心、胸闷,反复咯血,24 h出血量约为800 mL。

13. 该患者的咯血程度属于(   )。

    A. 痰中带血丝   B. 微小量咯血   C. 小量咯血   D. 中量咯血   E. 大量咯血

14. 目前患者饮食应(   )。

    A. 禁食   B. 流质饮食   C. 半流质饮食   D. 软质饮食   E. 普通饮食

任务九　肺血栓栓塞症患者的护理

肺血栓栓塞症(PTE)是血栓阻塞肺动脉及其分支,形成以肺循环和呼吸功能障碍为主要

表现的临床综合征。肺血栓栓塞症是肺栓塞中最常见的一种类型,常为深静脉血栓的并发症。其血栓主要来源于深静脉血栓。肺血栓栓塞症的栓塞部位多为双侧肺,右侧多于左侧,常为多发,下肺多于上肺。本病发病率高,但因症状缺乏特异性,所以呈现高漏诊率、高误诊率、高致残率和高病死率。

> **知识链接**
>
> 　　肺栓塞(PE)是以各种栓子阻塞肺动脉系统为其发病原因的一组疾病或临床综合征的总称,包括肺血栓栓塞症(PTE)、脂肪栓塞综合征、羊水栓塞、空气栓塞等。

【病因】

任何导致静脉血液淤滞、静脉系统内皮损伤、血液高凝状态的因素均为静脉血栓栓塞症的危险因素。危险因素分原发和继发两类。原发危险因素有抗凝血酶-Ⅲ缺乏症、蛋白 C 或 S 缺乏症、活化的蛋白 C 抵抗、凝血酶原变异和先天性纤溶异常等。继发性危险因素有高龄、肥胖、吸烟、糖尿病、血栓性静脉炎、静脉曲张、骨折、创伤、心肺脑血管疾病、肾病综合征、恶性肿瘤、妊娠和服用避孕药等。对于长期不活动、大手术后的患者,肺血栓栓塞症常发生于首次离床或排便后站立起来时,患者可发生猝死。

【发病机制】

外周静脉血栓形成后,一旦血栓脱落,即可随静脉血流移行至肺动脉内,由于血栓机械性堵塞,可发生通气与血流比例失调、肺不张、肺梗死、肺动脉高压、心功能不全。

【临床表现】

1. 症状　肺血栓栓塞症的症状多种多样,但缺乏特异性,常见症状如下。

(1) 呼吸困难　患者出现胸闷、气促和呼吸困难,尤以活动后明显,为肺血栓栓塞症最多见的症状。

(2) 胸痛　患者可出现胸膜炎样胸痛,合并胸腔积液;出现冠状动脉供血不足,心肌缺氧,表现为胸闷、心悸、心绞痛样胸痛。

(3) 晕厥　可为肺血栓栓塞症的唯一或首发症状。

(4) 烦躁不安、惊恐、濒死感　这是较严重的症状。

(5) 咳嗽、咯血　常为小量咯血,大咯血少见。

(6) 休克　属心外梗阻性休克,表现为动脉血压低而静脉压升高。

(7) 猝死　部分患者可在数秒至数分钟内出现意识丧失,心跳和呼吸停止。

部分患者同时出现呼吸困难、胸痛及咯血。

2. 体征

(1) 呼吸系统体征　呼吸急促,发绀。肺部有时可闻及哮鸣音和(或)细湿啰音,呼吸音减弱,偶有胸膜摩擦音或胸腔积液的相应体征。

(2) 心脏体征　心率快,肺动脉瓣区第二心音亢进或分裂,三尖瓣区收缩期杂音;心包摩擦音或胸膜摩擦音;可有右心衰竭体征。

(3) 深静脉血栓　患肢肿胀、周径增粗、疼痛或压痛、皮肤色素沉着和行走后患肢易疲劳或肿胀加重。

【实验室及其他检查】

1. 血气分析　血气分析出现低氧血症、低碳酸血症、肺泡-动脉氧分压差增大。

2. X线胸片 X线征象多数表现为区域性肺纹理变细、稀疏或消散,肺野局部浸润影,或以胸膜为基底的实变影,右下肺动脉干增宽或伴截断征,肺动脉段膨隆,右心室扩大。

3. 心电图检查 心电图改变是 QRS 电轴右偏,肺型 P 波;Ⅰ导联 S 波加深,Ⅲ导联有大 Q 波和 T 波倒置;Ⅱ、Ⅲ、AVF 导联有 T 波改变和 ST 段异常,完全或不完全性右束支传导阻滞。

4. 血浆 D-二聚体测定 敏感性高达92%以上。超过 $500\ \mu g/mL$ 为阳性。但老年、孕妇、外周血管病、肿瘤和感染性疾病等特异性低。可作为疗效判断和新旧血栓判断指标。

5. 特殊影像学检查

(1)肺动脉造影 目前诊断肺栓塞唯一可靠的方法(金标准),肺动脉及其分支充盈缺损,诊断价值最高,有肺动脉截断现象。

(2)CT 肺动脉造影 能准确发现肺段以上肺动脉内的血栓,是目前最常用的肺血栓栓塞症确诊手段。

(3)磁共振成像 对肺段以上肺动脉内栓子诊断的敏感和特异性较高,适用于对碘造影过敏的患者。

(4)超声检查 可发现右心血栓,右心室扩大、近段肺动脉扩张等。

(5)核素肺通气/灌注扫描(V/Q 显像) 显示肺灌注异常而肺通气正常,即 V/Q 显像不匹配。V/Q 显像的表现可分为三种。高度可疑肺栓塞:肺通气扫描正常,而灌注呈典型缺损(V/Q 不匹配)。可疑肺栓塞:通气和灌注均缺损。基本排除肺栓塞:灌注显像正常。

(6)外周血管超声检查 血管超声多普勒检查可发现下肢静脉是否有血栓形成。

【诊断要点】

满足以下四项标准之一即可确诊。

(1)肺动脉造影阳性或 CT 肺动脉造影阳性。

(2)肺核素通气灌注显像高度可疑。

(3)肺核素通气灌注显像中度可疑和彩色超声检查发现下肢深静脉血栓。

(4)临床表现高度可疑和彩色多普勒检查发现下肢深静脉血栓。

【治疗】

治疗原则:呼吸循环支持治疗;抗凝治疗;溶栓治疗;介入治疗和病因治疗。

【护理】

1. 护理评估

(1)病史 患者的年龄、职业、工作环境、有无慢性呼吸系统疾病、有无诱发肺血栓的因素如静脉曲张、心肺疾病、肿瘤、手术等。

(2)身体评估 有肺血栓栓塞症的症状和体征。

(3)实验室及其他检查 评估血气分析、胸部 X 线、心电图检查、血浆 D-二聚体测定和特殊影像学检查等结果。

2. 护理问题

(1)恐惧 与突发的严重呼吸困难、胸痛有关。

(2)潜在并发症 重要脏器缺氧性损伤、出血、再栓塞。

3. 护理措施

1)一般护理

(1)病情观察 监测生命体征的变化,及时清理呼吸道分泌物,密切观察疼痛的部位、性质、时间等;监测呼吸状态、意识状态、循环状态。观察下肢深静脉血栓形成的征象,单侧下肢肿胀最常见,需测量和比较双下肢的周径,并观察有无局部皮肤颜色的改变,如发绀。

(2)环境和休息 保持环境舒适、安全,温度适宜,空气清新。肺栓塞急性期应绝对卧床休息,抬高床头,在充分抗凝的前提下卧床2~3周;无明显症状且生活能自理者也应卧床,床上活动时避免突然坐起,避免过度屈曲下肢,严禁挤压、按摩患肢,防止血栓脱落。

(3)饮食护理 给予低盐、低脂肪、清淡易消化饮食,少食多餐,少食速溶性易发酵食物,以免引起腹胀,加重呼吸困难。

2)氧疗护理 对有低氧血症患者,采用经鼻导管或面罩吸氧。给予高流量氧气吸入,若有肺水肿在湿化瓶中加入20%~30%乙醇湿化,当合并严重的呼吸衰竭时可使用机械通气。

3)抗凝与溶栓治疗的护理 按医嘱及时、正确给予抗凝剂、溶栓制剂,应用前应监测血常规、活化部分凝血活酶时间、凝血酶原时间等,同时观察疗效及不良反应。溶栓治疗的主要并发症是出血,应密切观察出血征象,如皮肤青紫、血管穿刺处出血过多、血尿、腹部或背部疼痛、头痛、神志改变等。静脉穿刺部位压迫止血需加大力量并延长压迫时间;溶栓后需待活化部分凝血活酶时间降至低于正常值的1.5倍时才开始应用抗凝剂。

4)消除再栓塞的危险因素 恢复期需预防下肢血栓形成,有高脂血症、糖尿病等导致高血液凝固性病史的患者应积极治疗原发病。如患者仍需卧床,应使下肢进行适当活动或被动关节活动,穿抗栓袜或气压袜,不在腿下放置垫子或枕头,以免加重下肢循环障碍。病情允许时需协助早期下地活动和走路。适当增加液体摄入,防止血液浓缩。利用机械作用如穿加压弹力抗栓袜、应用下肢间歇序贯加压充气泵或将腿抬高至心脏以上水平等促进下肢静脉血液回流。血栓形成危险性明显的患者,应指导患者按医嘱使用抗凝剂,防止血栓形成。

5)心理护理 多关心体贴患者,多与患者沟通,给患者安全感,鼓励患者充分表达自己的情绪。采用放松技术等方法减轻恐惧心理,烦躁情绪,增强战胜疾病的信心。

【健康教育】

1. 疾病预防指导 戒烟,避免导致静脉血液淤滞、静脉系统内皮损伤、血液高凝状态的因素。

2. 生活指导 保持良好心情,生活规律,劳逸结合,饮食要低盐、低脂肪、清淡易消化;积极参加全身运动锻炼,增强体质。

3. 用药指导 遵医嘱按时正确服药,教会患者自我观察出血征象,学会看抗凝指标化验单,注意深静脉血栓发生的征象。

4. 消除再栓塞的危险因素 有高脂血症、糖尿病等导致高血液凝固性病史的患者应积极治疗原发病,对于易发生静脉血栓的高危患者,应采取措施,防止血液淤滞:避免长时间保持坐位,特别是架腿而坐、穿束膝长筒袜、长时间站立不活动等;卧床患者,鼓励进行床上肢体活动或被动关节活动,病情允许时早期下地活动和走路等。在存在相关发病因素的情况下,如突然出现胸痛、呼吸困难、咳血性痰等表现,需及时就诊。

直通护考

1. 急性肺血栓栓塞症患者最常见的血气变化为( )。

A. PaO_2下降,$PaCO_2$下降,$P(A-a)O_2$增加

B. PaO_2 不变，$PaCO_2$ 增加，$P(A-a)O_2$ 增加

C. PaO_2 下降，$PaCO_2$ 增加，$P(A-a)O_2$ 增加

D. PaO_2 下降，$PaCO_2$ 增加，$P(A-a)O_2$ 下降

E. PaO_2 下降，$PaCO_2$ 下降，$P(A-a)O_2$ 下降

2. 对某一急性肺血栓栓塞症患者进行查体，下列哪项体征不大可能出现？（   ）

A. 单侧下肢肿胀　　　　　B. 心动过速　　　　　　C. 右心扩大

D. 气管向健侧偏移　　　　E. 肺动脉瓣区第二心音亢进

3. 有关肺血栓栓塞症的普通 X 线胸片检查，下列叙述哪项是错误的？（   ）

A. 普通 X 线胸片检查对肺血栓栓塞症的诊断意义并不大

B. 普通 X 线胸片检查的征象是非特异性的

C. 肺血栓栓塞症患者胸片可表现为中等量胸腔积液

D. 肺血栓栓塞症患者胸片可表现为患侧膈肌抬高

E. 肺血栓栓塞症患者胸片可表现为肺不张

4. 患者，男，36 岁，左胫骨骨折内固定术后 3 周，气促，呼吸困难 4 天，不伴发热、咳嗽、咳痰、胸痛、咯血等症状。双肺呼吸音粗，未闻及啰音，心率 98 次/分，律齐。血气分析：pH 7.44，PaO_2 66 mmHg，$PaCO_2$ 31 mmHg。该患者首先考虑诊断为（   ）。

A. 院内获得性肺炎　　　　B. 急性支气管炎　　　　C. 肺血栓栓塞症

D. 脂肪栓塞　　　　　　　E. 急性上呼吸道感染

5. 有关肺血栓栓塞症的症状，描述错误的是（   ）。

A. 肺血栓栓塞症患者可以无任何症状

B. 肺血栓栓塞症的症状缺乏特异性

C. 气促、呼吸困难是肺血栓栓塞症患者最常见的症状

D. 晕厥可以是肺血栓栓塞症患者的首发症状

E. 多数肺血栓栓塞症患者有咯血症状

任务十　自发性气胸患者的护理

自发性气胸是指因肺部疾病使肺组织和脏层胸膜破裂，或靠近肺表面的肺大泡自行破裂，使肺和支气管内空气逸入胸膜腔所致的气胸，称为自发性气胸。多见于慢性支气管炎、肺气肿患者或男性青壮年。严重者可危及生命。

【病因】

气压巨变、剧烈咳嗽、打喷嚏、屏气、高喊大笑、举手欢呼、抬举重物等用力过度为诱发因素。病因分原发性和继发性。

原发性　多数为脏器胸膜下肺泡先天性弹力纤维发育缺陷或炎症瘢痕形成的肺大泡引起表面破裂所致，常见于健康的瘦高体形的男性青壮年。

继发性　在肺或胸膜疾病基础上发生的气胸，常继发于慢性阻塞性肺疾病、肺结核、肺癌、

尘肺、肺脓肿等疾病,以慢性阻塞性肺疾病最常见。

其他　航空、潜水作业时无适当防护措施或从高压环境进入低压环境也可发生。

【分类】

根据胸膜破口的情况及发生气胸后对胸膜腔内压力的影响,可将自发性气胸分为三类。

1. 闭合性(单纯性)气胸　胸膜裂口较小,在肺脏萎缩同时,裂口自行闭合,空气不再继续进入胸膜腔。抽气后压力不再升高。胸膜腔内气体自行吸收后,胸膜腔恢复负压,肺部随之复张。

2. 交通性(开放新)气胸　胸膜裂口较大或因胸膜粘连的牵拉影响肺脏萎缩,使裂口张开或形成支气管胸膜瘘。空气在吸气和呼气时自由进入胸膜腔。胸膜腔压力上下波动,抽气后不能保持负压,又回复到原来压力。

3. 张力性(高压性)气胸　胸膜裂口呈活瓣样,吸气时裂口张开空气逸入胸腔,呼气时随肺脏回缩而闭合,其结果是使胸腔内气体越积越多,形成高压,影响肺气体交换和血液循环,应予紧急排气治疗。

【临床表现】

1. 症状

(1)胸痛　气胸患者最常见的症状,患者多在持重物、屏气或剧烈运动时突然出现尖锐性刺痛或刀割样疼痛,吸气时加剧,多发生在前胸、腋下等部位。明显纵隔气肿存在时,可出现持续的胸骨后疼痛。

(2)呼吸困难　气胸的典型症状。其严重程度与发作的过程、肺被压缩的程度和原有的肺功能状态有关。急性发作的气胸,症状明显;慢性发作的气胸,健侧肺脏可以代偿性膨胀,临床症状较轻。在患有慢性阻塞性肺气肿的老年患者中,肺被轻度压缩就有明显的呼吸困难。而呼吸功能正常的年轻患者,肺被明显压缩,可无明显的呼吸困难,在活动时稍感胸闷。

(3)刺激性咳嗽　因气体刺激胸膜,患者偶有刺激性咳嗽。

2. 体征　气管向健侧移位,患侧胸部饱满,呼吸运动减弱,语颤减弱;叩诊呈鼓音,呼吸音减弱或消失。

3. 并发症　气胸可并发纵隔气肿、皮下气肿、血气胸、脓气胸及呼吸衰竭等。

【实验室及其他检查】

1. 影像学检查

(1)X线检查　诊断气胸最可靠的方法。气胸侧透明度增强,无肺纹理,肺萎缩于肺门部,和气胸交界处有清楚的细条状肺边缘,纵隔可向健侧移位,如有液气胸则见液平面。还可判断肺压缩面积的大小。

(2)CT检查　对胸腔内少量气体的诊断较为敏感。胸膜腔内出现极低密度的气体影,伴有肺组织不同程度的压缩萎缩改变。

(3)胸膜腔造影　明确气胸的病因。当肺压缩面积在 $30\%\sim40\%$ 时行造影为宜,肺大泡表现为肺叶轮廓之内单个或多个囊状低密度影;胸膜裂口表现为冒泡喷雾现象,特别是当患者咳嗽时,由于肺内压增高,此征象更为明显。

2. 胸腔镜检查　发现气胸的病因,观察脏层胸膜有无裂口、胸膜下有无肺大泡及胸腔内有无粘连带。

3. 动脉血气检查　可有不同程度的低氧血症。

4. 胸腔气体分析　运用胸腔气体 PaO_2、$PaCO_2$ 及 $PaO_2/PaCO_2$ 三项指标,判断气胸类型

（闭合性、开放性、张力性）。

【诊断要点】

（1）突发胸痛、呼吸困难和刺激性干咳，患侧胸部饱满，叩诊鼓音，听诊呼吸音消失。

（2）有气胸体征。

（3）X线检查显示胸腔积气和肺萎缩。

【治疗】

闭合性气胸积气量少于该侧胸腔容积的 20％ 时，不必处理，一般在 2 周内可自行吸收。大量气胸须进行胸膜腔穿刺，抽尽积气，或行闭式胸腔引流术，以减轻积气对肺和纵隔的压迫，促进肺尽早膨胀，同时使用抗生素预防感染。

【护理】

1．护理评估

（1）病史　气压巨变、剧烈咳嗽、打喷嚏、屏气等诱因，以及肺和胸膜疾病病史。

（2）身体评估　自发性气胸症状和体征。

（3）实验室及其他检查　X线检查、血气分析等结果。

2．护理问题

（1）低效性呼吸型态　与肺扩张能力下降、疼痛有关。

（2）疼痛：胸痛　与胸部伤口或置管有关。

3．护理措施

1）一般护理

（1）病情观察　观察患者生命体征和神志，密切注意呼吸频率、深度的改变、患侧胸痛呼吸困难的程度，注意血气分析结果，掌握病情动态变化。

（2）环境与体位　环境适宜、安全，发生气胸后嘱患者绝对卧床休息，给予舒适的体位，端坐、半卧位或健侧卧位，以利呼吸，避免剧烈活动、用力排便、剧咳、打喷嚏等，以免使气道压力突然增高而造成肺与胸膜破裂。

（3）饮食护理　给予高蛋白质、富有营养、易消化、适量粗纤维饮食，注意调节饮食保证营养供给，防止便秘。

2）用药护理　患者疼痛剧烈时，可遵医嘱给予止痛药，及时评价止痛效果并观察药物可能出现的副作用；有胸腔引流的患者，肺完全复张后可引起胸痛，必要时可使用镇静剂，并且向患者解释，以消除紧张心理，增强对疼痛的耐受；刺激性咳嗽较剧烈者，遵医嘱给予中枢性镇咳药物。用药后及时评估药物疗效，及时反馈。

3）对症护理　胸痛、咳嗽、呼吸困难时协助患者采取舒适卧位，嘱患者放松心情，分散注意力：看电视、听音乐、深呼吸等；协助医生做好各种检查前的准备和配合工作，必要时准备胸腔内抽气或胸腔闭式引流物品，并做好配合工作。遵医嘱使用止痛剂。行胸腔闭式引流的患者，体位改变时固定好引流管，注意保持引流管通畅，注意观察引流情况。咳嗽或活动时用手按压住引流处伤口，避免刺激引起疼痛，避免受凉，以防感冒引起咳嗽导致疼痛加剧。遵医嘱给予镇痛剂、止咳药和氧气吸入等。

4）心理护理　多巡视病房，尽量陪伴在患者身边，尤其是在严重呼吸困难期间，允许患者提问和表达焦虑紧张情绪，向患者讲解疾病的相关知识，减轻其焦虑情绪，并以娴熟的技术赢得患者的信任，增加其信心，以便更好地配合治疗。教会患者自我放松技巧如缓慢深呼吸、玩微信、听广播等。

【健康指导】

1. 疾病预防指导　避免各种诱因,积极治疗原发病。

2. 疾病知识指导　保持心情愉快,避免情绪波动,生活规律,戒烟,注意劳逸结合,多休息。进食清淡富含纤维素的饮食,多食蔬菜、水果和粗纤维食物,保持大便通畅。

3. 避免复发因素　在气胸痊愈的1个月内避免抬举重物、剧烈咳嗽和屏气,勿剧烈活动,如打球、跑步等。若出现突发性胸痛,随即感到胸闷、气急等气胸复发征兆时,及时就诊。

直通护考

1. 自发性气胸应采取的卧位为(　　)。

A. 患侧卧位　　B. 健侧卧位　　C. 仰卧位　　　D. 俯卧位　　　E. 端坐位

2. 咳嗽伴发热不常见于(　　)。

A. 急性上呼吸道感染　　　　B. 急性下呼吸道感染　　　　C. 肺结核

D. 胸膜炎　　　　　　　　　E. 自发性气胸

3. 下列哪项不是自发性气胸的病因?(　　)

A. 肺大泡　　　　　　　　　B. 肺结核　　　　　　　　　C. 肺癌

D. 尘肺　　　　　　　　　　E. 用力咳嗽、屏气打喷嚏

4. 关于自发性气胸下列哪项描述不正确?(　　)

A. 症状的轻重取决于气体进入胸膜腔的速度和肺部的基础疾病

B. X线是诊断的重要方法

C. 胸膜腔闭式引流,插管部位一般多取锁骨中线第二肋间

D. 可并发纵隔气肿及皮下气肿

E. 特发性气胸治疗后不会复发

任务十一　肺脓肿患者的护理

肺脓肿是由于多种病因所引起的肺组织化脓性病变。早期为化脓性炎症,继而坏死形成脓肿。临床上以高热、咳嗽、咳大量臭脓痰为其特征。多发生于壮年,男多于女。自抗生素广泛应用以来,肺脓肿的发生率已大为减少。

【病因】

常见病因为细菌感染、支气管堵塞和全身抵抗力降低。引起肺脓肿的细菌很多,一般与上呼吸道、口腔常存细菌一致,包括需氧、兼性厌氧和厌氧细菌,其他病原菌有金黄色葡萄球菌、溶血性链球菌、克雷伯杆菌、大肠杆菌和铜绿假单胞菌等,其中厌氧菌感染率高达90%。

【分类】

根据感染的途径分为吸入性肺脓肿、继发性肺脓肿和血源性肺脓肿。根据发病时间分为急性肺脓肿(4~6周)和慢性肺脓肿(肺部炎症及脓腔迁延达到2~3个月)。

（1）吸入性肺脓肿　病原体经口、鼻、咽腔吸入致病。

（2）继发性肺脓肿　某些细菌性肺炎、支气管扩张、支气管囊肿、支气管肺癌、肺结核空洞等继发感染导致。

（3）血源性肺脓肿　皮肤外伤感染、疖、痈等所致的感染中毒症，菌栓经血行播散到肺，引起小血管栓塞、炎症和坏死而形成。

【临床表现】

1．症状　起病急骤，畏寒、高热，体温达 39～40 ℃，伴有咳嗽、咳黏液痰或黏液脓性痰。炎症累及壁层胸膜可引起胸痛，且与呼吸有关。病变范围大时可出现气促。此外，还有精神不振、全身乏力、食欲减退等全身中毒症状。如感染没能及时控制，患者咳大量脓臭痰，每日可达 300～500 mL，部分患者有不同程度的咯血。

2．体征　肺部体征与肺脓肿的大小和部位有关。早期常无异常体征，脓肿形成后病变部位叩诊浊音，呼吸音减弱，数天后可闻及支气管呼吸音、湿啰音；随着肺脓肿增大，可出现空瓮音；病变累及胸膜时可闻及胸膜摩擦音或呈现胸腔积液体征。

3．并发症　有支气管炎、肺纤维化、胸膜增厚、肺气肿、脓胸、气胸及肺心病等。

【实验室及其他检查】

1．血液检查　白细胞计数增高，核左移。病程长或咯血严重者可有贫血、血沉增快等。

2．痰液、血液培养　涂片可发现细菌种类，培养可检出致病菌，并有助于敏感抗生素选择。

3．胸部 X 线检查　肺脓肿的主要诊断方法。早期为大片浓密模糊浸润阴影，边缘不清，或为团片状浓密阴影，分布在一个或数个肺段。在肺组织坏死、肺脓肿形成后，脓液经支气管排出，脓腔出现圆形透亮区及气液平面，其四周被浓密炎症浸润所环绕。脓腔内壁光整或略不规则，并发脓胸时，患侧胸部呈大片浓密阴影。若伴发气胸则可见气液平面。

4．胸部 CT　可见类圆形的厚壁空洞，空洞内有气液平面，空洞内壁不规则，周围有模糊炎性影。

5．肺功能检查　主要表现为阻塞性通气障碍。晚期可有动脉血氧分压降低和动脉血氧饱和度下降。

此外，纤维支气管镜检查有助于病因和病原学诊断。

【诊断要点】

（1）病史。

（2）脓胸的症状和体征。

（3）血常规。

（4）X 线表现。

（5）痰、血培养结果。

【治疗】

治疗原则为积极抗感染、痰液引流和支持疗法。早期、充分治疗是根治的关键。

【护理】

1．护理评估

（1）病史　口腔疾病，昏迷呕吐，原有肺部疾病，皮肤外伤感染等病史。

（2）身体评估 肺脓肿典型症状和体征。

（3）实验室及其他检查 血液检查、X线检查,痰、血细菌培养结果等。

2. 护理问题

（1）气体交换受损 与肺组织挤压有关。

（2）体温过高 与肺部感染有关。

（3）潜在并发症 咯血、窒息。

3. 护理措施

1）一般护理

（1）病情观察 观察生命体征、咳嗽及咳痰情况,观察痰液的颜色、性质、气味和静止后是否分层,准确记录24 h痰液排出量。若痰中血量较多,要严密观察病情变化,并准备好抢救药品和用品,嘱患者头偏向一侧,最好取患侧卧位,注意大咯血或窒息的突然发生。准备抢救物品,以便气道被咯血阻塞时及时进行抢救,防止窒息。体温过高时,采取物理降温或遵医嘱给予解热镇痛药。

（2）环境与体位 保持室内空气新鲜,每日通风2次,每次15～30 min,注意室内温度及湿度的调节;安置患者舒适体位,如抬高床头、半卧位、高枕卧位等,保持呼吸道通畅。病情允许时,鼓励患者下床活动。

（3）饮食护理 给患者提供高蛋白质、高热量、高维生素、易消化的半流质饮食,避免辛辣、油腻和产气食物,少量多餐;鼓励患者多饮水,使脓痰稀释而利于痰液排出。同时补充高热丢失的水分。

2）用药护理 遵医嘱给予抗生素、祛痰药、支气管扩张剂,或雾化吸入,以利于痰液稀释排出。抗生素首选青霉素,青霉素疗效不佳或过敏者,用克林霉素、红霉素、灭滴灵等。

3）痰液引流护理 祛痰药口服,可使痰液易咳出;痰浓稠者,可用气道湿化如蒸气吸入、超声雾化吸入等以利痰液引流;患者一般情况较好,发热不高者,体位引流可助脓液的排出。使脓肿部位处于高位,借重力作用经支气管、气管将痰液排出体外;有明显痰液阻塞征象,可经纤维支气管镜冲洗并吸引。

4）口腔护理 肺脓肿患者可因高热而使唾液分泌减少、口腔黏膜干燥;可因咳大量脓臭痰,利于细菌繁殖,而易引起口腔炎及黏膜溃疡;大量抗生素的应用,易诱发真菌感染。因此应协助患者在晨起、饭后、体位引流后、临睡前漱口,做好口腔护理。

5）心理护理 尽可能地满足患者的需要,做好各项清洁工作,保持室内环境舒适,给予患者安慰和支持,尊重患者,建立良好的护患关系。让患者看报、听音乐、交谈、深呼吸等分散患者注意力,减少焦虑。

【健康教育】

1. 疾病预防指导 积极治疗原发病,锻炼身体,增强抵抗力。

2. 疾病知识指导 环境良好,心情愉快,生活规律,劳逸结合,摄入高蛋白质、高热量、高维生素、易消化的半流质饮食,多饮水。重视口腔、上呼吸道慢性感染的预防与治疗,教会患者有效咳嗽,体位引流等。

3. 用药指导 遵医嘱应用抗生素、祛痰药、支气管扩张剂,或雾化吸入,掌握药物剂量、用法和不良反应及注意事项。

4. 识别并发症 警惕窒息的发生,及时就诊。

直通护考

1. 急性肺脓肿的致病菌多属于( )。

A. 金黄色葡萄球菌　　　　B. 支原体　　　　C. 厌氧菌

D. 肺炎链球菌　　　　E. 真菌

2. 急性肺脓肿咳大量臭脓痰时,应选用的抗生素为( )。

A. 头孢呋辛　　　　B. 甲硝唑　　　　C. 庆大霉素

D. 邻氯青霉素　　　　E. 头孢唑啉

3. 患者,男,38岁,半月前拔牙,次晨畏寒发热,咳嗽,痰量逐渐增多,呈脓性有臭味,胸片示左下大片阴影,有空洞,最可能的诊断是( )。

A. 左下肺炎　　　　B. 左下肺脓肿　　　　C. 左下肺结核

D. 肺癌　　　　E. 左下肺支气管扩张

4. 患者,男,34岁,突然寒战高热,咳嗽,两周后咳大量脓臭痰,查体:右肺背侧肩胛下部可闻及湿啰音,白细胞 21×10^9/L,中性粒细胞88%,为了正确使用抗生素要进一步做下述哪项检查?( )

A. 肝功能检查　　　　B. 肾功能检查　　　　C. 尿常规

D. 痰细菌培养及药敏试验　　　　E. 血钾、钠、氯测定

任务十二　呼吸系统常用诊疗技术及护理

一、支气管纤维镜检查术

支气管纤维镜检查术主要用于气管和支气管肺部病变的诊断和某些疾病的治疗,是呼吸系统常用的一项诊疗技术。

【适应证】

(1)用于摘取异物,清除各种原因引起黏稠性分泌物、黏液栓。

(2)用于支气管肺泡灌洗;治疗呼吸衰竭、严重肺部感染如支气管扩张症、肺化脓症、肺炎等;治疗肺结核、支气管哮喘、肺不张、尘肺。

(3)向肿瘤组织中注射药物治疗鼻咽癌、中央型肺癌、肺泡细胞癌等。

(4)治疗食管瘘、支气管胸膜瘘:通过支气管镜检查发现瘘口并向瘘口处注入黏堵剂。

(5)明确咯血原因及出血部位或进行咯血治疗。

(6)纤维支气管镜置放胃管用于不能进食而需胃肠道补给营养,但常规方法置放胃管失败者。

(7)气管插管用于协助麻醉插管、呼衰患者的人工通气以及对支气管哮喘的哮喘持续状态的治疗。

（8）对支气管镜不能到达的肺内病灶进行镜下针吸活检。

（9）支气管和肺部病变用支气管纤维镜可查明病变原因,确定病变性质,明确病变位置,以判定能否手术切除和确定切除范围。

（10）可检查原因不明的声带麻痹。

【禁忌证】

（1）严重心肺功能不全、严重心律失常、频繁心绞痛、重度低氧血症。

（2）严重肝肾功能不全、全身情况极度衰竭者。

（3）有难以控制的出血素质者。

（4）支气管哮喘发作期、上呼吸道急性炎症期、咳嗽较严重或有高热时。

（5）气管狭窄者、支气管纤维镜不能通过者。

（6）主动脉瘤有破裂危险者。

（7）麻醉药过敏、其他药物不能替代者。

（8）颈椎畸形而无法插入者。

【操作前准备】

1. 评估　术前详细询问病史、过敏史;查看实验室及其他检查结果,注意有无操作禁忌证。

2. 解释　向患者解释目的、过程和配合事项、减轻患者焦虑紧张情绪,并签知情同意书。

3. 术前　禁食、禁水 4～6 h。

4. 术前用药　术前 15～30 min 肌内注射阿托品 0.1 mg,肌内注射地西泮 10 mg。

5. 环境要求　环境清洁、无尘、室温不低于 20 ℃。

6. 医务人员准备　洗手、戴口罩、戴帽子。

7. 用物准备　备好急救药品、氧气、简易呼吸器、开口器和舌钳,麻醉剂和镇静剂,检查活检钳有无松动、断裂,支气管纤维镜镜面及电视图像是否清晰,确保多参数监护仪、吸痰器性能良好。

【操作中配合】

1. 协助摆体位　取去枕仰卧位,肩部垫软枕,下颌略垫高,解开领扣、腰带。取下活动假牙。若不能平卧,可取坐位或半坐位。

2. 告知检查中配合方法　全身放松,平静呼吸。若有不适请做手势,切忌说话或用手强行拔出纤维支气管镜。

3. 局部麻醉　协助医生做鼻腔及咽喉部麻醉。

4. 观察病情　严密观察患者面色、生命体征、PaO$_2$、气道阻力等情况,注意有无喉、气管、支气管痉挛、心律失常和出血等情况,发现异常及时告知医生。

5. 标本采集　协助医生做好标本采集和药物灌注等工作。

6. 拔管、整理记录　协助医生拔管,擦净患者面部,扶持患者下检查台。

【操作后护理】

1. 整理记录　按要求处理支气管纤维镜,整理用物,记录。

2. 病情观察　检查后应密切观察患者面色、生命体征和全身反应。告知患者检查后一般都有短时间的痰中带血,不必担心,若出血量较多,应告知医生,及时处理。注意观察患者有无发热、肺部啰音、胸痛等不适症状。

3. 防止误吸　检查后 2 h 内禁食、禁水,以免发生误吸。待麻醉作用消失后方可进食,开始进温凉流质或半流质饮食。

4. 减少咽喉部刺激　术后尽量少讲话,使声带得到休息。以免声音嘶哑和咽喉部疼痛。

二、胸腔穿刺术

胸腔穿刺术是用胸腔穿刺针经皮肤刺入胸膜腔,抽取胸腔积液、积气或行胸腔内给药的一项诊疗技术。

【适应证】

(1) 对胸腔有大量积液或气胸者,可抽取积液或积气,以改善压迫症状。

(2) 抽取胸腔积液送检,以明确胸水性质,协助诊断。

(3) 对脓胸或恶性胸腔积液患者,胸腔内可注射药物辅助治疗。

【禁忌证】

(1) 体质衰弱、病情危重难以耐受穿刺术者。

(2) 对麻醉药过敏者。

(3) 凝血功能障碍、严重出血倾向者,在未纠正前不宜穿刺。

【操作前准备】

1. 评估 术前详细询问病史、过敏史;查看实验室及其他检查结果,注意有无操作禁忌证。

2. 解释 向患者解释目的、过程和配合事项,以减轻患者焦虑紧张情绪,并签知情同意书。

3. 术前用药 必要时用镇咳药。

4. 环境要求 环境清洁、无尘、温度适宜,无对流风。

5. 医务人员准备 洗手、戴口罩、戴帽子。

6. 用物准备 准备常规消毒治疗盘一套,无菌胸腔穿刺包、药品和器械。

【操作中配合】

1 安置体位 嘱患者取坐位,面向椅背,两前臂置于椅背上,前额伏于手臂上。不能起床者可取半坐卧位,患侧前臂上举抱于枕部。

2. 告知检查中配合事项 检查时全身放松,平静呼吸。穿刺时不要咳嗽或深呼吸,术中不能移动体位,以免损伤胸膜,导致气胸的发生。

3. 确定穿刺点 一般常取肩胛线或腋后线 7~8 肋间;有时也选腋中线第 6~7 肋间或腋前线第 5 肋间为穿刺点。穿刺点用蘸甲紫(龙胆紫)的棉签在皮肤上做标记。必要时用超声波检查或 X 线检查确定。

4. 消毒和协助局部麻醉 常规消毒皮肤,戴无菌手套,覆盖消毒洞巾。协助医生进行局部浸润麻醉,一般用 2% 利多卡因在穿刺点部位下位肋骨的上缘自皮肤至胸膜进行局部麻醉。

5. 穿刺过程配合 协助医生固定穿刺针,及时用止血钳夹紧胶管,防止空气进入胸腔,协助抽取积液或积气。每次抽液、抽气不宜过多和过快。诊断性抽液,50~100 mL 即可;减压抽液,首次不超过 600 mL,以后每次不超过 1000 mL;如为脓胸,每次尽量抽尽。疑为化脓性感染时,助手用无菌试管留取标本,行涂片革兰染色镜检、细菌培养及药敏试验。检查瘤细胞时至少需 100 mL,并应立即送检,以免细胞自溶。如需向胸腔内注药,应先抽出胸水少许与药液混合后再行注入,要确保注入胸腔内。严格执行无菌操作,避免胸腔内继发感染。

6. 观察病情 密切观察患者情况,如有无头晕、面色苍白、出冷汗、心悸、胸部剧痛、刺激性咳嗽等,一旦发生应立即停止抽液,协助患者平卧,密切观察血压,防止休克。必要时按医嘱皮下注射 1:1000 肾上腺素 0.5 mL 或进行其他处理。

7. 拔管 穿刺完毕,拔出穿刺针,针孔盖上无菌纱布,用胶布固定。

【操作后护理】

1. 整理记录 按要求整理用物,记录抽出液的色、质、量,标本及时送验。

2. 病情观察　术后嘱患者卧位或半卧位休息,观察患者生命体征等情况,及时发现并发症。注意穿刺点皮肤情况,有无红、肿、痛、渗血、渗液或气体排出。

3. 注入药物的护理　嘱患者稍活动,有利于药物在胸腔内混匀,并注意观察有无注入药物的不良反应,如发热、胸痛等。

【注意事项】

(1) 严格执行无菌操作,避免胸腔内继发感染。

(2) 维护患者自尊,并注意保暖,避免受凉。

(3) 嘱患者穿刺过程中勿咳嗽及转动体位。

(4) 抽液后需向胸腔内注药时,接上盛有药液的注射器,先抽出胸水少许与药液混合后再行注入,要确保注入胸腔内。

(5) 穿刺时注意防止空气进入胸腔。在医生将注射器拔离橡皮管前,护士须先用血管钳将通往胸腔的橡皮管夹住。

(6) 一次抽液不应过多、过快,诊断性抽液,50～100 mL 即可;减压抽液,首次不超过 600 mL,以后每次不超过 1000 mL;如为脓胸,每次尽量抽尽。疑为化脓性感染时,助手用无菌试管留取标本,行涂片革兰染色镜检、细菌培养及药敏试验。检查瘤细胞时至少需 100 mL,并应立即送检,以免细胞自溶。

直通护考

1. 进行纤维支气管镜检查的护理,不妥的是(　　)。
A. 术前向患者做好解释,取得合作　　B. 术前禁食 1 h
C. 术前半小时按医嘱肌注阿托品 0.5 mg　　D. 患者取仰卧位
E. 术毕 2 h 后可进温凉流质或半流质饮食

2. 胸膜腔穿刺术抽液常取的部位是(　　)。
A. 腋中线第 6～7 肋间　　B. 腋中线第 8～10 肋间　　C. 腋前线第 6～7 肋间
D. 腋前线第 7～8 肋间　　E. 腋后线第 7～8 肋间

3. 胸膜腔穿刺正确的方法是(　　)。
A. 局麻后沿上一肋骨下缘进针　　B. 局麻后在两边肋骨中间进针
C. 局麻后在下一肋骨上缘进针　　D. 在胸部叩诊浊音处进针
E. 任取上述一点进针即可

4. 胸腔穿刺首次抽液不宜超过(　　)。
A. 300 mL　　B. 500 mL　　C. 600 mL　　D. 100 mL　　E. 1500 mL

思政学堂

人民至上、生命至上,保护人民生命安全和身体健康可以不惜一切代价。
——习近平总书记 2020 年 5 月 22 日在参加十三届全国人大三次会议内蒙古代表团审议时发表的重要讲话

(焦平利)

项目二　循环系统疾病患者的护理

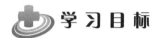

学习目标

掌握：循环系统常见疾病的护理评估、护理诊断和护理措施。

熟悉：循环系统常见疾病的病因、治疗和护理要点。

了解：循环系统常见疾病的病理生理和康复护理。

素质与思政目标：培养具有严谨科学、爱党爱人民、高度敬业的现代护理工作者。

循环系统疾病包括心脏和血管疾病，合称心血管病。2011年初，世界卫生组织公布的心血管病最新研究结果显示，心血管病是全球范围造成死亡的最主要原因，与其他任何原因相比，心血管病每年造成的死亡最多。

循环系统疾病具有起病急、进展快、病情复杂、病程长的特点，患者易出现焦虑、恐惧心理，精心的护理可减轻患者痛苦，达到药物不能达到的目的。细致的专科护理，可以及时发现病情变化，协同医生挽救患者生命、预防并发症、减轻痛苦。耐心的心理护理及健康指导使患者树立战胜疾病的信心，提高生活质量。

循环系统由心脏、血管和调节血液循环的神经体液组成。其主要功能是为全身各器官组织运输血液，通过血液将氧、营养物质和激素等供给组织，并将组织产生的代谢废物运走，以保证人体新陈代谢的正常进行，维持生命活动。此外，循环系统还具有内分泌功能。

心脏位于胸腔的中纵隔内，约2/3位于正中线左侧，1/3位于正中线右侧。心尖朝向左前下方，心底朝向右后上方。

1. 心脏的结构　心脏有左、右心房和左、右心室4个心腔。左、右心房之间为房间隔，左、右心室之间为室间隔。左心房、左心室之间的瓣膜称二尖瓣，右心房、右心室之间的瓣膜称三尖瓣，两侧瓣膜均有腱索与心室乳头肌相连。左、右心室与大血管之间亦有瓣膜相隔，位于左心室与主动脉之间的瓣膜称主动脉瓣，位于右心室与肺动脉之间的瓣膜称肺动脉瓣。房、室间隔结构完整及心脏瓣膜结构与功能正常，方能保证血液朝一个方向流动，防止出现血液反流或分流。人体的血液循环分为体循环和肺循环：血液由左心室泵出，经主动脉及其分支到达全身毛细血管，再通过各级静脉，最后经上、下腔静脉返回右心房，此为体循环；血液由右心室泵出，经肺动脉及其分支到达肺泡毛细血管，再经肺静脉进入左心房，此为肺循环。炎症、退行性改变等原因可引起瓣膜粘连、挛缩、钙化、僵硬，导致瓣口狭窄和（或）关闭不全，胚胎期发育异常造成间隔缺损，均可引起血流动力学障碍。

心壁可分为三层：内层为心内膜，由内皮细胞和薄结缔组织构成；中层为心肌层，心室肌远较心房肌厚，以左心室为甚；外层为心外膜，即心包的脏层，紧贴于心脏表面，与心包壁层之间形成一个间隙，称心包腔，腔内含少量浆液，在心脏收缩和舒张时起润滑作用。感染累及心脏可发生心内膜炎、心肌炎、心包炎,当心包腔内积液量增多达一定程度时可产生心脏压塞的症状和体征。

2. 心脏的传导系统　　心肌细胞按形态和功能可分为普通心肌细胞和特殊心肌细胞。前者构成心房壁和心室壁,主要功能是收缩;后者具有自律性、兴奋性和传导性,其主要功能是产生和传导冲动,控制心脏的节律性活动。心脏传导系统由特殊心肌细胞构成,包括窦房结、结间束、房室结、希氏束、左右束支及其分支和普肯野纤维。心脏传导系统的细胞均能发出冲动(自律性),但以窦房结的自律性最高,为正常人心脏的起搏点。

3. 心脏的血液供应　　心脏的血液供应来自左、右冠状动脉。当冠状动脉中的某一支血管发生慢性闭塞时,其他两支血管有可能通过侧支形成来维持其分布区心肌的血供,但侧支形成的能力受自身和外界多种因素的影响,个体差异很大。当冠状动脉的一支或多支发生狭窄甚至阻塞而侧支循环尚未建立时,则可造成相应供血区域的心肌发生缺血性改变或坏死。

任务一　常见症状和体征的护理

一、心源性呼吸困难

心源性呼吸困难是各种心脏病发生左心衰竭或右心衰竭时所表现出来的呼吸困难,患者自觉空气不足、呼吸费力,出现发绀、端坐呼吸等,并可有呼吸频率、节律、深度的改变。

心源性呼吸困难最常见的病因是左心衰竭引起的肺淤血,亦见于右心衰竭、心包积液、心脏压塞时。

【护理评估】

1. 健康史

(1)病因　最常见的病因是左心衰竭,也可见于右心衰竭、心包炎、心脏压塞等。

(2)诱因　患者有无劳累、感染、精神紧张等诱发因素。

2. 身体状况　　心源性呼吸困难按程度不同,表现为以下三种形式。①劳力性呼吸困难:在体力活动时发生或加重,休息后缓解或消失,常为左心衰竭最早出现的症状。系因运动使回心血量增加,加重了肺淤血。开始多发生在较重体力活动时,休息后缓解,随着病情进展,轻微体力活动时即可出现。引起呼吸困难的体力活动类型包括上楼、步行、穿衣、洗漱、吃饭、讲话等。②夜间阵发性呼吸困难:心源性呼吸困难的特征之一,表现为患者在夜间已入睡后因突然胸闷、气急而憋醒,被迫坐起,呼吸深快。轻者数分钟至数十分钟后症状逐渐缓解,重者可伴有咳嗽、咳白色泡沫样痰、气喘、发绀、肺部哮鸣音,称为"心源性哮喘"。其发生机制包括:平卧位时回心血量增加,肺淤血加重;横膈高位,肺活量减少;夜间迷走神经张力增高,小支气管收缩等。③端坐呼吸:严重肺淤血的表现,表现为静息状态下患者仍觉呼吸困难,不能平卧。依病情轻重依次可表现为被迫采取高枕卧位、半坐卧位、端坐位,甚至还需双下肢下垂。

3. 心理-社会状况　　评估患者有无因呼吸困难引起的恐惧,有无因活动受限产生紧张、焦虑或因久治不愈而产生绝望心理。

【辅助检查】

辅助检查项目有动脉血气分析、X线检查、心电图和超声心动图等。

【护理诊断】

（1）气体交换受损　与肺淤血、肺水肿或伴肺部感染有关。

（2）活动无耐力　与心功能不全、氧供需失调等有关。

【护理目标】

患者呼吸困难明显改善或消失；活动耐力逐渐增加，活动时无明显不适。

【护理措施】

1．一般护理　有明显呼吸困难的患者应卧床休息，根据病情采取合适的体位（半卧位或端坐位），以减少回心血量，改善胸闷症状。协助患者制定适当的活动量，以不引起症状为度。

2．病情观察　密切观察生命体征，观察呼吸困难症状有无减轻，发绀是否缓解，肺部湿啰音是否减少，监测动脉血气分析、血氧饱和度是否正常。

3．对症护理　保持呼吸道通畅，根据病情给予氧气吸入。一般给氧流量为 2～4 L/min。

4．用药护理　遵医嘱给予抗心力衰竭药物，注意药物疗效及不良反应，需要输液治疗时，注意控制输液量和输液速度，一般 20～30 滴/分。

5．心理护理　耐心向患者解释病情，取得患者的信任，多关心、巡视患者，了解患者的心理状况，及时给予安慰和疏导以稳定患者情绪，消除患者的紧张和焦虑。

【护理评价】

患者呼吸困难是否减轻；能否根据自身耐受能力制定活动计划，活动耐力是否逐渐增强。

二、心源性水肿

心源性水肿是指由于心功能不全引起体循环静脉淤血，致使机体组织间隙有过多的液体积聚。

【护理评估】

1．健康史　心源性水肿主要由右心衰竭或全心衰竭引起，也可见于渗出性心包炎或缩窄性心包炎。询问患者有无引起心源性水肿的常见疾病存在；进食情况、饮水量、蛋白质和钠盐的摄入量；询问患者水肿与体位有无关系。

2．身体状况　心源性水肿的特点是，水肿首先出现在身体下垂部位，如足踝部及胫前，卧床者则见于枕部、肩胛部、腰骶部及会阴部等，常为凹陷性，发展较缓慢，逐渐延及全身。严重水肿时可出现胸、腹腔积液。水肿常于活动后加重，休息后减轻或消失。

长期水肿可使水肿区域的组织、细胞营养不良，对感染的抵抗力下降，容易发生皮肤溃疡和继发性感染，且伤口不易愈合。水肿部位因长期受压，皮肤易发生溃破、压疮及感染；因低盐饮食及食欲减退，可伴发营养不良；液体摄入过多或利尿剂使用不当，可导致水、电解质紊乱；此外，患者还可伴有尿量减少，近期体重增加等。

3．心理-社会资料　由于严重全身水肿、胸水、腹水，出现气短、呼吸困难等症状，患者不能平卧睡眠，异常痛苦，易产生烦躁不安、焦虑等情绪。

【辅助检查】

查看有无低蛋白血症，有无水、电解质及酸碱平衡紊乱等。

【护理诊断】

（1）体液过多　与体循环淤血、水钠潴留有关。

（2）有皮肤完整性受损的危险　与水肿部位血液循环改变、强迫体位或躯体活动受限有关。

【护理目标】

水肿减轻或消退，能叙述并执行低盐饮食；皮肤完整、不发生压疮。

【护理措施】

1. 一般护理　水肿严重时要卧床休息，下肢抬高，伴胸腔积液或腹腔积液的患者宜采取半卧位。给予低盐、高蛋白质、易消化饮食。各种腌制品、发酵面点、干海货、含钠饮料和调味品，可加重水肿，应嘱咐患者尽量不用，可用糖、醋等调味品。严重水肿且利尿效果不好时，每日入液量应控制在前一日尿量加 500 mL 左右。

2. 病情观察　记录 24 h 液体出入量，尤其是尿量；监测生命体征；定期测体重、腹围等，监测血电解质，观察水肿的特点及水肿消涨情况。

3. 皮肤护理　经常清洗皮肤，保持皮肤黏膜清洁、干燥；经常按摩受压部位，促进皮肤血液循环；给予高蛋白质饮食，增强全身营养及皮肤抵抗力。保持患者床褥清洁、柔软、平整、干燥，指导患者穿宽松、柔软、透气性好的棉质内衣，严重水肿者可使用气垫床；用热水袋取暖时，水温 40～50 ℃ 为宜，避免烫伤；协助或指导患者每 2 h 翻身一次，防止患者皮肤长期受压。观察水肿部位及其他受压部位的皮肤有无发红、破溃现象，一旦发生压疮应积极按常规处理。

4. 用药护理　遵医嘱正确使用洋地黄、利尿剂等药物，注意观察用药后水肿的消退情况、尿量和体重的变化，注意监测有无电解质紊乱。

5. 心理护理　耐心向患者解释病情，了解患者的心理状况，及时给予安慰和疏导以稳定患者情绪，消除患者的紧张和焦虑。

【护理评价】

水肿是否消退，能否执行低盐饮食方案；皮肤是否完整，有无压疮发生。

三、心悸

心悸是患者自觉心脏跳动的不适感或心慌感。

【护理评估】

1. 健康史

（1）病因　心悸的常见原因有心律失常、心脏搏动增强和心脏神经官能症等，其中心律失常最常见。心悸可见于器质性疾病，如心脏疾病、甲状腺功能亢进症、贫血、高热和低血糖反应等；也可因生理性因素如体力劳动、精神紧张，或饮食习惯如大量吸烟、饮酒、喝浓茶、喝咖啡，或药物因素如服用阿托品、咖啡因、氨茶碱及肾上腺素等引起。

（2）诱因　精神因素常为心悸的发病诱因。

2. 身体状况　评估患者心悸时脉搏的频率和节律，自觉心跳的强度；评估患者有无呼吸、血压、神志改变；评估患者有无心前区不适、头晕、胸闷、胸痛等症状，既往发作情况，缓解方式，对生活、工作的影响。心悸严重程度不一定与病情成正比。初发敏感者、安静或注意力集中时，心悸多较明显。慢性心律失常者，因逐渐适应可无明显心悸。心悸时，心率可快、可慢，也可有心律失常。当心率加快时，患者感到心脏跳动不适，心率缓慢时则感到搏动有力，心率和心律正常者亦可有心悸。心悸一般无危险性，但严重心律失常所致者可发生猝死。

3. 心理-社会资料　了解患者有无紧张、焦虑等不良心理反应。

【辅助检查】

辅助检查项目有心电图检查、动态心电图检查、超声心动图检查等。

【护理诊断】

(1) 焦虑　与心前区不适或心悸反复发作有关。

(2) 潜在并发症　心力衰竭、猝死。

【护理目标】

患者情绪稳定,焦虑情绪缓解;无并发症发生。

【护理措施】

1. 一般护理　严重心律失常患者应卧床休息,避免左侧卧位。环境安静,情绪稳定。嘱患者少食多餐,避免过饱,宜清淡饮食。

2. 病情观察　严密观察病情,注意观察脉搏、心率、心律变化,观察患者的伴随症状,必要时进行心电、血压监护。

3. 用药护理　嘱患者定时定量服用抗心律失常药物,观察药物不良反应,原有症状加重或出现新的不适症状时应及时向医生报告。

4. 心理护理　耐心向患者解释病情,了解患者的心理状况,及时给予安慰和疏导以稳定患者情绪,消除患者的紧张和焦虑。

【护理评价】

患者是否了解病情,患者情绪是否稳定,有无并发症发生。

四、心源性晕厥

心源性晕厥是因心脏疾病使心输出量突然减少或心脏停搏导致脑组织缺氧而发生的。最严重的心源性晕厥为阿-斯(Adams-Stokes)综合征,其主要表现是,在心搏停止 5～10 s 时出现晕厥,停搏 15 s 以上可出现抽搐,偶有大小便失禁。

【护理评估】

1. 健康史　心源性晕厥最常见的原因是严重心律失常(室性心动过速、高度房室传导阻滞等),亦见于急性心脏排血受阻(主动脉瓣狭窄、急性心肌梗死等)。询问发作前有无诱因,询问发作次数、经历时间、缓解方式,以及晕厥与姿势或活动的关系等。

2. 身体状况　有无头晕、眼花、恶心、呕吐、出汗等先兆表现;晕厥发作时有无意识障碍、脉率增快、心音低钝或消失、抽搐、瘫痪等症状。伴面色苍白、出冷汗、恶心及乏力者多见于血管舒缩性晕厥或低血糖性晕厥;伴心率和心律明显改变者,见于心源性晕厥;伴头痛、呕吐及视听障碍者,提示中枢神经系统疾病。

3. 心理-社会资料　恐惧、焦虑心理,担心预后。

【辅助检查】

可用心电图、动态心电图、超声心动图检查。

【护理诊断】

有受伤的危险　与意识丧失引起跌倒损伤有关。

【护理目标】

无受伤等意外发生。

【护理措施】

1. 一般护理　有晕厥史的患者平时应注意休息,避免过度劳累和精神紧张;晕厥发作频繁的患者应卧床休息,加强生活护理。

2. 病情观察　严密观察患者生命体征的变化。

3. 安全的护理　嘱患者注意避免晕厥的诱因,发现头晕、黑蒙晕厥先兆时应立即平卧休息,以免摔伤。避免情绪激动、疲劳和快速变换体位,改善闷热、通气不良的环境等。避免单独外出。发作时,让患者立即平躺于空气流通处,保持呼吸道通畅,将患者的头部放低,衣领松解开,给予吸氧,注意保暖。平时要密切观察,准备好抢救用物和药品,一旦发现脉搏消失,应立即向医生报告并配合医生做好抢救工作。

4. 用药护理　遵医嘱给药,注意药物疗效及不良反应。

5. 心理护理　向患者解释病情并安慰患者。

【护理评价】

患者是否发生意外。

(鲁大康　刘　旭)

任务二　心力衰竭患者的护理

心力衰竭,又称充血性心力衰竭,是指在静脉血回流正常的情况下,由于心肌收缩力减弱、心脏负荷过重或心室充盈受限,使心排血量不足,难以维持机体代谢需要的一组临床综合征。临床上以动脉系统缺血导致的组织灌流不足及肺循环和(或)体循环淤血为主要表现。

心力衰竭按照起病急缓可分为急性心力衰竭和慢性心力衰竭,临床上以慢性居多。

一、慢性心力衰竭

慢性心力衰竭是各种心血管疾病发展到终末阶段导致心功能受损所致,是大多数心血管疾病最主要的死亡原因。根据临床症状可分为左心衰竭、右心衰竭和全心衰竭,以左心衰竭最常见。左心衰竭的临床特点主要是由于左心房和(或)右心室衰竭引起肺淤血、肺水肿;而右心衰竭的临床特点是由于右心房和(或)右心室衰竭引起的体循环淤血和水钠潴留。在发生左心衰竭后,右心也常相继发生功能损害,最终导致全心衰竭,出现右心衰竭时,左心衰竭症状可有所减轻。

> **知识链接**
>
> 　　影响心排血量的五个决定因素:心脏前负荷;心脏后负荷;心肌收缩力;心率;心肌收缩的协调性。

【病因病理】

(一)病因

1. 心肌损害　心肌损害包括冠心病、心肌梗死、心肌炎和心肌病等。

2. 心脏负荷过重

(1) 前负荷(容量负荷)过重　主动脉瓣或二尖瓣关闭不全,室间隔缺损,动脉导管未闭等心室舒张回流的血量过多,可使左心室舒张期负荷过重,导致左心衰竭;先天性房间隔缺损可使右心室舒张期负荷过重,导致右心衰竭;贫血,甲状腺功能亢进等高心排血量疾病,回心血量增多,加重左、右心室的舒张期负荷,可导致全心衰竭。

(2) 后负荷(压力负荷)过重　高血压、主动脉瓣狭窄或左心室流出道梗阻,使左心室收缩期负荷加重,可导致左心衰竭;肺动脉高压,右心室流出道梗阻,使右心室收缩期负荷加重,可导致右心衰竭。

3. 心室顺应性减低　如心室肥厚,肥厚性心肌病,心室的顺应性明显降低,可影响心室的舒张继而影响心脏功能。

(二) 诱发因素

1. 感染　上呼吸道感染是诱发心力衰竭的最常见原因,感染除可直接损害心肌外,感染所引起的发热使心率增快,也加重了心脏负荷。

2. 过度疲劳　如过度劳累、情绪激动等。

3. 心律失常　尤其是快速性心律失常,如阵发性心动过速,心房颤动等,均可使心脏负荷增加,心排血量降低,而导致心力衰竭。

4. 心脏负荷过重　妊娠期血容量增加,分娩时由于子宫收缩,回心血量明显增多,加上分娩时的用力,均可加重心脏负荷。输液(或输血)过快或过量,血容量骤增,可加重心脏负荷而诱发心力衰竭。

5. 其他　洋地黄药物使用不当,环境与气候的突然变化等也是诱发因素。

【临床表现】

(一) 左心衰竭

1. 症状

(1) 呼吸困难　肺循环淤血所致,是左心衰竭最主要的症状。劳力性呼吸困难是最早出现的症状,体力活动时加重,休息后可缓解。夜间阵发性呼吸困难是左心衰竭最典型的症状,患者常在入睡后因憋气而突然惊醒,大多数端坐休息后可自行缓解。

(2) 咳嗽、咳痰和咯血　肺泡和支气管黏膜淤血所致。咳嗽是较早发生的症状,常发生在夜间,坐位或立位时可减轻或停止。咳出白色泡沫样痰,有时痰内带血丝,当肺毛细血管压很高或有肺水肿时,血浆外渗进入肺泡,咳出粉红色泡沫样痰。

(3) 心排血量降低的症状　由于心排血量降低,可引起疲乏无力、头昏失眠、少尿、苍白、发绀、心动过速、血压降低等组织器官血液灌注不足的表现。

2. 体征

(1) 心脏体征　除原有心脏病的体征外,慢性心力衰竭一般都有心室扩大(单纯性舒张性心力衰竭除外)、肺动脉瓣第二心音亢进及舒张期奔马律。

(2) 肺部湿啰音　两肺底可闻及湿啰音,随病情进展可从局限性肺底部开始直至全肺。

(二) 右心衰竭

1. 症状　多表现为各脏器淤血的症状:消化道淤血可引起食欲缺乏、恶心、呕吐等;肾脏淤血可引起尿量减少、夜尿增多、蛋白尿和肾功能减退;肝淤血可引起上腹饱胀甚至剧烈腹痛,长期肝淤血可引起黄疸、心源性肝硬化。

2. 体征

（1）颈静脉充盈或怒张　正常人立位或坐位时，颈外静脉不显露，平卧位时稍见充盈，但仅限于锁骨上缘至下颌角距离的 2/3 处，若超过上述水平或半卧位 45°时，颈静脉充盈、胀大、饱满则称颈静脉怒张，表明静脉压增高。颈静脉怒张是右心衰竭的早期表现，肝颈静脉回流征阳性是右心衰竭的特征性表现。

> **课堂互动**
>
> 什么是肝颈静脉回流征阳性？
> 检查者检查时用手掌压迫肝脏部位，颈静脉充盈或怒张更加明显。

（2）肝脏肿大　肝脏因淤血肿大，压痛明显，长期肝内淤血可导致心源性肝硬化。

（3）水肿　主要是由于水钠潴留和静脉淤血所致。其特点是首先出现在身体最低垂的部位，指压凹陷，于下午出现，休息后可消失，严重时可呈现全身性水肿，并伴有胸水、腹水。

（4）心脏体征　除心脏病的相应体征外，右心衰竭时心室增大而出现三尖瓣区的收缩期吹风样杂音。

（三）全心衰竭

同时具有左、右心衰竭的临床表现。但右心衰竭时，由于右心室排血量减少，可使呼吸困难等左心衰竭的肺淤血症状减轻。

【诊断要点】

慢性心力衰竭的诊断是综合病因、病史、症状和体征及检查而做出的。首先要有明确的器质性心脏病的诊断，左心衰竭的肺淤血引起不同程度的呼吸困难，右心衰竭的体循环淤血引起颈静脉怒张、肝肿大、水肿等是诊断的重要依据。

【治疗原则】

积极治疗原发病，去除诱因，减轻心脏负荷，增强心肌收缩力，拮抗神经内分泌改变等，从而改善患者的生活质量，防止心肌损害进一步加重，降低死亡率。

【护理评估】

1. 病史　详细询问患者有无冠心病、高血压、风湿性心瓣膜病、心肌炎、心肌病、贫血、先天心脏畸形等病史，有无呼吸道感染、心律失常、过度劳累等诱因。

2. 身体评估　生命体征监测，如呼吸、脉搏、血压、意识与精神状况是否良好；采取半坐卧位或端坐体位，有无皮肤发绀；颈静脉充盈情况，肝脏大小、质地，水肿的部位及程度，有无胸水、腹水、肺底干湿啰音等；有无心脏增大和心脏杂音等。

3. 实验室检查及其他检查

（1）胸部 X 线　可查见心影大小及外形，为心脏病的病因诊断提供重要的参考资料，根据心脏扩大的程度和动态改变也可间接反映心脏功能状态。左心衰竭可见左心室增大、肺纹理增多、肺门阴影增大等肺部淤血表现；右心衰竭可见右心室增大、肺动脉段膨出。

（2）超声心动图　比 X 线更准确地提供各心腔大小变化及心瓣膜结构及功能情况，还可以估计心脏的收缩和舒张功能，其中超声多普勒检查是临床上最实用的判断舒张功能的方法。左心衰竭时心室射血分数降低。

（3）心电图　可有左、右心室肥大及心律失常等心电图改变。

（4）创伤性血流动力学测定　将漂浮导管经皮静脉穿刺送至右心房、右心室、肺动脉，可测定肺毛细血管楔压（PCWP）、心排血量（CO）、心脏指数（CI）、中心静脉压（CVP）。左心衰竭时 PCWP 增高，右心衰竭时 CVP 增高。

【护理诊断】

（1）气体交换受损　与左心衰竭致肺循环淤血有关。

（2）活动无耐力　与心输出量下降有关。

（3）体液过多　与右心衰竭致体循环淤血、水钠潴留有关。

（4）焦虑　与病程长、反复发作，担心预后有关。

（5）潜在并发症　洋地黄中毒、下肢静脉血栓形成。

【护理措施】

1. 病情观察　密切观察患者生命体征、精神状态、食欲、尿量、体重、皮肤和黏膜的改变，肝脏有无肿大以及其他心力衰竭的表现。

2. 休息　减轻心脏负荷的重要方法，休息的方式和时间需根据患者心功能情况安排。Ⅰ级：可进行日常活动，但要避免剧烈运动和重体力活动。Ⅱ级：可做轻体力工作和家务劳动，活动中有异常、不适时应立即停止活动。Ⅲ级：以卧床休息为主，日常生活由他人协助。Ⅳ级：不能从事任何活动，生活需要他人照顾，但长期卧床易发生静脉血栓形成甚至肺栓塞，同时消化功能也会减弱，肌肉萎缩，因此，应鼓励患者根据病情适当调整，从床边小坐开始逐步增加有氧运动，如散步等。

知识链接

心功能分级

根据患者的临床症状和活动受限的程度可将心功能分为四级。

Ⅰ级：体力活动不受限制。日常生活不引起乏力、心悸、呼吸困难、心绞痛等症状。

Ⅱ级：体力活动轻度受限。休息时无症状，日常生活可引起上述症状，休息后可很快缓解。

Ⅲ级：体力活动明显受限。休息时无症状，轻于日常的活动即可出现上述症状，休息较长时间后方可缓解。

Ⅳ级：不能从事任何活动。休息时亦有症状，体力活动后加重。

---

3. 饮食　患者应少量多餐，进食低热量、高蛋白质、高维生素、清淡、易消化的食物，避免产气的食物。限制钠盐摄入，每日摄盐量应控制在 5 g 以下为宜，并告知患者及家属限制钠盐摄入的重要性。

4. 吸氧　遵医嘱给予低流量持续氧气吸入。

5. 药物护理

1）洋地黄类药物　常用洋地黄制剂有毛花苷丙、毒毛花苷 K 及地高辛，其使用剂量见表 2-1。洋地黄类药物作为正性肌力药物，可增强心肌收缩力，减慢心率，增加心排血量的同时不增加心肌耗氧量，因而成为临床上最常用的强心药。适用于各种心脏病所致的充血性心力衰竭，尤其是伴有心房颤动等快速心律失常的患者。但洋地黄的治疗量和中毒量接近，而且个体差异较大,易发生过量中毒,故使用时应严格遵医嘱用药。

表 2-1　常用洋地黄制剂的剂量

药物名称	类别	给药途径	药物作用			平均洋地黄化量/mg	维持量/mg
			开始/min	高峰/h	半衰期/d		
毒毛花苷 K	快速	静注	5～10	0.5～1	1	0.25～0.5	—
毛花苷丙	快速	静注	5～10	1～2	1～2	1.2	0.2～0.4
地高辛	中速	口服	60～120	4～6	1～2	0.75～1.5	0.25～0.5
洋地黄毒苷	慢速	口服	120～240	8～12	5～6	0.7～1.2	0.05～0.1

(1)用药注意事项　①洋地黄用量个体差异大,老年人、心肌缺血缺氧如冠心病、重度心力衰竭、低钾低镁血症、肾功能减退等情况对洋地黄较敏感,使用时应严密观察患者用药后的反应。②禁止与奎尼丁、普罗帕酮、维拉帕米、胺碘酮、钙剂等药物合用,以免增加药物毒性。③静脉给药时,必须用葡萄糖稀释后缓慢注射 15～20 min,随时观察心率及心律的变化。④用药前后注意观察心率、心律的变化。给药前如心室率低于 60 次/分,应暂停给药,并报告医生。给药后若心率过快或过慢,节律变为不规则或不规则突然变为规则,要及时描记心电图。⑤注意询问患者有无食欲不振、恶心、呕吐、黄绿视,必要时检测血清地高辛浓度。如发现洋地黄中毒,立即报告医生并协助处理。

(2)洋地黄毒性反应　①胃肠道反应:食欲不振、恶心、呕吐、腹痛、腹泻等,常是洋地黄中毒的首发症状。②心血管系统反应:洋地黄中毒最重要的反应是各类心律失常,最常见的症状是室性期前收缩,多表现为二联律。③神经系统反应:如头痛、头晕、嗜睡、抑郁、视力模糊、黄视绿视等。

(3)洋地黄中毒的处理　一旦发生中毒,立即协助处理。①立即停用洋地黄制剂。②补充钾盐,可口服或静脉补充氯化钾,停用排钾利尿剂。③纠正心律失常:快速性心律失常首选苯妥英钠或利多卡因;缓慢性心律失常可用阿托品静脉注射或进行临时起搏。

2)利尿剂　常用的排钾利尿剂包括噻嗪类,如氢氯噻嗪和袢利尿剂如呋塞米,常用保钾利尿剂有螺内酯和氨苯蝶啶。使用时应注意:①观察患者体重和尿量的变化,记录 24 h 液体出入量,以判断利尿剂的效果;②应用利尿剂容易导致水、电解质紊乱。噻嗪类利尿剂、袢利尿剂可引起低钾血症,严重者伴有碱中毒,而保钾利尿剂长期应用可引起高钾血症,因此,应定期检测血钾,注意有无腹胀、肠鸣音减弱、乏力等低钾血症的表现,有无四肢麻木、极度疲乏、心率缓慢等高钾血症表现,及时给予纠正;③噻嗪类利尿剂可引起高尿酸血症及高血糖,痛风及糖尿病患者应慎用,肾功能不全者禁用保钾利尿剂;④非紧急情况下,利尿剂的使用时间宜选择在早晨或日间,避免夜间排尿过频而影响患者的休息。

3)血管扩张剂　常用的药物有酚妥拉明、硝酸酯类、硝普钠和血管紧张素转换酶抑制剂。使用血管扩张剂时,要注意检测患者血压,避免血压下降。血管紧张素转换酶抑制剂的主要不良反应有咳嗽、低血压、头晕、肾损害、高血钾及血管神经性水肿等,需检测血钾和肾功能。

4)β-受体阻滞剂　可减轻儿茶酚胺对心悸的毒性作用,防止、减缓和逆转肾上腺素能受体介导的心室重塑和内源性心肌收缩功能的异常,从而提高患者运动耐量,降低死亡率。常用药物有美托洛尔、卡维地洛等。使用时应待心力衰竭情况稳定后,首先从小剂量开始,逐渐增加剂量,适当长期维持。症状改善常出现在用药后 2～3 个月,用药期间应注意观察心率和血压。支气管哮喘、心动过缓、二度及以上房室传导阻滞禁用。

6. 对症护理 患者取半坐卧位或端坐位,缓解呼吸困难;给予氧气吸入;控制输液量和速度;水肿患者注意限制钠、水摄入量,保护皮肤,防止压疮;病情稳定后,鼓励患者尽早适量活动,注意保暖,保持呼吸道通畅等。

7. 心理护理 焦虑、紧张等不良情绪可使心率增快,心肌耗氧量增加而诱发心律失常,加重心脏负荷,所以医护人员要认真负责地对待每一位患者,处处为患者着想,鼓励和安慰患者,使患者保持心态平和,树立战胜疾病的信心。

【健康教育】

（1）积极治疗原发病,维护心脏功能。

（2）避免诱发因素,如呼吸道感染、过度劳累、情绪激动等。

（3）合理安排工作和休息,每日活动量以不出现心悸、气急为原则。

（4）合理饮食,宜低盐、清淡、易消化的食物,少量多餐。

（5）严格遵医嘱服药,不要擅自停药、换药、增减药物,服用洋地黄者应会识别中毒反应并及时就诊。

（6）定期复查,指导患者学会自我监测病情,当出现呼吸困难进行性加重、尿少、体重短期内迅速增加等异常情况时,应及时就诊。

二、急性心力衰竭

急性心力衰竭是由于急性心肌损害或心脏负荷突然加重,导致心排血量在短时间内急剧下降而引起的急性肺淤血和组织器官供血不足的综合征。临床上以急性左心衰竭最常见,表现为急性肺水肿,严重时伴心源性休克。急性右心衰竭较少见,主要因急性肺栓塞或急性右心室梗死所致。

【病因病理】

1. 急性弥漫性心肌损害 如广泛的急性心肌梗死,急性心肌炎等。

2. 急性心脏排血受阻 如严重的二尖瓣狭窄、重度高血压等。

3. 急性容量负荷过重 如过多过快的输液、腱索乳头肌断裂引起的急性心脏瓣膜性反流等。

4. 其他 如严重的心律失常,尤其是快速性心律失常。

【临床表现】

急性左心衰竭患者起病急骤,且病情发展极为迅速,十分危重。主要表现为突发严重的呼吸困难,端坐呼吸,频繁咳嗽,咳出大量粉红色泡沫样痰。患者极度烦躁不安,大汗淋漓,面色青灰,口唇发绀。查体可见心率增快,心尖部可闻及舒张期奔马律,听诊两肺布满湿啰音和哮鸣音。严重者可出现心源性休克和阿-斯综合征。

【诊断要点】

根据患者典型的症状和体征,如突发性极度呼吸困难,咳出粉红色泡沫样痰,两肺布满湿啰音等,一般不难判断。

【治疗原则】

急性左心衰竭时的缺氧和极度呼吸困难是致命的威胁,必须迅速采取抢救措施,缓解症状,挽救患者生命。其急救原则是减轻心脏负荷,增强心肌收缩力,解除支气管痉挛,去除诱因,进行病因治疗。常用药物:强心药有洋地黄制剂;利尿剂有呋塞米;血管扩张药有硝普钠。

【护理问题】

(1)气体交换受损　与急性肺水肿有关。

(2)恐惧　与突发病情加重而担心疾病的预后有关。

【护理措施】

1. 病情观察　密切监护呼吸、血压、心电等,做好详细记录,同时注意患者咳嗽情况,痰液的性质和量。

2. 生活护理　将患者置于监护病房,保持室内安静,减少探视。患者日常活动由护士或家属协助进行,待病情好转时,鼓励患者生活自理。

3. 用药护理　遵医嘱及时、正确使用药物,观察药物副作用。

(1)吗啡　有镇静作用,可减少患者躁动。5～10 mg,皮下注射,必要时间隔 15 min 可重复使用一次,共 2～3 次。肺水肿伴颅内出血、神志障碍、慢性肺部疾病禁用,年老体弱需减量。

(2)快速利尿剂　呋塞米,20～40 mg,静脉注射,必要时每 4 h 可重复一次。应用时注意尿量和有无水、电解质紊乱。

(3)血管扩张剂　可选用硝普钠或硝酸甘油,静脉点滴。使用时注意输液速度,密切观察血压。

(4)强心剂　适用于快速心房颤动或已知有心脏增大伴左心室收缩功能不全者。可用毛花苷 C 0.4 mg 或毒毛花苷 K 0.25 mg,稀释后缓慢静脉注射,同时注意心率及心律的变化。

(5)氨茶碱　可减轻支气管痉挛。0.25 g 加 5‰葡萄糖 20 mL 稀释后缓慢静脉注射。

4. 对症护理

(1)立即协助患者取坐位,双腿下垂,减少回心血量而减轻肺水肿。

(2)间歇高流量氧气吸入,6～8 L/min,并用 20%～30%的乙醇湿化,可使肺泡内泡沫的表面张力降低而破裂,利于改善肺泡通气。

5. 心理护理　指导患者进行自我心理调整,做深呼吸,放松情绪。急性期避免在患者面前讨论病情。医护人员要保持镇静、操作熟练、忙而不乱,使患者产生安全感。

【健康教育】

(1)向患者及家属讲解急性心力衰竭的诱因,积极治疗原发心脏病。

(2)嘱患者在静脉输液前主动告诉医护人员自己有心脏病史,便于护士在输液时控制输液量和滴速。

直通护考

1. 导致左心衰竭症状的原因主要是(　　　)。

A. 高血压　　　　　　　　B. 肺循环淤血　　　　　　　C. 体循环淤血

D. 循环血量减少　　　　　E. 心室重构

2. 下列不是治疗心力衰竭的正性肌力药物的是(　　　)。

A. 二硝酸异山梨酯　　　　B. 地高辛　　　　　　　　　C. 多巴胺

D. 毛花苷 C　　　　　　　E. 多巴酚丁胺

3. 以下属于右心衰竭表现的是(　　　)。

A. 咳嗽　　　B. 咳痰　　　C. 交替脉　　　D. 肝脏肿大　　　E. 肺部湿啰音

4. 患者,男,50 岁。既往高血压史 10 年,1 个月前出现疲乏症状,近日出现劳力性呼吸困难。经休息后缓解,患者最可能出现(　　　)。

  A. 心力衰竭　　　　　　　B. 急性肺水肿　　　　　　C. 高血压危象

  D. 慢性右心衰竭　　　　　E. 急性左心衰竭

  5. 患者,男,65 岁。间断胸闷 1 周,1 天前于夜间突然被迫坐起,频繁咳嗽,严重气急,咳粉红色泡沫样痰,既往患有冠心病 10 年。考虑该患者发生了左心衰竭、急性肺水肿,给氧方式应采用(　　　)。

  A. 高流量,30%～50%乙醇湿化　　　　　B. 低流量,30%～50%乙醇湿化

  C. 高流量,20%～30%乙醇湿化　　　　　D. 低流量,20%～30%乙醇湿化

  E. 持续低流量吸氧

  6. 提示左心衰竭的临床表现是(　　　)。

  A. 奇脉　　　B. 平脉　　　C. 水冲脉　　　D. 脉搏短绌　　　E. 交替脉

(徐　菲　刘　旭)

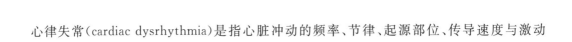

任务三　心律失常患者的护理

  心律失常(cardiac dysrhythmia)是指心脏冲动的频率、节律、起源部位、传导速度与激动次序的异常。

  心律失常按其发生原理可分为冲动形成异常和冲动传导异常两大类。

  1. 冲动形成异常

  1) 窦性心律失常　窦性心动过速;窦性心动过缓;窦性心律不齐;窦性停搏。

  2) 异位心律

  (1) 被动性异位心律　逸搏(房性、房室交界区性、室性);逸搏心律(房性、房室交界区性、室性)。

  (2) 主动性异位心律　期前收缩(房性、房室交界区性、室性);阵发性心动过速(房性、房室交界区性、室性);心房扑动、心室颤动;心室扑动、心室颤动。

  2. 冲动传导异常

  (1) 生理性　干扰及房室分离。

  (2) 病理性　窦房传导阻滞;房内传导阻滞;房室传导阻滞;束支或分支阻滞(左束支、右束支及左束支分支传导阻滞)或室内阻滞。

  (3) 房室间传导途径异常　预激综合征。

  按照心律失常发生时心率的快慢,可将其分为快速性心律失常和缓慢性心律失常两大类。前者包括期前收缩、心动过速、扑动和颤动;后者包括窦性心动过缓、房室传导阻滞等。

  心律失常的发生机制包括冲动形成异常和(或)冲动传导异常。

  1. 冲动形成异常的作用机制

  (1) 异常自律性　窦房结、结间束、冠状窦口附近、房室结的远端和希氏束到普肯野系统

等处的心肌细胞均具有自律性。自主神经系统兴奋性改变或其内在病变,均可导致不适当的冲动发放。此外,原来无自律性的心肌细胞,如心房、心室肌细胞亦可在病理状态下出现异常自律性,诸如心肌缺血、药物、电解质紊乱、儿茶酚胺增多等均可导致自律性异常增高而形成各种快速性心律失常。

(2)触发活动　心房、心室与希氏束-普肯野组织在动作电位后产生除极活动,被称为后除极。若后除极的振幅增高并达到阈值,便可引起反复激动,持续的反复激动可构成快速性心律失常。可见于局部儿茶酚胺浓度增高、心肌缺血-再灌注、低血钾、高血钙及洋地黄中毒时。

2. 冲动传导异常的作用机制　折返是快速心律失常的最常见发生机制。产生折返的基本条件是传导异常,它包括:心脏两个或多个部位的传导性与不应期各不相同,相互连接形成一个闭合环;其中一条通道发生单向传导阻滞;另一条通道传导缓慢,使原先发生阻滞的通道有足够时间恢复兴奋性;原先阻滞的通道再次激动,从而完成一次折返激动。冲动在环内反复循环,产生持续而快速的心律失常。

一、窦性心律失常

正常窦性心律的冲动起源于窦房结,成人频率为 60～100 次/分。心电图显示窦性心律的 P 波在Ⅰ、Ⅱ、aVF 导联直立,aVR 导联倒置,P-R 间期 0.12～0.20 s,窦性心律的频率因年龄、性别、体力活动等不同有显著的差异。

(一)窦性心动过速

成人窦性心律的频率超过 100 次/分,称为窦性心动过速。

【病因】

健康人运动和情绪紧张可引起心动过速。酒、茶、咖啡和药物如异丙肾上腺素和阿托品常引起窦性心动过速。在疾病状态中常见的病因为发热、低血压、缺氧、心功能不全、贫血、甲状腺功能亢进和心肌炎。

【临床表现】

部分患者无症状,多数患者有心悸、胸闷、乏力等。窦性心动过速发作与终止呈逐渐变化,心率为 101～150 次/分,有时也可高达 200 次/分,当心率＞150 次/分时,须和阵发性室上性心动过速相鉴别。

【心电图特征】

符合窦性心律;P-P 间隔＜0.6 s。

【治疗要点】

窦性心动过速的治疗应针对病因和去除诱发因素,如治疗心力衰竭、控制甲状腺功能亢进等,对症处理可选用镇静剂如地西泮、β-受体阻滞剂如美托洛尔(倍他乐克)以减慢心率。

(二)窦性心动过缓

成人窦性心律的频率低于 60 次/分,称为窦性心动过缓。

【病因】

可见于健康的成人,尤其是运动员、老年人和睡眠时。其他原因为颅内压增高、血钾过高、甲状腺功能减退、低温以及用洋地黄、β-受体阻滞剂、利血平、胍乙啶、甲基多巴等药物。在器质性心脏病中,窦性心动过缓可见。

【临床表现】

窦性心动过缓多无自觉症状,当心率过于缓慢,出现心排血量不足时,患者可有胸闷、头晕等症状。

【心电图特征】

符合窦性心律;P-P 间隔>1.0 s。

【治疗】

无症状的窦性心动过缓通常不必治疗。如因心率过慢而出现症状者则可用阿托品、麻黄碱或异丙肾上腺素等药物,但长期应用的效果不确切,且易发生严重不良反应,故应考虑心脏起搏治疗。

二、期前收缩

期前收缩又称为过早搏动,是指异位起搏点发出的过早冲动引起的心脏搏动,为最常见的心律失常。按起源部位可分为房性、房室交界性和室性三种,其中以室性期前收缩最常见。期前收缩可偶发(5 次/分以下)和频发(5 次/分以上);如每个窦性搏动后出现一个期前收缩,称为二联律;每两个窦性搏动后出现一个期前收缩,称为三联律。

【病因】

常发生于冠心病、风湿性心脏病、高血压性心脏病、心肌病等,亦可见于正常人过量吸烟时,或见于奎尼丁、普鲁卡因酰胺、洋地黄中毒。血钾过低、心脏手术、心导管检查时也可发生。

【临床表现】

偶发期前收缩或患者不敏感时可无症状,多数患者有心悸、胸闷。频发期前收缩时,尤其是室性期前收缩有乏力、头晕,甚至心绞痛或晕厥。听诊时可发现心律不规则,期前收缩的第一心音多增强,第二心音多减弱或消失。

【心电图特征】

1. 房性期前收缩 P 波提早出现,其形态与基本心律的 P 波不同,P-R 间期>0.12 s,多数期前收缩后的 QRS 波群形态正常,代偿间歇不完全。

2. 房室交界性期前收缩 提前出现的 QRS 波群,形态多正常,逆行 P 波可出现于 QRS 波群之前、之后或埋藏在 QRS 波群中,代偿间歇多完全。

3. 室性期前收缩 提前出现宽大畸形的 QRS 波群,时间>0.12 s,T 波与 QRS 波主波方向相反,其前无 P 波,代偿间歇完全。

【治疗】

积极治疗原发病,去除诱因。如改善心肌供血,控制心肌炎、纠正水和电解质紊乱,防止精神紧张或过度疲劳。

房性、房室交界性期前收缩通常无需治疗,当有明显症状或因房性期前收缩触发室上性心动过速时,应给予药物如 β 受体阻滞剂、普罗帕酮(心律齐)等治疗。

室性期前收缩应首选利多卡因静脉推注,50~100 mg(1~2 mg/kg),无效时 10~30 min 后重复 1~2 次,直至早搏消失或总量达到 300 mg 为止。利多卡因无效时可选用普鲁卡因胺、普罗帕酮、美西律等。洋地黄中毒引起的室性期前收缩可用苯妥英钠、利多可因,并注意补钾。

三、阵发性心动过速

阵发性心动过速是一种阵发性、快速而整齐的异位心律。其特征是突然发作和突然停止。根据异位起搏点的部位不同,可分为房性、房室交界性、室性三类。前二者的心电图有时难以区别,常统称为室上性心动过速。

【病因】

1. 阵发性室上性心动过速 常见于无器质性心脏病的正常人,也可见于各种心脏病患者,如冠心病、高血压、风心病、甲状腺功能亢进症、洋地黄中毒等。

2. 阵发性室性心动过速 多见于器质性心脏病患者,如冠心病,特别是心肌梗死。

【临床表现】

阵发性心动过速的临床表现有如下特点:突然发作,突然停止;发作时间可长可短,短者数秒或数分,长者持续数小时甚至数天;发作时心率在 160～220 次/分。发作时患者可感到心悸、头晕、胸闷、乏力,重者可诱发心绞痛。

【心电图特征】

1. 阵发性室上性心动过速 心率为 150～250 次/分,节律规则,连续 3 个或 3 个以上快速整齐的 QRS 波群,形态正常,由于心率较快,P 波不易辨出。

2. 阵发性室性心动过速 心率为 150～220 次/分,节律不规则,连续 3 个或 3 个以上的室性期前收缩,QRS 波群宽大畸形,时间≥0.12 s,出现心室夺获与室性融合波。

【治疗】

1. 阵发性室上性心动过速 心动过速早期发作能自行终止,后期需要药物终止,其原因为预激综合征的,可行射频消融术根治,原因为器质性心脏病和心力衰竭者,需针对病因治疗。

(1)急性发作期的处理 尝试刺激迷走神经,如颈动脉窦按摩(患者取仰卧位,先右侧,每次 5～10 s,切勿双侧同时按摩)、Valsalva 动作(深吸气后屏气,再用力做呼气动作)。

(2)首选药物有普罗帕酮、腺苷或维拉帕米,心力衰竭患者首选洋地黄类药物。

(3)食管心房调搏术能有效终止发作。

以上治疗无效或当患者出现严重心绞痛、低血压、心力衰竭时应施行同步直流电复律。

2. 阵发性室性心动过速 心动过速发作后一般不能自行停止,需用药物停止其发作。针对病因治疗能减少发作次数。室速患者如无显著血流动力学障碍,首先给予利多卡因或普鲁卡因胺静脉注射,同时持续静滴。静脉注射普罗帕酮亦十分有效,但不宜用于心肌梗死或心力衰竭的患者,其他药物治疗无效时可选用胺碘酮静注或同步直流电复律。

预防复发:应努力寻找和治疗诱发与维持室速的各种可逆性病变,如低血压、缺血、低血钾等。在药物预防效果大致相同的情况下,应选择潜在毒副反应较少的抗心律失常药。

四、扑动与颤动

(一) 心房扑动

【病因】

心房扑动简称房扑,多为器质性心脏病,常见于冠心病、高血压、肺心病、肺栓塞、病态窦房结等。

【临床表现】

患者可出现低血压、头晕、心悸、心绞痛,甚至心源性休克。体格检查可见快速的颈静脉扑动,房扑往往有不稳定的倾向,可恢复窦性心律或进展为心房颤动,但亦可持续数月或数年。

【心电图特征】

心房活动呈现规律的锯齿状扑动波,称 F 波,扑动波之间的等电位线消失,在 Ⅱ、Ⅲ、AVF 导联时最明显,心房率通常为 250～300 次/分;QRS 波群形态正常,伴有室内差异传导或原有束支传导阻滞者 QRS 波群可增宽、形态异常。

【治疗】

应针对原发病进行治疗。终止房扑最有效的方法为同步直流电复律、导管射频消融术(根治疗法)。钙通道阻滞剂如维拉帕米或地尔硫草能有效减慢房扑的心室率,个别房扑用上述方法不能复律者,可口服洋地黄制剂控制。普罗帕酮、胺碘酮等对转复者有一定疗效。部分患者可选用射频消融术以求根治。

(二) 心房颤动

心房颤动简称房颤,是一种十分常见的心律失常,随年龄增长其发生率增加。

【病因】

房颤绝大多数见于器质性心脏病,其中以风湿性心脏病二尖瓣狭窄最为常见,其次是冠心病、甲状腺功能亢进等,洋地黄也可引起,偶尔也可见于无器质性心脏病者。

【临床表现】

少数无明显症状,或仅有心悸、胸闷与心慌;个别严重者头晕、晕厥、心绞痛、急性心力衰竭晕厥等。此外,房颤发生后还易引起心房内血栓形成和脱落,血栓脱落可引起体循环动脉栓塞,常见的有脑梗死、肢体动脉栓塞等。体检可见心律绝对不规则,心音强弱不等,脉率少于心率即脉搏短绌。

【心电图特征】

P波消失,代之以大小不等,形态不一、间隔不匀的 f 波,频率 350～500 次/分,心室率通常在 100～150 次/分,心室律极不规则;QRS 波群形态一般正常,当心室率过快时,伴有室内差异性传导时 QRS 波群增宽变形。

【治疗】

1. 治疗原则 消除易患因素,转复和维持窦性心律,预防复发,控制心室率,预防栓塞并发症。

2. 药物治疗 抗心律失常药、抗凝剂。

3. 电学治疗 电除颤、人工心脏起搏器、导管射频消融术(根治疗法)。

4. 手术治疗 外科迷宫手术。

(三) 心室颤动

心室颤动是指心室内各部分肌纤维发生快速而不协调的微弱乱颤,简称室颤,是最严重的心律失常。

【病因】

严重器质性心脏病,如冠心病,尤其是急性心肌梗死、心肌炎、心肌病等;心外因素,如严重电解质紊乱、奎尼丁洋地黄等药物中毒;其他可见于触电、雷击或溺水等。

【临床表现】

心室颤动常为严重心脏病或其他疾病患者临终前的表现,也是猝死常见的表现之一。一旦发生室颤,患者突然意识丧失、抽搐、脉搏消失、心音听不到、血压为零,如抢救不及时,患者呼吸、心跳将停止。

【心电图特征】

P-QRS-T 波群消失,代之以形态、振幅均明显不规则的波动,频率为 150～300 次/分。

【治疗】

若诊断为室颤,应立即叩击心前区,进行胸外心脏按压和人工呼吸。有条件的首选非同步直流电复律,除颤越早,复苏成功率越高。一般采用 200～300J 进行非同步直流 3 电复律,若不成功可以加大功率,但最大不超过 360J;若仍然无效,静脉注射肾上腺素 1 mg,重复除颤。

五、房室传导阻滞

房室传导阻滞是指窦房结的冲动在房室传导过程中,被延长或被阻滞。根据阻滞程度的不同,房室传导阻滞可分为一度、二度和三度。三种类型的房室传导阻滞其临床表现、预后和治疗有所不同。

【病因】

房室传导阻滞多见于器质性心脏病,如急性心肌梗死、冠心病、心肌炎、心肌病、先天性心血管病、原发性高血压、心脏手术、电解质紊乱、药物中毒等。

【临床表现】

一度房室传导阻滞的患者通常无症状;二度Ⅰ型房室传导阻滞的患者可以无症状,如有症状多为心悸或心搏暂停;三度房室传导阻滞的患者其症状与心室率的快慢和伴随疾病相关,患者可感到疲倦、乏力、头晕、晕厥、心绞痛等,并发心力衰竭时有胸闷、气促及活动受限。

以上三种类型的房室传导阻滞可以随着病情的进展而发生转化。当一、二度房室传导阻滞突然进展为三度房室传导阻滞时,因心室率突然减慢导致脑缺血,患者可能出现意识丧失、抽搐,严重者可致猝死。只有二度Ⅰ型房室传导阻滞较少发展为三度房室传导阻滞。

【心电图特征】

1. 一度房室传导阻滞　P-R 间期>0.20 s,每个 P 波后均有相关的 QRS 波群。

2. 二度房室传导阻滞

(1) Ⅰ型　P-R 间期逐渐延长,直至 QRS 波群脱漏,如此周而复始。

(2) Ⅱ型　P-R 间期固定,可正常或延长,每隔 1、2 或 3 个 P 波后有一次 QRS 波群脱漏,根据 P 波与 QRS 波群数量之比,分别称为 2∶1、3∶2 或 4∶3 房室传导阻滞。如果二度Ⅱ型房室传导阻滞下传比例≥3∶1,则称为高度房室传导阻滞。

3. 三度房室传导阻滞　P 波与 QRS 波群无关,呈完全性房室分离;R-R 间隔大于 P-P 间隔,QRS 波群频率多在 30～40 次/分;QRS 波群正常或宽大畸形。

【治疗】

应针对不同病因进行治疗,其本身无需特殊处理。一度或二度Ⅰ型房室传导阻滞心室率不太慢者无需特殊治疗,二度Ⅱ型或三度房室传导阻滞如心室率慢伴有明显症状或血流动力学障碍,甚至阿-斯综合征发作者,应给予心脏起搏治疗,阿托品、异丙肾上腺素仅适用于无心脏起搏条件的应急情况。

六、预激综合征

预激综合征是指心电图呈预激表现,即心房冲动提前激动心室的一部分或全部。预激综合征是一种较少见的心律失常,诊断主要靠心电图。

【病因】

患者大多无器质性心脏病,少数先天性心血管病如三尖瓣下移畸形、二尖瓣脱垂与心肌病等可并发预激综合征。

【临床表现】

预激综合征本身不引起症状,但心动过速的发生率为 1.8%,并随年龄增长而增加,其中

80％为房室折返性心动过速,15％～30％为心房颤动,5％为心房扑动,频率过快的心动过速可恶化为心房颤动或导致心力衰竭、低血压。

【心电图特征】

窦性搏动的 PR 间期短于 0.12 s;某些导联的 QRS 波群超过 0.12 s;QRS 波群起始部分粗钝,称预激波,终末部分正常;ST-T 波呈继发性改变,与 QRS 波群主波方向相反。

【治疗要点】

预激综合征本身不需要特殊治疗:并发室上性心动过速时,治疗同一般室上性心动过速;并发房颤或房扑,伴有晕厥或低血压时,应立即电复律,药物宜选择能延长房室旁路不应期的,如普鲁卡因胺或普罗帕酮。应当注意,利多卡因与维拉帕米静注会加速预激综合征合并心房颤动患者的心室率,甚至还会诱发心室颤动,故应禁用。洋地黄可缩短旁路不应期,使心室率加快,亦不能使用。

经导管消融旁路作为根治预激综合征患者室上性心动过速发作应列为首选,并可考虑在较早期使用,此法已可取代大多数药物治疗和手术治疗。

七、心律失常患者的护理

【护理问题】

(1)活动无耐力　与心律失常致心排血量减少、组织缺血缺氧有关。

(2)焦虑　与心律失常反复发作,对治疗缺乏信心有关。

(3)潜在并发症　猝死。

【护理措施】

1. 病情观察

(1)观察心慌、胸闷、乏力、气短、头晕、晕厥等症状有无好转或恶化。

(2)观察神志、生命体征、心率和心律的变化。

(3)病情变化时及时描记心电图。严重者持续心电监护,及时发现严重心律失常。这是心律失常的护理措施之一。

2. 严重心律失常的护理措施

(1)卧床休息,避免左侧卧位。保持情绪稳定。

(2)吸氧。

(3)立即建立静脉通路,为抢救做好准备。

(4)备好抗心律失常药物和其他抢救药品,以及除颤器、临时起搏器。

(5)室颤时立即给予非同步直流电除颤。

(6)遵医嘱给予抗心律失常药物,观察疗效和副作用。

3. 生活护理

(1)休息与活动　嘱患者当心律失常发作导致胸闷、心悸、头晕等不适时采取高枕卧位、半坐卧位或其他舒适体位,尽量避免左侧卧位,因左侧卧位时患者常能感觉到心脏的搏动而使不适感加重。做好心理护理,保持情绪稳定,必要时遵医嘱给予镇静剂,保证患者充分休息与睡眠。有头晕、晕厥发作或曾有跌倒病史者应卧床休息,加强生活护理。嘱患者避免外出,以防意外。

(2)饮食护理　饮食宜选择低脂肪、易消化、富营养,宜少量多餐,吸烟、酗酒、饱食、刺激性饮食、含咖啡因饮料可引起心律失常,应禁食。

（3）环境护理　保持病室安静、温湿度适宜,协助做好生活护理。对伴有气促、发绀等的患者,给予氧气持续吸入,一般流量为 2～4 L/min。

4.用药护理　严格遵医嘱按时按量给予抗心律失常药物,注意给药种类、途径、剂量、速度等,口服药应按时按量服用,静脉注射时速度要缓慢,观察患者意识和生命体征,必要时进行心电监护,并注意用药前、用药过程中及用药后的心率、心律、PR 期间、QT 间期等的变化,以判断疗效和有无不良反应。

（1）奎尼丁　主要用于心房颤动、心房扑动电转复前的准备及预防复发,可减少阵发性室上性心动过速和反复发作的室性心动过速及房性、室性期前收缩。不良反应:恶心、呕吐;心律失常、心室颤动和心室停搏;呼吸困难,发绀。

（2）利多卡因　用于室性心律失常,特别是急性心肌梗死、溶栓治疗后及强心苷中毒所致的室性期前收缩、室性心动过速或心室颤动。老年人及心力衰竭、心源性休克、肝功能不良、心功能不全、严重器质性心脏病,首剂应减量,并严密观察药效及不良反应,调整剂量。常见不良反应为头晕、倦怠、嗜睡、恶心、肌肉颤动、惊厥、神志不清、呼吸抑制、低血压、心动过缓等。

（3）普萘洛尔　临床上常用于治疗心律失常以及高血压、心绞痛。可引起低血压、心动过缓、房室传导阻滞等,在给药前测量患者的心率,当心率低于 50 次/分时应及时停药。

（4）普罗帕酮　可引起恶心、呕吐、眩晕、视力模糊、房室传导阻滞,诱发加重心力衰竭,用餐时或餐后服用可减少胃肠道刺激。

（5）胺碘酮　临床应用于室性和室上性心动过速和早搏、阵发性心房扑动和颤动、预激综合征等。注意事项:一般不良反应有角膜色素沉着、胃肠道反应、头昏、头痛、肌无力、感觉异常、日光敏感性皮炎等。心血管不良反应:窦性心动过缓、窦性停搏、心脏传导阻滞、房室传导阻滞、心动过缓。甲状腺功能障碍及对碘过敏者禁用。

5.心理护理

评估心律失常患者,鼓励其正常工作和生活,建立健康的生活方式,保持心情舒畅,避免过度劳累。

【健康教育】

（1）向患者及其家属讲解心律失常的诱因,防治要点,积极配合治疗和护理。坚持服药,不得随意增减或中断治疗。

（2）生活要规律,保证充足的睡眠;注意劳逸结合,根据自身的情况选择合适的体育锻炼,如散步、太极拳、气功等。避免情绪波动,戒烟、酒,不宜饮浓茶、咖啡,合理饮食,保持大便通畅。

（3）定期随访,检测心电图,随时调整治疗方案。安装人工心脏起搏器患者应随身携带诊断卡和异丙肾上腺素或阿托品。

（4）教给患者及家属测量脉搏的方法,利于监测病情,对反复发生严重心律失常者,教会家属心肺复苏术以备急用。

【预后】

心律失常的预后主要取决于心律失常的类型及并发其他器质性心脏病的严重程度,人工心脏起搏治疗或射频消融术可使部分心律失常患者获得根治或提高生活质量,延长寿命,但也有部分严重心律失常如室性心动过速可演变为心室颤动而猝死。

直通护考

1. 心室颤动的脉搏特征是(　　)。
　　A. 快而规则　　　　　　　　B. 慢而规则　　　　　　　　C. 快而不规则
　　D. 慢而不规则　　　　　　　E. 测不到

2. 患者,男,25 岁,因心悸、心率快,来医院检查,下列检查可明确诊断心律失常的是(　　)。
　　A. 心电图　　　　　　　　　B. 心音图　　　　　　　　　C. 超声心动图
　　D. 放射性核素检查　　　　　E. 心脏 X 线

3. 患者,男,72 岁,因发作性晕厥 3 次入院。心电图示:三度房室传导阻滞,心室率 40 次/分。首选治疗是(　　)。
　　A. 临时心脏起搏　　　　　　B. 肾上腺素　　　　　　　　C. 利多卡因
　　D. 胺碘酮　　　　　　　　　E. 心肺复苏

4. 窦性心动过速的诱因不包括(　　)。
　　A. 剧烈运动或情绪激动　　　B. 使用阿托品　　　　　　　C. 失血性贫血
　　D. 高血钾　　　　　　　　　E. 甲状腺功能亢进

5. 临床上最常见的心律失常是(　　)。
　　A. 期前收缩　　　　　　　　B. 房颤　　　　　　　　　　C. 室上性心动过速
　　D. 房室传导阻滞　　　　　　E. 心动过缓

6. 患者,男,32 岁,体检发现心律失常,心电图为偶发室性期前收缩,X 线胸透及超声心动图均正常。正确的处理方法是(　　)。
　　A. 口服抗心律失常药物　　　　　　　　　B. 不宜劳累
　　C. 口服糖皮质激素　　　　　　　　　　　D. 卧床休息,用血管扩张药物
　　E. 不需要抗心律失常治疗

7. 患者,男,65 岁,慢性心力衰竭。使用洋地黄类药物后,频发室性期前收缩,每隔 1 个正常搏动后出现 1 次过早搏动,应采取的措施是(　　)。
　　A. 不宜使用 β 受体阻滞药　　　　　　　B. 减少洋地黄的用量
　　C. 停用洋地黄　　　　　　　　　　　　　D. 洋地黄维持原量
　　E. 停用洋地黄并处理洋地黄中毒反应

8. 洋地黄类药物中毒所致的心律失常中,最常见的是(　　)。
　　A. 室上性心动过速　　　　　B. 室颤　　　　　　　　　　C. 室性早搏
　　D. 窦性心动过速　　　　　　E. 窦性心动过缓

9. 心律失常患者最常见的护理诊断是(　　)。
　　A. 气体交换受损　　　　　　B. 知识缺乏　　　　　　　　C. 心输出量减少
　　D. 有皮肤完整性受损的危险　E. 急性意识丧失

(晁春艳)

任务四　原发性高血压患者的护理

高血压(hypertension)是以体循环动脉血压升高为主要表现的临床综合征,分为原发性高血压和继发性高血压。病因不明的高血压,称为原发性高血压,又称为高血压病,占总高血压患者的95%以上;由某些明确而独立的疾病如肾病、内分泌疾病等引起的血压升高,称为继发性高血压,约占高血压患者的5%。

知识链接

> 高血压的患病率在欧美等国家高于亚非国家,工业化国家较发展中国家高,美国黑人均为白人的2倍,我国高血压的患病率不如西方国家高,但却呈上升趋势,据2002年卫生部(现为卫生和计划生育委员会)组织的全国居民营养与健康状况调查资料显示,我国成人高血压患病率为18.8%,北方高于南方,城市高于农村,且存在"三高"、"三低"现象:"三高"即发病率高、致残率高和死亡率高;"三低"即知晓率低、服药率低和控制率低。值得引起重视。高血压病的患病率也随年龄而上升,女性更年期前患病率低于男性,更年期后高于男性。

目前我国采用国际上统一的高血压诊断标准,即收缩压≥140 mmHg和(或)舒张压≥90 mmHg即可诊断为高血压。根据1999年世界卫生组织和国际高血压学会(WHO/ISH)提出的新的高血压分类标准,可将18岁以上成年人的血压按不同水平分为高血压1、2、3级(表2-2)。

表2-2　血压水平的定义和分类(WHO/ISH)

类别	收缩压/mmHg	关系	舒张压/mmHg
理想血压	<120	和	<80
正常血压	<130	和	<85
正常高值	130~139	或	85~89
1级高血压(轻度)	140~159	和(或)	90~99
2级高血压(中度)	160~179	和(或)	100~109
3级高血压(重度)	≥180	和(或)	≥110
单纯收缩期高血压	≥140	和	<90

注:当收缩压与舒张压分属不同级别时,以较高的级别作为标准。

【病因】

目前认为原发性高血压是在一定的遗传背景下由于多种后天环境因素作用,使正常血压调节机制失代偿所致。一般认为遗传因素占40%,环境因素占60%。

1. 遗传因素 双亲均有高血压的正常血压子女,以后发生高血压的比例增高。

2. 高盐低钙饮食 临床观察和流行病学均显示,食盐摄入量与高血压的发生和血压水平呈正相关。

3. 精神应激 长期精神紧张、焦虑、噪声刺激,从事脑力劳动并且活动过少的人容易产生精神应激,因此,城市脑力劳动者高血压患病率大于体力劳动者。

4. 肥胖 血压升高的重要危险因素。一般采用体重指数(BMI)来衡量肥胖程度,血压与BMI 呈显著正相关。

5. 其他因素 服用避孕药、阻塞性睡眠呼吸暂停综合征可能与高血压的发生有关。

知识链接

> 体重指数(BMI 指数)是用体重(kg)除以身高(m)的平方得出的数字,是目前国际上常用的衡量人体胖瘦程度以及是否健康的一个标准。主要用于统计,当我们需要比较及分析一个人的体重对于不同高度的人所带来的健康影响时,BMI 值是一个中立而可靠的指标。BMI 在 8.5~24.99 属于正常范围,BMI 大于 25 为超重。计算方法:体重指数(BMI)=体重(kg)÷身高(m)的平方。

【发病机制】

原发性高血压发病机制不明确,在一定的遗传基础上,多种因素综合作用,引起交感神经系统活动亢进、大脑皮质兴奋与抑制功能失调、细胞膜离子转运异常、肾素-血管紧张素-醛固酮系统(RAAS)激活、胰岛素抵抗等,可导致血压调节机制失代偿,血管收缩,外周阻力增加,最终使血压升高。

【临床表现】

1. 一般表现 大多数原发性高血压起病缓慢,早期常无症状,可于体格检查时偶然发现血压升高,或在过度劳累、紧张和激动后血压升高,休息或去除诱因后血压便可恢复正常。高血压患者可有头痛、头晕、失眠、眼花、耳鸣、心悸及乏力等不适症状,体检时多无阳性体征,有些患者听诊可闻及主动脉瓣区第二心音亢进。

2. 恶性或急进型高血压 多见于青、中年,发病急骤,血压升高显著,舒张压可持续高于130 mmHg,伴有头痛、视力模糊、眼底检查可发现眼底出血、渗出和视乳头水肿。肾损害突出,表现为持续蛋白尿、血尿和管型尿,进展迅速,预后差,如不及时治疗可发展为肾衰竭、脑卒中或心力衰竭而死亡。

3. 并发症

(1)高血压危象 患者表现为头痛、烦躁、眩晕、恶心、呕吐、心悸、胸闷、气急、视力模糊等严重症状,严重者可出现心绞痛、肺水肿或高血压脑病等靶器官缺血症状,多由于紧张、劳累、寒冷、突然停服降压药物等引起血压急剧升高。

(2)高血压脑病 血压极度升高突破了脑血流自动调节范围,可发生高血压脑病,表现为严重头痛、恶心、呕吐及不同程度的意识障碍,昏迷或惊厥。

(3)脑血管病 包括脑出血、脑血栓形成、腔隙性脑梗死、短暂性脑缺血发作。

(4)心力衰竭 左心室后负荷长期增高可导致心室肥厚、扩大,最终导致心力衰竭。

(5)慢性肾衰竭 长期高血压可导致进行性肾小球硬化,并加速肾动脉粥样硬化的发生,可出现蛋白尿、肾损害,晚期出现肾衰竭。

(6)主动脉夹层　严重高血压可促使主动脉夹层形成,血液渗入主动脉壁中层形成夹层血肿,并沿着主动脉壁延伸剥离,为严重的血管急症,常可致死。

【诊断要点】

1. 高血压诊断　主要根据安静休息时上臂肱动脉部位血压进行诊断,但必须以非药物状态下 2 次或 2 次以上非同日血压测定所得的平均值为依据,同时应排除其他疾病导致的继发性高血压。

2. 高血压危险度分层　根据患者血压升高水平、心血管疾病的危险因素多少及靶器官损害程度,现主张对高血压进行危险程度的分层,将高血压患者分为低度危险组,中度危险组、高度危险组和极高度危险组(表 2-3),分别表示 10 年内发生心脑血管病事件的危险性为低于 15%,15%～20%,20%～30% 和 30% 以上。危险分层对高血压患者的预后和治疗有临床指导作用。

表 2-3　高血压患者心血管危险分层标准

	高血压Ⅰ级	高血压Ⅱ级	高血压Ⅲ级
危险因素和病史	收缩压 140～159 或 舒张压 90～99	收缩压 160～179 或 舒张压 100～109	收缩压≥180 或 舒张压≥100
无其他危险因素	低危	中危	高危
1～2 个危险因素	中危	中危	极高危
3 个以上危险因素或靶器官损害	高危	高危	极高危
伴有并发症发生	极高危	极高危	极高危

心血管疾病危险因素包括吸烟、高脂血症、糖尿病、男性 55 岁以上、女性 65 岁以上、心血管疾病家族史。靶器官损害包括左心室肥厚、蛋白尿和血肌酐轻度升高、动脉粥样硬化斑块、视网膜动脉狭窄及脑血管疾病、心脏疾病、肾脏疾病、周围动脉疾病和重度高血压性视网膜病变。

课堂互动

某男子,身高 1.75 m,体重 70 kg,请计算该男子的体重指数(BMI),并判断其 BMI 是否在正常范围内。

【治疗】

高血压的治疗原则是改善生活行为,积极正确应用药物控制血压。治疗目的是使血压下降接近或达到正常范围;预防或延缓并发症的发生,使患者的生活质量提高。治疗措施包括以下几点。

1. 非药物治疗　适用于各级高血压患者,包括使用降压药物治疗的患者。具体方法如下:①减轻体重;②限制钠盐摄入,每日摄入盐量小于 6 g;③补充钙和钾;④科学合理饮食,减少脂肪摄入;⑤戒烟、限制饮酒;⑥减少精神压力,保持心理平衡;⑦适度运动,根据自身情况选择慢跑、快步走、太极拳等。

2. 降压药物治疗   目前常用降压药物可归纳为五类,即利尿剂、β受体阻滞剂、钙通道阻滞剂、血管紧张素转换酶抑制剂及血管紧张素Ⅱ受体拮抗剂。降压药物的使用原则:①药物剂量应从小量开始;②坚持长期用药;③个体化;④注意联合用药;⑤缓慢降压(降压忌过快过低,尤其是老年人,会由于血压过低而影响脑部供血);⑥尽可能选用能持续平稳控制 24 h 血压的长效降压药物。

3. 高血压急症的治疗

(1) 迅速降低血压,首选药物为硝普钠。

(2) 有高血压脑病时给予脱水剂如甘露醇,或用快速利尿剂呋塞米静脉注射。

(3) 有烦躁、抽搐的患者可使用地西泮、巴比妥类药物肌内注射或用水合氯醛灌肠。

【护理评估】

1. 患病因素评估   评估患者有无高血压家族史、糖尿病、盐摄入过多、高脂饮食的习惯,评估患者有无烟酒嗜好、长期精神紧张等病史。

2. 身体评估   高血压的一般表现,恶性或急进型高血压,高血压危象等。

【实验室及其他检查】

(1) 实验室检查   检查血常规、尿常规、肾功能、血糖、血脂等,可发现高血压对靶器官的损害情况。

(2) 心电图   可见左心室肥大、劳损。

(3) X 线检查   可见主动脉弓迂曲延长,左心室增大,出现心力衰竭时肺野可有相应的变化。

(4) 超声心动图   了解心室壁厚度,心腔大小,心脏收缩和舒张功能、瓣膜情况等。

(5) 眼底检查   有助于对高血压严重程度的了解,目前采用 Keith-Wangener 分级法,其分级标准如下。Ⅰ级:视网膜动脉变细,反光增强。Ⅱ级:视网膜动脉狭窄,动静脉交叉压迫。Ⅲ级:眼底出血或棉絮状渗出。Ⅳ级:视神经盘水肿。

(6) 24 h 动态血压监测   有助于判断高血压的严重程度,了解血压变异性和血压昼夜节律;指导降压和评价降压药物疗效。

【护理问题】

(1) 疼痛:头痛   与血压升高及颅内压升高有关。

(2) 有受伤的危险   与头晕、视力模糊、姿势的改变或发生直立性低血压有关。

(3) 潜在并发症   高血压急症。

(4) 营养失调:高于机体需要量   与摄入过多,缺少运动有关。

(5) 知识缺乏   缺乏疾病预防、保健知识,以及高血压用药知识。

【护理措施】

1. 病情观察   定期监测血压,密切观察病情变化,有无高血压急症和心、脑、肾等靶器官损害的征象;若发现血压急剧升高,剧烈头痛,呕吐,大汗,视力模糊,面色及神志改变,肢体运动障碍等症状,立即通知医生,并配合处理。

2. 生活护理

(1) 休息与活动   保持病室安静,光线柔和,尽量减少探视,保证充足的睡眠。选择适当运动,如慢跑或步行、打太极拳、练气功等,不宜剧烈运动。血压较高或有并发症者应多卧床休息。

(2) 饮食护理   给予低盐、低脂肪、低胆固醇饮食,补充钙和钾盐,多吃新鲜蔬菜,多饮牛奶,限制饮酒。

3．用药护理

1）用药注意事项

（1）遵医嘱给药,测量用药后的血压以判断疗效。

（2）强调终生治疗,平稳降压,联合用药。

（3）防止体位性低血压,服降压药后如有晕厥、恶心、乏力时,立即平卧,取头低足高位,以促进静脉回流,增加脑部血流量;指导患者改变体位时动作要缓慢。

2）常用降压药物　不良反应、适应证及禁忌证见表2-4。

表2-4　常用降压药物的不良反应及禁忌证

类别	药物	不良反应及禁忌证
利尿剂	氢氯噻嗪	乏力、低钾、血钠降低、血尿酸增高,痛风患者禁用
	螺内酯	血钾增高、加重氮质血症,不宜与血管紧张素转换酶抑制剂合用,肾功能不全者禁用
β受体阻滞剂	普萘洛尔	负性肌力作用、心动过缓,急性心力衰竭、支气管哮喘
	美托洛尔	病态窦房结综合征、房室传导阻滞和外周血管病禁用
钙通道阻滞剂	硝苯地平	头痛、面部潮红、心率增快、下肢水肿
血管紧张素转换酶抑制剂	卡托普利	刺激性干咳、血管神经性水肿,高钾血症、妊娠妇女和双肾肾动脉狭窄患者禁用
	依那普利	
血管紧张素Ⅱ受体阻滞剂	氯沙坦	轻微而短暂的头晕、皮疹、腹泻等,禁忌证与血管紧张素转换酶抑制剂相同
	缬沙坦	

（1）利尿剂　使用噻嗪类和祥利尿剂时防止低钾血症;保钾利尿剂容易引起高钾血症。

（2）β受体阻滞剂　可出现心脏功能抑制;长期用药者可有反跳现象,应逐渐减量停药。

（3）钙通道阻滞剂　硝苯地平的不良反应有颜面潮红、头痛、眩晕、恶心、便秘、下肢浮肿等。

（4）血管紧张素转换酶抑制剂（ACEI）　最常见的不良反应为顽固性干咳,停药后即可消失。

（5）α_1 受体阻滞剂　最主要的不良反应是首剂现象（低血压）。

4．对症治疗

（1）头痛的护理　为患者提供安静、舒适的环境,尽量减少探视,护理人员操作应相对集中,动作轻巧,防止过多干扰患者。头痛时叮嘱患者卧床休息,抬高床头,改变体位的动作要慢。避免劳累、情绪激动、精神紧张、环境嘈杂等不良因素。向患者解释头痛主要与高血压有关,血压恢复正常且平稳后头痛症状可减轻或消失,指导患者使用放松技术,如心理训练,音乐疗法、缓慢呼吸等。

（2）头晕的护理　定时测量患者血压并做好记录,患者有头晕、眼花、耳鸣、视力模糊等症状时,应嘱患者卧床休息,上厕所或外出时有人陪伴,若头晕严重,应协助在床上大小便。伴恶心,呕吐的患者,应将痰盂放在患者伸手可及处,呼叫器也应放在患者手边,防止取物时跌倒。避免迅速改变体位、活动场所光线暗、病室内有障碍物、地面滑、厕所无扶手等危险因素,必要时病床加用床栏。

（3）高血压急重症的护理　患者绝对卧床休息,抬高床头,避免一切不良刺激和不必要的活动,协助生活护理,保持呼吸道通畅,吸氧,稳定患者情绪,必要时用镇静剂。连接好心电、血压、呼吸监护。迅速建立静脉通路,遵医嘱尽早使用降压药,用药过程中注意监测血压变化,避免出现血压骤降。

5. 心理护理　保持健康心态,减少精神压力对患者十分重要。了解和熟悉患者的性格特征及有关社会因素,当患者情绪变化时,与患者进行治疗性接触,安慰患者,减少或排除引起不适的因素,给患者以直接的心理援助。

【健康教育】

（1）为患者及其家属讲解高血压的相关知识及危险性,了解控制血压的重要性和终生治疗的必要性,提高对本病的重视。教会患者和家属正确测量血压的方法,每次就诊携带记录。

（2）为患者解释不能随意停药,要坚持长期治疗。如果血压能满意控制,可以预防和减少并发症的发生。

（3）避免情绪,注意劳逸结合,合理安排运动量。

（4）改善生活方式,坚持低盐、低脂肪饮食,戒烟酒,控制体重。保持大便通畅。

（5）定期测量血压,定期复查,根据患者的总危险分层及血压水平决定复诊时间:危险分层属低危或中危者,可安排患者每1～3个月随诊1次;若为高危者,则应至少每1个月随诊1次。

【预后】

原发性高血压属于慢性疾病,病情发展缓慢,如进行了合理正确的治疗,一般预后良好,否则易发生靶器官损害。一旦发生高血压脑病或恶性高血压,则预后差,死亡原因常以脑血管病为多见,其次为心力衰竭和肾衰竭。

【理实一体】

患者,男,55岁。因间断性头痛、头晕6年加重2天入院。6年前因工作紧张劳累出现头痛、头晕,在当地医院诊断为"高血压",之后一直服用"卡托普利"等药物,症状可缓解。但有时经常忘记服药,疲劳或紧张时常伴有头痛、耳鸣和胸闷等不适。近几日工作忙碌,时常感到头晕,昨日清晨因睡眠不足头痛加重,伴烦躁、胸闷、眩晕、恶心、呕吐、气急及视力模糊,于今日入院。患者平时工作紧张,生活不规律,嗜好吸烟,每日吸烟20余支,饮酒量不多,最近睡眠不足。家族有高血压史,护理体检:体温36.3 ℃,脉搏98次/分,呼吸26次/分,血压180/130 mmHg,身高172 cm,体重82 kg。神志清,颈软。两肺呼吸音清晰,心率98次/分,律齐。腹软,肝脾未触及,双下肢无水肿,神经系统检查无异常。临床诊断为原发性高血压,高血压危象。

看完这个病例,结合本章内容你能回答下列问题吗?

（1）临床诊断的依据是什么?

（2）主要的护理问题是什么?

（3）如何给患者及家属做健康教育?

直通护考

1. 原发性高血压最多见于(　　　　)。

A. 40～49 岁　B. 50～59 岁　　C. 60 岁以上　　D. 20～29 岁　　E. 30～39 岁

2. 原发性高血压最常见的死亡原因是（　　　）。

A. 心律失常　　　　　　　B. 尿毒症　　　　　　　　C. 心力衰竭

D. 脑血管意外　　　　　　E. 高血压危象

3. 原发性高血压分期标准的根据是（　　　）。

A. 病程长短　　　　　　　B. 症状轻重　　　　　　　C. 血脂增高程度

D. 器官损害情况　　　　　E. 降压治疗效果

4. 患者，男，70 岁。高血压病病史 20 年，糖尿病病史 15 年。平时血压控制在 160～170/100～105 mmHg 质检。患者的高血压危险度分层属于（　　　）。

A. 无危险组　　　　　　　B. 低度危险组　　　　　　C. 中度危险组

D. 高度危险组　　　　　　E. 极高度危险组

5. 原发性高血压最严重的并发症是（　　　）。

A. 脑出血　　　　　　　　B. 充血性心力衰竭　　　　C. 肾功能衰竭

D. 冠心病　　　　　　　　E. 糖尿病

（晁春艳　刘　旭）

任务五　冠状动脉粥样硬化性心脏病患者的护理

冠状动脉粥样硬化性心脏病（coronary atherosclerotic heart disease）简称冠心病，是指冠状动脉发生粥样硬化引起的血管腔狭窄、闭塞和（或）痉挛，导致心肌缺血、缺氧或坏死而引起的心脏病，也称缺血性心脏病（ischemic heart disease），是动脉粥样硬化导致器官病变的最常见类型。

知识链接

　　心脏的血液供应来自冠状动脉，冠状动脉分为左、右冠状动脉。左冠状动脉起源于主动脉根部左冠窦，然后分为左前降支和左回旋支。右冠状动脉起源于主动脉根部右冠窦。

【病因】

本病病因尚未完全阐明，目前认为是多种因素作用于不同环节所致，这些因素被称为危险因素，主要包括以下几点。

1. 年龄、性别　多见于 40 岁以上的人群，但近年来有年轻化趋势。女性发病率较低，与雌激素有抗动脉粥样硬化作用有关。

2. 血脂异常　脂质代谢异常是动脉粥样硬化最重要的危险因素。高胆固醇血症与本病发病存在关联。

3. 高血压　无论收缩压还是舒张压增高都会增加本病的发生风险。

4. 吸烟 吸烟者本病的发病率和病死率高,且与每日吸烟量成正比。被动吸烟也是危险因素。

5. 糖尿病和糖耐量异常 糖尿病患者易发本病,且病变发展迅速。本病也常见于糖耐量降低者。

6. 肥胖 可增加本病发病风险,包括腹型肥胖者。

7. 家族史 有冠心病、糖尿病、高血压、血脂异常家族史者,本病发病率增高。

8. 其他 如 A 型性格,口服避孕药,有进食高热量、高胆固醇、高糖饮食习惯等。

课堂互动

冠心病的危险因素中,哪些是不可控制的因素?

【分型】

1979 年世界卫生组织(WHO)根据病理解剖和病理生理变化将冠心病分为五种类型:隐匿性或无症状性心肌缺血、心绞痛、心肌梗死、缺血性心肌病、猝死。

近年来,趋向于根据发病特点和治疗原则进行分类,具体如表 2-5。

表 2-5 冠心病的分类

慢性冠脉病 (chronic coronary artery disease,CAD) 或称慢性心肌缺血综合征 (chronic ischemic syndrome,CIS)	稳定型心绞痛
	缺血性心肌病
	隐匿性冠心病等
急性冠状动脉综合征 (acute coronary syndrome,ACS)	不稳定型心绞痛(unstable angina,UA)
	非 ST 段抬高型心肌梗死(non-ST-segment elevation myocardial infarction,NSTEMI)
	ST 段抬高型心肌梗死(ST-segment elevation myocardial infarction,STEMI)
	冠心病猝死

一、心绞痛

本文主要介绍稳定型心绞痛。

稳定型心绞痛(stable angina pectoris)也称劳力性心绞痛,是指在冠状动脉狭窄的基础上,由于心肌负荷增加,发生冠状动脉供血不足,引起心肌急剧、暂时的缺血和缺氧的临床综合征。

【发病机制】

当冠状动脉粥样硬化导致冠状动脉管腔狭窄或部分闭塞时,其扩张能力减弱,血流量减少,对心肌的供血量相对比较固定。当心肌的血液供应减少到尚能应付平时的需要时,休息时可无症状,但在劳累、激动、饱食、寒冷等使心脏负荷突然增加的情况下,冠状动脉供血就不能相应地增加以满足心肌需血量。心肌在缺血、缺氧的情况下,积聚过多的代谢产物,刺激心脏内的自主神经传入纤维末梢,经胸交感神经节和相应的脊髓段,传至大脑,产生疼痛感觉。

【临床表现】

1. 症状 主要临床表现为发作性胸痛,特点如下:

（1）部位　　主要在胸骨体中段或上段之后,可波及心前区,甚至横贯前胸,界限不很清楚。常放射至左肩、左臂内侧,甚至可达无名指和小指,或至颈、咽或下颌部。

课堂互动

你能画出稳定型心绞痛患者胸痛的部位吗?

（2）性质　　常为压迫、发闷或紧缩感,也可有烧灼感,偶伴濒死感。有些患者仅感觉胸闷不适,而无胸痛。发作时,患者常不自觉停止原来活动,直至症状缓解。

（3）诱因　　体力劳动、情绪激动、饱食、寒冷、吸烟、心动过速、休克等均可诱发。疼痛多发生于体力劳动或情绪激动的当时,而非之后。

（4）持续时间　　多在3～5 min内。

（5）缓解方式　　休息或舌下含服硝酸甘油等硝酸酯类药物可迅速缓解。

2. 体征　　平时一般无异常体征。心绞痛发作时出现面色苍白、心率增快、血压升高、皮肤出冷汗。有时出现第四或第三心音奔马律,也可出现暂时性心尖部收缩期杂音。

【诊断要点】

一般根据其典型的发作性胸痛特点,结合年龄、存在的冠心病危险因素,排除其他原因所致的心绞痛,即可建立诊断。若捕捉到心电图 ST-T 在发作时改变,症状消失后逐渐恢复,支持诊断。未捕捉到发作时心电图可行心电图负荷试验。冠状动脉 CTA 和冠状动脉造影也有助于诊断。

【治疗】

稳定型心绞痛的治疗原则是改善冠状动脉血供和降低心肌耗氧,缓解症状;治疗动脉粥样硬化,阻止病情进展,预防心肌梗死和死亡。

1. 发作时的治疗

（1）休息　　一般患者在发作时立即休息,症状即可逐渐消失。

（2）药物治疗　　较重的发作,可选用硝酸酯制剂。这类药物的作用是:扩张冠状动脉,增加其循环血量;扩张周围血管,减轻心脏负荷和心肌需氧,从而缓解心绞痛。包括硝酸甘油、硝酸异山梨酯。

2. 缓解期的治疗

1）一般治疗　　尽量避免各种诱因,如减轻体力劳动,避免情绪激动,调节饮食（避免过饱）,戒烟限酒等。积极治疗引起冠心病的危险因素,如血脂异常、高血压、糖尿病等。

2）药物治疗

（1）缓解症状　　使用改善心肌缺血的药物,如β受体拮抗剂（如美托洛尔、比索洛尔）、硝酸酯类药物（如硝酸甘油、硝酸异山梨酯）、钙通道阻滞剂（如维拉帕米、硝苯地平）等。

（2）预防心肌梗死　　使用改善预后的药物,如抗血小板治疗药物（如阿司匹林、氯吡格雷）、他汀类药物（如辛伐他汀、阿托伐他汀）、血管紧张素转化酶抑制剂（ACEI,如卡托普利、依那普利）或血管紧张素Ⅱ受体拮抗剂（ARB）。

3）血管重建治疗　　包括经皮冠状动脉介入治疗（PCI）和冠状动脉旁路移植术（CABG）等。

【护理评估】

1. 病史　　了解患者是否存在血脂异常、高血压、糖尿病和家族史等危险因素,是否存在体力劳动、情绪激动、饱食、寒冷、吸烟等诱因。

2. 身体评估 主要评估患者发作性胸痛的部位、性质、诱因、持续时间和缓解方式等。

3. 实验室及其他检查

1）心电图 约半数患者静息时心电图在正常范围。多数患者心绞痛发作时心电图出现暂时性心肌缺血引起的 ST 段压低（达到 0.1 mV），发作缓解后恢复，有时出现 T 波倒置。运动负荷试验和心电图连续动态监测可提高缺血性心电图检出率。

2）冠状动脉造影 确诊冠心病的主要检查手段，可发现冠状动脉及其主要分支狭窄性病变的部位和程度。

3）其他 放射性核素检查、多层螺旋 CT 冠状动脉成像（CTA）、超声心动图等都对诊断具有一定的价值。

【常用护理诊断/问题】

（1）疼痛：胸痛 与心肌缺血、缺氧有关。

（2）活动无耐力 与心肌氧的供需失调有关。

（3）知识缺乏 缺乏有关心绞痛的知识。

（4）焦虑 与心绞痛反复发作有关。

（5）潜在并发症 心肌梗死。

【护理措施】

1. 一般护理 保持环境安静舒适。心绞痛发作时患者应立即停止活动，护士协助其就地休息，必要时遵医嘱给氧。缓解期患者可适当活动，保持情绪稳定，注意保暖。

2. 饮食护理 宜进食低热量、低胆固醇、低脂肪、低盐饮食，注意少量多餐，不宜过饱。

3. 病情观察 注意观察患者心绞痛发作时疼痛的部位、性质、诱因、持续时间、缓解方式和伴随症状等。尽量记录发作时的心电图。注意观察病情变化，警惕心肌梗死的发生。

4. 用药护理 心绞痛发作时可舌下含服硝酸甘油，若服药后 3～5 min 仍未缓解，可重复使用。对于发作频繁者，可遵医嘱给予硝酸甘油静脉滴注，用输液泵严格控制滴速，注意监测血压的变化，并告知患者及家属不可擅自调节滴速，以防止意外发生。部分患者用药后会有颜面潮红、头痛、心悸等症状，是由于药物扩张血管所致。

5. 心理护理 向患者及家属解释引起心绞痛发作的诱因，教会其缓解方式，使其改变焦虑状态，保持情绪稳定。

【健康教育】

1. 改善生活方式 指导患者合理饮食，控制体重，适当运动，注意运动的强度和时间。戒烟限酒，做好自我心理调适，保持轻松愉快心情。

2. 避免诱因 避免过度劳累、饱餐、情绪激动等情况，寒冷季节外出时应注意保暖。

3. 用药指导 指导患者出院后遵医嘱服药，注意药物的不良反应。外出时携带硝酸甘油以备急需。硝酸甘油见光易分解，所以应置于棕色瓶内，并注意定期更换，以确保疗效。

4. 病情监测指导 告知患者定期复查心电图、血脂、血糖等。教会其缓解疼痛方法，若出现疼痛频繁、程度加重、时间延长、含服硝酸甘油不易缓解等，应立即由家属护送至医院就诊，警惕发生心肌梗死。

【预后】

决定预后的主要因素是冠状动脉病变累及心肌供血的范围和心功能。大多数稳定型心绞痛的患者能生存很多年，但有发生急性心肌梗死或猝死的危险。

二、心肌梗死

心肌梗死(myocardial infarction,MI)是在冠状动脉病变的基础上,冠状动脉血供急剧减少或中断,使相应的心肌发生严重而持久的缺血导致的心肌坏死。以下主要介绍急性 ST 段抬高型心肌梗死。

【发病机制】

冠状动脉粥样硬化等原因导致一支或多支冠状动脉管腔狭窄和心肌血供不足,而侧支循环尚未充分建立。一旦血供锐减或中断,使心肌严重而持久地急性缺血达 20～30 min,则可发生急性心肌梗死。

多数急性心肌梗死是因不稳定的粥样斑块破溃、出血和管腔内血栓形成,使管腔闭塞所致。少数情况是粥样斑块内出血或血管持续痉挛,使管腔完全闭塞所致。

【临床表现】

与梗死的部位、面积和侧支循环情况密切相关。

1. 先兆　有半数以上患者在发病前数日有乏力、胸部不适,活动时心悸、气急、烦躁、心绞痛等前驱症状。以新发生的心绞痛或原有心绞痛加重最为突出。心绞痛发作疼痛频繁、程度加重、时间延长、含服硝酸甘油不易缓解,诱因不明显。发现先兆表现,若及时治疗,可使部分患者避免发生心肌梗死。

2. 症状

(1)疼痛　最早、最突出的症状。多发生于清晨,其部位和性质与心绞痛相似,一般无明显诱因,程度剧烈,常伴有烦躁不安、大汗和濒死感,可持续数小时或数天,休息和含服硝酸甘油不能缓解。部分患者疼痛性质和部位不典型,如放射至上腹部、下颌、颈部、背部上方,易被误诊。少数患者可无疼痛,一发病即表现为休克或急性心力衰竭。

> **课堂互动**
>
> 稳定型心绞痛和急性 ST 段抬高型心肌梗死疼痛的特点各是什么?

(2)全身症状　一般在疼痛发生后 24～48 h 出现,由坏死物质被吸收引起。主要表现为发热、心动过速、白细胞增高、血沉增快等。发热时体温可增至 38 ℃左右,多在一周内恢复正常。

(3)胃肠道症状　疼痛剧烈时常伴有恶心、呕吐、上腹胀痛等,重者可有呃逆,与迷走神经受坏死心肌刺激和心排血量降低、组织灌注不足等有关。

(4)心律失常　75%～95% 的患者出现心律失常。多发生在起病 1～2 天,前 24 h 发生率最高。可伴有乏力、头晕、晕厥等症状。心律失常以室性心律失常最多见,如频发室性期前收缩、成对出现或呈短阵室性心动过速等,常是室颤先兆。室颤是急性心肌梗死早期,特别是入院前的主要死因。

(5)低血压和休克　疼痛发作时常见血压下降,但未必是休克。若疼痛缓解,而收缩压仍小于 80 mmHg,伴有烦躁不安、面色苍白、皮肤湿冷、脉搏细速、大汗淋漓、尿量减少,反应迟钝,甚至晕厥者,则为休克表现。多在起病后数小时至 1 周内出现,约见于 20% 的患者,主要由于心肌广泛坏死,心排血量急剧下降所致。

(6)心力衰竭　发生率为 32%～48%,可在起病最初数日或在疼痛、休克好转阶段出现。

主要是急性左心衰竭，为梗死后心脏舒缩力显著减弱或不协调所致。主要表现为呼吸困难、咳嗽、烦躁、发绀，严重者可发生肺水肿，随后可出现颈静脉怒张、肝大、水肿等右心衰竭表现。右心室心肌梗死患者可在发病初就出现右心衰竭表现，并伴有血压下降。

3. 体征　心率多增快，少数可减慢，心尖区第一心音减弱，可出现第四心音奔马律。几乎所有患者都有血压降低。其他可有心律失常、休克或心力衰竭相关的体征。

4. 并发症　可出现乳头肌功能失调或断裂、心脏破裂、栓塞、心室壁瘤、心肌梗死后综合征等并发症。

【诊断要点】

一般根据临床表现、心电图改变和实验室检查结果，即可建立诊断。

【治疗】

强调及早发现，及早入院治疗，加强入院前的就地处理。治疗原则：尽快恢复心肌的血液灌注(到达医院后 30 min 内开始溶栓或 90 min 内开始介入治疗)，以挽救濒死的心肌，防止梗死面积继续扩大，尽量缩小心肌缺血范围，保护并维持心脏功能，及时处理严重心律失常、泵衰竭和并发症，防止猝死。

1. 一般治疗　急性期应安置于冠心病监护病房进行严密监护，卧床休息，常规给氧，避免各种不良刺激，解除焦虑心理。除颤仪随时处于备用状态。若无并发症，24 h 内可鼓励患者在床上进行肢体活动，第 3 天可在病房内走动(无低血压患者)，第 4~5 天逐步增加活动量，达到每天 3 次步行 100~150 m。

2. 解除疼痛　解除疼痛最有效的方法是心肌再灌注治疗开通梗死相关血管，恢复缺血心肌的供血。在此之前，可选择下列药物尽快解除疼痛。

(1) 吗啡或哌替啶　吗啡 2~4 mg 静脉注射或哌替啶 50~100 mg 肌内注射。

(2) 硝酸酯类药物。

(3) β受体拮抗剂　如阿替洛尔、美托洛尔、比索洛尔等。

3. 抗血小板治疗　无禁忌证者均需要联合应用抗血小板药物，如阿司匹林、二磷酸腺苷(ADP)受体拮抗剂，负荷剂量后给予维持剂量。

4. 抗凝治疗　常用的抗凝药有肝素、低分子肝素和比伐卢定等。

5. 再灌注心肌　起病 3~6 h(最多 12 h 内)，使闭塞的冠状动脉再通，使心肌得到再灌注，能让濒临坏死的心肌存活或使坏死的范围缩小，有利于梗死后心肌的重塑，改善预后。治疗方法包括经皮冠状动脉介入治疗(PCI)、溶栓疗法(常用尿激酶、链激酶、重组组织型纤维蛋白溶酶原激活剂等)和紧急冠状动脉旁路搭桥术。

6. 消除心律失常　发生室颤或持续多形性室性心动过速，尽快采用非同步直流电除颤或同步直流电复律；发生室性期前收缩或室性心动过速，立即给予利多卡因静脉注射；发生缓慢性心律失常，可使用阿托品肌内注射或静脉注射；发生二度或三度房室传导阻滞，伴有血流动力学障碍时，可使用临时心脏起搏器。

7. 控制休克　可采用的抗休克措施包括补充血容量、使用升压药和血管扩张剂、纠正酸中毒、保护肾功能等。

8. 治疗心力衰竭　主要治疗急性左心衰竭。应注意心肌梗死发生后 24 h 内不宜使用洋地黄制剂。

9. 其他治疗　如血管紧张素转换酶抑制剂或血管紧张素受体拮抗剂、调脂治疗、钙通道阻滞剂、极化液疗法等。

【护理评估】

1. 病史　了解患者是否存在血脂异常、高血压、糖尿病和家族史等危险因素,是否存在心绞痛发作史,以往患病情况和治疗情况等。

2. 身体评估　评估患者有无先兆表现,疼痛的部位、性质、诱因、持续时间和缓解情况,全身症状、胃肠道症状、心律失常、低血压、休克、心力衰竭等情况。

【实验室及其他检查】

1. 心电图

(1) 特征性改变　①面向坏死区周围心肌损伤区的导联,出现 ST 段呈弓背向上抬高;②面向透壁心肌坏死区的导联,出现宽而深的 Q 波(病理性 Q 波);③面向损伤区周围心肌缺血区的导联,出现 T 波倒置。

(2) 动态性改变　演变过程为超急性期改变、急性期改变、亚急性期改变和慢性期改变。

(3) 定位和定范围　可根据出现特征性改变的导联数来判断(表2-6)。

表 2-6　急性 ST 段抬高型心肌梗死心电图定位诊断

部位	出现特征性改变的导联	部位	出现特征性改变的导联
①广泛前壁	$V_1 \sim V_5$	⑤高侧壁	Ⅰ、aVL
②前间壁	V_1、V_2、V_3	⑥正后壁	V_7、V_8
③局限前壁	$V_3 \sim V_5$	⑦下壁并发右心室	Ⅱ、Ⅲ、aVF 伴右胸导联 ST 段抬高
④下壁	Ⅱ、Ⅲ、aVF		

2. 实验室检查

(1) 发病 24～48 h 后,白细胞计数可增高到 $(10 \sim 20) \times 10^9/L$,中性粒细胞增多,嗜酸性粒细胞减少,血沉增快,C 反应蛋白增高,可持续 1～3 周。

(2) 血清心肌坏死标记物

①肌红蛋白　发病后 2 h 内升高,12 h 内达高峰,24～48 h 内恢复正常。有助于早期诊断,但特异性较差。

②肌钙蛋白 I(cTnI)或 T(cTnT)　于发病 3～4 h 后升高,肌钙蛋白 I 于 11～24 h 达高峰,7～10 天降至正常,肌钙蛋白 T 于 24～48 h 达高峰,10～14 天降至正常。这是诊断心肌梗死最敏感和最具特异性的指标。

③肌酸激酶同工酶(CK-MB)　发病后 4 h 内增高,16～24 h 达高峰,3～4 天恢复正常。对早期(4 h 内)急性心肌梗死的诊断有重要价值。

3. 其他检查　如放射性核素检查、超声心动图等。

【常用护理诊断/问题】

(1) 疼痛:胸痛　与心肌缺血坏死有关。

(2) 活动无耐力　与心功能下降有关。

(3) 有便秘的危险　与进食少、活动少和排便习惯改变有关。

(4) 恐惧　与剧烈疼痛导致的濒死感有关。

(5) 知识缺乏　缺乏心肌梗死的防治知识。

(6) 潜在并发症　猝死、心力衰竭等。

【护理措施】

1. 一般护理

（1）休息与活动　急性期绝对卧床休息,保持环境安静、整洁,限制探视。告知患者及家属休息可以降低心肌耗氧量,有利于缓解疼痛。若无并发症,患者可适当活动。

（2）给氧　遵医嘱给氧,氧流量 2～5 L/min,以增加心肌氧的供应。

（3）饮食护理　起病后 4～12 h 内给予患者流质饮食,以减轻胃扩张。之后逐渐过渡到低脂肪、低胆固醇清淡饮食,少量多餐,避免过饱。

（4）排便护理　保持大便通畅,协助患者床上或床边排便,嘱患者避免用力排便,患者无腹泻时遵医嘱常规给予缓泻剂。一旦出现排便困难,可使用开塞露或低压盐水灌肠。

2. 病情观察　严密观察患者生命体征、意识状态、胸痛、心电图、液体出入量、四肢温湿度等变化,发现异常应及时处理。

3. 用药护理　遵医嘱使用吗啡或哌替啶时,应注意有无呼吸抑制等不良反应;应用硝酸酯类药物时,应随时监测患者血压变化,维持收缩压在 100 mmHg 以上;使用阿司匹林、肝素等抗血小板药和抗凝药时,应严密观察有无出血倾向。

4. 溶栓治疗的护理　溶栓治疗前,应排除溶栓禁忌证,协助医生做好溶栓前血常规、出凝血时间和血型等检查。建立有效的静脉通路,遵医嘱使用溶栓药物。用药过程中,注意观察患者有无寒战、发热、皮疹等过敏反应,有无皮肤黏膜、内脏出血和低血压等不良反应。一旦发现,立即处理。

判断溶栓是否成功的直接指标是冠状动脉造影血管再通情况。判断溶栓是否成功的间接指标:①心电图抬高的 ST 段 2 h 内回降 50% 以上;②胸痛 2 h 内基本消失;③2 h 内出现再灌注性心律失常;④血清 CK-MB 峰值提前出现（14 h 以内）。

5. 心理护理　向患者介绍冠心病监护病房的环境,告知患者其任何病情变化都在医护人员的严密监护下,并能得到及时治疗,以缓解其恐惧心理。向患者简要介绍疾病相关情况和治疗配合要点,说明不良情绪会增加心肌耗氧量,不利于病情的控制。将监护仪的报警声调低,以免影响患者休息。鼓励患者表达内心感受,给予心理支持,增加其战胜疾病的信心。

【健康教育】

除参见"心绞痛"的健康教育外,还应注意以下几点。

1. 疾病预防指导　为预防再次梗死和其他心血管事件,应指导患者做到冠心病二级预防 ABCDE 原则:A. 抗血小板聚集和抗心绞痛治疗;B. 应用 β 受体阻滞剂和控制血压;C. 控制血脂和戒烟;D. 控制饮食和治疗糖尿病;E. 运动和健康教育。

2. 康复指导　与患者及家属共同制定个性化运动处方,并对患者运动康复训练予以指导,循序渐进,经 2～4 个月后,逐渐过渡到恢复部分工作或全天工作,但要对驾驶、高空作业、重体力劳动、易导致精神紧张或工作量大的工作予以更换。

3. 心理指导　指导患者保持乐观、平和的心态,正确对待病情。鼓励家属为患者创造良好的生活环境。若患者出现精神紧张、焦虑等情绪时,应设法给予疏导。

4. 用药指导与病情监测　应向患者强调药物治疗的必要性,指导其遵医嘱服药,并告知其药物的作用、用法和不良反应。通过发放用药手册、电话随访等形式提高患者用药的依从性。教会患者定时测脉搏和血压,定期复查,有病情变化时随时复诊。

5. 照顾者指导　心肌梗死是心脏性猝死的高危因素,应教会照顾者心肺复苏术以备急用。

【预后】

预后与梗死范围的大小、侧支循环的建立情况和治疗是否及时有关。随着诊疗技术的发展,如果能够得到及时救治,该病急性期病死率会大幅度下降。死亡多发生在第一周内,尤其是在数小时内,发生严重心律失常、休克或心力衰竭者,病死率高。

【理实一体】

患者,男,50岁,既往有冠心病史,有时有心前区疼痛,休息可缓解。此次突发心前区疼痛半小时,为持续性压榨样痛,疼痛较以往加重,服用硝酸甘油片后无明显缓解,遂来院就诊。查体:心率109次/分,血压90/50 mmHg,神志清楚,皮肤湿冷,双肺未闻及啰音。

看完这个病例,结合本章内容你能回答下列问题吗?

(1)你觉得该患者可能的初步诊断是什么?

(2)为明确诊断,还需做哪些检查?

(3)针对该患者,你会采取哪些护理措施?

直通护考

1. 动脉粥样硬化不可控制的病因是(　　　)。

A. 年龄　　　　　　　　　B. 血脂异常　　　　　　　　C. 高血压

D. 吸烟　　　　　　　　　E. 肥胖

2. 心绞痛发作的典型部位是(　　　)。

A. 心尖部　　　　　　　　B. 前胸　　　　　　　　　　C. 心前区

D. 胸骨体中上段之后　　　E. 胸骨体中下段之后

3. 硝酸酯制剂治疗心绞痛的主要机制是(　　　)。

A. 扩张冠状动脉　　　　　B. 扩张小动脉　　　　　　　C. 扩张小静脉

D. 扩张主动脉　　　　　　E. 减慢心率

4. 急性心肌梗死最早最突出的症状是(　　　)。

A. 发热　　　　　　　　　B. 恶心、呕吐　　　　　　　C. 疼痛

D. 心律失常　　　　　　　E. 休克

5. 急性心肌梗死时,患者发生心律失常往往发生在(　　　)。

A. 12 h内　　　　　　　　B. 24 h内　　　　　　　　　C. 48 h内

D. 72 h内　　　　　　　　E. 一周内

6. 护士在巡视时,发现一位心肌梗死患者突然出现烦躁不安,面色苍白,皮肤湿冷,脉搏细速,尿量减少,应警惕发生(　　　)。

A. 严重心律失常　　　　　B. 恐惧　　　　　　　　　　C. 心源性休克

D. 急性左心衰竭　　　　　E. 急性右心衰竭

7. 患者,男,50岁,突感胸骨后压榨性疼痛,伴出汗、恶心、含服硝酸甘油、休息后仍不缓解,临床诊断最大可能是(　　　)。

A. 心绞痛　　　　　　　　B. 急性心肌梗死　　　　　　C. 急性左心衰竭

D. 病毒性心肌炎　　　　　E. 高血压

8. 患者,男,62岁,清晨突然感到胸骨后持续性压榨样闷痛2 h,伴烦躁不安、大汗和濒死感,血压80/50 mmHg。为明确诊断应首选的检查是(　　　)。

A. 胸部 CT   B. B 超   C. 血常规

D. 超声心动图   E. 心电图

（张　睿　刘　旭）

任务六　心脏瓣膜病患者的护理

心脏瓣膜病是由于炎症、退行性变、缺血、畸形等引起的瓣膜结构及功能异常。最常见的病因为甲族乙型溶血性链球菌感染引起的心脏反复性风湿性炎症，称为风湿性心脏瓣膜病。如果导致瓣膜互相粘连、增厚、变硬、畸形致瓣膜开放受到限制，阻碍血液流通，称瓣膜狭窄；若瓣膜因增厚、缩短，以致不能完全闭合，导致部分血液反流，则称瓣膜关闭不全。一般最常受累者为二尖瓣，其次为主动脉瓣。同时具有两个或两个以上心瓣膜损害，称联合瓣膜病，最常见的联合瓣膜病是二尖瓣狭窄合并主动脉关闭不全。

【常见临床类型及临床表现】

1. 二尖瓣狭窄

（1）病因及发病机制　①左心房代偿期：正常二尖瓣口的面积是 $4 \sim 6 \ cm^2$，瓣膜狭窄时，左心房不能正常排空，左心房压力升高，左心房代偿性扩张。②左心房失代偿期：瓣膜口狭窄加重在 $1.5 \ cm^2$ 以下时，左心房压力增高后可导致肺静脉回流受阻而淤血，引起急性肺水肿。③右心受累期：长期肺淤血致肺动脉高压，增加右心室后负荷，最终引起右心衰竭。

（2）临床表现　最常出现的早期症状是劳力性呼吸困难，常伴有咳嗽、咯血，随着狭窄加重，出现夜间阵发性呼吸困难，严重时可导致急性肺水肿，咳粉红色泡沫样痰；心功能减退时有心悸、乏力、疲劳，食欲减退、腹胀、肝区痛、下肢浮肿等右心衰竭症状。体检时可出现"二尖瓣面容"，在心尖区触及舒张期震颤，心尖部可闻及舒张期隆隆样杂音是最重要的体征。肺动脉瓣区第二心音亢进。

2. 二尖瓣关闭不全

（1）病因及发病机制　二尖瓣关闭不全：左心室收缩时部分血液反流回左心房，加上肺静脉回流的血液，使左心房压力升高和容量增加；左心室舒张期过多血液流入左心室，造成左心室肥大，最后引起左心衰竭。左心搏出量降低又加重血液反流，可发生肺水肿，后期可出现右心衰竭的症状。

（2）临床表现　主要表现为乏力、劳力后心悸及呼吸困难等左心衰竭症状，后期也可出现右心衰竭的症状。体征有心尖搏动增强，心尖部可闻及响亮粗糙的吹风样收缩期杂音是最重要的体征，肺动脉瓣区第二心音亢进。

3. 主动脉瓣狭窄

（1）病因及发病机制　主动脉瓣狭窄导致左心室后负荷增加，左心室发生代偿性肥大，最后导致左心衰竭。又因左心室排血量显著降低可以诱发冠状动脉和全身动脉供血不足，发生心绞痛。

（2）临床表现　可出现劳力性呼吸困难、心绞痛、晕厥等症状,甚至发生猝死,这是主动脉狭窄典型的"三联症"。面色苍白,主动脉瓣区可听到响亮、粗糙的收缩期吹风样杂音,并向颈部传导是最重要的体征。主动脉瓣区可触及收缩期震颤。

4. 主动脉瓣关闭不全

（1）病因及发病机制　左心室在舒张期接收左心房流入的血液及由主动脉反流的血液,使左心室容量负荷逐渐增大,致使左心室肥大和扩张,引起左心衰竭。又可因主动脉瓣关闭不全,使主动脉舒张压降低,同时收缩压有所升高,脉压增大。

（2）临床表现　有心悸,当快速改变体位时可产生头晕或眩晕,脉压增大可有头颈部搏动感。体征有面色苍白,主动脉瓣第二听诊区听到舒张期叹气样杂音;颈动脉搏动明显,收缩压升高,舒张压降低,脉压增大而产生周围血管征,如水冲脉、枪击音、毛细血管搏动征阳性等。

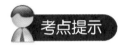
考点提示

各心脏瓣膜病特征性体征(典型心脏杂音)。

【并发症】

1. 充血性心力衰竭　首要的并发症,是本病就诊和致死的主要原因,常因风湿活动、妊娠、感染、心律失常、洋地黄药物使用不当等诱发。

2. 心律失常　最常见的心律失常是房颤,可以诱发或加重心力衰竭。

3. 亚急性感染性心内膜炎　易发生于主动脉瓣关闭不全患者,其致病菌多为草绿色链球菌。可出现原因不明发热、皮肤黏膜淤点、进行性贫血、脾肿大、杵状指等表现。

4. 栓塞　多见于二尖瓣狭窄伴发房颤的患者,因血栓脱落导致。脑栓塞最常见,可引起偏瘫;四肢动脉栓塞可引起肢体剧痛、动脉搏动消失、局部皮肤苍白、发凉、发绀,甚至坏死;肾栓塞可有腰痛、血尿和蛋白尿;肺栓塞可有剧烈胸痛、气急、咯血、发绀等。

【实验室及其他检查】

1. X线检查　严重二尖瓣狭窄者左心房增大心影呈梨形。

2. 心电图检查　二尖瓣狭窄者左心房增大可出现"二尖瓣型P波"。

3. 超声心动图　明确诊断和判定狭窄程度的重要方法。

4. 血液检查　风湿活动期血沉增快,抗链球菌溶血素"O"阳性。

【治疗原则】

治疗的根本方法是手术,如二尖瓣分离术、人工瓣膜置换术等。内科治疗以对症处理、预防和控制风湿活动、防止并发症、保护心功能为主。

【护理诊断】

1. 活动无耐力　与心输出量减少、冠状动脉灌注不足、脑供血不足有关。

2. 有感染的危险　与长期肺淤血、呼吸道抵抗力下降及风湿活动有关。

3. 潜在并发症　充血性心力衰竭、心律失常、栓塞、亚急性感染性心内膜炎等。

【护理措施】

1. 一般护理　减轻心脏负担,注意避免加重心脏负担的因素:饮食、情绪,增加机体抵抗力,恢复体力;注意肢体保暖,预防风湿复发。注意休息和劳逸结合:按心功能分级安排活动量。

2. 饮食护理 给予高热量、高蛋白质、高维生素易消化饮食,促进机体恢复。

3. 并发症的预防及护理

(1) 充血性心力衰竭 避免诱因,注意输液滴速,防止呼吸道感染及风湿活动,保持大便通畅,适当体力活动,监测生命体征、尿量、体重及水肿变化。发生心力衰竭时应采取半卧位和吸氧,缓解后可适当补充营养。

(2) 心律失常 帮助患者稳定情绪,避免诱发因素,学会自查脉搏,监测房颤的症状和体征,有情况及时就诊。

(3) 栓塞 观察有无栓塞征兆,及时进行紧急处理和有关护理,注意预防栓塞:①卧床者经常变换体位、肢体被动运动、局部热敷浸泡;②避免长时间单一姿势;③房颤者服用阿司匹林,防止附壁血栓形成;④避免剧烈运动和突然改变体位,以免栓子脱落。

(4) 亚急性感染性心内膜炎 观察相关症状、体征,及时通知医生,按医嘱采血送血培养,使用抗生素。患者须绝对卧床休息,观察体温、新出血点、栓塞等表现,保持皮肤清洁,预防细菌感染。

4. 协助完成特殊治疗 对接受二尖瓣分离术、人工瓣膜置换术等治疗的患者除按常规进行一般术前准备,术后按医嘱抗感染、抗凝、纠正肺淤血外,应特别注意防止出血倾向,观察心、脑、肾、肢体有无栓塞现象。

5. 健康教育 教育患者防寒、保暖,预防风湿。要劝告反复发生扁桃体炎的患者,在风湿活动控制 2～4 个月后手术摘除扁桃体。在拔牙、内镜检查、导尿、人工流产等手术前,应告诉医生有风心病病史,便于预防性使用抗生素。育龄妇女病情较重者避免妊娠。

直通护考

1. 二尖瓣的解剖位置是(　　　)。

A. 左心房与左心室之间　　　　　　　　B. 右心房与右心室之间

C. 右心室与肺动脉之间　　　　　　　　D. 左心室与主动脉之间

E. 左心房与肺静脉之间

2. 风湿性心瓣膜病与下列哪种细菌反复感染有关?(　　　)

A. 甲族乙型溶血型链球菌　　　　　　　B. 甲族丙型溶血型链球菌

C. 葡萄球菌　　　　　　　　　　　　　D. 乙族乙型溶血型链球菌

E. 乙族丙型溶血型链球菌

3. 风湿性心瓣膜病最常受累的瓣膜为(　　　)。

A. 主动脉瓣　　　　　　B. 肺动脉瓣　　　　　　C. 二尖瓣

D. 主动脉瓣及肺动脉瓣　　E. 三尖瓣

4. 二尖瓣听诊区位于(　　　)。

A. 心尖部　　　　　　B. 胸骨体下端近剑突　　　C. 胸骨右缘第二肋间

D. 胸骨左缘第三肋间　　E. 胸骨左缘第 3～4 肋间

5. 风湿性心瓣膜病二尖瓣狭窄最常出现的早期临床表现是(　　　)。

A. 劳力性呼吸困难　　　　　　　　　　B. 阵发性夜间呼吸困难

C. 急性肺水肿咳粉红色泡沫样痰　　　　D. 食欲不振、肝区痛、双下肢浮肿

E. 胸水、腹水

6. 风湿性心瓣膜病二尖瓣狭窄最重要的体征是（　　　）。

A. 心尖部可闻及全收缩期粗糙吹风样杂音

B. 心尖部可闻及舒张期隆隆样杂音

C. 第二主动脉瓣区可听到舒张早期叹气样杂音

D. 主动脉瓣区可听到收缩期粗糙吹风样杂音

E. 脉压大而产生周围血管征如水冲脉、毛细血管搏动、枪击音等

7. 二尖瓣狭窄患者的面容特征是（　　　）。

A. 两颊部蝶形红斑　　　　　　　　　　　B. 两颊部紫红，口唇轻度发绀

C. 两颊黄褐斑　　　　　　　　　　　　　D. 午后两颊潮红

E. 面部毛细血管扩张

8. 风心病可引起左心室排血量显著降低，出现心绞痛、眩晕，甚至猝死的瓣膜损害类型是（　　　）。

A. 二尖瓣关闭不全　　　　B. 二尖瓣狭窄　　　　C. 主动脉瓣关闭不全

D. 主动脉瓣狭窄　　　　　E. 肺动脉瓣关闭不全

9. 直接引起心脏左心室后负荷加重的瓣膜病为（　　　）。

A. 主动脉瓣狭窄　　　　　B. 主动脉瓣关闭不全　　　C. 二尖瓣狭窄

D. 二尖瓣关闭不全　　　　E. 三尖瓣关闭不全

10. 可直接引起左心室前负荷加重的心瓣膜病是（　　　）。

A. 主动脉瓣关闭不全　　　B. 主动脉瓣狭窄　　　　C. 二尖瓣关闭不全

D. 二尖瓣狭窄　　　　　　E. 三尖瓣狭窄

11. 风心病主动脉瓣关闭不全患者的早期症状是（　　　）。

A. 主诉心悸、头部强烈搏动感　B. 乏力、疲劳　　　　C. 左心衰竭表现

D. 右心衰竭表现　　　　　E. 全心衰竭表现

12. 主动脉瓣关闭不全出现周围血管征，下列哪项是错误的？（　　　）

A. 颈动脉搏动明显　　　　　B. 收缩期和舒张期二重杂音（Duroziez 征）

C. 枪击音　　　　　　　　　D. 毛细血管搏动

E. 奇脉

13. 风湿性心瓣膜病首要潜在并发症，也是本病就诊及致死的主要原因是（　　　）。

A. 心律失常　　　　　　B. 栓塞

C. 亚急性感染性心内膜炎　D. 肺部感染

E. 充血性心力衰竭

14. 治疗风心病的根本方法是（　　　）。

A. 保护心功能　　　　　B. 改善心功能　　　　C. 手术治疗

D. 积极预防风湿活动　　E. 控制风湿活动

（孙相玉　王　沛）

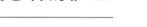
任务七　病毒性心肌炎患者的护理

病毒性心肌炎是由病毒感染引起的心肌局限和弥漫性炎性病变。

【病因及发病机制】

以肠道和呼吸道病毒,如柯萨奇病毒 A 和 B、埃可病毒及脊髓灰质炎病毒感染多见;流感、风疹、单纯疱疹及肝炎病毒等也可引起。尤其是柯萨奇病毒 B。发病机制可能与病毒直接侵犯及通过免疫反应而导致心肌损害、功能下降有关,病情轻重差异较大。

【临床表现】

1. 身体状况　发病前 1～4 周有呼吸道或肠道感染史,如上感、发热、咳嗽、流涕、打喷嚏、腹泻等,部分患者有细菌感染、寒冷、剧烈运动、酗酒、过劳等诱发因素;接着出现心慌、心悸、气促、胸闷、心前区不适等心脏受累表现;严重者出现心律失常和心力衰竭,甚至猝死。

2. 体征　可发现心率增快且与发热不成比例,第一心音低钝,可闻及第三、四心音及奔马律,有心脏扩大和交替脉,如有心律失常和心力衰竭则出现相应的体征。

【实验室及其他检查】

血清心肌酶增高,病毒中和抗体效价恢复期较急性期升高 4 倍,可伴有心律失常和 Q-T 延长等心电图表现。

【治疗原则】

1. 一般治疗　急性期应卧床休息,注意营养,可以应用帮助心肌营养和代谢的药物,如维生素 C、ATP、辅酶 A、极化液、干扰素等,有严重并发症患者可短期使用激素以减轻心肌水肿。

2. 对症治疗　主要针对心力衰竭进行利尿、扩血管治疗。

【护理诊断及合作性问题】

(1) 活动无耐力　与心肌受损、心律失常有关。

(2) 焦虑　与起病急、心理负担过重有关。

(3) 潜在并发症　心力衰竭、心律失常。

【护理措施】

1. 一般护理　调整情绪,耐心解释病情,说明休息静养的重要性,卧床一个月,有并发症者应待心率和心电图均恢复正常后才可下床活动。活动要适量并循序渐进,制定合理的活动计划。协助生活料理,减轻患者心理压力,以配合治疗护理。

2. 饮食护理　摄入易消化、富含维生素和蛋白质的饮食,少食多餐,避免过饱。多吃新鲜蔬菜和水果,禁烟限酒。

3. 病情观察　心律失常和心力衰竭是主要并发症。医护人员应加强巡视和心电监护,准备好抢救设备药品及心脏起搏器等,一旦出现危险信号,如多源性室性期前收缩、室性心动过速、ST-T 显著下降、Q-T 延长、QRS 增宽、高度房室传导阻滞,要迅速报告和处理。

4. 用药护理　遵医嘱正确使用利尿剂、血管扩张剂、营养心肌的药物,对于应用洋地黄的患者应特别注意其毒性反应,因为心肌炎时心肌细胞对洋地黄的耐受性较差。

5. 健康教育

（1）合理安排休息和活动　急性期严格卧床休息1个月，出院后应继续休息2～3个月，3～6个月后方可恢复工作和学习。有心功能减退或持久心律失常者仍应限制活动，保证充足休息。

（2）饮食调整　注意营养摄入，提高机体抵抗力。心力衰竭者要限钠、禁烟酒等。

（3）避免诱发因素　患者及家属一起认识防治，如过劳、感染、缺氧、营养不良、寒冷、酗酒等易于病毒侵入的因素。

（4）用药指导　坚持药物治疗，介绍相关资料、知识、药物用法和注意事项，定期随访，发现病情反复及时就医。

 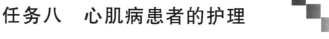 直通护考

1. 心肌炎最主要的病因是（　　　）。

A. 细菌感染　　　　　　　B. 病毒感染　　　　　　　C. 支原体感染

D. 过敏或变态反应　　　　E. 理化因素刺激

2. 病毒性心肌炎最多发生于（　　　）。

A. 无心脏病史的中年人　　　　　　　B. 有心脏病史的中年人

C. 无心脏病史的老年人　　　　　　　D. 无心脏病史的儿童和青少年

E. 老年心脏病患者

3. 病毒性心肌炎的主要护理诊断是（　　　）。

A. 焦虑　　　　　　　　　B. 气体交换受损　　　　　C. 体液过多

D. 疼痛：胸痛　　　　　　E. 活动无耐力

4. 病毒性心肌炎最重要的护理措施是（　　　）。

A. 遵医嘱使用药物治疗　　B. 限制活动，卧床休息　　C. 防止呼吸道感染

D. 稳定情绪，消除紧张　　E. 改善饮食增加营养

（孙相玉）

任务八　心肌病患者的护理

原发性心肌病是一组原因不明，以心肌病变为主伴有心脏功能障碍的疾病。根据形态学改变的特点分为扩张型心肌病、肥厚型心肌病、限制型心肌病、致心律失常型右心室心肌病、未分类心肌病、特异性心肌病等。其中扩张型心肌病和肥厚型心肌病最常见。

一、扩张型心肌病

心肌病变以双侧心室扩张，心肌收缩功能受损为主要特征。多死于心力衰竭或严重心律

失常。

【病因及发病机制】

病因不明,可能与病毒感染、自身免疫反应和遗传有关,尤其以柯萨奇病毒 B 感染最为密切。

【临床表现】

起病缓慢,早期无症状,心脏可有轻度扩大。逐步出现乏力、心悸、气促、呼吸困难等症状,晚期可有端坐呼吸、肝大、水肿、胸水、腹水等心力衰竭症状和体征。部分患者发生栓塞、心律失常及猝死等表现。检查可有心脏扩大、交替脉、第一心音低钝、异常心音及奔马律、肝大、水肿等。

【实验室及其他检查】

1. 胸部 X 线和心脏超声检查　均有心脏各腔增大,以左心室扩大出现早而显著。超声心动图检查是确诊扩张型心肌病的主要依据。

2. 心电图　显示房颤、期前收缩、传导阻滞等各种心律失常、ST-T 改变和异常 Q 波,尤其易出现危险的心律失常。

【治疗原则】

纠正心力衰竭、控制各种类型心律失常,防止猝死。应用营养心肌等药物。晚期条件允许可行心脏移植术。

二、肥厚型心肌病

心肌病变以不对称性心室肥厚、心腔变小为主要特征。特别是部分患者因左心室流出道处室间隔异常增厚,在心肌收缩时可导致肥厚性梗阻。常引起心力衰竭和猝死。

【病因及发病机制】

病因不明,可能为常染色体遗传性疾病,患者儿茶酚胺类物质分泌过多或对其敏感性增加,导致心脏形态改变和功能下降。

【临床表现】

1. 主要症状　为劳力性呼吸困难、心悸、胸痛。伴流出道梗阻的患者,可在起立或运动时出现眩晕甚至猝死等。严重心律失常是肥厚型心肌病患者猝死的晚期主要原因。部分患者因心肌耗氧增多而出现心绞痛,服用硝酸甘油和休息不能缓解。

2. 主要体征　为心脏轻度扩大,流出道有梗阻的患者可在胸骨左缘第 3～4 肋间听到较粗糙的喷射性收缩期杂音。

【实验室及其他检查】

1. 胸部 X 线　显示心影增大多不明显,室间隔非对称性肥厚。

2. 心电图　有左心室高电压和 ST-T 改变,还有各种心律失常。

【治疗原则】

主要是以降低流出道梗阻,减慢心率,防止心动过速。治疗药物以 β 受体阻滞剂和钙通道阻滞剂为主,绝对不能使用硝酸甘油,以免加重病情。对重度梗阻性肥厚型心肌病可植入 DDD 型起搏器或手术治疗。

【护理诊断】

(1)气体交换受损　与心力衰竭有关。

(2)活动无耐力　与心肌病变使心脏收缩力减弱,心排血量减少有关。

（3）慢性疼痛：胸痛　与肥厚心肌耗氧量增加、冠状动脉供血相对不足有关。

（4）潜在并发症　心律失常、栓塞、猝死。

【护理措施】

1. 一般护理　限制患者体力活动。有心力衰竭症状者，需绝对卧床休息。肥厚型心肌病患者应避免屏气、持重、剧烈运动等。

2. 饮食护理　给予高蛋白质、高维生素的清淡饮食，少量多餐，避免饱餐。心力衰竭时低盐饮食，限制水分摄入。

3. 病情观察　密切观察患者心率、心律、呼吸及血压，必要时进行心电监护。观察有无心力衰竭、心律失常及栓塞征象。肥厚型心肌病注意有无晕厥发生。

4. 用药护理　遵医嘱用药，注意观察药物疗效及不良反应。扩张型心肌病对洋地黄药物耐受性差，使用时应密切观察有无洋地黄毒性反应。使用β受体阻滞剂或钙通道阻滞剂时，注意有无心动过缓等不良反应。梗阻性肥厚型心肌病患者，心绞痛发作时不宜用硝酸酯类药物。使用抗心律失常药物时，密切观察心率、心律及不良反应。发现异常立即报告医生并协助处理。

5. 健康教育

（1）扩张型心肌病患者应避免劳累、病毒感染及酗酒，合理休息，减轻心脏负担。

（2）肥厚型心肌病患者应避免情绪激动、突然用力或提取重物及剧烈活动。

（3）有晕厥史者避免单独外出，以免发生意外。

（4）遵医嘱服用抗心力衰竭和纠正心律失常药物，教会患者及家属观察药物疗效及不良反应。

（5）嘱患者定期门诊随访，随时调整药物剂量，症状加重立即就诊。

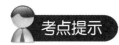

考点提示

扩张型心肌病、肥厚型心肌病确诊的主要依据是超声心动图。

直通护考

1. 患者，男，58岁。劳累后心悸、气短8年，休息可缓解，入院诊断：扩张型心肌病。今日患者主诉乏力、气短，端坐呼吸。下列护理措施不妥的是（　　　）。

A. 使用洋地黄时警惕发生中毒

B. 嘱患者不必绝对卧床休息，可适当活动

C. 给予抗凝药物，防止血栓形成

D. 给予持续氧气吸入

E. 胸痛时及时止痛

2. 患者，男，29岁，劳累后心悸、气短4年，休息可缓解。近1年活动中有发作过晕厥2次。体检：胸骨左缘第3~4肋间隙听到较粗糙的喷射性收缩期杂音；X线检查可见心影增大不明显；心电图表现为ST-T改变，胸导联常出现巨大倒置T波。在Ⅰ、aVL或V_4、V_5导联时可出现深而不宽的病理性Q波。超声心动图：室间隔有非对称性肥厚，舒张期室间隔厚度与后壁之比在1.3以上。应考虑的临床诊断是（　　　）。

A. 克山病   B. 病毒性心肌炎   C. 扩张型心肌病

D. 肥厚型心肌病   E. 限制型心肌病

3. 患者,男,63岁。诊断为"肥厚梗阻型心肌病",从床上起来时突然出现眩晕、眼前发黑,伴有心慌、心前区不适。对患者的处理措施不正确的是(　　)。

A. 立即平卧,停止活动   B. 不能使用洋地黄类药物

C. 给予吸氧,氧流量为2～4 L/min   D. 安慰患者,解除紧张情绪

E. 遵医嘱给予硝酸甘油舌下含化

(孙相玉)

任务九　心包疾病患者的护理

心包炎是指多种因素引起的心包脏层和壁层炎性病变。心包炎按病因可分为原发感染性心包炎和非感染性心包炎;按病程进展可分为急性心包炎、慢性心包积液、粘连性心包炎、亚急性渗出性缩窄性心包炎及慢性缩窄性心包炎等。临床上以急性心包炎和慢性缩窄性心包炎最为常见。

【病因及发病机制】

1. 原发感染性心包炎 可由细菌、病毒、真菌、寄生虫及立克次体等引起。

2. 非感染性心包炎 可由肿瘤、代谢性疾病、自身免疫性疾病及尿毒症等引起。

3. 急性心包炎 心包脏层和壁层的急性炎症,可由细菌、病毒、自身免疫、物理及化学等因素引起。心包炎常是某种疾病表现的一部分或为其并发症,故常被原发病所掩盖,但也可单独存在。过去常见的病因是风湿热、结核病及细菌感染,近年来,病毒感染性、肿瘤性、尿毒症性及心肌梗死性心包炎发病率明显增多。

4. 缩窄性心包炎 心脏被致密厚实的纤维化或钙化心包所包围,使心室舒张期充盈受限而产生的一系列循环障碍症状。缩窄性心包炎继发于急性心包炎,以结核性最为常见,其次为化脓性或创伤性心包炎后演变而来,少数与心包肿瘤、急性非特异性心包炎及放射性心包炎等有关,也有部分患者病因不明。

【临床表现】

1. 急性心包炎 根据病情发展分为纤维蛋白性心包炎和渗出性心包炎。

(1)纤维蛋白性心包炎 ①症状:心前区疼痛为主要症状,多见于急性非特异性心包炎和感染性心包炎。疼痛多位于心前区,可放射至颈部、左肩、左臂及左肩胛骨,也可达上腹部,多呈尖锐性疼痛,常因咳嗽、深呼吸或变换体位而加重。疼痛也可位于胸骨后,呈压榨性疼痛,需注意与心肌梗死鉴别。②体征:心包摩擦音是纤维蛋白性心包炎的典型体征,多位于胸骨左缘第3～4肋间,收缩期和舒张期均可听到。一般持续数小时或数天,当积液增多时,心包摩擦音即消失。

(2)渗出性心包炎 ①症状:呼吸困难是渗出性心包炎最突出的症状,与肺、支气管受压

或肺淤血有关。呼吸困难严重时,患者呈端坐呼吸,呼吸浅快、面色苍白及发绀等;也可因压迫气管、喉返神经、食管而产生干咳、声音嘶哑及吞咽困难等。此外,还可有发冷、发热、乏力、烦躁及上腹胀痛等。②体征:心尖搏动减弱或消失;心浊音界向两侧增大,随体位改变而改变;心率增快,心音遥远;大量心包积液可使收缩压下降,而舒张压变化不大,故脉压减小;可累及静脉回流,出现颈静脉怒张、肝大、水肿及腹水等。

（3）心脏压塞 快速心包积液时可引起急性心脏压塞,表现为明显心动过速、血压下降、脉压变小和静脉压明显上升;心排出量显著下降时可引起急性循环衰竭、休克等;积液缓慢积聚时可出现亚急性或慢性心脏压塞,表现为静脉压显著升高,颈静脉怒张等,常伴有肝大、腹水和下肢水肿。动脉收缩压降低、舒张压变化不大时可表现为脉搏细弱、脉压减小、奇脉等。

2. 缩窄性心包炎

（1）症状 起病缓慢,多在急性心包炎后1年内形成,少数可达数年。劳力性呼吸困难为早期症状,主要与心搏出量降低有关;后期可因大量胸水、腹水使膈肌抬高和肺部淤血,出现呼吸困难,甚至端坐呼吸。体循环淤血时出现上腹胀满或疼痛、食欲减退等。

（2）体征 颈静脉怒张是缩窄性心包炎最重要的体征之一。可见 Kussmaul 征,即吸气时颈静脉怒张更加明显。肝大、腹水、胸水及下肢水肿是其常见的体征。脉搏软弱无力,可出现奇脉。心尖搏动减弱或消失,约有半数患者可在胸骨左缘第3~4肋间闻及心包叩击音。

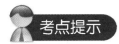 考点提示

缩窄性心包炎重要的体征之一是颈静脉怒张,可见 Kussmaul 征。肝大、腹水、胸水及下肢水肿是常见的体征,可出现奇脉。

【实验室及其他检查】

1. 血液检查 感染者常有白细胞计数增加及血沉增快。

2. X 线检查 渗出性心包炎可见心影向两侧增大,而肺部无明显充血现象是心包积液的有力证据。缩窄性心包炎心影偏小、正常或轻度增大。

3. 超声心动图检查 诊断心包积液最简单、安全、可靠的方法。急性心包炎可见液性暗区。缩窄性心包炎可见心包增厚、室壁活动减弱及室间隔矛盾运动等。

4. 心电图检查 急性心包炎时,常规导联(aVR 除外)呈弓背向下型 ST 段抬高,T 波低平或倒置。渗出液性心包炎时可有 QRS 波群低电压,无病理性 Q 波。缩窄性心包炎可有 QRS 波群低电压,T 波低平或倒置。

5. 心包穿刺术 鉴别积液性质和协助病因诊断。

【治疗原则】

急性心包炎治疗包括病因治疗和对症治疗,如抗结核、抗生素、化疗药物及镇痛剂治疗等。出现心脏压塞时行心包穿刺术,必要时可采用心包切开引流及心包切除术,以缓解压迫症状。缩窄性心包炎应早期施行心包切除术。

【护理诊断及合作性问题】

（1）急性疼痛:胸痛 与急性心包炎有关。

（2）气体交换受损 与肺淤血、肺或支气管受压有关。

（3）心排出量减少 与大量心包积液妨碍心室舒张充盈有关。

【护理措施】

1. 一般护理

（1）休息与体位　协助患者采取舒适体位,如半卧位或前倾坐位,提供床上小桌便于伏案休息。疼痛严重时卧床休息,不要用力咳嗽或突然改变体位,以免疼痛加剧。

（2）饮食护理　给予高热量、高蛋白质、高维生素、易消化的半流质食或软食,适当限制钠盐摄入。

（3）吸氧　根据缺氧程度调节氧流量,注意观察氧疗效果。

2. 病情观察　观察患者的生命体征、意识状态及胸痛部位、性质及呼吸困难的程度,有无心脏压塞的表现。

3. 用药护理　遵医嘱给予解热镇痛药,注意观察有无胃肠道症状、出血等不良反应。疼痛剧烈者,可应用吗啡类药物。应用抗结核、抗生素、糖皮质激素及抗肿瘤等药物治疗时,应做好相应观察与护理。

4. 心包穿刺术的配合与护理

（1）术前护理　向患者说明心包穿刺术的意义和必要性,解除其思想顾虑,必要时遵医嘱用少量镇静剂;术前协助患者做心脏超声检查,确定心包积液量,标记穿刺部位;建立静脉通路,备好穿刺包、急救用品和器械;进行心电、血压监测。

（2）术中护理　嘱患者勿剧烈咳嗽或深呼吸,穿刺过程中有任何不适立即报告医生;严格无菌操作,抽液过程中随时夹闭胶管,防止空气进入心包腔。抽液要缓慢,第一次抽液量不宜超过 200 mL,以后每次抽液量不超过 1000 mL,以防急性右心室扩张,若抽出鲜血,立即停止抽吸,密切观察有无心脏压塞症状;记录抽液量和性质,按要求留标本送检;注意观察患者的反应,如有无面色苍白、头晕,以及脉搏、血压、心率及心电图变化等,如有异常及时协助医生处理。

（3）术后护理　穿刺后 2 h 内继续心电监护,观察患者生命体征变化。心包引流者做好引流管的护理。

5. 健康指导

（1）生活指导　嘱患者注意休息,加强营养,给予高热量、高蛋白质、高维生素及易消化饮食,限制钠盐摄入;注意防寒保暖,防止呼吸道感染。

（2）用药与治疗指导　告知患者坚持足够疗程药物治疗的重要性,不要擅自停药,防止复发。注意观察药物不良反应,定期随访检查肝肾功能。对缩窄性心包炎患者,讲明行心包切除术的重要性,解除其思想顾虑,使其尽早接受手术治疗。

直通护考

1. 患者,男,16 岁。寒战、高热、胸闷、气促。入院体查:体温 39.4 ℃,血压 105/85 mmHg,心率 106 次/分,血白细胞明显升高,核左移。诊断心包炎最有意义的体征是（　　　）。

A. 心包摩擦音　　　　　　B. 心包积液征　　　　　　C. 心包压塞征

D. 心脏听到第三心音　　　E. 心脏二尖瓣关闭不全杂音

2. 患者,男,46 岁,1 个月前诊断为急性心包炎,近 1 周出现呼吸困难严重,心率加快。查体发现患者有颈静脉怒张、奇脉,心浊音界向两侧增大,而且左肩胛骨下叩诊呈浊音,并可闻及支气管呼吸音。患者入院后初步考虑为大量心包积液。心包积液迅速、可靠的诊断方法是（　　）。

　　A. 心电图　　　　　　　　　B. 心包镜　　　　　　　　　C. 心包穿刺

　　D. X线检查　　　　　　　　E. 超声心动图

　　3. 患者,男,38 岁。诊断为缩窄性心包炎而收治入院,其临床特征不包括(　　)。

　　A. 劳力性呼吸困难　　　　　　　　B. 食欲缺乏,上腹部胀满或疼痛

　　C. 乏力,运动耐量下降　　　　　　D. 脉压增大

　　E. 心包叩击音

　　4. 患者,男,45 岁,患急性心包炎、心包积液 2 个月以上,近日出现咳嗽、活动后气促。有胸痛。体检:有颈静脉怒张、腹水、肝大、下肢水肿、心率增快,可见 Kussmaul 征。此时应考虑的诊断是(　　)。

　　A. 急性心包炎　　　　　　　B. 亚急性心包炎　　　　　　C. 缩窄性心包炎

　　D. 渗出性心包炎　　　　　　E. 纤维蛋白性心包炎

（孙相玉）

任务十　循环系统常见诊疗技术及护理

一、心导管检查术

　　心导管检查术是将特制的有一定韧度的不透 X 线的导管,经周围血管送到心脏和大血管的指定部位,根据心导管的走行路线,测定心脏和心血管各部分的压力及血氧含量,以计算心排血量、分流量及血流阻力,并分析压力曲线的波形和数值进行诊断和鉴别诊断,为治疗疾病提供重要数据的检查方法。

　　心导管检查术包括右心导管检查与选择性右心造影、左心导管检查与选择性左心造影。其目的是明确诊断心脏和大血管病变所在的部位与性质,病变是否引起了血流动力学改变及其改变程度,为采用介入治疗或外科手术提供依据。

　　【适应证】

　　(1) 需做血流动力学检测者。

　　(2) 先天性心脏病,特别是有心内分流的先天性心脏病的诊断。

　　(3) 心内电生理检查。

　　(4) 静脉及肺动脉造影。

　　(5) 室壁瘤需了解瘤体大小与位置,以决定是否手术及选择手术方式。

　　【禁忌证】

　　(1) 感染性疾病,如感染性心内膜炎、败血症、肺部感染等。

　　(2) 严重出血性疾病。

　　(3) 外周静脉有血栓性静脉炎。

（4）严重肝肾功能损害者。

（5）造影剂过敏者。

【护理】

1. 术前护理

（1）向患者及家属介绍心导管检查术的方法和意义,以及手术的必要性和安全性,消除患者的紧张和恐惧,取得配合。必要时可在术前夜间口服地西泮 5 mg,保证充足的睡眠。

（2）做好青霉素和碘过敏试验。

（3）会阴部及两侧腹股沟备皮。

（4）器械和药品准备。

（5）做动脉穿刺者术前应检查两侧足背动脉的搏动情况并标记,以便术中、术后对照观察。

（6）术前 30 min 给予苯巴比妥 0.1 g,肌内注射。

2. 术后护理

（1）穿刺肢体制动 8 h,血管穿刺部位用沙袋加压 2～4 h 直至不出血为止。

（2）检查足背动脉是否减弱或消失,观察肢体皮肤颜色与温度、感觉与运动有无变化等。

（3）常规给予抗生素预防感染,一般用青霉素静脉滴注,连续用 3 天。

（4）持续监测生命体征、心率、心律及其他表现,注意有无心律失常,穿刺部位有无出血,有无血管栓塞及感染等并发症的发生,若有则协助医生进行处理。

二、冠状动脉介入性诊断与治疗

（一）冠状动脉造影

选择性冠状动脉造影术(SCA)是目前诊断冠心病最可靠的方法,可提供冠状动脉病变的部位、性质、范围、侧支循环情况等准确资料,有助于选择最佳的治疗方案。检查时,将心导管经皮穿刺插入股动脉、肱动脉或桡动脉,送至主动脉根部,使导管顶端进入左、右冠状动脉开口,注入造影剂而使其显影。常用的造影剂为泛影葡胺。

【适应证】

疑有冠状动脉病变者。

【禁忌证】

除与心导管检查术相同外,还有以下禁忌证。

（1）严重心功能不全。

（2）外周动脉血栓性脉管炎。

（3）造影剂过敏。

（4）严重心动过缓者应在临时起搏保护下进行。

【护理】

与心导管检查术基本相同。除此之外,术前需完成一般常规检查,如血常规、尿常规、出凝血时间、电解质、肝肾功能、心电图等,有条件的应做超声心动图及胸部 X 线检查。训练床上排尿及连续咳嗽动作,禁食 12 h,但不禁药。术后动脉穿刺部位加压包扎,沙袋压迫 6～8 h,患者平卧 24 h,注意观察伤口出血情况,注意有无血肿发生,注意足背动脉搏动是否良好。

（二）冠心病的介入治疗

冠心病的介入治疗用心导管检查术疏通狭窄甚至闭塞的冠状动脉管腔,从而改善心肌供血,是心肌血流重建术中创伤性最小的一种。临床上最早应用的是经皮冠状动脉腔内成形术(PTCA),是冠状动脉介入治疗的最基本手段。在此基础上又开发了冠状动脉内支架植入术,目前 PTCA 和支架植入术已成为治疗冠心病的重要手段。前者是经皮穿刺周围动脉将带球囊的导管送入冠状动脉到达狭窄节段,扩张球囊使狭窄管腔扩大而使血流畅通;后者是将以不锈钢或合金材料刻制或绕成管状而其管壁呈网状带有间隙的支架,置入冠状动脉内已经或未经 PTCA 扩张的狭窄节段支撑血管壁,维持血流通畅,以弥补 PTCA 的不足特别是减少术后再狭窄发生率的方法。

【适应证】

1. PTCA　70%以上的单支或多支供应心肌的近端、孤立、向心性、局限的冠状动脉有病变,并伴有以下症状。

(1)心肌梗死后再出现心绞痛。

(2)药物治疗中仍有心肌缺血的证据。

(3)抗心绞痛药物治疗无效。

(4)无急性心肌梗死情况下出现心跳骤停或持续性室速被复苏成功者。

(5)有心绞痛或心肌缺血证据,而又必须进行高危非心脏手术者。

(6)急性心肌梗死有条件进行急症 PTCA 者。

2. 冠状动脉内支架植入术　主要适用于急性完全或不完全闭塞的病变、局限性病变、急性心肌梗死,以及做 PTCA 后夹层形成和弹性回缩的病变;血管直径≥3 mm。

【禁忌证】

1. PTCA　取决于设备及操作者的经验。一般认为左主干病变(狭窄程度超过50%)或与左主干等同的病变为绝对禁忌证。相对禁忌证:多支广泛性弥漫性病变;合并有非急性缺血所致的严重瓣膜病变;冠状动脉痉挛引起的变异性心绞痛;狭窄程度小于50%;不稳定性心绞痛。

2. 冠状动脉内支架植入术　无绝对禁忌证,但血管直径≤2.5 mm,主要分支血管的分叉部血管有严重迁曲的病变为相对禁忌证。

【护理】

1. 术前准备　基本与冠状动脉造影术相同,但做 PTCA 前必须口服抗血小板凝集的药物,如阿司匹林、抵克立得等。

2. 术后护理

1)持续心电监护24 h,严密观察有无心律失常、心肌缺血、心肌梗死等急性并发症。

2)PTCA 术后绝对卧床36 h,支架植入术后卧床48 h。加强生活护理,保证患者的基本需要。

3)手术完毕拔出鞘管时,以手指压迫止血30 min,压迫点在皮肤穿刺点上方1～2 cm 处,确认无出血后,用弹力绷带加压包扎,1 kg 沙袋压迫6～8 h,穿刺侧肢体必须制动24 h,防止出血。

4)常规使用抗生素3～5天,注意观察伤口情况,预防感染。

5)抗凝治疗的护理:术后常规给予抗凝剂,预防血栓形成和栓塞而导致的血管闭塞和急性心肌梗死等并发症。常规给予低分子肝素5000/12 h 皮下注射。口服阿司匹林、波立维抗凝治疗,注意控制药量,密切观察有无出血倾向。

6)绷带拆除后嘱患者逐渐增加活动量,但起床或下蹲时动作要缓慢,不要突然用力,防止再度出血。术后一周内避免抬重物。

7）术后并发症的观察与护理

（1）腰酸、腹胀　大多数患者由于术后制动、长时间平卧出现腰酸、腹胀，应告知患者下床活动后症状会自然消失，可适当活动另一侧肢体，严重者可热敷、按摩以缓解症状。

（2）穿刺局部损伤　因制动时间过短、沙袋移位、起床活动用力过猛、剧烈咳嗽等多种因素可引起局部出血或血肿形成。嘱患者下肢保持伸直位，拔管后 24 h 方可活动；咳嗽或用力时应压紧穿刺点；术后严密观察伤口情况，如有出血要重新包扎；局部血肿者可用 50％硫酸镁湿热敷或理疗。

（3）栓塞　栓子可来自导管或导丝表面的血栓，或来自操作不当导致的粥样斑块脱落等。术后要注意观察双下肢足背动脉搏动情况、皮肤颜色、温度及感觉，下床活动后肢体有无疼痛或跛行等，如有异常及时报告医生。

（4）尿潴留　多因患者不习惯床上大小便所致。术前应训练床上大小便；术后做好心理疏导；诱导排尿如听流水声、温水冲洗会阴部等，或按摩、热敷下腹部；以上措施均无效时可采用导尿术。

（5）低血压　可因伤口局部加压后引发血管迷走反射所致。少数为硝酸甘油滴速过快引起。常表现为血压下降的同时伴有心率减慢、恶心、呕吐、出冷汗，甚至心跳骤停。术后应密切观察血压变化，一旦发现异常应及时报告医生，给予阿托品 1 mg 静脉注射；使用硝酸甘油静脉滴注时要严格控制滴速。

（6）造影剂反应　极少数患者注入造影剂后会出现皮疹或有寒战，使用地塞米松后可缓解。

（7）心肌梗死　因病变处血栓形成导致急性闭塞所致。术后需细心观察了解患者有无胸闷、胸痛等症状，并监测心电图，注意有无心肌缺血的表现。

8）遵医嘱服药，药物如阿司匹林、抵克立得、硝酸酯类、钙通道阻滞剂、ACEI 类等。定期监测药物副作用，监测血小板、出凝血时间等。

9）PTCA 术后 6 个月内约有 40％患者发生再狭窄，因此要定期随访。

三、心脏电复律

心脏电复律是在短时间内向心脏通以高压强电流，使心肌瞬间同时除极，从而消除异位快速心律失常，使之转为窦性心律的方法。

目前常用的是直流电心脏电复律器，分为直流电同步电复律和直流电非同步电复律。前者是指除颤器设有同步装置，放电时电流正好与 R 波同步，即电流刺激落在心室肌的绝对不应期，从而避免诱发心室颤动，主要用于除心室颤动以外的快速心律失常；后者是指不启用同步触发装置，则可在任何时间放电，用于心室颤动。

【适应证】

心室颤动是心脏电复律的绝对指征，除此之外，还包括各种快速性异位心律失常，尤其是药物治疗无效者。

【禁忌证】

（1）心脏明显增大及心房内有新鲜血栓形成的心房颤动者。

（2）伴有病态窦房结综合征的异位快速心律失常。

（3）有洋地黄中毒和低钾血症时。

（4）伴有Ⅱ度、Ⅲ度房室传导阻滞的心房颤动或扑动。

【护理】

1. 复律前的准备

（1）物品准备　电复律器、心电图机、示波器及心肺复苏所需的抢救设备和药品。

（2）患者准备　①做好患者的思想工作,消除恐惧心理,取得合作;②遵医嘱停用洋地黄类药物1～2天,给予改善心功能、纠正低钾血症和酸中毒的药物;③复律前,心房颤动者需口服奎尼丁,预防转复后复发,并观察心率、心律、血压、脉搏及奎尼丁反应;④复律术当日晨需禁食,并嘱患者排空大小便;⑤建立静脉通路。

2. 复律后的护理

（1）持续心电监护24 h。注意心率和心律的变化,密切观察患者病情变化如神志、面色、呼吸、血压、脉搏、皮肤及肢体活动情况,做好记录。及时发现有无因电击导致的各种心律失常、栓塞、皮肤灼伤、肺水肿等,并协助医生处理。

（2）患者需卧床休息1～2天,清醒后2 h内避免进食,以免恶心、呕吐。

（3）继续服用奎尼丁、洋地黄或其他抗心律失常的药物以维持窦性心律。

【健康教育】

电复律较药物治疗效果好而快,成功率高,但并无维持窦性心律的作用,故应指导患者复律后坚持服用药物来维持疗效。另外,复律术后复发率高,告知患者应做好思想准备。

 直通护考

1. 非同步电复律适用于(　　　)。

A. 心房扑动　　　　　　　　B. 心房颤动　　　　　　　　C. 心室纤颤

D. 室上性心动过速　　　　　E. 室性心动过速

2. 为转复房颤患者的异位心律失常,护士在进行电复律治疗时错误的操作是(　　　)。

A. 绝对卧床、保暖　　　　　　　　　B. 电极放置位置正确

C. 放电时抢救人员离开床沿　　　　　D. 电极涂抹足够的电极糊

E. 非同步电除颤

3. 某患者接受冠状动脉造影术后回到病房,医嘱用沙袋压迫股动脉穿刺点6 h,为防止局部出血和栓塞,护士应重点观察(　　　)。

A. 呼吸　　　　　　　　　　B. 心率　　　　　　　　　　C. 血压

D. 足背动脉搏动　　　　　　E. 肌力

思政学堂

　　实施积极应对人口老龄化国家战略,发展养老事业和养老产业,优化孤寡老人服务,推动实现全体老年人享有基本养老服务。

　　　　——习近平:高举中国特色社会主义伟大旗帜 为全面建设社会主义现代化国家而团结奋斗——在中国共产党第二十次全国代表大会上的报告

（徐　菲）

项目三　消化系统疾病患者的护理

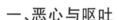 学 习 目 标

掌握:消化系统常见疾病的护理评估、护理诊断和护理措施。

熟悉:消化系统常见疾病的病因、治疗、康复护理要点。

了解:消化系统常见疾病的护理评价、病理生理和护理目标。

素质与思政目标:培养学生具有坚持人民至上、生命至上的理念,努力为人民提供更加贴心、高效、优质的医疗服务。

任务一　常见症状和体征的护理

一、恶心与呕吐

恶心是上腹部不适、紧迫欲吐的感觉,呕吐是通过胃的强烈收缩迫使胃或部分小肠内容物经食管、口腔而排出体外的现象。大多数患者先有恶心,继而呕吐。引起恶心与呕吐的病因很多,如消化系统疾病、全身疾病、中毒、药物、神经系统的病变等。

【临床表现】

以呕吐为主要症状的消化系统疾病临床特点如下。

1. 急性胃肠炎　呕吐物为食物,常伴有腹痛、腹泻,有不洁饮食史。

2. 幽门梗阻　常在餐后发生,呕吐量大、呕吐物含酸性发酵宿食、不含胆汁,伴有腹胀及腹部不适。

3. 急性胰腺炎　呕吐频繁、剧烈,呕吐物为胃内容物甚至含胆汁,伴有腹痛、腹胀和发热。

4. 低位性肠梗阻　呕吐物有粪臭味,常伴有腹痛、腹泻及排便排气停止。

5. 食物中毒　餐后短时间内发病,伴腹痛、腹泻,特别是集体发病。

6. 精神性呕吐　进食过程中发病,呕吐量小,呕吐后可再进食。

7. 前庭器官病　呕吐时伴有眩晕、眼球震颤。

8. 颅内高压症　喷射状呕吐,多无恶心先兆,吐后无轻松感,常伴有剧烈头痛。

【护理】

1．护理问题

（1）有体液不足的危险　与大量呕吐导致失水有关。

（2）活动无耐力　与频繁呕吐导致失水、电解质丢失有关。

2．护理措施

（1）一般护理　患者呕吐时应帮助其坐起或取侧卧位,有意识障碍者头偏向一侧,避免误吸。呕吐后协助患者漱口,更换污染的衣物和被褥,告知患者不要突然起身,以免引起体位性低血压。

（2）病情观察　观察患者呕吐的特点,记录呕吐的次数,呕吐物的性质和量、颜色、气味。

（3）失水征象监测　①定时测量和记录生命体征直至平稳,血容量不足时可出现心率增快、呼吸急促、血压降低,持续大量呕吐后可因大量胃液丢失引起代谢性碱中毒,患者出现呼吸变浅、变慢;②准确记录 24 h 液体出入量和体重、尿比重;③观察患者有无失水征象,根据失水程度不同可出现软弱无力、口渴、皮肤黏膜干燥和弹性降低,尿量减少,并可有神志不清甚至昏迷现象。

（4）积极补充水和电解质　非禁食者,可少量多次进行口服补液,以免引起恶心、呕吐;剧烈呕吐不能进食者,常有水、电解质紊乱,可通过静脉及时纠正。

二、腹痛

腹痛是局部感觉神经纤维受到炎症、缺血、损伤及理化因子等因素刺激所产生的疼痛感,一般按起病缓急、病程长短分为急性和慢性。腹痛多由腹腔脏器的炎症而来,也可由某些全身性疾病引发。腹痛可表现为隐痛、钝痛、灼痛、胀痛、刀割样痛、钻痛或绞痛等,其部位、性质和程度常与疾病有关。

腹痛的特点如下。

1．消化性溃疡　常为上腹部胀痛、灼痛、饥饿痛,与进食有关,并伴有反酸、嗳气、腹胀及食欲减退。

2．急性胰腺炎　中上腹持续性剧痛或阵发性加剧,可为钝痛、绞痛或刀割样痛,并向腰背部放射,常在进食后加重,并伴有恶心、呕吐、发热及腹胀。

3．肝外胆管结石　多为剑突下及右上腹阵发性绞痛,剧烈难忍,可向右肩部放射,进食油腻食物可使腹痛加剧。

4．急性弥漫性腹膜炎　剧烈疼痛,并弥漫至全腹,可出现腹肌紧张、压痛、反跳痛。

5．输尿管结石　阵发性绞痛,可放射至同侧腹股沟及会阴部,并随结石下移疼痛部位不断改变,常伴有血尿。

【护理问题】

疼痛:腹痛　与胃肠道炎症、溃疡及肿瘤等病变累及脏器包膜、腹膜壁层或腹部(内脏)的感觉神经有关。

【护理措施】

1．腹痛的监测　观察并记录患者腹痛的部位、性质及程度,发作的时间及伴随症状,如疼痛突然加重、性质改变,经一般对症处理后疼痛不能缓解,要警惕并发症的发生,如消化性溃疡引发的急性穿孔而引起弥漫性腹膜炎,应立即报告医生并配合处理。

2．一般护理　协助患者采取有利于减轻腹痛的体位,如急性胰腺炎患者可取弯腰抱膝位,急腹症可取平卧位,对神志不清、烦躁不安者要注意防护,避免发生坠床等意外。

3. 疼痛护理　指导患者掌握非药物性缓解疼痛的方法:对于疼痛,尤其是慢性疼痛,采用非药物性止痛法,可减轻患者的焦虑和紧张。①指导式想象:转移患者的注意力,让患者回忆一些有趣的往事可转移注意力,从而减轻疼痛。②合理饮食:急性腹痛未明确诊断时宜禁食,必要时行胃肠减压,消化性溃疡者禁食酸辣等刺激性食物,胆结石者禁食油腻食物。③局部热疗法:除急腹症外,疼痛局部可用热水袋进行热敷,解除痉挛。④根据不同疾病,可选择针灸、气功等转移注意力的方法缓解疼痛。

4. 用药护理　遵医嘱合理使用镇痛药,并注意观察用药后的不良反应,癌性疼痛应遵循按需给药的原则,急性剧烈腹痛未明确诊断时,不可随意使用镇痛药物,以免掩盖症状,延误病情。

三、腹泻和便秘

腹泻是指排便次数增多,粪质稀薄,或带有未消化的食物、黏液和脓血。腹泻多由肠道疾病引起,也可因药物、全身性疾病、过敏和神经功能紊乱引起,其发生机制为肠蠕动增快,肠壁腺体分泌增多或吸收障碍。腹泻可分为急性和慢性两种,病程超过 2 个月者为慢性腹泻。

便秘是指排便次数减少或排便困难,大便干结,一般指 7 天内排便次数少于 3 次。可由于全身性疾病、身体虚弱、不良排便习惯,以及结肠、直肠、肛门疾病引起。

【临床表现】

1. 腹泻　急性感染性腹泻每日排便可达 10 余次;细菌性痢疾可排黏液血便或脓血便,可伴有发热、腹痛及里急后重;阿米巴痢疾可排暗红色血便并伴有腹痛;小肠疾病引起的腹泻粪便呈糊状或水样,可含未完全消化的食物成分;结肠病变引起的腹泻粪便量少、黏液多,累及直肠可出现里急后重。

2. 便秘　急性便秘除原发病表现外,可伴有腹痛、腹胀、恶心、呕吐,多见于各种原因引起的肠梗阻。慢性便秘的患者可有口苦、食欲减退、腹胀、下腹不适等症状。

【护理】

1. 病情观察　观察并记录患者排便的次数、量、颜色、气味等性状以及伴随症状。严重腹泻的患者要注意观察皮肤颜色、弹性、温度及生命体征和尿量的变化,注意观察患者有无水和电解质紊乱。

2. 一般护理

(1) 休息和体位　急性腹泻或全身症状明显者应卧床休息,注意腹部保暖,以减少排便次数。便秘者可适当增加运动量,以促进直肠供血及肠蠕动,并注意规律生活,养成定时排便的习惯。卧床患者可按结肠位置进行环形按摩,增加腹内压,刺激肠蠕动。

(2) 饮食护理　腹泻者以少渣、低脂、易消化、少纤维素食物为主,避免生冷、硬、刺激性强的食物。根据病情可给予禁食,或给予流质、半流质或软食。便秘者应多饮水,多进食富含纤维素的食物如芹菜、韭菜、白菜和水果。

(3) 肛周护理　腹泻患者由于排便次数多,粪便刺激肛周皮肤,可引起损伤和感染。排便后用温水清洗肛周,保持干燥、清洁,可涂抗生素软膏或无菌凡士林保护。

3. 用药护理　腹泻患者遵医嘱使用止泻剂、解痉药后要注意观察药物的疗效和不良反应。正确指导便秘患者使用开塞露、甘油栓、番泻叶,必要时可进行灌肠通便。

任务二　胃炎患者的护理

　　胃炎是指由任何病因引起的胃黏膜炎症,常伴有上皮损伤和细胞再生,是常见的消化道疾病之一。按临床发病缓急和病程长短,一般将胃炎分为急性胃炎和慢性胃炎。

知识链接

　　胃位于腹腔左上方,上连食管,入口为贲门,出口为幽门,连接十二指肠。胃壁从外向内分为浆膜层、肌层、黏膜下层和黏膜层。黏膜层有丰富的腺体,由功能不同的细胞组成。①主细胞:主要分泌胃蛋白酶原。②壁细胞:分泌盐酸和内因子。③黏液细胞:分泌碱性黏液。④G 细胞:分布在胃窦部,分泌促胃液素。胃是储存和消化食物的重要脏器,具有运动和分泌两大功能。胃在容受性舒张状态下可以承受 1000 mL 的容量,混合食物的排空时间为 4～6 h。胃腺分泌胃液,正常人每日分泌量为 1500～2000 mL,其主要成分为胃酸、胃酶、电解质、黏液和水。

一、急性胃炎

　　急性胃炎是由多种病因引起的急性胃黏膜炎症。

【病因和发病机制】

　　1. 药物　如非甾体抗炎药能抑制胃黏膜生理性前列腺素的合成,削弱其对胃黏膜的保护作用,是最常引起胃黏膜炎症的药物。

　　2. 急性应激　严重脏器病变、大面积烧伤等应激状态下,生理性代偿功能不足以维持胃黏膜的微循环正常运行,造成胃黏膜缺血缺氧、黏液分泌减少等,导致胃黏膜屏障破坏,引起胃黏膜糜烂和出血。

　　3. 乙醇　乙醇具有溶脂能力,高浓度乙醇能直接破坏胃黏膜屏障。

【分类】

　　(1)幽门螺杆菌感染引起的胃炎多为急性胃炎。

　　(2)其他病原体感染引起的胃炎也多为急性胃炎。

　　(3)急性糜烂性出血性胃炎是临床上最常见的急性胃炎类型。

【临床表现】

　　多数患者症状不明显,有症状者常有下列表现:上腹痛、饱胀不适、食欲减退等;上消化道出血是急性糜烂性出血性胃炎最突出的临床表现,常以突发的呕血和(或)黑便而就诊,占上消化道出血患者的 10%～30%,仅次于消化性溃疡。

【诊断要点】

　　(1)近期服用非甾体抗炎药、某些抗肿瘤药、铁剂和氯化钾等。

（2）严重疾病状态或大量饮酒者。

（3）出现呕血和（或）黑便。

（4）胃镜检查见胃黏膜多发性糜烂、出血灶和浅表溃疡的，具有确诊价值。

【治疗】

治疗原则：针对病因和原发疾病采取防治措施；处于急性应激状态者应积极治疗原发病；由药物引起者应立即停药，可同时给予抑制胃酸分泌和胃黏膜保护的药物。

【护理】

1．护理评估

（1）病史　有服用非甾体抗炎药和其他对胃黏膜有损伤的药物史，或者有严重应激状态等病史。

（2）身体评估　有上腹痛和饱胀不适，严重者出现呕血和（或）黑便。

（3）实验室及其他检查　①大便检查：大便隐血试验阳性。②胃镜检查：一般应在大出血后 24～48 h 内进行，镜下可见到胃黏膜多发性糜烂、出血灶和浅表溃疡。

2．护理问题

（1）知识缺乏　缺乏有关本病的病因及防治知识。

（2）潜在并发症　上消化道出血。

3．护理措施

1）一般护理

（1）病情观察　观察患者有无上腹痛、食欲不振等消化道表现，尤其要注意患者是否有上消化道出血的征象。

（2）休息与体位　患者要注意休息，减少活动。

（3）饮食护理　进食要定时定量，不可暴饮暴食。可给予少渣、温凉半流食，如有少量出血可给予米汤、牛奶等流食以中和胃酸，出血量大或呕吐频繁时要禁食。

2）药物治疗　指导患者正确使用阿司匹林等对胃黏膜有损伤的药物，必要时可同时服用胃黏膜保护剂和制酸剂。

3）心理护理　做好患者的心理疏导，解除其紧张情绪。

【健康教育】

（1）进行疾病相关知识宣教。

（2）保持良好心情。指导患者生活要有规律，注意劳逸结合。

（3）进食要有规律。避免过冷、过热、辛辣等刺激性食物及浓茶、咖啡等饮料，戒酒。

（4）按时正确服药。避免感冒等各种感染的不良刺激。

【预后】

去除病因后，一般预后良好，有的患者因为反复或大量出血而危及生命。

【理实一体】

患者，女，42 岁，患风湿关节炎 10 余年，长期口服阿司匹林，近日患者自觉上腹部不适、恶心、食欲减退，今晨起排柏油样大便 2 次，量约 200 g，来院就诊。查体：体温 36.8 ℃，脉搏 90 次/分，呼吸 22 次/分，血压 100/65 mmHg。神志清，表情痛苦，腹软，上腹部轻压痛，肝脾未触及。

看完这个病例，结合本章内容你能回答下列问题吗？

（1）该患者患病的主要原因是什么？

（2）还需检查哪些项目以明确诊断？

（3）主要的护理问题是什么？

二、慢性胃炎

慢性胃炎是指由各种病因引起的胃黏膜慢性炎症。其发病率在各种胃病中占首位，并随着年龄的增长而增加，男性稍多于女性。

知识链接

> 幽门螺杆菌是一种螺旋形、微厌氧、对生长条件要求十分苛刻的革兰阴性杆菌。幽门螺杆菌1983年首次从慢性活动性胃炎患者的胃黏膜活检组织中分离成功，是目前所知能够在人胃中生存的唯一微生物种类。幽门螺杆菌病包括由幽门螺杆菌感染引起的胃炎、消化道溃疡、淋巴增生性胃淋巴瘤等。

【病因】

1. 幽门螺杆菌感染　幽门螺杆菌感染是慢性胃炎最主要的病因。

2. 缺乏新鲜蔬菜　流行病学资料显示，饮食中高盐和缺乏新鲜蔬菜、水果与慢性胃炎的发生关系密切。另外，长期饮浓茶、咖啡、烈酒，食用过热、过冷和粗糙、刺激性食物对胃黏膜也有损伤。

3. 自身免疫因素　自身免疫性胃炎患者血清中含有壁细胞抗体和内因子抗体。

4. 其他因素　大量服用非甾体抗炎药；十二指肠液反流，老龄化致胃黏膜退行性变等。

【发病机制】

（1）幽门螺杆菌具有鞭毛结构，可在胃黏膜层自由活动，并紧贴胃黏膜上皮细胞，直接侵袭胃黏膜；它能分泌尿素酶，影响胃内的酸性环境，并可直接损伤上皮细胞。幽门螺杆菌能产生细胞毒素使上皮细胞空泡变性，使黏膜损伤并发生炎症；幽门螺杆菌的菌体细胞壁还可作为抗原诱导自身免疫反应。

（2）非甾体抗炎药、刺激性食物、十二指肠反流等因素会使胃的黏膜屏障作用减弱而破坏胃黏膜。

【分类】

目前我国采用的是国际上新悉尼系统的分类方法，将慢性胃炎分为慢性非萎缩性、萎缩性和特殊类型三大类，而慢性萎缩性胃炎又可分为多灶萎缩性胃炎和自身免疫性胃炎。

【临床表现】

慢性胃炎起病隐匿，病程迁延，缺乏特异性症状。有70%～80%的患者无任何症状，部分患者出现上腹痛或饱胀不适、恶心、嗳气、食欲减退等。少数患者合并有少量上消化道出血。自身免疫性胃炎患者可出现恶性贫血和体重减轻，体征不明显，可出现上腹部压痛。

课堂互动

> 为什么自身免疫性胃炎患者会出现恶性贫血？
> 恶性贫血又称巨幼红细胞性贫血，是由于体内缺乏促进红细胞成熟的叶酸和维生素 B_{12} 所致的贫血。自身免疫性胃炎患者血清中有壁细胞抗体和内因子抗体，可使胃酸和内因子生成减少，从而影响维生素 B_{12} 的吸收，出现恶性贫血。

【诊断要点】

具有慢性病程和活检证据。

【治疗】

治疗原则：去除病因、缓解症状、控制感染、防治并发症。

【护理】

1. 护理评估

1）病史　幽门螺杆菌感染，长期服用非甾体抗炎药，长期进食高盐、粗糙、刺激性食物，长期饮用咖啡、浓茶等。

2）身体评估　有上腹部痛、饱胀、恶心、食欲不振。

3）实验室及其他检查

（1）胃镜及胃黏膜活组织检查　最可靠的诊断方法。

（2）幽门螺杆菌检测　可通过侵入性（如快速尿素酶测定、组织学检查等）和非侵入性（如 ^{13}C 或 ^{14}C 尿素呼气试验等）方法检测幽门螺杆菌。

（3）血清学检查　自身免疫性胃炎患者可在血清中检测到壁细胞抗体和内因子抗体，促胃液素水平增高，萎缩性胃炎时，血清促胃液素水平可降低。

（4）胃液分析　自身免疫性胃炎时，胃酸缺乏；萎缩性胃炎时，胃酸分泌正常或降低。

2. 护理问题

（1）疼痛　与胃黏膜炎性病变有关。

（2）知识缺乏　缺乏对慢性胃炎病因和预防知识的了解。

（3）焦虑　与病情反复、病程迁延有关。

3. 护理措施

（1）一般护理　急性发作期应卧床休息；恢复期可做适当活动，避免过度劳累。

（2）饮食护理　指导患者养成良好的饮食习惯，少量多餐、定时定量，以高热量、高蛋白质、高维生素、易消化的饮食为原则。避免刺激性食物，戒酒。

（3）用药护理　幽门螺杆菌感染引起的慢性胃炎应给予灭菌治疗，具体详见消化性溃疡相关内容。根据病因进行相应处理，因服用药物引起的应立即停服并使用抑酸剂或胃黏膜保护药。还可使用吗丁啉或西沙必利等胃动力药，加速胃的排空，应在饭前服用，不与阿托品等解痉剂合用。有恶性贫血者可注射维生素 B_{12} 进行纠正。

（4）心理护理　慢性胃炎病程迁延，病情反复，患者容易出现焦虑情绪，护士应主动关心、安慰患者，介绍疾病的相关知识，保持其情绪稳定。

【健康教育】

（1）进行疾病相关知识宣教，指导患者避免诱发因素。

（2）保持良好心情。指导患者规律生活，注意劳逸结合，积极配合治疗。

（3）加强饮食卫生和营养，避免刺激性食物和饮料。

（4）按时正确服药。避免使用对胃黏膜有刺激性的药物，并及时、定期复诊。

【预后】

慢性胃炎患者大多数无症状，有极少数慢性多灶萎缩性胃炎经长期演变可发展为胃癌，约有 20% 的幽门螺杆菌感染的慢性胃炎会发展为消化性溃疡。

【理实一体】

患者，男，45 岁，近 2 年来反复上腹部胀痛，反酸，嗳气，食欲不振。平时嗜酒和咖啡。近 2

日上述症状加重,来院就诊。查体:生命体征无异常,消瘦,上腹部有轻度压痛,大便隐血试验(＋)。胃镜示:胃黏膜呈颗粒状,黏膜血管显露,皱襞细小,幽门螺杆菌(＋)。

　　看完这个病例,结合本章内容你能回答下列问题吗?

　　(1) 该患者的初步诊断是什么?

　　(2) 主要的护理问题是什么?

　　(3) 如何指导患者的饮食?

 直通护考

1. 下列哪项不是急性胃炎的病因?(　　　)

A. 药物　　　　　　　　　　B. 胆汁反流　　　　　　　　C. 幽门螺杆菌

D. 应激反应　　　　　　　　E. 自身免疫反应

2. 对急性胃炎具有确诊价值的检查是(　　　)。

A. 胃液分析　　　　　　　　B. 胃镜检查　　　　　　　　C. 血清学检查

D. 活组织检查　　　　　　　E. 胃脱落细胞检查

3. 急性糜烂性胃炎的主要临床表现是(　　　)。

A. 上消化道出血　　　　　　　　　　B. 上腹部疼痛、烧灼感

C. 恶心、呕吐　　　　　　　　　　　D. 上腹饱胀、食欲不振、嗳气等

E. 上腹部隐痛

4. 关于慢性胃炎最主要的病因,说法正确的是(　　　)。

A. 多数是由幽门螺杆菌感染引起的　　B. 主要由胆汁反流导致

C. 是由非甾体抗炎药引起的　　　　　D. 是由甾体抗炎药引起的

E. 是由烟酒等不良嗜好引起的

5. 慢性胃炎最可靠的确诊方法为(　　　)。

A. 详细询问病史及查体　　B. 胃液分析　　　　　　　　C. 血清学检测

D. X线钡餐检查　　　　　　E. 胃镜检查

6. 慢性胃炎的主要临床表现是(　　　)。

A. 上腹部疼痛及饱胀不适　　B. 恶心、反酸　　　　　　　C. 呕血、黑便

D. 呕吐、腹泻　　　　　　　　E. 乏力、消瘦

7. 慢性胃炎伴恶性贫血治疗时宜使用的维生素是(　　　)。

A. 维生素 A　　　　　　　　B. B 族维生素　　　　　　　C. 维生素 B_{12}

D. 维生素 E　　　　　　　　E. 维生素 C

　　　　任务三　　消化性溃疡患者的护理

　　消化性溃疡是指发生于胃和十二指肠的慢性溃疡,即胃溃疡(GU)和十二指肠溃疡

（DU），因其溃疡的形成与胃酸和胃蛋白酶的消化作用有关而得名。

知识链接

　　消化性溃疡为常见病，约有10%的人一生患过此病，临床上十二指肠溃疡（DU）比胃溃疡（GU）多见。DU好发于青壮年，GU则多见于中老年，前者比后者发病高峰提前约10年，男性患者多于女性。

【病因发病机制】

1. 幽门螺杆菌感染　幽门螺杆菌为消化性溃疡的主要发病原因。消化性溃疡患者的幽门螺杆菌的检出率高于普通人，对其进行根除幽门螺杆菌治疗后，溃疡的复发率也明显下降。

2. 药物　非甾体抗炎药物是引起消化性溃疡的另一个常见原因。

3. 胃酸和胃蛋白酶　胃酸和胃蛋白酶对胃和十二指肠黏膜有主要的侵袭作用，其中胃酸是溃疡形成的直接原因。

4. 其他因素　吸烟、应激，胃、十二指肠运动异常，另外，部分消化性溃疡患者的发病有家族史，O型血者发生十二指肠溃疡的危险性要高于其他血型者。

【临床表现】

临床上表现不一，典型的消化性溃疡临床特征为慢性病程、周期性发作、节律性上腹痛。患者病程长，可达数年或数十年，发作和缓解交替出现，一般常在冬春或秋冬时发作。上腹痛是消化性溃疡患者的主要症状，还常伴有反酸、嗳气、恶心、呕吐、食欲减退等消化不良症状，也可出现失眠多汗等自主神经功能失调表现。

1. 症状　胃溃疡和十二指肠溃疡的上腹痛特点各有不同，具体见表3-1。

表 3-1　胃溃疡和十二指肠溃疡疼痛特点

选项	胃溃疡	十二指肠溃疡
疼痛部位	中上腹或剑突下偏左	中上腹或剑突下偏右
疼痛时间	多在餐后1 h左右出现，持续1～2 h逐渐缓解	常在两餐之间发生，至下次进餐后缓解，常有饥饿痛和夜间痛
疼痛性质	常为钝痛、胀痛、灼痛	常为钝痛、胀痛、灼痛
疼痛节律	进食—疼痛—缓解	疼痛—进食—缓解

2. 体征　缓解期患者无明显体征，活动期可有上腹部轻压痛。

3. 并发症

（1）出血　本病最常见的并发症，也是上消化道出血最常见的原因。当溃疡侵蚀了周围血管时会引发出血，出血量少、出血速度慢的患者可表现出黑便，出血量大、速度快者可引起周围循环衰竭、休克甚至死亡。

（2）穿孔　当溃疡穿透浆膜层时可并发穿孔，以急性穿孔最为常见。穿孔后胃肠内容物渗入腹膜腔，主要表现为突发剧烈上腹痛，并迅速弥漫至全腹，出现压痛、反跳痛和肌紧张，肝浊音界消失，有些患者可出现休克。

（3）幽门梗阻　多由十二指肠溃疡和幽门管溃疡引起。患者由于幽门梗阻使胃排空延缓，可表现为上腹饱胀不适和疼痛，于进食后加重。反复大量呕吐，呕吐物为酸腐性宿食，呕吐后疼痛可缓解。严重频繁呕吐时可引起失水和低氯低钾性碱中毒、营养不良。

（4）癌变　有少数的胃溃疡患者可发生癌变，十二指肠溃疡则极少见。有长期胃溃疡病史，年龄在 45 岁以上，症状顽固不愈，大便隐血试验持续阳性的，要考虑癌变的可能。

【诊断要点】

具有慢性病程、周期性发作和节律性上腹痛的特点，并有胃镜和 X 线钡餐检查作为依据。

【治疗】

治疗原则：去除病因、缓解疼痛、促进溃疡愈合、减少复发、避免并发症的发生。

【护理】

1. 护理评估

1）病史　长期服用非甾体抗炎药；长期精神紧张、焦虑或过度劳累；家族有溃疡病史；嗜烟酒等。

2）身体评估　有消化性溃疡的症状和体征。

3）实验室及其他检查

（1）胃镜及胃黏膜活组织检查　确诊消化性溃疡的首选检查方法。胃镜检查可直接观察溃疡部位、范围、性质，并可在直视下取活组织做幽门螺杆菌检测。

（2）X 线钡餐检查　适用于对胃镜检查有禁忌或不愿接受胃镜检查者。出现龛影是直接征象，对溃疡有确诊价值。

（3）幽门螺杆菌检测　消化性溃疡的常规检查项目，其结果可作为选择根除幽门螺杆菌治疗方案的依据。

（4）大便隐血试验　溃疡活动期隐血试验可呈阳性，若胃溃疡患者持续阳性，提示有癌变的可能。

2. 护理问题

（1）疼痛：腹痛　与胃酸刺激溃疡面有关。

（2）营养不良：低于机体需要量　与疼痛导致摄入量减少、消化吸收障碍有关。

（3）焦虑　与症状反复出现，疼痛、病程迁延有关。

（4）潜在并发症　上消化道出血、胃肠穿孔。

3. 护理措施

1）一般护理

（1）病情观察　注意观察患者疼痛的特点和规律，包括疼痛的部位、程度、性质、持续时间、与饮食的关系。疼痛是否加剧，有无呕血、黑便，若有异常应及时报告医生。

（2）休息与体位　溃疡活动期、症状较重时应卧床休息；在溃疡缓解期要适当活动，避免精神紧张和过度劳累，戒除烟酒。出现空腹痛和夜间痛的十二指肠溃疡患者可在疼痛前或疼痛时进食碱性食物或服用制酸剂。

（3）饮食护理　嘱患者定时定量、少量多餐，使胃酸分泌有规律。进餐时应细嚼慢咽，避免进食过饱，以免胃窦部扩张而促使分泌增加。选择营养丰富、易于消化的食物，以面食为主，也可选用软米饭和米粥，并可适量摄取脱脂牛奶，以中和胃酸，因牛奶中的钙质可刺激胃酸分泌，所以不可多饮。避免食用刺激性的食物，如生、冷、硬、粗纤维多的蔬菜和水果，如洋葱、韭菜、芹菜等。浓肉汤、咖啡和浓茶化学刺激性强，也要避免食用。

2）用药护理　根据医嘱给予药物治疗，并注意观察药物的疗效和不良反应（表 3-2 至表 3-4）。

表 3-2　常用抑制胃酸的药物

药物种类	常用药物	不良反应	注意事项
碱性抗酸剂	氢氧化铝、铝碳酸镁	骨质疏松、便秘、食欲不振、软弱无力	在餐后 1 h 及睡前服用,不宜与牛奶、酸性食物及饮料同服
H₂受体拮抗剂	西咪替丁、雷尼替丁、法莫替丁	性功能紊乱、一过性的肝损害和粒细胞减少、头痛、嗜睡、腹泻及皮疹	可在餐中或餐后立即服用,也可将一日剂量在睡前服用。若同时服用碱性抗酸剂,则两药应间隔 1 h。静脉给药速度不宜过快,避免发生心律失常和低血压
质子泵抑制剂	奥美拉唑、兰索拉唑、泮托拉唑	头晕头痛、荨麻疹、皮疹、瘙痒不良反应少,偶见腹泻和头痛	用药期间避免开车或注意力高度集中的工作,不良反应严重时应停药

表 3-3　根除幽门螺杆菌的药物

常用药物	不良反应	注意事项
阿莫西林	过敏、皮疹	用药前需询问患者有无青霉素过敏史,并注意观察有无迟发性过敏反应如皮疹等
克拉霉素	口腔异味、腹泻、恶心等胃肠道反应,过敏	对本药和大环内酯类药物过敏者禁用
甲硝唑	恶心、呕吐等胃肠道反应	应在餐后半小时服用

表 3-4　保护胃黏膜的药物

常用药物	不良反应	注意事项
硫糖铝	皮疹、眩晕、嗜睡、便秘、口干	在进餐前 1 h 服用,不能与多酶片同服,以免降低两者的效价
枸橼酸铋钾	便秘、粪便变黑、神经毒性	因其能将牙齿及舌苔染黑,可用吸管直接吸入,餐前半小时口服
米索前列醇	腹泻、子宫收缩	孕妇忌用

　　3)并发症的护理　患者发生急性穿孔和瘢痕性幽门梗阻时要遵医嘱做好术前准备。急性幽门梗阻时,要禁食水,胃肠减压,保持口腔清洁,注意观察患者呕吐物和引流物的量、性质、气味,并准确记录液体出入量。

　　4)心理护理　因病程长,病情反复发作,担心癌变,患者产生紧张、焦虑心理,因此应向家属及患者讲解相关疾病知识,并说明良好心态对疾病恢复的重要性,帮助患者树立治疗信心。

　　【健康教育】

　　(1)疾病相关知识宣教　向患者和家属讲解引起和加重溃疡的相关因素。指导患者保持良好心情,生活规律,注意劳逸结合。

（2）制定并落实饮食计划　指导患者建立合理的饮食习惯和结构,戒烟酒。

（3）按时正确服药,不随意停药或减量,避免复发。

（4）熟悉并发症的诱因及表现,及时、定期复诊。

【预后】

本病的治愈率较高,老年人的死亡主要是由于大出血和急性穿孔等并发症引起的。

【理实一体】

张先生,42 岁。十二指肠溃疡病史 4 年,每年初秋至次年早春发病,为中上腹餐前空腹疼痛,并有午夜痛,进餐后可缓解。1 周前腹痛再发,近 2 日出现上腹持续性胀痛,因进餐后疼痛加重和呕吐而不能摄食,呕吐物为酸酵宿食。身体评估:体温 37.2 ℃,脉搏 80 次/分,血压 100/70 mmHg。腹软,中上腹有轻压痛,无反跳痛,可见胃蠕动波及胃型,上腹部有振水音。实验室检查:白细胞 $7.8×10^9$/L,中性粒细胞 0.78,淋巴细胞 0.22,血红蛋白 130 g/L;大便隐血试验（一）。

看完这个病例,结合所学内容你能回答下列问题吗?

（1）医疗诊断是什么?

（2）该病例还需哪些检查以明确诊断?

（3）主要的护理问题是什么?

直通护考

1. 消化性溃疡最常见的并发症是（　　）。

A. 上消化道出血　　　　　　B. 穿孔　　　　　　　　C. 幽门梗阻

D. 癌变　　　　　　　　　　E. 感染

2. 胃溃疡患者上腹部疼痛,典型节律是（　　）。

A. 疼痛—进食—疼痛　　　　　　B. 进食—疼痛—缓解

C. 缓解—疼痛—进食　　　　　　D. 进食—缓解—疼痛

E. 疼痛—进食—缓解

3. 消化性溃疡病的主要临床表现是（　　）。

A. 持续性上腹痛　　　　　　　　B. 反酸、嗳气

C. 食欲不振、上腹部不适　　　　D. 精神、神经症状

E. 慢性、周期性、节律性上腹痛

4. 消化性溃疡患者宜少量多餐,其意义是（　　）。

A. 中和胃酸　　　　　　　　　　B. 加快胃排空

C. 减少胆汁反流　　　　　　　　D. 促进胃液分泌

E. 避免胃窦部过度扩张

5. 患者,男性,46 岁。有胃溃疡病史近 10 年。近 1 个月来上腹痛加剧且失去节律性,无呕吐,服用多种抑酸剂不能缓解,为明确病因应首选（　　）。

A. 大便隐血试验　　　　　B. 胃液分析　　　　　　C. 胃镜检查

D. X 线钡餐检查　　　　　E. B 型超声检查

任务四 溃疡性结肠炎患者的护理

溃疡性结肠炎是一种原因不明的慢性直肠和结肠非特异性炎性疾病。溃疡性结肠炎的主要症状有腹泻、黏液脓血便、腹痛和里急后重,病程长,反复发作。本病多见于 20～40 岁,男女发病率无明显差异。

【病因和发病机制】

本病发病原因不明,目前认为可能与遗传、感染、精神因素和免疫机制异常有关。

知识链接

溃疡性结肠炎的病变主要位于大肠的黏膜层和黏膜下层,呈连续性弥漫性分布。一般多自肛端直肠开始,逆行向近端发展,甚至可累及全结肠。

【分类】

根据病程经过分为如下几种类型。①初发型:无既往史的首次发作。②慢性复发型:最多见的类型,发作与缓解交替出现。③慢性持续型:病变范围广,症状持续半年以上。④急性暴发型:病情严重,全身毒血症状明显,少见。

【临床表现】

起病多数比较缓慢,病程长,呈慢性经过,可迁延数年,发作期和缓解期交替出现。

1. 症状

(1)消化系统表现 主要表现为腹泻与腹痛。腹泻是本病的主要症状;粪便中含有黏液和脓血是本病活动期的重要表现。轻者每天排便 2～4 次,重者每天可达 10 次以上,要排出大量脓血,粪便甚至呈水血样。在缓解期或病情较轻的患者多无腹痛或仅有腹痛不适,活动期患者有轻或中度的下腹阵痛,排便后可减轻,常伴有里急后重。若并发中毒性结肠扩张或炎症累及腹膜可出现持续性剧烈腹痛。患者常常伴有恶心、呕吐、食欲不振、腹胀等。

(2)全身表现 可出现低热或中等度发热,但若出现高热多提示有并发症出现,重症患者可出现贫血、消瘦、水电解质失衡、低蛋白血症等表现。部分患者可出现口腔溃疡、结节性红斑等。

2. 体征 患者呈慢性病容,精神状态差,消瘦,贫血貌。轻者仅有左下腹轻压痛,重者常有明显的鼓肠和腹部压痛。若出现腹膜刺激征、肠鸣音减弱则要警惕患者出现急性肠穿孔和中毒性巨结肠。

3. 并发症 可并发大出血、中毒性巨结肠、急性穿孔、肠梗阻等。

【诊断要点】

(1)持续或者反复的腹泻、腹痛、黏液脓血便。

(2)结肠镜检查、黏膜活组织检查及 X 线钡餐检查提示溃疡性结肠炎征象。

【治疗】

治疗原则:控制急性发作、缓解病情、减少复发、防止并发症。

【护理】

1. 护理评估

1)病史 是否有饮食失调、吸烟、精神创伤、劳累等诱因;家族病史和发病前有无感染史。

2)身体评估 是否有腹痛、腹泻、黏液脓血便及发热、消瘦等表现。

3)实验室及其他检查

(1)血常规 活动期白细胞计数升高,红细胞沉降率增快和C反应蛋白增高是活动期的标志。可出现红细胞和血红蛋白减少,重症患者可有清蛋白降低。

(2)大便检查 肉眼观为黏液脓血便,显微镜检可见红细胞和脓细胞,急性发作期可见巨噬细胞。

(3)结肠镜检查 诊断该病的最重要手段之一,可直观地看到肠黏膜并可做活检。内镜下可见病变黏膜充血和水肿,黏膜上有多发性浅溃疡,表面附有脓性分泌物。

(4)X线钡餐灌肠检查。

2. 护理问题

(1)腹泻 与炎症导致肠蠕动增加,肠内水、钠吸收障碍有关。

(2)腹痛 与肠道黏膜的炎性浸润、溃疡有关。

(3)营养失调:低于机体需要量 与长期腹泻致吸收障碍有关。

(4)潜在并发症 中毒性巨结肠、大出血、肠梗阻、直肠结肠癌变。

(5)焦虑 与病情反复、迁延不愈有关。

3. 护理措施

1)一般护理

(1)病情观察 监测患者的生命体征,皮肤有无弹性、有无脱水表现,并注意观察腹泻的次数,粪便的性状、量。当患者出现肠鸣音消失、腹痛性质改变时要警惕是否出现了中毒性巨结肠、肠穿孔、肠梗阻及大出血等并发症。

(2)休息与活动 在急性发作期或重型患者应卧床休息,以减少体力消耗和胃肠蠕动。缓解期要注意休息,避免劳累。

(3)饮食护理 指导患者进食易消化、富营养和质软的食物,以利于吸收,减轻对肠黏膜的刺激,供给足够的热量,以维持机体代谢的需要。避免进食生、冷、硬及刺激性、多纤维的食物,忌食牛奶和乳制品。急性发作期要进流食或半流食,严重者应禁食,并保证静脉补充营养。

2)用药护理 嘱患者遵医嘱服药,并注意观察药物的疗效和不良反应。柳氮磺吡啶是治疗本病的常用药,主要的不良反应有恶心、呕吐、皮疹、粒细胞减少等,应嘱患者在餐后服用,定期复查血常规。糖皮质激素主要应用于重型和急性暴发型患者,要注意激素的不良反应,不可随意停药和增减药量,防止反跳现象。硫唑嘌呤或巯嘌呤用于对糖皮质激素治疗效果不佳或依赖的慢性活动性病例,主要不良反应是骨髓抑制,注意监测白细胞计数。

3)对症护理 腹泻患者排便次数多,应做好肛周皮肤的护理,便后用温水和肥皂水清洗肛门及周围皮肤后擦干,必要时可涂无菌凡士林或抗生素软膏保护。

4)心理护理 本病病程长,病情反复发作,患者易出现焦虑和抑郁。应耐心对患者进行卫生知识宣教,积极配合治疗,并告知精神因素对本病的影响,从而使其树立战胜疾病的信心。

【健康教育】

(1) 疾病相关知识宣教。

(2) 保持良好心情并认真进行自我护理。

(3) 合理安排休息和活动,帮助患者制定合理的饮食计划。

(4) 按时正确服药,不得随意增减药量和停药,教会患者和家属识别药物的不良反应。

(5) 避免诱发因素,及时、定期复诊。

【预后】

本病病程长,多次缓解和复发,不易彻底治愈,大部分人预后良好,少数暴发型或有并发症及年龄超过 60 岁者预后差。

【理实一体】

患者,男性,18 岁。腹泻 1 个多月,每日 4~5 次,常伴有里急后重,腹部疼痛,便后腹痛减轻。查体:左下腹轻压痛,余无异常。实验室检查:粪便常规示黏液便,镜检见大量红细胞和白细胞。

看完这个病例,结合所学内容你能回答下列问题吗?

(1) 作出患者最可能的诊断。

(2) 该病例还需做哪些检查以明确诊断?

(3) 主要的护理问题是什么?

直通护考

1. 溃疡性结肠炎的消化道症状主要表现为(   )。

A. 呕吐 　　　　　　　　B. 消瘦 　　　　　　　　C. 便秘

D. 腹部包块 　　　　　　E. 腹痛、腹泻、黏液脓血便

2. 以下为溃疡性结肠炎的治疗原则,但哪项除外?(   )

A. 控制急性发作 　　　　B. 缓解病情 　　　　　　C. 减少复发

D. 防止并发症 　　　　　E. 早期手术切除全结肠可根治本病

3. 以下哪项不是溃疡性结肠炎的病理表现?(   )

A. 病变位于大肠,呈不连续性节段性分布

B. 病变偶见涉及回肠末段

C. 黏膜充血、水肿

D. 溃疡浅,病变连续

E. 结肠病变一般限于黏膜与黏膜下层

4. 患者,女,35 岁,慢性腹泻 4 年,大便每日 4~5 次,常带少量脓血,大便培养阴性。结肠镜检查见乙状结肠、直肠黏膜充血,少数散在浅溃疡。首选治疗药物是(   )。

A. 柳氮磺吡啶 　　　　　B. 氟哌酸 　　　　　　　C. 肾上腺皮质激素

D. 甲硝唑保留灌肠 　　　E. 乳酸杆菌制剂

任务五　肝硬化患者的护理

肝硬化是由一种或多种病因长期或反复作用于肝脏,肝脏出现的弥漫性进行性损害。肝硬化以肝功能损害、门静脉高压为主要表现。晚期常出现消化道出血、肝性脑病、继发感染、肝肾综合征等并发症,死亡率高。发病高峰年龄在 35～50 岁,男女之比为(3.6～8)∶1。

> **知识链接**
>
> 肝脏主要位于腹腔右季肋区,是人体最大消化腺,外观呈棕红色,质软而脆,而硬化了的肝呈黄褐色,质硬。成人男性肝重 1230～1450 g,女性肝重 1100～1300 g,面积约 25 cm×15 cm。肝脏的血运非常丰富,门静脉是肝脏的功能血管,占肝血流量的 75%,胃肠吸入物质经门静脉入肝内,供肝细胞代谢和转化。肝的功能是进行糖原的分解与储存、解毒、分泌胆汁、吞噬防御、降解某些激素,在胚胎期有造血功能。

【病因】

1. 病毒性肝炎　在我国是最常见的病因,占肝硬化病因的 60%～70%。主要是乙型病毒性肝炎,其次为丙型和丁型病毒性肝炎。

2. 慢性酒精中毒　与饮酒量、饮酒时间、个体差异有关。在我国约占肝硬化病因的 15%。

3. 非酒精性脂肪性肝炎　高血脂、糖尿病与之有关。

4. 药物及化学毒物　长期服用某些药物或反复接触某些毒物,均可以引起中毒性肝炎,最终进展到肝硬化。

5. 免疫紊乱　自身免疫遗传和代谢性疾病,由于遗传和代谢性疾病,导致某些物质或其代谢产物沉积于肝脏,造成肝损害。

6. 循环障碍　门静脉血液不能及时进入下腔静脉而引起肝脏淤血肿大,可发展为肝硬化。

7. 胆汁淤积　因胆道不通畅,胆汁淤积而引起肝硬化。

8. 血吸虫病　长期或反复感染者,因血吸虫卵及毒性产物沉积刺激纤维组织增生,肝脏纤维化,门静脉高压。

9. 营养失调　因不能食入或营养吸收障碍使机体长期缺乏蛋白质与维生素。

10. 隐源性肝硬化　5%～10%的肝硬化患者难以确立病因。

【发病机制】

(1) 有广泛的肝细胞变性、坏死、再生及再生结节形成。

(2) 结缔组织增生及纤维隔形成,导致肝小叶结构破坏和假小叶形成。

(3) 肝脏逐渐变形、变硬而发展成为肝硬化。

假小叶:肝硬化时,由纤维组织包绕的肝细胞团不具备正常肝小叶结构。

假小叶组织学特点:假小叶呈大小不等圆或椭圆形结节,中央静脉的位置、数目改变,偏位、缺如、多个,肝细胞索排列紊乱,不呈放射状,假小叶中央肝细胞萎缩、变性、坏死,再生,汇管区可在假小叶中央。

【分类】

1. 病因学分类　可分为病毒性肝炎、血吸虫病、慢性酒精中毒、营养不良、循环障碍、胆汁淤积、肠道感染及炎症等。

课堂互动

> 根据病因肝硬化分为哪几类?

2. 病理学分类　可分为小结节性肝硬化(最常见)、大结节性肝硬化、大小结节混合性肝硬化、不完全分隔性肝硬化。

【临床表现】

临床上早期由于肝脏功能代偿较强,可无明显症状,主要是原发病的表现。一般症状较轻,以疲倦乏力、食欲减退及消化不良为主。可有恶心、厌油、腹部胀气、上腹不适、隐痛及腹泻。脾脏呈轻度或中度肿大,肝功能检查结果可正常或轻度异常。肝脏功能失代偿则有多系统受累,以肝功能损害和门静脉高压为主要表现,并常出现消化道出血、肝性脑病、继发感染、癌变等严重并发症。

1. 肝功能减退的临床表现

(1)全身症状　一般情况与营养状况较差,皮肤干枯粗糙,面色灰暗黝黑。常有贫血、舌炎、口角炎、夜盲、多发性神经炎及水肿等,可有不规则低热。

(2)消化道症状　食欲明显减退、饱胀、恶心甚至呕吐,进油腻食物易引起腹泻。患者因腹水和胃肠积气而感腹胀难忍,晚期可出现中毒性鼓肠。半数以上患者有轻度黄疸,少数有中度或重度黄疸,后者提示肝细胞有进行性坏死或广泛坏死。

(3)出血倾向及贫血　常有鼻衄、齿龈出血、皮肤淤斑和胃肠黏膜糜烂出血等。

课堂互动

> 为什么会有出血倾向及贫血呢?
> 肝脏合成凝血因子的功能减退,脾功亢进使血小板减少,其他因素有毛细血管脆性增加、贫血、营养缺乏、肠道吸收功能低下、胃肠道失血等。

(4)内分泌失调　雌激素增多,雄激素和糖皮质激素减少。肝脏对雌激素灭活能力下降,体内雌激素增加,反馈调节使雄激素和糖皮质激素减少。激素水平的紊乱可致男性患者出现性功能减退、不育、男性女性化发育,女性患者可有月经失调、闭经、不孕。部分患者在面颈上胸肩背及上肢出现蜘蛛痣,手掌大小鱼际肌及指端腹侧面皮肤发红(称为肝掌)。胰岛素增多,肝对其灭活能力下降等。

2. 门静脉高压征的临床表现

(1)脾肿大。

(2)侧支循环的建立与开放　①食管下段和胃底静脉曲张;②腹壁和脐周静脉曲张;③痔

核形成,破裂时可引起便血。

（3）腹水 肝硬化失代偿最突出的表现,有 75% 患者可以出现。

课堂互动

腹水形成原因有哪些?

低白蛋白血症,门静脉高压,肝淋巴液生成增多等。

抗利尿激素、继发性醛固酮增多,肾血流量减少。

3. 肝脏触诊 肝脏触诊检查肝脏大小、硬度,是否平滑,肝内脂肪浸润情况,肝细胞再生、纤维组织增生和收缩的情况。晚期肝硬化的肝脏缩小、坚硬、表面呈结节状。

4. 并发症

（1）上消化道出血 本病最常见的并发症,多突然发生,出血量大,除呕鲜血外,常伴有血便。

（2）肝性脑病 由于肝功能减退,而含氮等毒性物质得不到肝脏有效的解毒;广泛门静脉之间的分流使有毒物质得以绕过肝脏,直接经侧支入血液循环而达脑部。

（3）感染 患者抵抗力低下、门静脉高压等因素可增加细菌入侵、繁殖机会,可出现自发性腹膜炎。

（4）肝肾综合征 肝硬化患者晚期常见的并发症,一旦出现预后差。主要是循环血容量减少,表现为少尿或无尿、氮质血症、稀释性低钠血症和低钠尿,而肾脏本身并无器质性病变,故又称功能性肾衰。

（5）原发性肝癌 详见"原发性肝癌"。

（6）电解质和酸碱平衡紊乱 包括低钠血症、低钾血症、低氯血症和代谢性碱中毒。

（7）肝肺综合征 严重肝病伴肺血管扩张和低氧血症。晚期患者发生率为 13%～47%。

（8）门静脉血栓形成 如血栓局限可无症状,如为急性完全梗阻,可出现剧烈腹痛、腹胀、呕血、便血、脾脏迅速增大、腹水增加,可诱发肝性脑病。

【诊断要点】

（1）病毒性肝炎(乙型及丙型)、血吸虫病、酗酒及营养失调等病史。

（2）肝脏可稍大,晚期常缩小、质地变硬、表面不平。

（3）肝功能减退的临床表现。

（4）门静脉高压的临床表现。

（5）肝活检有假小叶形成时可以确诊。

【治疗】

目前无特效治疗方法。关键是要早期诊断,针对病因治疗。加强一般治疗,使病情缓解,延长代偿期。失代偿期主要是对症治疗,改善肝功能,防治并发症,延长患者生存时间。

【护理】

1. 护理评估

1）病史 病毒性肝炎(乙型及丙型)、血吸虫病、酗酒及营养失调等病史。

2）身体评估 有肝脏功能失代偿期的症状和体征。

3）实验室及其他检查

（1）血常规 失代偿期多有程度不等的贫血,脾亢进时白细胞和血小板计数减少。

（2）尿常规及尿三胆　有黄疸及腹水时,尿中尿胆原增加,也可出现胆红素,有时可出现蛋白及管型。

（3）肝功能实验　清蛋白降低、球蛋白增高,清、球蛋白比例降低或倒置。

（4）免疫学检查　可查出乙型肝炎及丙型肝炎的标志物。

（5）腹水检查　一般为漏出液,如继发感染时可变化,如为血性腹水时应警惕癌变,可做细胞学检查以确诊。

（6）影像学检查　B超、CT、MRI检查可显示肝脾形态的改变,了解门静脉及脾静脉内径大小、腹水程度等。

（7）内镜检查　胃镜能清楚地显示曲张静脉或出血时的部位与程度,腹腔镜检查可直接观察肝脏表面、色泽、边缘及脾脏情况,并可穿刺活检,对鉴别有帮助。

（8）肝穿刺活组织检查　假小叶形成。

2. 护理问题

（1）营养失调:低于机体需要量　与肝功能减退、门静脉高压引起的食欲减退、消化吸收障碍有关。

（2）体液过多　与肝功能减退、门静脉高压引起的水钠潴留有关。

（3）活动无耐力　与肝功能减退、大量腹水有关。

（4）有感染的危险　与患者抵抗力低下、门静脉高压等有关。

（5）潜在并发症　上消化道出血,肝性脑病,肝肾综合征,水、电解质酸碱平衡失调。

3. 护理措施

1）一般护理

（1）病情观察　观察患者的食欲及消化道症状,评估营养状况,正确记录 24 h 液体出入量。观察腹水和皮下水肿的消长情况,每日测腹围和体重,详细记录。注意观察用利尿药后的尿量变化及电解质情况,随时与医生取得联系。观察患者的大便颜色及大便次数,判断是否为上消化道出血,根据病情随时观察神志、表情、性格变化及扑翼样震颤等肝性脑病先兆。

（2）休息与体位　肝功能代偿期患者,可参加力所能及的工作;肝功能失代偿期患者,应卧床休息。大量腹水的患者,可采取半卧位,肢体水肿者可抬高下肢,以利静脉回流;衣、裤要宽松合适,每日温水擦身,保持皮肤清洁、干燥。皮肤瘙痒者遵医嘱给予止痒处理。

（3）饮食护理　以高热量、高蛋白质、高维生素、低脂肪、易消化软食为主,忌食粗糙过硬食物。伴有水肿和腹水的患者应限制水和盐的摄入。肝性脑病前期或血氨升高时,应限制蛋白质的量（摄入量为每日 30 g 左右）,肝性脑病时禁食蛋白质。禁烟,忌酒、咖啡等刺激性饮料或食物。必要时遵医嘱静脉补充营养。食管、胃底静脉曲张应严格避免食粗糙、过硬、刺激性食物,以防止损伤曲张的血管引起出血。指导患者进食菜肉末、软饭、面食。进餐时应细嚼慢咽。片剂药物应磨成粉末服用。

2）药物治疗　补充维生素 C、维生素 E 等,改善肝细胞代谢;使用保护肝细胞的药物如肝泰乐、维丙肝、肝宁、肌苷等。可用 10% 葡萄糖溶液加入维生素 C、维生素 B_6、氯化钾、可溶性胰岛素进行治疗;可适当选择中药治疗。

3）腹水治疗的护理　限制水和钠的摄入,增加水、钠的排出;给予利尿剂与导泻;提高血浆胶体渗透压;进行腹腔穿刺放液及腹水浓缩回输。

知识链接

腹腔穿刺术

术前说明注意事项,测量体重、腹围、血压。排空膀胱以免误伤;术中及术后严密观察生命体征变化;术后用无菌敷料覆盖穿刺部位,系紧腹带以免腹压突然下降,记录腹水的量、性质和颜色,标本及时送检。

4)门静脉高压和脾亢的手术治疗　参看外科相关内容。

5)肝移植　参看外科相关内容。

6)并发症的治疗护理

(1)上消化道出血　详见相关内容。

(2)肝性脑病　详见相关内容。

(3)肝肾综合征　密切观察患者的血压、尿量,如有异常,及时与医生报告。

(4)感染　密切观察患者的体温,如体温升高应及时向医生报告。遵医嘱给予抗生素治疗。

(5)水、电解质、酸碱平衡失调　动态监测血液中电解质与酸碱浓度,遵医嘱给予调整。

(6)心理护理　肝硬化为慢性疾病,从肝炎发展为肝硬化时间长短不一,症状不易改善,预后多不好。患者因精神躯体均遭受极大痛苦,并加重经济负担,易产生焦虑、消极悲观、愤怒怨恨、抑郁恐惧等心理问题,要多给予关心,患者家属也应多与之沟通。

【健康教育】

(1)疾病相关知识宣教。

(2)保持良好心情。正确指导患者规律生活,注意劳逸结合。

(3)制定并落实饮食计划。

(4)按时正确服药。避免感冒等各种感染的不良刺激。

(5)熟悉并发症的诱因及表现,及时、定期复诊。

【预后】

主要由病因决定,患者的配合治疗及护理对预后也有一定影响。目前认为病毒性肝炎、肝硬化预后较差,出现并发症年龄大,出现黄疸、难治性腹水、低蛋白血症、凝血时间延长则预后差。死因常为肝性脑病、上消化道出血、严重感染、肝肾综合征等。

【理实一体】

患者,男,45岁,15年前患乙型病毒性肝炎,住院治疗3个月,肝功能正常而出院,此后有时出现肝区不适,ALT稍增高,其间不规则服用"保肝药"和维生素。近半年常感全身乏力,偶有恶心、厌油、食欲减退,常有齿龈出血。3周前因出差劳累后,腹胀明显。今晨3时,突然呕咖啡色液体900～1000 mL,解柏油样便约300 g,伴头晕、心慌、乏力,由家属急送入院就诊。查体:体温38 ℃,脉搏120次/分,呼吸23次/分,血压80/50 mmHg。神志模糊,面色苍白,巩膜黄染;腹软,腹壁静脉稍曲张;肝剑突下2 cm,质坚,轻压痛;脾肿大,肋下4 cm;腹水征(－),下肢水肿不明显。实验室检查:血红蛋白65 g/L,红细胞 2.5×10^{12}/L,白细胞 4×10^9/L,大便隐血(＋＋)。肝炎标志物检查:HBSAg(＋),HBeAg(＋),HBCAb(＋),HBSAb(－),HBeAb(－)。肝功能检查:ALT 80 μ/L,A/G 1.09。

看完这个病例,结合所学内容你能回答下列问题吗?

(1) 作出完整的医疗诊断,并列出诊断依据。

(2) 还需哪些检查以明确诊断? 并概述其鉴别诊断。

(3) 主要的护理问题是什么?

(4) 如何配合抢救?

 直 通 护 考

1. 肝硬化最常见的并发症是( )。

A. 上消化道出血　　　　　B. 感染　　　　　　　　C. 肝性脑病

D. 原发性肝癌　　　　　　E. 低钾、低氯血症

2. 为了增加血浆渗透压和循环血量,应选用的溶液是( )。

A. 5%葡萄糖溶液　　　　　B. 0.9%氯化钠溶液　　　　C. 低分子右旋糖酐

D. 10%葡萄糖溶液　　　　　E. 5%碳酸氢钠溶液

3. 判断危重患者病情恶化的最主要的指征是( )。

A. 睡眠不佳,食欲减弱　　　B. 皮肤干燥,弹性减弱　　　C. 意识模糊

D. 呼吸道分泌增多　　　　　E. 瞳孔等大

4. 在我国肝硬化最常见的病因是( )。

A. 病毒性肝炎　　　　　　　　　　　B. 慢性酒精中毒

C. 非酒精性脂肪性肝炎　　　　　　　D. 药物及其他化学物质

E. 血吸虫病

5. 肝硬化最有确诊价值的是( )。

A. 肝活检　　　　　　　　　　　　　B. 肝功能试验

C. 免疫学检查　　　　　　　　　　　D. 腹水检查

E. 影像学检查如 B 超、CT、MRI

任务六　原发性肝癌患者的护理

原发性肝癌简称肝癌,是指发生于肝细胞和肝内胆管细胞的癌,是我国常见的恶性肿瘤之一,年死亡率居我国恶性肿瘤的第二位。本病好发于 40～49 岁,男性多于女性。

【病因与发病机制】

本病的病因和发病机制尚未完全肯定,可能与多种因素有关,如病毒性肝炎,尤其是乙型和丙型病毒性肝炎;肝硬化,原发性肝癌合并肝硬化者占 50%～90%。

【分类】

1. 按大体形态分型 ①块状型:最多见,癌块直径在 5 cm 以上。②结节型:大小数目不等的癌结节,直径一般不超过 5 cm。③弥漫型:最少见,米粒至黄豆大小的癌结节散布全肝。

④小癌型:孤立的直径小于 3 cm 的癌结节或相邻两个癌结节直径之和小于 3 cm。

2. 按细胞分型　①肝细胞型:占肝癌的 90%。②胆管细胞型:少见。③混合型:上述两种类型同时存在,极少见。

【转移途径】

肝内血行转移是原发性肝癌最早、最常见的转移途径,易侵犯门静脉分支形成肝内多发性转移灶,并向肝外转移形成肝外转移灶。也可经淋巴、种植转移造成癌细胞扩散。

【临床表现】

起病隐匿,早期缺乏特异性表现,晚期可有局部和全身症状。

1. 症状

(1)肝区疼痛　最常见和最主要的症状,半数以上的患者有肝区疼痛,多呈持续性胀痛或钝痛,是因肿瘤迅速生长牵拉肝脏包膜所致。

(2)消化道症状　食欲明显减退、饱胀、恶心,甚至呕吐、腹泻。

(3)全身症状　乏力、进行性消瘦、发热、营养不良,晚期可出现恶病质等。

(4)转移灶症状　肿瘤的转移可以产生相应的症状。向骨骼和脊柱转移可引起局部压痛或神经受压症状;向肺部转移可引起胸痛或血性胸水;颅内的转移可出现颅内压增高和脑局灶性损害。

2. 体征　肝脏进行性增大,质地坚硬,表面有大小不等的结节或巨块,边缘不规则,常伴有压痛。在晚期,由于肝细胞损害、癌肿压迫胆管等原因可出现黄疸。肝癌还伴有肝硬化的表现,如腹水(可呈血性)、脾大、侧支循环形成等。

3. 并发症

(1)肝性脑病　发生在肝癌终末期,约有 1/3 患者因此而死亡。

(2)上消化道出血　约占肝癌死亡原因的 15%。肝癌常因合并肝硬化或其他原因导致的门静脉高压,引起食管胃底曲张静脉的破裂而出血。

(3)其他　肝癌结节破裂、继发感染等。

【诊断要点】

(1)病毒性肝炎(乙型及丙型)病史、肝硬化病史。

(2)肝脏进行性增大、肝区疼痛及消瘦。

(3)肝癌的肿瘤标记物和影像学检查。

【治疗】

肝切除术是目前治疗肝癌最有效的方法。手术不能切除的可采用肝动脉栓塞术、微波治疗、放疗、化疗等方法。

【护理】

1. 护理评估

1)病史　病毒性肝炎(乙型及丙型)、肝硬化、大量酗酒等病史。

2)身体评估　有肝区疼痛、肝脏进行增大、黄疸等。

3)实验室及其他检查

(1)肿瘤标记物检测　甲胎蛋白(AFP)是肝癌的普查、诊断、判断治疗效果和预防复发的重要的方法之一。

甲胎蛋白(AFP)主要在胎儿肝中合成,胎儿出生后甲胎蛋白含量逐渐下降,在周岁时接近成人水平。但当肝细胞发生癌变时又可重新合成,而且随着病情恶化,它在血清中的含量会急剧增加。另外,妊娠、生殖细胞肿瘤或其他胃肠道肿瘤,如胰腺癌、部分肝硬化患者,甲胎蛋白含量也可出现升高。

　　(2)超声显像　可诊断2 cm以上的肿瘤,对肝癌的早期诊断有较大价值。

　　(3)CT结合肝动脉造影检查　对1 cm以下的肿瘤检出率达80%以上。

　　(4)肝穿刺活组织检查　在超声或CT引导下进行穿刺活检,癌细胞阳性者即可诊断。

2.护理问题

　　(1)疼痛:肝区疼痛　与肿瘤生长迅速导致肝包膜张力增加或肝动脉栓塞有关。

　　(2)预感性悲哀　与患者知道疾病的预后有关。

　　(3)营养失调:低于机体需要量　与肿瘤慢性消耗、化疗所致的胃肠道反应有关。

　　(4)有感染的危险　与患者抵抗力低下有关。

　　(5)潜在并发症　上消化道出血、肝性脑病、癌结节破裂出血。

3.护理措施

　　1)一般护理

　　(1)休息与体位　根据病情合理安排休息时间,有大量腹水、呼吸困难的患者取半卧位。

　　(2)饮食护理　给予高蛋白质、高维生素、低脂肪、适当热量的易消化软食,忌食粗糙过硬和刺激性食物。当患者疼痛剧烈、恶心、呕吐时可暂停进食,等缓解后少量多餐,尽量增加摄入量。

　　2)对症护理　肝癌患者因肿瘤生长迅速、肝包膜被牵拉或肝动脉栓塞术后产生栓塞后综合征等而出现肝区疼痛。教会患者一些放松技巧,减少周围环境的不良刺激,使其保持稳定的情绪而有助于减轻疼痛。癌性疼痛采用按需给药的原则,并可采用自控镇痛法进行止痛。

　　3)肝动脉化疗栓塞术后的护理　患者术后由于肝动脉血供突然减少,产生栓塞后综合征,可出现腹痛、发热、恶心、呕吐、清蛋白降低及肝功能异常等改变,要做好相应的护理。①术后禁食2~3天,逐渐过渡到流食,少量多餐。②穿刺部位要先行压迫止血15 min后再加压包扎,沙袋压迫6 h,穿刺侧肢体保持伸直24 h,并注意观察足背动脉搏动情况和穿刺部位有无渗血和血肿的出现。③监测生命体征,多数患者在术后4~8 h可出现发热,持续1周左右,是机体对坏死肿瘤组织重吸收的反应。如体温过高应采取降温措施,出现肝性脑病先兆时要积极配合医生处理。④鼓励患者进行深呼吸,预防肺部感染,必要时吸氧以提高氧分压,有利于肝细胞的代谢。⑤遵医嘱输入清蛋白,适量补充葡萄糖,准确记录24 h液体出入量。

肝动脉化疗栓塞术(TACE)

　　肝动脉化疗栓塞术是非手术治疗肝癌的首选方法,是经皮穿刺股动脉,在X线透视下将导管插至固有动脉及其分支注射抗肿瘤药物和栓塞剂的治疗方法。常混合注入,以发挥持久的抗肿瘤作用,可重复进行,可使肝癌明显缩小,再行手术切除。

4）心理护理　注意与患者建立良好的护患关系,多与其交谈以深入了解患者的内心活动,给予疏导和鼓励。关心患者的情绪,多给予情感上的关怀,使患者能积极配合治疗和护理。

【健康教育】

（1）疾病相关知识宣教。

（2）保持良好心情。正确指导患者规律生活,注意劳逸结合,避免情绪剧烈波动。

（3）制定并落实饮食计划。

（4）按医嘱服药,忌服对肝功能有损伤的药物。

（5）熟悉肝癌的有关知识和并发症的识别,及时、定期复诊。

【预后】

近年来由于诊疗技术的不断提高,早期肝癌的根治切除率和术后 5 年生存率明显提高。

 直通护考

1. 原发性肝癌最早、最常见的转移方式是（　　）。

A. 淋巴转移　　　　　　　　B. 肝内血行转移　　　　　　C. 肝外血行转移

D. 种植转移　　　　　　　　E. 直接蔓延

2. 诊断原发性肝癌最敏感的指标是（　　）。

A. γ-GT　　　　B. AFP　　　　C. LPH　　　　D. ALT　　　　E. AST

3. 原发性肝癌最有效的治疗是（　　）。

A. 放射治疗　　　　　　　　B. 免疫治疗　　　　　　　　C. 抗癌药物局部治疗

D. 手术治疗　　　　　　　　E. 冰冻治疗

4. 原发性肝癌肝区疼痛常呈（　　）。

A. 持续性胀痛　　　　　　　B. 间歇性隐痛　　　　　　　C. 阵发性绞痛

D. 连续性灼痛　　　　　　　E. 偶发性剧痛

5. 原发性肝癌患者最突出的体征是（　　）。

A. 黄疸　　　　　　　　　　B. 脾肿大　　　　　　　　　C. 腹壁静脉曲张

D. 肝脏进行性肿大　　　　　E. 血性腹水

任务七　肝性脑病患者的护理

肝性脑病又称为肝性昏迷,是指由严重肝病引起的以代谢紊乱为基础的中枢神经系统功能失调的综合征,临床主要表现为意识障碍、行为失常和昏迷。

【病因】

各型肝硬化,特别是肝炎后肝硬化是引起肝性脑病最常见的病因,部分患者是由门体分流术而引发的,其他如重症肝炎、暴发性肝功能衰竭、原发性肝癌、严重胆道感染及妊娠期急性脂肪肝等肝病也可导致肝性脑病。

知识链接

　　肝性脑病常有明显的诱因,常见的有上消化道出血、高蛋白质饮食、大量排钾利尿、放腹水、使用麻醉药和催眠镇静剂、便秘、感染、外科手术等。

【发病机制】

　　目前发病机制未完全明确,一般认为本病产生的病理生理基础是肝功能衰竭和门体静脉分流手术造成的侧支循环,使来自肠道的许多代谢产物未经肝脏解毒和清除便直接经侧支循环进入体循环,透过血脑屏障进入中枢神经系统,引起大脑功能紊乱。

【临床表现】

　　肝性脑病的临床表现因原有肝病的性质、肝细胞损害程度及诱因不同而不一致,根据患者的意识障碍程度、神经系统表现和脑电图改变,可将肝性脑病分为四期(表3-5)。

表 3-5　肝性脑病的分期

分　　期	主　要　表　现	体　　征	脑　电　图
Ⅰ期(前驱期)	轻度性格改变和行为异常,如表情欣快或淡漠、随地便溺等;可准确回答问题,但吐字不清或较缓慢	扑翼样震颤	多正常
Ⅱ期(昏迷前期)	以意识错乱、睡眠障碍和行为异常为主要表现,嗜睡、吐字不清、计算力、定向力和理解力减退,甚至出现幻觉和躁狂	扑翼样震颤、肌张力增高、腱反射亢进	节律变慢,出现δ波或三相波
Ⅲ期(昏睡期)	以昏睡和精神错乱为主,昏睡时可唤醒,醒后能回答问题,常有神志不清和幻觉	扑翼样震颤(＋)、肌张力增高、腱反射亢进、锥体束征阳性	节律变慢,出现δ波或三相波
Ⅳ(昏迷期)	意识完全丧失,不能唤醒	浅昏迷时腱反射亢进、肌张力增高;深昏迷时各种反射消失、肌张力降低、瞳孔散大	节律变慢,出现高波幅δ波

课堂互动

　　如何引出肝性脑病患者扑翼样震颤?

　　嘱患者两臂平伸,肘关节固定,手掌向背侧伸展,手指分开时可见到手向外侧偏斜,掌指关节、腕关节甚至肘关节与肩关节急促而不规则地扑翼样抖动。

【诊断要点】

　　(1)患者有严重肝病和广泛门体静脉侧支循环形成的病理基础。

　　(2)精神紊乱、昏睡或昏迷。

（3）明显肝功能损害或血氨增高。

（4）扑翼样震颤和典型的脑电图改变。

【治疗】

积极治疗原发肝病、去除引发肝性脑病的诱因、维护肝脏功能、促进氨代谢清除及调节神经递质是治疗肝性脑病的主要措施。

【护理】

1. 护理评估

1）病史　患者是否有肝炎、肝硬化及肝癌病史,是否做过门静脉分流术或长期使用损害肝脏的药物或毒物,有无嗜酒史等。

2）身体评估　有肝性脑病的表现和体征。

3）实验室及其他检查

（1）血氨　慢性肝性脑病尤其是门体分流性肝性脑病患者常伴有血氨增高,急性肝性脑病患者血氨常为正常。

（2）脑电图检查　典型改变为节律变慢,二三期出现δ波或三相波,昏迷时为高波幅δ波。

（3）心理智力测验　主要适用于肝性脑病的诊断和轻微肝性脑病的筛选,方法简便,但受年龄和受教育程度的影响。

2. 护理问题

（1）意识障碍　与血氨增高干扰脑细胞能量代谢和神经传导有关。

（2）营养失调:低于机体需要量　与肝功能减退、消化吸收障碍、限制蛋白质摄入有关。

（3）活动无耐力　与肝功能减退、营养摄入不足有关。

（4）有感染的危险　与长期卧床、营养失调、抵抗力低下有关。

（5）知识缺乏　缺乏预防肝性脑病的有关知识。

3. 护理措施

1）一般护理

（1）病情观察　密切注意肝性脑病的早期征象,如有无行为异常、表情淡漠、扑翼样震颤等。严密观察生命体征,定期复查肾功能及电解质,有意识障碍的患者要注意安全,加强巡视。

（2）休息　患者要绝对卧床休息,专人护理,保持环境安静,对烦躁患者可加用床挡,必要时使用约束带,防止坠床和撞伤等意外。

（3）饮食护理　发病开始暂停蛋白质饮食,因食物中的蛋白质可被肠道细菌的搭配氨基酸氧化酶分解产氨而加重病情。每日供给足够的热量和维生素,以糖类为主,如稀饭、面条,也可口服蜂蜜、葡萄糖及果汁等。昏迷者可以鼻饲 25% 的葡萄糖,以减少组织蛋白分解,降低血氨。当患者神志清醒时可从小量开始逐步恢复蛋白质饮食,每日 20 g 逐步增加到每日 40～50 g,以植物蛋白质为主。因植物蛋白质富含支链氨基酸和非吸收纤维,后者能促进肠蠕动,被肠菌酵解后能产酸从而降低肠腔内的 pH 值,可以加速毒物的排出和减少氨的吸收。因脂肪能延缓胃的排空,应尽量少用。

2）去除和避免诱发因素　①避免给患者使用安眠和镇静药物,因其可以抑制大脑和呼吸中枢,造成缺氧,从而降低大脑对氨毒的耐受性。②防治感染,感染可使组织分解代谢提高,从而增加机体产氨,使机体耗氧量增多而加重肝性脑病。③保持大便通畅,以减少毒物的吸收。可采用灌肠和导泻的方法清除肠内毒物,应使用生理盐水或弱酸溶液灌肠(生理盐水 1000～

2000 mL 加食醋 100 mL),忌用碱性溶液(如肥皂水),因其可以增加氨的吸收。④积极预防和控制上消化道出血,因上消化道出血可使肠道内产氨增多,应在出血停止后予以灌肠和导泻,以清除肠道内积血,减少氨的吸收。⑤避免快速利尿和大量放腹水,防止因有效循环血量减少、大量蛋白质丢失及水、电解质紊乱而加重肝脏损害和意识障碍。⑥防止大量输液,因过多液体引起低血钾、稀释性低血钠、脑水肿等,可加重肝性脑病。

3) 用药护理　新霉素可以抑制肠道细菌生长从而减少氨的产生,有少数患者可出现听力或肾损害,服用时间不超过 1 个月,并注意监测听力和肾功能。常用的降氨药物中,谷氨酸钾在患者出现少尿、尿闭时慎用,明显水肿时慎用谷氨酸钠,精氨酸不宜与碱性溶液配伍,滴注时速度不宜过快,否则可出现流涎、呕吐、面色潮红。乳果糖可有效降低肠腔的 pH 值,减少氨的生成和吸收,因其在肠道内产气过多,可引起腹胀、腹绞痛、恶心、呕吐和电解质紊乱,可从小剂量开始。

4) 心理护理　患者大多有长期慢性肝病的病史,家庭负担沉重,应对患者和家属给予情感上的支持和关怀,帮助家属共同制定对患者的照顾计划。

【健康教育】

(1) 疾病相关知识宣教,避免肝性脑病的诱发因素。

(2) 指导家属识别肝性脑病的早期征象,及时就诊。

(3) 指导患者正确用药,了解药物的不良反应并定期随访复诊。

【预后】

预后主要由病因决定。肝功能较好、诱因明确且宜消除者的预后较好,有腹水、黄疸、出血倾向、肝功能较差者,预后也较差,暴发性肝衰竭导致的肝性脑病预后最差。

【理实一体】

男性,48 岁,因腹胀、乏力、意识模糊而入院。2 日前因感冒后突然出现烦躁不安,表情淡漠,时而神志不清,既往有慢性肝炎病史 10 年。查体:体温 37 ℃,脉搏 102 次/分,呼吸 23 次/分,血压 95/65 mmHg;患者一般状况差,面色晦暗、嗜睡,面部及颈部有散在的蜘蛛痣,有明显的肝掌、皮肤巩膜轻度黄染,颈软,无颈静脉怒张,两肺未闻及啰音,心律齐,未闻及杂音;腹软隆起,腹壁静脉显露;移动性浊音阳性,肠鸣音正常,腱反射亢进,肝肋下 1 cm,质硬无压痛;脾肋下 3 cm;扑翼样震颤(+);患者计算力、理解力下降。实验室检查:血红蛋白 70 g/L,白细胞计数 3.6×10^9/L,血氨 66.46 μmo/L。

看完这个病例,结合所学内容你能回答下列问题吗?

(1) 该患者的初步诊断是什么?

(2) 如何去除和避免诱发因素?

(3) 如何指导合理饮食?

直通护考

1. 以下哪项不是肝性脑病的诱发因素?(　　　)

A. 上消化道出血　　　　　B. 感染　　　　　　　　　C. 高蛋白质饮食

D. 高维生素饮食　　　　　E. 便秘

2. 患者,男性,52 岁。肝硬化病史 10 余年,近日出现大部分时间昏睡,可唤醒,有扑翼样震颤、肌张力增强、锥体束征阳性,脑电图异常,此时该患者处于肝性脑病的什么时期?(　　　)

A. 前驱期　　　B. 昏迷前期　　　C. 昏睡期　　　D. 浅昏迷期　　　E. 深昏迷期

3. 肝性脑病最早的表现是(　　)。

A. 昏睡　　　　　　　　　　B. 轻度的性格和行为的改变　　　C. 定向力障碍

D. 反射亢进　　　　　　　　E. 脑电图异常

4. 肝性脑病患者经治疗神志恢复后可逐渐给予蛋白质饮食,最适宜的选择是(　　)。

A. 动物蛋白质　　　　　　　B. 蔬菜、水果　　　　　　　　C. 糖类

D. 植物蛋白质　　　　　　　E. 每日蛋白质摄入量在 40 g 以上

5. 上消化道出血并肝性脑病,为清除肠内积血,最适宜的是用(　　)。

A. 弱碱性液灌肠　　　　　　B. 弱酸性液灌肠　　　　　　　C. 中性液灌肠

D. 肥皂水灌肠　　　　　　　E. 口服 25％硫酸镁 50 mL

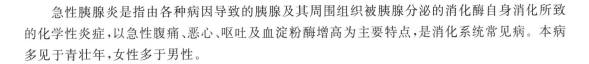

任务八　急性胰腺炎患者的护理

急性胰腺炎是指由各种病因导致的胰腺及其周围组织被胰腺分泌的消化酶自身消化所致的化学性炎症,以急性腹痛、恶心、呕吐及血淀粉酶增高为主要特点,是消化系统常见病。本病多见于青壮年,女性多于男性。

知识链接

> 胰腺是人体的第二大腺体,在第 1、2 腰椎水平横贴于腹后壁,分为头、颈、体、尾四部分。胰头被十二指肠呈"C"形包绕,胰管贯穿胰的全长,它与胆总管汇合成肝胰壶腹,开口于十二指肠大乳头。胰腺的实质由外分泌部和内分泌部组成。外分泌部分泌胰液,为碱性液体,含有多种消化酶,是重要的消化液,成人每天分泌 1000～3000 mL。内分泌部是散在分布于外分泌部之间的胰岛,分泌胰岛素、胰高血糖素、生长抑素等激素进入血液或淋巴,主要参与糖代谢的调节。

【病因和发病机制】

1. 胆道疾病　　在我国是最常见病因,占急性胰腺炎的 50％以上。胆石症和胆道感染或胆道蛔虫等疾病导致 Oddi 括约肌水肿、痉挛,使十二指肠壶腹出口梗阻,胆道内压力高于胰管内压力,胆汁逆流入胰管,引起急性胰腺炎。

2. 大量饮酒和暴饮暴食　　导致胰液大量分泌及 Oddi 括约肌水肿、痉挛,胰液分泌受阻。

3. 胰管阻塞　　胰管结石、狭窄、肿瘤或蛔虫引起胰管阻塞,胰管内压过高,胰液和消化酶外溢至间质而引发。

4. 其他　　手术创伤、药物、感染、内分泌与代谢障碍(高钙和高脂血症)。

【分类】

急性胰腺炎根据病理变化可分为以下两种。

1. 急性水肿型　可见胰腺肿大、分叶模糊,间质水肿、充血、炎性细胞浸润等,又称为轻症急性胰腺炎。

2. 急性坏死型　胰腺明显出血、分叶结构消失,胰实质有较大范围的脂肪坏死并有炎性细胞浸润,可并发脓肿、假性囊肿等,又称重症急性胰腺炎。

【临床表现】

急性胰腺炎的临床表现取决于病因和病理类型。轻者以胰腺水肿为主,临床上多见,病情常呈自限性,预后良好;少数重者胰腺出血、坏死,常继发感染、腹膜炎和休克等,死亡率高。

1. 腹痛　本病的主要表现和首发症状。常在暴饮暴食和酗酒后发生,突然发作,疼痛剧烈而持久,并阵发性加剧,可呈钝痛、绞痛或刀割样痛。腹痛常位于中上腹,并向腰背部呈带状放射,弯腰抱膝位可减轻疼痛,进食后加剧,一般胃肠解痉药无效。急性水肿型患者腹痛可持续 3～5 天,急性坏死型病情发展迅速,腹痛持续时间长,如并发腹膜炎疼痛可波及全腹。

2. 恶心、呕吐与腹胀　起病后常出现频繁恶心、呕吐,呕吐物为食物和胆汁,常伴有腹胀,甚至是麻痹性肠梗阻。

3. 发热　多数患者出现中度发热,持续 3～5 天,若体温持续升高不退并伴有白细胞升高,应怀疑继发腹膜炎、胰腺周围脓肿或胆道感染。

4. 低血压或休克　见于急性坏死型胰腺炎,患者可出现烦躁不安、皮肤苍白、四肢湿冷,少数患者可出现休克。

5. 水电解质及酸碱平衡紊乱　呕吐频繁的患者可出现代谢性碱中毒,急性坏死型患者常有脱水和代谢性中毒,并伴有低血钾、低血镁、低血钙症状。患者出现低血钙、手足抽搐提示预后不良。

【体征】

轻症急性胰腺炎患者可出现腹胀和肠鸣音减弱,但无肌紧张和反跳痛。重症急性胰腺炎患者上腹部或全腹压痛,伴有肌紧张和反跳痛,肠鸣音减弱或消失。少数重症患者因胰酶和坏死组织及出血沿腹膜间隙与肌层渗入腹壁下,导致腰部两侧出现皮肤呈暗灰蓝色(称 Grey-Turner 征)或脐周皮肤青紫色(称 Cullen 征)。胰头炎性水肿压迫胆总管时可出现黄疸。

【并发症】

重症急性胰腺炎患者局部可出现胰腺脓肿、假性囊肿;全身并发症可出现急性呼吸窘迫综合征、急性肾衰竭、消化道出血、败血症和糖尿病等。

【诊断要点】

(1) 有胆道疾病等病史及酗酒、暴饮暴食等诱因。

(2) 突发剧烈而持续的上腹痛,伴有恶心、呕吐、发热及上腹痛,并排除其他急腹症。

(3) 血、尿淀粉酶升高。

【治疗】

减轻腹痛、减少胰液的分泌,防治并发症。

【护理】

1. 护理评估

1) 病史　有无急慢性胆道疾病及胰、十二指肠疾病史;有无酗酒和暴饮暴食等诱因,有无腹部手术与创伤、内分泌与代谢疾病及急性传染病史;是否服用硫唑嘌呤、噻嗪类利尿剂及糖皮质激素等药物。

2) 身体评估　突发持续而剧烈的上腹痛,伴有恶心、呕吐、发热及上腹部压痛。

3）实验室及其他检查

（1）血常规　多有白细胞计数增高。

（2）淀粉酶测定　血清淀粉酶一般在起病6～12 h开始升高,48 h后开始下降,持续3～5天,血清淀粉酶超过正常值的3倍即可确诊,但淀粉酶的高低不一定反映病情轻重,出血坏死型胰腺炎淀粉酶值可正常或低于正常。尿淀粉酶升高较晚,在发病后12～14 h开始升高,持续1～2周逐渐恢复正常,但尿淀粉酶容易受患者尿量的影响。

（3）肝功能试验　清蛋白降低,球蛋白增高,清蛋白与球蛋白的比例降低或倒置。

（4）血脂肪酶测定　血清脂肪酶常在起病后24～72 h开始上升,持续7～10天,对病后就诊较晚的急性胰腺炎患者有诊断价值。

（5）生化检查　可出现暂时性血糖升高,若持久空腹血糖高于10 mmol/L,反映胰腺坏死。血钙可降低,低血钙的程度与临床严重程度平行,若低于1.5 mmol/L,则提示预后不良。

（6）影像学检查　腹部X线平片可发现肠麻痹性肠梗阻征象;B超和CT显像可了解胰腺大小,对鉴别轻症和重症胰腺炎,以及是否累及附近器官有重要价值。

2. 护理问题

（1）疼痛:腹痛　与胰腺及其周围组织炎症、水肿或出血坏死有关。

（2）潜在并发症　血容量不足、急性肾衰竭、败血症、弥散性血管内凝血、急性呼吸窘迫综合征。

（3）恐惧　与腹痛剧烈及病情进展急骤有关。

（4）知识缺乏　缺乏有关本病的病因和预防知识。

3. 护理措施

1）一般护理

（1）病情观察　严密监测患者生命体征、尿量和意识状态的变化;观察并记录患者呕吐物及胃肠减压引流液的颜色、性质及量,准确记录24 h液体出入量;密切观察患者皮肤弹性的变化,判断脱水程度;遵医嘱定期采集标本,监测血、尿淀粉酶,以及血糖、血清电解质的变化;重症急性胰腺炎有条件者可送往重症监护病房。

（2）休息与体位　绝对卧床休息,可协助患者取弯腰屈膝侧卧位以减轻疼痛,因剧痛而辗转不安者要使用床挡保护,以免发生坠床。

（3）饮食护理　禁饮食并予以胃肠减压。多数患者需禁食1～3日,明显腹胀的需胃肠减压,应向患者和家属解释禁饮食的意义,患者口渴时可含漱和湿润口唇并做好口腔护理。禁食期间要给予静脉输液补充血容量,每日达3000 mL以上,维持水、电解质和酸碱平衡。患者腹痛缓解后,可逐步恢复正常饮食,应先从少量低糖、低脂肪饮食开始,避免刺激性强、产气多、高脂肪、高蛋白质饮食,忌暴饮暴食。

课堂互动

为什么急性胰腺炎患者需禁饮食和胃肠减压?

食物是胰液分泌的天然刺激物,起病后短期禁饮食,能降低胰液分泌,减轻自身消化;胃肠减压后可减少胃酸的分泌,进而减少胰液的分泌,缓解胰管内高压,减轻患者的腹痛和腹胀。

2）用药护理

（1）H_2受体拮抗剂和质子泵抑制剂可抑制胃酸的分泌,从而减少胰液的分泌。

（2）奥曲肽能抑制胰液的分泌,静脉用药时需连续滴注,用药后在注射部位可有疼痛和针刺感或腹泻、腹痛等。

（3）加贝脂能抑制胰酶的活性,可用于重症胰腺炎早期,使用时需现用现配,注意更换注射部位,勿将药液注入血管外。

（4）患者腹痛剧烈时,可遵医嘱给予哌替啶等止痛药。吗啡可引起 Oddi 括约肌痉挛,加重病情,禁止使用。

3）重症急性胰腺炎的抢救配合　略。

4）心理护理　急性胰腺炎起病急,腹痛明显,患者缺乏对本病知识的了解,容易产生恐惧、紧张心理。巡视病房,关心安慰患者,及时解决患者护理需求。

【健康教育】

（1）向患者和家属介绍本病的发病原因、主要诱发因素及疾病过程,积极治疗胆道和胆囊疾病。

（2）指导患者和家属掌握饮食卫生知识,养成规律进食的习惯,避免暴饮暴食,戒酒。

【预后】

轻症者在一周左右即可恢复,预后良好。重症者病情凶险,并发症多,预后差,病死率高。

【理实一体】

患者,28 岁。饮酒饱餐后上腹部剧痛 6 h,伴呕吐、大汗急诊入院。慢性胆囊炎、胆石症史 2 年。身体评估:面色苍白,痛苦面容。查体:体温 38.0 ℃,血压 80/60 mmHg,心率 132 次/分,全腹肌紧张、压痛及反跳痛,移动性浊音阳性。血白细胞计数 $12.7×10^9/L$,中性粒细胞 0.86,血淀粉酶 740 U/L。

看完这个病例,结合所学内容你能回答下列问题吗?

（1）该患者的临床诊断是什么?

（2）该患者的主要护理诊断及合作性问题是什么?

（3）该患者健康教育要点是什么?

直通护考

1. 为缓解急性胰腺炎,患者腹痛避免使用的药物是（　　）。

A. 阿托品　　B. 哌替啶　　C. 吗啡　　　　D. 地西泮　　E. 山莨菪碱

2. 急性胰腺炎患者急性期需严格禁食、禁饮的时间是（　　）。

A. 12 h　　　B. 1～3 日　　C. 4～5 日　　D. 6～7 日　　E. 10 日

3. 急性胰腺炎患者禁食期间每日补液量至少应达到（　　）。

A. 1000 mL　　　　　　B. 2000 mL　　　　　　C. 3000 mL

D. 4000 mL　　　　　　E. 5000 mL

4. 在我国急性胰腺炎最常见的病因是（　　）。

A. 饮酒　　　　　　　　B. 进高脂肪餐　　　　　C. 胆道疾病

D. 急性外伤　　　　　　E. 不洁饮食

5. 评估急性胰腺炎患者的病情,下列哪项最能说明预后不佳?（　　）

A. 体温 39 ℃　　　　　　B. 黄疸　　　　　　　　C. 合并代谢性中毒

D. 全腹压痛、腹肌紧张　　E. 手足抽搐

任务九　上消化道出血患者的护理

上消化道出血是指屈氏韧带以上的消化道出血,既包括食管、胃、十二指肠、胰、胆道病变引起的出血,还包括胃空肠吻合术后的空肠病变出血。上消化道大量出血是指在数小时内失血量超过 1000 mL 或超过循环血量的 20%。

【病因】

消化性溃疡是最常见病因,而门静脉高压引发的食管胃底静脉曲张破裂出血是最严重的病因。其他病因包括:食管疾病,如食管炎、食管癌和食管的化学性、物理性损伤等;全身性疾病,如血液病、尿毒症、血管性疾病、风湿性疾病等。

【临床表现】

1. 呕血和黑便　上消化道出血的特征性表现。出血部位在幽门以上者常有呕血和黑便,出血量少而速度慢的仅可见黑便;出血部位在幽门以下者常仅表现为黑便,出血量大、速度快时可因血液反流入胃而引起呕血(表 3-6)。

表 3-6　上消化道出血程度估计

分级	失血量	临床表现	血压	脉搏	血红蛋白
轻度	占全身总血量的 10%~15%,成人失血量<500 mL	一般不引起全身症状或仅有头晕、乏力	基本正常	正常	无变化
中度	占全身总血量的 20%左右,成人失血量为 500~1000 mL	眩晕、口渴、心悸、烦躁、尿少、面色苍白	收缩压下降	100 次/分	70~100 g/L
重度	占全身总血量 30%以上,成人失血量>1500 mL	神志恍惚、四肢厥冷,少尿或无尿	收缩压在 90 mmHg 以下	>120 次/分,细弱或摸不清	<70 g/L

知识链接

呕血与黑便的颜色、性质与出血量和速度有关。血液在胃内停留时间长,经胃酸作用形成正铁血红素,呕血为棕褐色呈咖啡渣样;如出血量大,未与胃酸充分混合就呕出,则为鲜红色或有血块。黑便呈柏油样,黏稠而发亮,是因血红蛋白中的铁与肠内硫化物形成硫化铁所致,若出血量大、速度快,血液在肠道内停留时间短,粪便可呈暗红色甚至鲜红色。

2. 失血性周围循环衰竭　急性大量出血使循环血容量减少而导致周围循环衰竭,可出现头昏、心悸、乏力、出汗、口渴、晕厥。严重者可出现休克,表现为面色苍白、皮肤湿冷、呼吸急促、烦躁不安、意识模糊、脉搏细速、血压下降、尿少等。

3. 发热　大量出血后的患者多数在 24 h 后出现体温增高,一般不超过 38.5 ℃,持续 3～5 天,可能与周围循环衰竭导致体温调节中枢的功能障碍有关。

4. 氮质血症　出血后大量血液中的蛋白质被肠道吸收,血中尿素氮可暂时性增高,称为肠源性氮质血症。

【治疗】

治疗原则:积极补充血容量;止血;去除病因;防治并发症。

【护理】

1. 护理评估

1) 病史　消化性溃疡、肝硬化、食管损伤、服用非甾体抗炎药、胆管结石等病史。

2) 身体评估　出现呕血和黑便、周围循环衰竭、发热等。

3) 实验室及其他检查

(1) 血常规　测定红细胞、白细胞和血小板计数,血红蛋白浓度,肝、肾功能,大便隐血等,有助于估计失血量及动态观察有无活动性出血,判断治疗效果,协助病因诊断。

(2) 胃镜检查　上消化道出血病因诊断的首选检查方法。在出血 24～48 h 内行急诊胃镜检查。胃镜可以直视病变、做活检,对于出血病灶可进行及时准确的止血治疗。

(3) X 线钡剂造影检查　对明确病因有价值,一般主张在出血停止且病情基本稳定数天后进行检查。

2. 护理问题

(1) 体液不足　与上消化道出血导致血容量不足有关。

(2) 活动无耐力　与失血后贫血、急性期禁食有关。

(3) 恐惧　与出现呕血、黑便,生命健康受到威胁有关。

(4) 潜在并发症　失血性休克。

3. 护理措施

1) 一般护理

(1) 病情观察

①病情监测　严密监测生命体征,大出血时每 15～30 min 测脉搏、血压一次,必要时进行心电监护;观察并记录呕吐物和粪便的性质、颜色和量,准确记录液体出入量。观察患者神志、皮肤和甲床色泽和周围静脉的充盈情况,患者出现烦躁不安、面色苍白、皮肤湿冷、血压下降等休克表现时应立即报告医生并协助处理。

②出血量的估计　观察询问呕血和(或)黑便发生时间、次数、量及性状,以便估计出血量和速度。大便隐血试验阳性提示每日出血量为 5～10 mL,出现黑便提示出血量为 50～70 mL,若出现呕血则胃内积血量在 250～300 mL。出血量在 400 mL 以下时,可不出现全身症状,出血量在 400～500 mL 时,可出现头昏、心悸、乏力等症状,短时间内出血量达到 1000 mL 时可出现休克。

③判断出血是否停止　出现下列情况应考虑有活动性出血:反复呕血或黑便次数增多、便质稀薄、肠鸣音活跃;经充分补液及输血后周围循环衰竭未见明显改善;血红蛋白、红细胞计数与血细胞比容继续下降,网织红细胞计数持续升高;在补液足量、尿量正常的情况下血尿素氮持续或再次升高。

(2) 休息与体位　嘱患者适当休息,在大出血时应取平卧位,将下肢略抬高,以保证脑部供血,头偏向一侧,防止发生误吸和窒息。保持呼吸道通畅,给予吸氧。

2) 饮食护理　大量出血时应禁食,少量出血者可进温凉、清淡的流质饮食,因进食可减少胃收缩运动并可中和胃酸,促进溃疡愈合。出血停止后 24～48 h,可进易消化、无刺激性的温凉流质和半流质饮食,少量多餐,并逐步恢复到正常饮食。食管胃底静脉曲张破裂出血的患者出血停止后要注意限制蛋白质和钠的摄入,避免诱发肝性脑病或加重水肿。

3)治疗护理 立即建立静脉通路,配合医生进行输血、输液、止血,并注意治疗效果及不良反应。输液、输血时不可过快、过多,以避免引发急性肺水肿,必要时可根据中心静脉压调节输入量。由于库存血含氨量较高,易诱发肝性脑病,故肝病患者要补充新鲜血。垂体加压素可致腹痛、血压升高、心律失常、心绞痛,严重者可发生心肌梗死,对老年患者可同时使用硝酸甘油,以减少该药的不良反应。

4)三腔二囊管压迫止血的护理 药物不能控制的出血可暂时使用三腔二囊管压迫止血,以争取时间准备其他治疗措施。①插管前应仔细检查胃气囊和食管囊有无漏气后抽尽囊内气体,胃管、食管囊管、胃气囊管是否通畅。②清洁鼻腔、口腔,协助医生将管插至胃内,并抽出胃内积血。③先向胃气囊注气 150～200 mL,囊内压约为 50 mmHg 并夹闭管口,将管向外轻拉至胃气囊压迫胃底出血部位;在食管囊充气约 100 mL,囊内压约为 40 mmHg 并夹闭管口,使食管囊压迫食管下段的曲张静脉。④管外端连接约 0.5 kg 的沙袋,用牵引架做持续牵引。⑤压迫期间要定时抽吸胃管,观察出血是否停止,每日 2 次向鼻腔内滴入液状石蜡,以免管壁与鼻腔黏膜粘连。⑥出血停止后,要放气观察 24 h,未再出血时考虑拔管。拔管前口服液状石蜡 20～30 mL,润滑黏膜和管、囊外壁,抽尽囊内气体,将管轻轻拔出。⑦三腔二囊压迫一般以 3～4 天为限,继续出血者可适当延长。

5)心理护理 患者因呕血和黑便出现恐慌和焦虑,应耐心细致地解答患者和家属的提问,消除疑虑,并说明情绪稳定有助于止血,以使患者能更好地配合治疗及护理。

【健康教育】
(1)进行疾病相关知识宣教,使患者了解上消化道出血的诱因及表现,及时就诊。
(2)保持良好心情,避免长期精神紧张,合理安排休息与活动。
(3)制定并落实饮食计划。注意饮食卫生,禁烟、浓茶、咖啡及刺激性食物。

【预后】
多数上消化道出血的患者经治疗可停止出血。年龄在 65 岁以上、合并严重疾病、食管胃底静脉曲张出血伴肝功能衰竭、本次出血量大或短期内反复出血者,死亡危险性高。

【理实一体】
张先生,40 岁。肝硬化病史 6 年,近 6 个月来常感全身乏力、食欲减退、右上腹不适。2 周前因劳累又出现腹胀,食欲更差,家属发现其眼睛发黄、尿色加深。今晨突起呕鲜血约 200 mL,随后解柏油样便约 400 mL,伴冷汗、头昏。身体评估:体温 37 ℃,脉搏 118 次/分,血压 90/60 mmHg,神志清楚、神情紧张、消瘦、面色苍白。巩膜黄染,右颈部见 2 个蜘蛛痣,心肺听诊正常,腹平软,肝肋下未及,脾肋下 2 cm、质中等、无压痛,移动性浊音阳性,肠鸣音 8 次/分,大便隐血试验(＋＋＋)。

看完这个病例,结合所学内容你能回答下列问题吗?
(1)作出完整的医疗诊断。
(2)主要的护理诊断及合作性问题是什么?
(3)如何配合抢救?

直通护考

1.上消化道出血的特征表现为( )。

A. 休克肺   B. 周围循环衰竭   C. 头晕、心悸、出汗

  D. 呕血与黑便   E. 晕厥

  2. 消化道活动性出血或再次出血的征象不包括（ ）。

  A. 肠鸣音亢进   B. 网织红细胞计数下降   C. 黑便次数增多

  D. 尿素氮持续升高   E. 红细胞计数下降

  3. 急性上消化道大出血休克的首要护理措施是（ ）。

  A. 通知医生   B. 建立静脉通路   C. 迅速配血

  D. 采取止血措施   E. 密切观察病情变化

  4. 下列各项中,提示上消化道出血已减少的是（ ）。

  A. 黑便变成暗红色   B. 血红蛋白量下降   C. 血压波动

  D. 尿素氮持续升高   E. 大便隐血试验转为阴性

  5. 上消化道出血最常见的病因是（ ）。

  A. 急性糜烂出血性胃炎   B. 食管胃底静脉曲张破裂   C. 消化性溃疡

  D. 胆道疾病   E. 胃癌

  6. 患者,30 岁,有上腹痛、隐痛 10 余年,常有夜间痛和饥饿痛,今晨突然呕暗红色血 800 mL,该患者目前主要的护理诊断是（ ）。

  A. 恐惧   B. 有受伤的危险   C. 营养失调

  D. 潜在并发症:血容量不足   E. 活动无耐力

任务十   消化系统常用诊疗技术及护理

一、胃镜检查

  胃镜检查是食管、胃、十二指肠疾病最常用和最准确的检查方法。通过此项检查可直接观察食管、胃、十二指肠炎症、溃疡或肿瘤等的性质、大小、部位及范围,并可在内镜下进行止血、摘取小息肉,钳取组织做组织或细胞学病理检查。

【适应证】

  (1) 上消化道症状明显而原因不明者。

  (2) 上消化道出血需查明原因者。

  (3) 疑有上消化道肿瘤者。

  (4) 需做内镜治疗的病变,如急性上消化道出血的止血、胃内异物摘取、食管静脉曲张硬化剂的注射和结扎、胃息肉摘除等。

  (5) 需要随访观察的病变,如消化性溃疡、萎缩性胃炎、反流性食管炎等。

【禁忌证】

  (1) 严重心肺疾病,如严重心律失常、支气管哮喘发作、心力衰竭、呼吸衰竭、脑出血等。

  (2) 急性食管、胃、十二指肠穿孔,腐蚀性食管炎的急性期。

  (3) 精神失常或有意识障碍不能配合者。

（4）严重凝血功能障碍、重度食管静脉曲张、高位食管癌、高度颈胸段脊柱弯曲畸形。

【护理】

1. 术前护理

（1）备好检查用物及药物，包括纤维胃镜检查用物、急救药品和器械、止血药物等。

（2）了解患者有无高血压、青光眼、前列腺肥大、心律失常，是否装有起搏器，如有与医生沟通做好相应的检查处理。检测乙、丙型肝炎病毒标志，对阳性者要用专用胃镜进行检查。

（3）向患者介绍检查的有关知识，让患者接受检查，并能主动配合。

（4）了解患者有无麻醉药过敏史。

（5）患者检查当天禁食、禁水 8 h 及禁服药物，以免检查时引起呛咳等不良反应。但血压高者可口服降压药，保持血压平稳；体质虚弱患者静脉注射葡萄糖；幽门梗阻患者应先抽空胃内容物，必要时洗胃。

2. 术中配合

（1）咽喉部麻醉 检查前 5～10 min 用利多卡因喷雾或胶浆进行咽喉部麻醉，当患者感觉咽部麻木、吞咽似有梗阻感时，表明局部麻醉成功。

（2）患者取左侧卧位，双腿屈曲，头部略向前，如有义齿应取出，松开衣领及腰带，嘱患者轻轻咬住牙垫。

（3）插镜过程中注意保持患者头部位置不动，当胃镜插入 14～16 cm 到达咽喉部时，嘱患者做吞咽动作，但不可将唾液咽下，以免发生呛咳，同时嘱患者做深呼吸，有助于减轻恶心不适感。

（4）术中配合医生钳取组织以便做活组织检查（简称活检）、黏膜染色、涂片等。

（5）术中如发现胃内黏液、泡沫较多，有血迹、食物残渣等影响视野时，可协助进行冲洗。

（6）检查过程中注意观察患者呼吸、脉搏、面色等的变化，及时报告医生。

【术后护理】

（1）饮食护理：嘱患者在术后麻醉作用消失后，咽部无麻木感时方可饮水，如无呛咳可进食，检查当日以温凉半流质饮食为宜，以免粗糙食物对胃内黏膜创面摩擦造成出血。做活检的患者应进温凉流食。

（2）做完胃镜后 30 min 内咽部麻醉药仍可能发生作用，此期间不要喝水、进食，如喉部感觉无明显麻木感 1 h 左右可谨慎试喝，以免误入气管引起呛咳或发生吸入性肺炎。

（3）如患者出现咽部不适，嘱其不要用力咳嗽，以免损伤咽喉部黏膜。

（4）胃镜取活组织做活检的患者要注意观察大便的颜色及腹部情况，并做好宣教，待活检病理结果出来后及时告知患者。

（5）检查后数日内应密切观察患者有无呕血、黑便、腹痛等消化道出血、穿孔、感染等并发症的发生，一旦发现及时通知医生处理。

二、结肠镜检查

结肠镜可观察从肛门到回盲瓣的所有结直肠的病变，如结直肠的炎症、肿瘤、出血、息肉等，并可行息肉切除、钳取活组织进行组织及细胞学检查等。

【适应证】

（1）原因不明的慢性腹泻、便秘、腹痛、腹胀、下消化道出血、低位性肠梗阻。

（2）钡剂灌肠有异常需进一步明确诊断者。

（3）大肠肿瘤普查、大肠某些良性病变的追踪观察，或大肠癌术后、大肠息肉摘除术后随访。

（4）需做止血及结肠息肉摘除治疗的患者。

【禁忌证】

（1）严重心肺功能不全、休克及精神疾病患者。

（2）疑有腹膜炎、脏器穿孔、多次腹腔手术或有肠粘连者,肛门、直肠严重狭窄者。

（3）大肠炎症性疾病急性活动期（相对禁忌证）。

（4）月经期及妊娠期妇女。

【护理】

1. 术前护理

（1）简要介绍结肠镜检查的目的、操作过程和可能引起的不适,交代术中注意事项及配合方法,使患者了解操作过程,消除恐惧心理。

（2）检查前一天进流质饮食,检查晨禁食。

（3）肠道准备:可采用 50% 硫酸镁 50～60 mL,同时在 20 min 内饮水 1000～2000 mL,或者用 20% 甘露醇 500 mL 和 5% 葡萄糖盐水 1000 mL 混合液于检查前 4 h 口服（行高频电凝治疗时禁用甘露醇）,导致渗透性腹泻以达到清肠效果。

（4）遵医嘱术前注射地西泮 5～10 mg。该药可以使患者对疼痛的反应性降低,导致发生肠穿孔等并发症时腹部症状不明显,对此应特别注意。术前半小时用阿托品 0.5 mg 或山莨菪碱 10 mg 肌内注射。

2. 术中配合

（1）患者穿上检查裤取左侧卧位,双腿屈曲,嘱患者尽量在检查时保持身体不要摆动。

（2）常规肛门指诊,协助将镜前端涂上润滑剂后,嘱患者张口呼吸,放松肛门括约肌,以右手食指按物镜头,使镜头滑入肛门,此后按术者口令,遵照循腔进镜的原则,配合滑进,少量注气,适当拉直、掌握防袢及解袢等插镜原则,逐渐缓慢插入结肠镜。

（3）检查过程中注意观察患者反应,如出现腹胀不适,可嘱其做深呼吸,出现面色苍白、呼吸急促、心悸等不适反应时应立即停止插镜,同时建立静脉通路以备抢救及术中用药。

（4）协助医生进行摄像、钳取活组织。

（5）协助退镜时,应尽量抽气以减轻患者腹胀。

3. 术后护理

（1）检查结束后注意观察患者有无剧烈腹痛、腹胀、面色苍白、心跳加快等,注意观察患者的腹部情况,警惕肠出血、肠穿孔的发生。嘱患者稍事休息,观察 15～30 min 后再离去。

（2）嘱患者少渣饮食 3 天,常规检查的患者进半流食 1～2 餐,息肉切除术后止血治疗者,进流食或半流食 3～4 天,根据情况过渡为普食,适当休息,保持大便通畅。

（3）注意排便颜色、性质,必要时查大便隐血。

 思政学堂

健康是幸福生活最重要的指标,健康是 1,其他是后面的 0,没有 1,再多的 0 也没有意义。

——习近平总书记 2021 年 3 月 23 日在福建三明市沙县总医院考察调研时发表的重要讲话

（周素焕）

项目四　泌尿系统疾病患者的护理

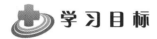

学习目标

掌握：泌尿系统常见疾病的护理评估、护理诊断和护理措施。

熟悉：泌尿系统常见疾病的病因、治疗、康复护理要点。

了解：泌尿系统常见疾病的护理评价、病理生理和护理目标。

素质与思政目标：培养学生具有敬畏生命、以人为本的职业精神。

泌尿系统由肾脏、输尿管、膀胱和尿道等器官组成（图4-1）。其主要功能是生成尿液，以排泄代谢产物及调节水、电解质和酸碱代谢的平衡，维持机体内环境的稳定。肾还具有分泌肾素、促红细胞生成素等功能。近几十年来，慢性肾脏疾病的发病率逐年增长，目前全球肾脏疾病患者已超过5亿，慢性肾脏疾病成为继心脑血管疾病、恶性肿瘤、糖尿病之后又一个威胁人类健康的重要疾病。我国人群中慢性肾脏疾病的患病率为11.8%～13.0%，患病人数超过1亿。常见的疾病主要有肾小球肾炎、肾病综合征、尿路感染、肿瘤等，常见的病因包括变态反应、感染、肿瘤、代谢异常等。泌尿系统疾病常见的症状和体征有肾源性水肿、肾性高血压、尿异常和尿路刺激征等。

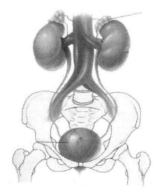

图 4-1　泌尿系统的组成

肾脏的生理功能

肾脏除了具有排泄功能外,还具有内分泌功能,能分泌多种内分泌激素,肾脏还是一个内分泌器官,肾脏分泌的激素及其功能常见的有如下几种。

1. **肾素** 也被称为血管紧张素原酶,是肾素-血管紧张素系统的组成部分。主要功能是调节血管活性和水盐代谢。与肾性水肿的发生有关。

2. **1α羟化酶** 将 25-$(OH)D_3$ 羟化为 1,25-$(OH)_2D_3$,促进钙的吸收。

3. **红细胞生成素** 红细胞生成素(EPO)是一种由肾脏产生的糖蛋白,其功能是刺激造血多能干细胞使其形成红细胞祖细胞,与肾性贫血有关。

一、肾源性水肿

水肿是肾小球疾病最常见的临床表现,肾源性水肿简称肾性水肿,是指由于肾脏的功能障碍造成的机体水肿。肾小球疾病引起的水肿按发生机制可分为两类。①肾炎性水肿:主要指肾小球滤过率下降,而肾小管重吸收功能相对正常造成球-管失衡和肾小球滤过分数(肾小球滤过率/肾血浆流量)下降,导致水钠潴留而产生水肿。同时,毛细血管通透性增高可进一步加重水肿。②肾病性水肿:主要是指长期大量蛋白尿造成的血浆蛋白减少,血浆胶体渗透压降低,液体从血管内进入组织间隙,产生水肿。此外,继发性有效血容量减少可激活肾素-血管紧张素-醛固酮系统,使抗利尿激素分泌增多,进一步加重水肿(图 4-2)。

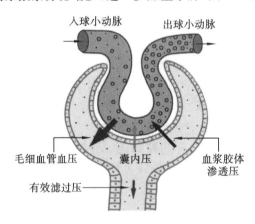

图 4-2 有效滤过压

【护理评估】

1. 健康史 询问患者有无肾小球肾炎、肾病综合征、急慢性肾功能衰竭等病史,既往有无心脏、肝脏疾病及内分泌疾病等病史,有无感染、摄取钠盐过多等诱因。

2. 身体状况

(1)水肿的特点 肾炎性水肿多从颜面部开始,重者可波及全身,指压凹陷不明显。由于水钠潴留,血容量扩张,血压常可升高。肾病性水肿一般较严重,多从下肢部位开始,常为全身性、体位性和凹陷性,可无高血压及循环淤血的表现。

(2)伴随症状 注意询问:水肿的时间、诱因及原因;水肿的特点、程度、进展情况,是否出现全身性水肿;有无尿量减少、头晕、乏力、呼吸困难、心跳加快、腹胀等伴随症状;水肿的治疗经过,尤其是用药情况,应详细了解所用药物的种类、剂量、用法、疗程及其效果;每天饮食、饮水、钠盐摄入量;输液量、尿量及透析量。

3. 心理-社会状况　评估患者的精神状况、生命体征、尿量及体重的改变;患者有无精神紧张、焦虑、抑郁等不良情绪。

4. 辅助检查　了解尿常规、尿蛋白(定性和定量)、血清电解质、肾功能指标(血尿素氮、血肌酐)、尿浓缩稀释试验等有无异常。了解患者有无做过静脉尿路造影、B超、尿路平片、肾组织活检等,其结果如何。

课堂互动

什么叫水肿? 常见的全身性水肿有哪些? 各有何特点?

【护理诊断】

1. 体液过多　与肾小球滤过功能下降致水钠潴留、大量蛋白尿致血浆清蛋白浓度下降有关。

2. 有皮肤完整性受损的危险　与皮肤水肿、营养不良有关。

【护理目标】

(1)患者的水肿减轻或完全消退。

(2)皮肤保持完整,无破损或感染发生。

【护理措施】

1. 体液过多

1)休息与体位　严重水肿的患者应卧床休息,以增加肾血流量和尿量,缓解水钠潴留。下肢明显水肿者,卧床休息时可抬高下肢,以增加静脉回流,减轻水肿。阴囊水肿者可用吊带托起。水肿减轻后,患者可起床活动,但应避免劳累。

2)饮食护理

(1)钠盐　限制钠的摄入,予以少盐饮食,每天以 2~3 g 为宜。

(2)液体　液体入量视水肿程度及尿量而定。若每天尿量达 1000 mL 以上,一般不需严格限水,但不可过多饮水。若每天尿量小于 500 mL 或有严重水肿者需限制水的摄入,重者应量出为入,每天液体入量不应超过前一天 24 h 尿量加上不显性失水量(500 mL)。液体入量包括饮食、饮水、服药、输液等各种形式或途径进入体内的水分。

(3)蛋白质　低蛋白血症所致水肿者,若无氮质潴留,可给予 0.8~1.0 g/(kg·d)的优质蛋白质,优质蛋白质指富含必需氨基酸的动物蛋白质如牛奶、鸡蛋、鱼肉等,但不宜给予高蛋白质饮食,因为高蛋白质饮食可致尿蛋白增多而加重病情。有氮质血症的水肿患者,则应限制蛋白质的摄入,一般给予 0.6~0.8 g/(kg·d)的优质蛋白质。慢性肾衰竭患者需根据肾小球滤过率来调节蛋白质摄入量。

(4)热量　补充足够的热量以免引起负氮平衡,尤其低蛋白质饮食的患者,摄入的热量不应低于 126 kJ/(kg·d)。

(5)其他　注意补充各种维生素。

3)病情观察　记录 24 h 液体出入量,监测尿量变化;定期测量患者体重;观察水肿的消长情况,观察有无胸腔、腹腔和心包积液;监测患者的生命体征,尤其是血压;观察有无急性左心衰竭和高血压脑病的表现;密切监测实验室检查结果,包括尿常规、肾小球滤过率、血尿素氮、血肌酐、血浆蛋白、血清电解质等。

4)用药护理 遵医嘱使用利尿剂,观察药物的疗效及不良反应。长期使用利尿剂应监测血清电解质和酸碱平衡情况,观察有无低钾血症、低钠血症、低氯性碱中毒。低钾血症表现为肌无力、腹胀、恶心、呕吐及心律失常。低钠血症可出现无力、恶心、肌痛性痉挛、嗜睡和意识淡漠。低氯性碱中毒表现为呼吸浅慢、手足抽搐、肌痉挛、烦躁和谵妄。利尿过快过猛(如使用大剂量呋塞米)还可导致有效血容量不足,出现恶心、直立性眩晕、口干、心悸等症状。此外,呋塞米等强效利尿剂具有耳毒性,可引起耳鸣、眩晕及听力丧失,应避免与链霉素等具有相同不良反应的氨基糖苷类抗生素同时使用。

5)健康指导

(1)告知患者出现水肿的原因,水肿与水钠潴留的关系。

(2)教会患者根据病情合理安排每天食物的含盐量和饮水量。

(3)指导患者避免进食腌制食品、罐头食品、啤酒、汽水、味精、面包、豆腐干等含钠丰富的食物,并指导其食用无钠盐、醋和柠檬等增进食欲。

(4)教会患者通过正确测量每天液体出入量、体重等评估水肿的变化。

(5)向患者详细介绍有关药物的名称、用法、剂量、作用和不良反应,并告诉患者不可擅自加量、减量药物和停药,尤其是糖皮质激素和环磷酰胺等免疫抑制剂。

2. 有皮肤完整性受损的危险

(1)皮肤护理 水肿较重的患者应注意衣着柔软、宽松。长期卧床者,应嘱其经常变换体位,防止发生压疮;年老体弱者,可协助其翻身或用软垫支撑受压部位。水肿患者皮肤菲薄,易发生破损而感染,故需协助患者做好全身皮肤的清洁,清洗时勿过分用力,避免损伤皮肤。此外,水肿患者肌注时,应先将水肿皮肤推向一侧后进针,拔针后用无菌干棉球按压穿刺部位,以防进针口渗液而发生感染。严重水肿者应避免肌注,可采用静脉途径给药保证药物准确及时地输入。

(2)皮肤观察 观察皮肤有无红肿、破损和化脓等情况发生。

【护理评价】

(1)患者的水肿减轻或消退。

(2)皮肤无损伤或发生感染。

二、肾性高血压

肾脏疾病常伴有高血压,称肾性高血压,按病因可分为肾血管性和肾实质性两类。前者少见,为单侧或双侧肾动脉狭窄所致,其高血压程度较重,易进展为急进性高血压。后者多见,主要由急性或慢性肾小球肾炎、慢性肾盂肾炎、慢性肾衰竭等肾实质性疾病引起,终末期肾脏疾病伴高血压者超过80%。肾性高血压按发生机制又可分为容量依赖型高血压和肾素依赖型高血压。肾实质性高血压中,80%以上为容量依赖型,仅10%左右为肾素依赖型,有部分病例同时存在两种因素。

【护理评估】

1. 健康史 询问患者有无急慢性肾小球肾炎、急慢性肾功能衰竭等肾实质疾病,有无肾动脉狭窄等肾血管疾病,既往有无原发性高血压病史。

2. 身体状况 肾性高血压的程度与原发病的性质有关。急性肾小球肾炎患者多为一过性轻、中度高血压;慢性肾小球肾炎患者多有轻重不等的高血压,部分患者血压(特别是舒张压)持续中等程度升高;个别慢性肾衰竭患者可表现为恶性高血压;肾血管性高血压患者程度较重,容易进展为急进性高血压。

3. 心理-社会状况 患者可因头痛、头晕等症状而产生焦虑、情绪低落,出现心、脑血管等严重并发症时,容易出现恐惧心理,患者预感预后不良,对治疗失去信心,可出现抑郁。

4. 辅助检查 血常规检查、尿常规检查、肾功能检查及影像学检查等,有助于病因诊断。

课堂互动

什么是原发性和继发性高血压?常见的病因有哪些?各有何特点?

【护理诊断】

(1)疼痛:头痛 与血压增高有关。

(2)潜在并发症 高血压脑病。

【护理目标】

患者头痛减轻,血压平稳;并发症得到有效防治。

【护理措施】

详见相关护理。

【护理评价】

患者头痛是否减轻或消失,血压是否平稳;并发症是否得到有效防治。

三、尿异常

1. 尿量异常 正常人每天平均尿量约为 1500 mL,尿量的多少取决于肾小球滤过率和肾小管重吸收量。尿量异常包括少尿、无尿、多尿和夜尿增多。

(1)少尿、无尿 少尿是指 24 h 尿量少于 400 mL;若 24 h 尿量少于 100 mL,则称为无尿。少尿可因肾前性(如血容量不足或肾血管痉挛等)、肾性(急、慢性肾衰竭等)及肾后性(如尿路梗阻等)因素引起。

(2)多尿 每天尿量超过 2500 mL。多尿分肾性和非肾性两类,肾性多尿见于各种原因所致的肾小管功能不全,非肾性多尿多见于糖尿病、尿崩症和溶质性利尿等。

(3)夜尿增多 夜间尿量超过白天尿量或夜间尿量超过 750 mL。持续的夜尿增多,且尿比重低而固定,提示肾小管浓缩功能减退。

2. 蛋白尿 每天尿蛋白含量持续超过 150 mg,蛋白质定性试验呈阳性反应,称为蛋白尿。若每天持续超过 $3.5\ g/1.73\ m^2$ 或者 50 mg/kg,则称大量蛋白尿,尿蛋白定性试验表现为+++～++++。蛋白尿按发生机制,可分为六大类。

(1)肾小球性蛋白尿 最常见,系肾小球滤过膜通透性增加或所带负电荷改变,导致原尿中蛋白量超过肾小管重吸收能力而引起。若病变致滤过膜孔径异常增大或断裂,血浆中各种蛋白质均可无选择地滤出,称非选择性蛋白尿;若病变仅使滤过膜上的负电荷减少,则只有血浆清蛋白滤过增加,称选择性蛋白尿。选择性蛋白尿主要见于各种肾小球器质性疾病,其尿蛋白排出量较多,一般超过 2 g/d。

(2)肾小管性蛋白尿 肾小管重吸收能力下降所致。蛋白尿常由 β 微球蛋白、溶菌酶等小分子蛋白质构成,一般小于 2 g/d。多见于肾小管病变及其他引起肾间质损害的病变。

（3）混合性蛋白尿　为肾脏病变同时累及肾小球及肾小管时产生的蛋白尿,尿中所含的蛋白成分具有上述两种蛋白尿的特点,见于各种肾小球疾病的后期。

（4）溢出性蛋白尿　某些肾外疾病引起的血中异常蛋白质如血红蛋白、本周蛋白和免疫球蛋白等增加,经肾小球滤过后不能被肾小管全部重吸收而出现蛋白尿,多见于急性溶血性疾病、多发性骨髓瘤、巨球蛋白血症等。

（5）组织性蛋白尿　肾组织破坏后胞质中酶及蛋白质释出所致,多为相对分子质量较小的蛋白尿。此类蛋白尿一般与肾小球性、肾小管性蛋白尿同时发生。

（6）功能性蛋白尿　为一过性蛋白尿,常因剧烈运动、高热、急性疾病、充血性心力衰竭或直立体位所致,蛋白尿程度较轻,一般小于 1 g/d。

3. 血尿　新鲜尿沉渣每高倍视野红细胞多于 3 个,或 1 h 尿红细胞计数超过 10 万,称为镜下血尿。尿外观呈血样或洗肉水样,称肉眼血尿。临床上将血尿按病因分为肾小球源性和非肾小球源性。肾小球源性血尿是肾小球基底膜断裂所致,可伴较大量蛋白尿和（或）多种管型尿,尤其是红细胞管型,且新鲜尿沉渣相差显微镜检查可见变形红细胞。非肾小球源性血尿为肾小球外病变如尿路感染、结石及肿瘤等所致,尿中红细胞大小形态均一。

4. 白细胞　尿、脓尿和菌尿新鲜离心尿液每高倍视野白细胞多于 5 个,或新鲜尿液白细胞计数超过 40 万,称为白细胞尿或脓尿。尿中白细胞明显增多常见于泌尿系统感染,肾小球肾炎等疾病也可出现轻度白细胞尿。菌尿是指中段尿涂片镜检,每个高倍视野均可见细菌,或尿细菌培养菌落计数超过 10^5/mL,仅见于泌尿系统感染。

5. 管型尿　尿中管型是由蛋白质、细胞或其碎片在肾小管内凝聚而成的,包括细胞管型、颗粒管型、透明管型等。正常人尿中偶见透明及颗粒管型。若 12 h 尿沉渣计数管型超过 5000 个,或镜检发现大量或其他类型管型,称为管型尿。白细胞管型是活动性肾盂肾炎的特征,上皮细胞管型可见于急性肾小管坏死,红细胞管型见于急性肾小球肾炎,蜡样管型见于慢性肾衰竭。

课堂互动

尿标本采集的方法及注意事项有哪些?

【护理评估】

1. 健康史　评估患者有无泌尿系统疾病、内分泌及代谢性疾病、免疫性疾病、某些传染性疾病、血液病及其他全身性疾病。

2. 身体状况　询问患者尿液异常的类型、排尿情况,有无相关疾病的症状及体征。

3. 心理-社会状况　尿液异常可由很多脏器病变引起,常为慢性疾病的症状,经常会出现各种不利于疾病治疗的心理反应。要评估患者目前的心理状态,对疾病的认识程度;产生焦虑、抑郁等负性情绪的程度,家属的支持程度等。

4. 辅助检查　血常规、尿常规、肾功能、血清电解质及泌尿系统影像学检查等,有助于病因诊断。

【护理诊断】

（1）体液过多　与肾小球滤过率下降和尿量减少有关。

（2）有体液不足的危险　与肾衰竭和尿量过多有关。

（3）焦虑　与血尿有关。

【护理目标】

（1）患者水肿减轻或消失。

（2）无脱水和电解质紊乱发生。

（3）焦虑减轻或消失。

【护理措施】

1. 体液过多　除按常规护理外,应特别注意有无烦躁、四肢无力及呼吸困难等高血钾的征象。

2. 有体液不足的危险

（1）一般护理　严重者应以卧床休息为主,改变体位时速度宜慢。对自理能力下降的患者,应协助其进行生活护理。

（2）病情观察　观察生命体征的变化,准确记录 24 h 液体出入量;观察有无脉压缩小、心率增快、面色苍白及出冷汗等休克的先兆表现,有无口渴、皮肤黏膜干燥、弹性减退及眼窝凹陷等脱水征象,有无血钾、血钠异常和代谢性酸中毒等征象。

（3）用药护理　原则上根据 24 h 液体出入量决定补液量,根据血钾、血钠测定的结果决定液体和饮食中钠、钾的补充量。如大量补液后患者尿量不增加,肢体凹陷性水肿,脉率增快,提示心功能或肾功能受损,应及时报告医生处理。

3. 焦虑　向患者解释血尿发生的原因、治疗和护理内容,做好心理护理,以减轻和消除患者的焦虑和不安,劝慰患者保持良好心态,积极配合治疗。

【护理评价】

（1）水肿有无减轻或消失。

（2）有无脱水和电解质紊乱发生。

（3）焦虑是否减轻或消失。

四、尿路刺激征

尿路刺激征是指膀胱颈和膀胱三角区受炎症或机械刺激而引起的尿频、尿急、尿痛,可伴有排尿不尽感及下腹坠痛。尿频是指尿意频繁而每次尿量不多;尿急是指一有尿意即尿急难忍的感觉;尿痛是指排尿时伴有会阴或下腹部疼痛。常见原因为尿路感染、理化因素、肿瘤及异物等对膀胱黏膜的刺激。

【护理评估】

1. 健康史　询问患者有无泌尿系统疾病史、糖尿病史等,有无泌尿系统畸形、前列腺增生、妇科炎症等相关病史。询问患者有无导尿、尿路器械检查等明显诱因。

2. 身体评估　询问患者排尿情况,包括每天排尿的次数、尿量,有无尿急、尿痛及其严重程度;询问尿频、尿急、尿痛的起始时间,有无发热、腰痛等伴随症状,有无导尿、尿路器械检查等明显诱因,有无泌尿系统畸形、前列腺增生、妇科炎症等相关疾病史;询问患病以来的治疗经过,药物使用情况,包括曾用药物的名称、剂量、用法、疗程及其疗效,有无发生不良反应。

3. 心理-社会状况　了解患者心理状态,评估患者有无紧张、焦虑等不良心理反应。

4. 实验室及其他检查　通过尿液检查了解有无白细胞尿（脓尿）、血尿和菌尿,24 h 尿量有无异常,有无夜尿增多和尿比重降低。通过影像学检查了解肾脏大小、外形有无异常,尿路有无畸形或梗阻。

【常用护理诊断】

排尿障碍:尿频、尿急、尿痛　与尿路感染所致的膀胱激惹状态有关。

【护理目标】

患者的尿频、尿急、尿痛有所减轻或消失。

【护理措施】

1. 休息与活动　急性发作期应注意卧床休息,宜取屈曲位,尽量勿站立或坐直。保持心情愉快,过分紧张可加重尿频。指导患者从事一些感兴趣的活动,如听轻音乐、看小说、看电视或聊天等,以分散患者注意力,减轻焦虑,缓解尿路刺激征。

2. 饮食护理　在无禁忌证的情况下,应尽量多饮水、勤排尿,以达到不断冲洗尿路,减少细菌在尿路停留的目的。尿路感染者每天摄入水量不应少于 2000 mL,保证每天尿量在 1500 mL 以上,且每 2～3 h 排尿一次。

3. 保持皮肤黏膜的清洁　加强个人卫生,增加会阴清洗次数,减少肠道细菌侵入尿路而引起感染的机会,女性患者月经期间尤需注意会阴部的清洁。

4. 缓解疼痛　指导患者进行膀胱区热敷或按摩,以缓解局部肌肉痉挛,减轻疼痛。

5. 用药护理　遵医嘱给予抗菌药物和口服碳酸氢钠,注意观察药物的疗效及不良反应。碳酸氢钠可碱化尿液,减轻尿路刺激征。此外,尿路刺激征明显者可遵医嘱给予阿托品、普鲁本辛等抗胆碱能药物。

【护理评价】

患者尿频、尿急、尿痛是否减轻或完全消失。

直通护考

1. 多尿是指成人 24 h 尿量多于(　　)。

A. 1000 mL　　B. 1500 mL　　C. 2000 mL　　D. 2500 mL　　E. 3000 mL

2. 无尿是指成人 24 h 尿量少于(　　)。

A. 400 mL　　B. 200 mL　　C. 100 mL　　D. 50 mL　　E. 10 mL

3. 护理少尿与无尿患者,下列措施中最重要的是(　　)。

A. 卧床休息　　　　　　　B. 预防感染　　　　　　　C. 保证饮食总热量

D. 严格控制水、钾摄入　　E. 限制蛋白质的摄入

4. 下列哪项尿菌落计数提示有泌尿系统感染存在?(　　)

A. >10^5/mL　　　　　　B. <10^5/mL　　　　　　C. 10^4～10^5/mL

D. >10^4/mL　　　　　　E. <10^4/mL

5. 肾小球性血尿的特点是(　　)。

A. 多伴发热　　　　　　　　　　　B. 伴有腰痛及排尿不适

C. 尿中红细胞的量较大　　　　　　D. 可伴红细胞管型

E. 无肉眼血尿

6. 正常成人 24 h 尿量为(　　)。

A. 400 mL 以下　　　　　　　　　B. 100 mL 以下

C. 2500 mL 以上　　　　　　　　　D. 夜尿持续保持在 750 mL 以上

E. 1000～2000 mL

7. 肾性水肿一般先发生的部位为(　　)。

A. 双下肢　　　B. 胸水　　　　C. 腹水　　　　D. 心包积液　　E. 眼睑及面部

8. 下列哪种情况可诊断为镜下血尿?(　　)

A. 新鲜尿离心沉渣每高倍镜视野红细胞多于 2 个

B. 1 h 尿红细胞计数大于 2 万

C. 1 h 尿红细胞计数大于 5 万

D. 12 h 尿红细胞计数大于 50 万

E. 12 h 尿红细胞计数大于 10 万

9. 肾病性水肿的主要原因是(　　)。

A. 淋巴液受阻　　　　　　B. 毛细血管通透性增强　　　　C. 继发性醛固酮增加

D. 水钠潴留　　　　　　　E. 血浆胶体渗透压降低

10. 肾性高血压最常见的原因是(　　)。

A. 肾小球肾炎　　　　　　B. 肾动脉狭窄　　　　　　　　C. 先天性多囊肾

D. 肾结核　　　　　　　　E. 肾盂肾炎

11. 对肾病性水肿肾功能正常者,错误的护理措施是(　　)。

A. 低蛋白质饮食　　　　　　　　　　B. 限制钠盐摄入

C. 保持皮肤清洁　　　　　　　　　　D. 静脉输液时需控制滴速和总量

E. 病室定期清洁、消毒

任务二　慢性肾小球肾炎患者的护理

 学 习 目 标

掌握:慢性肾炎患者的护理评估、护理诊断及护理措施。

了解:慢性肾炎的概念、临床特点、发病机制及常见病因。

素质:具有认真负责的工作态度,尊重和关爱患者,给予患者人文关怀。

慢性肾小球肾炎简称慢性肾炎,是一组以血尿、蛋白尿、高血压和水肿为临床表现的肾小球疾病。临床特点为病程长,起病初期常无明显症状,以后缓慢持续进行性发展,最终可至慢性肾衰竭。

知识链接

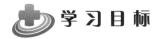

原发性肾小球肾炎的常见临床类型

原发性肾小球肾炎是一组原因不明的以肾炎综合征为主要临床表现的肾小球疾病,临床上常见类型主要包括以下几种。

1. **急性肾小球肾炎**　简称急性肾炎,是以急性肾炎综合征为主要临床表现的一组原发性肾小球肾炎。其特点为起病急,血尿、蛋白尿、水肿和高血压,可伴一过性氮质血症。急性肾炎多见于男性儿童,预后良好,常可在数月内临床自愈。

2. **急进性肾小球肾炎**　一组表现为血尿、蛋白尿及进行性肾功能减退的临床综合征,是肾小球肾炎中最严重的类型。起病急骤,病情发展迅速,若未及时治疗,90%以上的患者于 6 个月内死亡或依赖透析生存。

3. **慢性肾小球肾炎**　简称慢性肾炎,是指以蛋白尿、血尿、高血压、水肿为基本临床表现,病情迁延,进展缓慢,可有不同程度的肾功能减退,具有肾功能恶化倾向和最终将发展为慢性肾衰竭的一组肾小球疾病。

【病因与发布机制】

慢性肾炎是指由各种原发性肾小球疾病迁延不愈发展而成,病因大多不清楚,少数由急性链球菌感染后肾小球肾炎演变而来。导致病程慢性化,进行性肾单位破坏的机制主要有以下几点。①原发病的免疫介导性炎症导致持续性进行性肾实质受损。②高血压引起肾小动脉硬化性损伤。③健存肾单位代偿性肾小球毛细血管高灌注、高压力和高滤过,促使肾小球硬化。④长期大量蛋白尿导致肾小球及肾小管慢性损伤。⑤脂质代谢异常引起肾小血管和肾小球硬化。慢性肾炎的病理类型多样,常见的有系膜增生性肾炎、系膜毛细血管性肾炎、膜性肾病及局灶性节段性肾小球硬化等。上述所有类型到晚期均可发展为硬化性肾小球肾炎。

【临床表现】

本病以青中年男性多见。多数起病隐匿,可有一个相当长的无症状尿异常期。主要症状如下。

1. **蛋白尿和血尿**　出现较早,多为轻度蛋白尿和镜下血尿,部分患者可出现大量蛋白尿或肉眼血尿。

2. **水肿**　早期水肿时有时无,且多为眼睑和(或)下肢的轻中度水肿,晚期持续存在。

3. **高血压**　多数患者可有不同程度的高血压,部分患者以高血压为突出表现。

随着病情的发展可逐渐出现夜尿增多,肾功能减退,最后发展为慢性肾衰竭而出现相应的临床表现。

课堂互动

什么是慢性肾炎? 慢性肾炎有哪些临床表现?

【诊断要点】

凡蛋白尿持续 1 年以上,伴血尿、水肿、高血压和肾功能不全,排除继发性肾炎、遗传性肾炎和慢性肾盂肾炎后,可诊断为慢性肾炎。

【治疗要点】

本病治疗原则为,防止和延缓肾功能进行性恶化,改善临床症状及防止严重并发症。

1. **优质低蛋白质饮食**　给予优质低蛋白质、低磷饮食,以减轻肾小球毛细血管高灌注、高压力和高滤过状态,延缓肾小球硬化和肾功能减退。为了防止负氮平衡,低蛋白质饮食时可使用必需氨基酸或 α-酮酸,极低蛋白质饮食者[蛋白质摄入量不超过 0.4 g/(kg·d)]应增加必需氨基酸的摄入(8～10 g/d)。有明显水肿和高血压时,需低盐饮食。

2. 降压治疗　控制病情恶化的重要措施。理想的血压控制水平视蛋白尿程度而定,尿蛋白≥1 g/d 者,血压最好控制在 125/75 mmHg 以下;尿蛋白<1 g/d 者,血压最好控制在 130/80 mmHg 以下。主要的降压措施包括低盐饮食和使用降压药,应尽可能选择对肾脏有保护作用的降压药物,首选药物为血管紧张素转换酶抑制剂(ACEI)和血管紧张素Ⅱ受体拮抗剂(ARB)。此两种药物不仅具有降压作用,还可降低肾小球毛细血管内压,缓解肾小球高灌注、高滤过状态,减少蛋白尿,保护肾功能。常用的 ACEI 类药物有卡托普利、贝那普利等,ARB类药物有氯沙坦等。其他降压药如钙通道阻滞剂(如氨氯地平)、β受体阻滞剂、血管扩张剂和利尿剂也可选用。肾功能较差者使用噻嗪类利尿剂无效,应改用袢利尿剂。

3. 应用抗血小板药　以往报道服用抗血小板药可延缓肾功能衰退,但近年来的循证医学研究结果并未证实它有确切的疗效。对于高凝状态或某些易引起高凝状态的病理类型(系膜毛细血管性肾小球肾炎)使用该类药物有一定的降低尿蛋白的作用。常用药物有双嘧达莫和阿司匹林。

4. 防治引起肾损害的各种原因　①预防与治疗各种感染,尤其是上呼吸道感染,因其可使慢性肾炎急性发作,导致肾功能急剧恶化。②禁用肾毒性药物,包括中药(如含马兜铃酸的中药)和西药(如氨基糖苷类抗生素、两性霉素、磺胺类抗生素等)。③及时治疗高脂血症、高尿酸血症等。

【护理评估】

1. 健康史　了解有无蛋白尿、血尿、水肿、高血压等病史。询问患者发病前有无感染、劳累、使用肾毒性药物,有无妊娠等诱发因素。

2. 身体状况　本病以青中年男性多见。多数起病隐匿,可有一个相当长的无症状尿异常期。患者临床表现各不相同,差异较大。蛋白尿和血尿出现较早,多为轻度蛋白尿和镜下血尿,部分患者可出现大量蛋白尿或肉眼血尿。早期水肿时有时无,且多为眼睑和(或)下肢的轻中度水肿,晚期持续存在。此外,多数患者可有不同程度的高血压,部分患者以高血压为突出表现。随着病情的发展可逐渐出现夜尿增多,肾功能减退,最后发展为慢性肾衰竭而出现相应的临床表现。慢性肾炎进程主要取决于疾病的病理类型,但下列因素可促使肾功能急剧恶化:感染、劳累、妊娠、应用肾毒性药物、预防接种及高蛋白质、高脂肪或高磷饮食。

课堂互动

什么叫肾炎综合征?常见的类型有哪些?各有哪些临床表现?

3. 心理-社会状况　患者常因病程迁延,长期服药,疗效不佳,药物副作用较大,预后不良而产生焦虑、悲观和恐惧等心理。长期患病使患者的生活及工作能力下降,经济负担加重,进一步加重患者及家属思想负担。

4. 辅助检查

(1) 尿液检查　多数尿蛋白＋～＋＋＋,尿蛋白定量为1～3 g/24 h。镜下可见多形性红细胞,可有红细胞管型。

(2) 血常规检查　早期血常规检查多正常或轻度贫血。晚期红细胞计数和血红蛋白明显下降。

(3) 肾功能检查　晚期血肌酐和血尿素氮增高,内生肌酐清除率明显下降。

（4）B超检查　晚期双肾缩小，皮质变薄。

（5）肾活组织检查　可确定病理类型。

【护理诊断】

（1）体液过多　与肾小球滤过率下降导致水钠潴留等因素有关。

（2）有营养失调的危险：低于机体需要量　与低蛋白质饮食、长期蛋白尿致蛋白质丢失过多有关。

（3）焦虑　与疾病的反复发作、预后不良有关。

（4）潜在并发症　慢性肾衰竭。

【护理措施】

1. 一般护理

（1）休息与活动　保证充分的休息和睡眠，适度活动，可减轻肾脏负担，减少尿蛋白和水肿。

（2）饮食护理　慢性肾炎患者肾功能减退时应予以优质低蛋白质饮食，0.6～0.8 g/（kg·d）。低蛋白质饮食时，应适当增加糖类的摄入，以满足机体生理代谢所需的热量，避免因热量供给不足加重负氮平衡。控制磷的摄入。同时注意补充多种维生素及锌元素，因锌有刺激食欲的作用。

（3）皮肤护理　观察皮肤有无红肿、破损和化脓等，防止压疮。

2. 病情观察　密切观察患者血压的变化；准确记录 24 h 液体出入量，检测尿量、体重和腹围，观察水肿的消长情况；注意患者有无胸闷、气急、腹胀等胸腹腔积液征象；监测患者尿量及肾功能变化，及时发现肾衰竭。

3. 用药护理　使用利尿剂时应注意患者有无电解质紊乱，遵医嘱服用降压药时，嘱患者起床后稍坐几分钟，然后缓慢站起，以防体位性低血压；应用血管紧张素转换酶抑制剂控制血压时，应监测电解质，防止高血钾，并观察患者有无持续性干咳。

4. 心理护理　注意观察患者心理活动，及时发现患者不良情绪。鼓励患者说出其内心感受，对患者提出的问题给予耐心解答。帮助患者调整心态，正确面对现实，积极配合治疗及护理。

5. 健康指导

（1）疾病知识指导　向患者及其家属介绍慢性肾小球肾炎的特点，使其掌握此病的临床表现，及时发现病情变化。讲解影响病情进展的因素如感染、劳累、接种、妊娠和应用肾毒性药物等，使患者理解：避免这些因素可延缓病情进展，维持一定的肾功能。嘱患者加强休息，以延缓肾功能减退。

（2）饮食指导　向患者解释优质低蛋白质、低磷、低盐、高热量饮食的重要性，指导患者根据自己的病情选择合适的食物和量。

（3）用药指导与病情监测　介绍各类降压药的疗效、不良反应及使用时的注意事项。如实告诉患者血管紧张素转换酶抑制剂可致血钾升高，以及高血钾的表现等。慢性肾炎病程长，需定期随访疾病的进展，包括肾功能、血压、水肿等的变化。

【护理评价】

患者水肿是否减轻；食欲有无改善，营养状况是否好转；能否保持正常心态和乐观情绪，积极配合治疗和护理；并发症是否得到有效防治。

直通护考

1. 下列哪项是慢性肾炎患者必有的改变？（　　）

A. 水肿　　　　B. 高血压　　　C. 尿液改变　　D. 血浆蛋白　　E. 肾功能

2. 为减轻肾小球的高灌注、高压、高滤过状态，其饮食疗法应选择（　　）。

A. 普通蛋白质饮食　　　　B. 低蛋白质、低磷、低钠饮食　　C. 高蛋白质饮食

D. 高蛋白质、低钠饮食　　E. 高蛋白质、低磷饮食

3. 患者，女，35岁。主诉水肿就诊。尿液检查蛋白（＋），红细胞5～10/HP，白细胞2～3/HP，颗粒管型0～2/HP，拟诊为慢性肾炎普通型。体检时最可能发现水肿的部位是（　　）。

A. 眼睑和颜面　　　　B. 足背和踝部　　　　C. 胸壁和腹壁

D. 臀部和阴部　　　　E. 手背和腕部

4. 慢性肾炎的主要病变部位是（　　）。

A. 单侧肾脏的肾小球　　　　　　B. 双侧肾脏的肾小球

C. 单侧肾脏的肾小球和肾小管　　D. 双侧肾脏的肾小球和肾小管

E. 双侧肾间质

5. 慢性肾炎晚期最严重的问题是（　　）。

A. 贫血　　　　　　B. 大量蛋白尿　　　　C. 中度以上高血压

D. 肾功能衰竭　　　E. 高度水肿

6. 慢性肾炎的主要治疗目标是（　　）。

A. 控制感染　　　　　　B. 防止腹腔积液　　　　C. 防止高血压脑病

D. 防止心脑血管并发症　E. 防止或延缓肾功能的进行性减退

7. 慢性肾小球肾炎的首发症状是（　　）。

A. 贫血　　　　　　B. 肾功能减退　　　　C. 水肿或高血压

D. 蛋白尿　　　　　E. 血尿

8. 慢性肾炎的饮食应选择（　　）。

A. 低优质蛋白质、低磷饮食　　　　B. 低优质蛋白质、低钙饮食

C. 高优质蛋白质、低钠饮食　　　　D. 高优质蛋白质、高糖饮食

E. 高优质蛋白质、高磷饮食

9. 下列哪项不是诱发慢性肾炎肾功能恶化的因素？（　　）

A. 感染　　　　　　　　　　　　　B. 劳累

C. 肾毒性药物如氨基苷类抗生素　　D. 偶发室性早搏

E. 血压升高

10. 慢性肾炎终末期并发症为（　　）。

A. 上呼吸道感染　　　B. 尿路感染　　　　C. 慢性肾功能不全

D. 心力衰竭（全心衰竭）E. 高血压脑病

11. 慢性肾小球肾炎护理措施不包括（　　）。

A. 消除疑虑，配合治疗　　　　B. 减轻水肿，维持体液平衡

C. 让患者了解有关防治知识　　D. 合理膳食，保证足够营养

E. 多饮水，保持尿量在2500 mL

12. 慢性肾小球肾炎最具特征性的尿异常是(　　　)。

A. 血尿　　　　B. 脓尿　　　　C. 蛋白尿　　　　D. 乳糜尿　　　　E. 管型尿

13. 慢性肾炎患者健康教育主要包括(　　　)。

A. 预防感染、避免劳累　　　　　　　　　　B. 预防感染、加强锻炼

C. 避免劳累、卧床休息　　　　　　　　　　D. 预防感染、增加营养

E. 长期应用抗生素，维护肾功能

任务三　原发性肾病综合征患者的护理

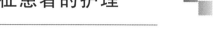

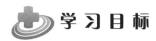

掌握：原发性肾病综合征的护理评估、护理诊断和护理措施。

了解：原发性肾病综合征的概念、临床特点、病因及发病机制。

素质：具有认真负责的工作态度，尊重和关爱患者，给予患者人文关怀。

肾病综合征(nephrotic syndrome，NS)是指由各种肾脏疾病所致的以大量蛋白尿(尿蛋白>3.5 g/d)、低蛋白血症(血浆清蛋白<30 g/L)、水肿和高脂血症为临床表现的一组综合征。其中前两项为确诊的必备条件。

【病因与发病机制】

肾病综合征根据病因可分为原发性和继发性两大类。原发性肾病综合征是指原发于肾脏本身的肾小球疾病，其发病机制为免疫介导性炎症所致的肾损害。继发性肾病综合征是指继发于全身性或其他系统疾病的肾损害，如系统性红斑狼疮、糖尿病、过敏性紫癜、肾淀粉样变性病、多发性骨髓瘤等。其病因从根本上讲，都属于免疫介导性炎症导致的肾损害。本节仅讨论原发性肾病综合征。

【临床表现】

引起原发性肾病综合征的病理类型主要有微小病变型肾病、系膜增生性肾小球肾炎、系膜毛细血管性肾小球肾炎、膜性肾病及局灶性阶段性肾小球硬化等，类型不同症状就有所不同，基本症状包括大量蛋白尿(尿蛋白>3.5 g/d)、低蛋白血症(血浆清蛋白<30 g/L)、水肿和高脂血症，其他少见症状有血尿、高血压、贫血等。

【诊断要点】

根据大量蛋白尿、低蛋白血症、高脂血症、水肿等临床表现，排除继发性肾病综合征即可确立诊断，其中尿蛋白>3.5 g/d、血浆清蛋白<30 g/L为诊断的必要条件。肾病综合征的病理类型有赖于肾活组织病理检查。

【护理评估】

1. 健康史 询问患者有无原发性肾脏疾病病史，有无用过激素、细胞毒药物及其他免疫抑制剂，有无感染、劳累、妊娠等诱因。

2. 身体状况　原发性肾病综合征的起病缓急与病理类型有关,典型原发性肾病综合征的临床表现如下。

1) 大量蛋白尿　典型病例可有大量选择性蛋白尿(尿蛋白>3.5 g/d)。其发生机制为肾小球滤过膜受损,尤其是电荷屏障受损,肾小球滤过膜对血浆蛋白(多以清蛋白为主)的通透性增高,致使原尿中蛋白含量增多,当超过肾小管的重吸收量时,形成大量蛋白尿。

2) 低蛋白血症　血浆清蛋白低于30 g/L,主要为大量清蛋白自尿中丢失所致。除血浆清蛋白降低外,血中免疫球蛋白和补体成分、抗凝及纤溶因子、金属结合蛋白等其他蛋白质成分也可减少,尤其是肾小球病理损伤严重,大量蛋白尿和非选择性蛋白尿时更为显著。

3) 水肿　肾病综合征最突出的体征,其发生与低蛋白血症所致血浆胶体渗透压明显下降有关。严重水肿者可出现胸腔、腹腔和心包积液。

4) 高脂血症　其中以高胆固醇血症最为常见,甘油三酯、低密度脂蛋白(LDL)、极低密度脂蛋白(VLDL)和脂蛋白(α)也常可增加。其发生与低清蛋白血症刺激肝脏代偿性地增加脂蛋白合成及脂蛋白分解减少有关。

5) 并发症

(1) 感染　肾病综合征常见的并发症,也是导致本病复发和疗效不佳的主要原因。其发生与蛋白质营养不良、免疫功能紊乱及应用糖度质激素治疗有关。感染部位以呼吸道、泌尿道、皮肤最多见。

(2) 血栓、栓塞　患者易发生血管内血栓形成和栓塞,其中以肾静脉血栓最为多见,是直接影响肾病综合征治疗效果和预后的重要因素。

(3) 急性肾衰竭　少数可出现急性肾衰竭,多见于微小病变型,表现为无明显诱因出现少尿、无尿,扩容利尿无效,其发生机制可能是肾间质高度水肿压迫肾小管及大量蛋白管型阻塞肾小管,导致肾小管高压,肾小球滤过率骤减所致。

(4) 其他　长期高脂血症易引起动脉硬化、冠心病等心血管并发症;长期大量蛋白尿可导致严重的蛋白质营养不良,儿童生长发育迟缓;金属结合蛋白及维生素D结合蛋白丢失可导致体内铁、锌、铜缺乏,以及钙、磷代谢障碍。

课堂互动

肾病综合征为什么会出现水肿,临床上常见的全身性水肿是什么?各有何特点?

3. 心理-社会状况　本病病程长,易复发,部分患者可出现焦虑、悲观等不良情绪,评估时应注意了解患者的心理反应和患者的社会支持状况,如家庭成员的关心程度、医疗费用来源是否充足等。

4. 辅助检查

(1) 尿液检查　尿蛋白定性一般为+++~++++,24 h尿蛋白定量超过3.5 g。尿中可有红细胞、颗粒管型等。

(2) 血液检查　血浆清蛋白低于30 g/L,血中胆固醇、甘油三酯、低密度脂蛋白及极低密度脂蛋白均可增高,血IgG可降低。

(3) 肾功能检查　内生肌酐清除率正常或降低,血肌酐、尿素氮可正常或升高。

(4) 肾脏B超检查　双侧肾脏可正常或缩小。

(5) 肾活组织病理检查　可明确肾小球病变的病理类型,指导治疗及判断预后。

5. 治疗要点 治疗原则以抑制免疫与炎症反应为主,同时防治并发症。

1) 对症治疗

(1) 利尿消肿 多数患者经使用糖皮质激素和限水、限钠后可达到利尿消肿目的。经上述治疗水肿不能消退者可用利尿剂。①噻嗪类利尿药:常用氢氯噻嗪 25 mg,每天 3 次。②保钾利尿药:常用氨苯蝶啶 50 mg 或螺内酯 20 mg,每天 3 次作为基础治疗,与噻嗪类利尿药合用可提高利尿效果,减少钾代谢紊乱。③袢利尿药:常用呋塞米 20~120 mg/d。④渗透性利尿药:常用不含钠的低分子右旋糖酐静滴,随之加用袢利尿药可增强利尿效果。少尿者应慎用渗透性利尿剂,因其易与蛋白质一起形成管型。此外,应注意利尿不能过猛,以免血容量不足,诱发血栓形成和肾损害。一般以每天体重下降 0.5~1.0 kg 为宜。⑤静脉输注血浆或血浆白蛋白,提高胶体渗透压,同时加用袢利尿剂常有良好的利尿效果。

(2) 减少尿蛋白 持续大量蛋白尿可致肾小球高滤过,加重损伤,促进肾小球硬化,而减少尿蛋白可有效延缓肾功能恶化。应用血管紧张素转换酶抑制剂或血管紧张素Ⅱ受体拮抗剂,除可有效控制高血压外,还可通过降低肾小球内压和直接影响肾小球基底膜对大分子的通透性而达到不同程度地减少尿蛋白的作用。

(3) 降脂治疗 高脂血症可加速肾小球疾病的发展,增加心、脑血管病的发生率,故肾病综合征的高脂血症应予以治疗。大多数患者仅用低脂肪饮食难以控制血脂,需用降脂药物,常用的有羟甲戊二酰辅酶 A 还原酶抑制剂(他汀类)、氯贝丁酯类药物。

2) 抑制免疫与炎症反应 肾病综合征的主要治疗方法。

(1) 糖皮质激素 可抑制免疫反应,减轻、修复滤过膜损害,并有抗炎、抑制醛固酮和抗利尿激素等作用。目前常用泼尼松,开始口服剂量 1 mg/(kg·d),8~12 周后每 2 周减少原用量的 10%,当减至 0.4~0.5 mg/(kg·d)时,维持 6~12 个月。激素可采用全天量顿服;维持用药期间,两天量隔天 1 次顿服,以减轻激素的不良反应。

(2) 细胞毒药物 用于"激素依赖型"或"激素抵抗型"肾病综合征,常与激素合用。环磷酰胺为最常用的药物,每天 100~200 mg,分次口服,或隔天静注,总量达到 6~8 g 后停药。

(3) 环孢素 用于激素抵抗和细胞毒药物无效的难治性肾病综合征。环孢素可通过选择性抑制 T 辅助细胞及 T 细胞毒效应细胞而起作用。常用剂量为 5 mg/(kg·d),分 2 次口服,服药期间需监测并维持其血浓度谷值为 100~200 μg/L。服药 2~3 个月后缓慢减量,共服半年左右。

3) 并发症防治

(1) 感染 一般不主张常规使用抗生素预防感染,但一旦发生感染,应选择敏感、强效及无肾毒性的抗生素进行治疗。

(2) 血栓及栓塞 当血液出现高凝状态时应给予抗凝剂如肝素,并辅以抗血小板药如双嘧达莫。一旦出现血栓或栓塞时,应及早予尿激酶或链激酶溶栓,并配合使用抗凝剂。

(3) 急性肾衰竭 利尿无效且达到透析指征时应进行透析治疗。

4) 中医中药治疗 如雷公藤等,具有抑制免疫、抑制系膜细胞增生、改善滤过膜通透性的作用,可与激素及细胞毒药物联合使用。

【护理诊断】

(1) 体液过多 与低蛋白血症致血浆胶体渗透压下降等有关。

(2) 营养失调:低于机体需要量 与大量蛋白尿、摄入减少及吸收障碍有关。

(3) 有感染的危险 与机体抵抗力下降、使用激素和(或)免疫抑制剂有关。

（4）有皮肤完整性受损的危险　与水肿、营养不良有关。

【护理目标】

（1）患者水肿程度减轻或消失。

（2）能正常进食，营养状况逐步改善。

（3）无感染发生，或能及时发现并控制感染。

（4）皮肤无损伤或发生感染。

【护理措施】

1. 体液过多　参见相关护理。

2. 营养失调

（1）饮食护理　一般给予正常量的优质蛋白质[$0.8 \sim 1.0$ g/(kg·d)]，但当肾功能不全时，应根据肾小球滤过率调整蛋白质的摄入量；供给足够的热量，每天每千克体重不少于126 kJ；少食富含饱和脂肪酸的动物脂肪，并增加富含可溶性纤维的食物（如燕麦、豆类等），以控制高脂血症；注意维生素及铁、钙等的补充；给予低盐饮食以减轻水肿。

（2）营养监测　记录进食情况，评估饮食结构是否合理，热量是否充足。定期测量血浆清蛋白、血红蛋白等指标，评估机体的营养状态。

3. 有感染的危险

1）预防感染

（1）保持环境清洁　保持病房环境清洁，定时开门窗通风换气，定期进行空气消毒，并用消毒药水拖地、擦桌椅，保持室内温度和湿度合适。尽量减少病区的探访人次，限制上呼吸道感染者探访。

（2）预防感染　告知患者预防感染的重要性；协助患者加强全身皮肤、口腔黏膜和会阴部护理，防止皮肤和黏膜损伤；指导其加强营养和休息，增强机体抵抗力；遇寒冷季节，注意保暖。

2）病情观察　监测生命体征，注意体温有无升高；观察有无咳嗽、咳痰、肺部干啰音、尿路刺激征、皮肤红肿等感染征象。

4. 有皮肤完整性受损的危险　参见相关护理。

5. 健康指导

（1）疾病知识指导　向患者及其家属介绍本病的特点，讲解常见的并发症及预防方法，如避免受凉、注意个人卫生以预防感染等。注意休息，避免劳累，同时应适当活动。告诉患者优质蛋白质、高热量、低脂肪、高膳食纤维和低盐饮食的重要性，指导患者根据病情选择合适的食物，并合理安排每天饮食。

（2）用药指导与病情监测　告诉患者不可擅自减量或停用激素，介绍各类药物的使用方法、注意事项及可能发生的不良反应。指导患者学会对疾病的自我监测，监测水肿、尿蛋白和肾功能的变化，定期随访。

【护理评价】

患者水肿是否减轻或消失；食欲有无改善，营养状况有无好转；有无感染发生；皮肤有无损伤或发生感染。

🏥 直通护考

1. 肾病综合征的"三高一低"特征不包括（　　）。

A. 高血压　　　　　　　　B. 高度水肿　　　　　　　　C.高脂血症

D. 大量蛋白尿　　　　　　　　E. 低蛋白血症

2. 肾病综合征分为原发性和继发性,下列哪项属于原发性?(　　)

A. 糖尿病肾病　　　　　　B. 过敏性紫癜肾　　　　　C. 慢性肾炎

D. 狼疮性肾炎　　　　　　E. 肾淀粉样变

3. 下列哪项是原发肾病综合征主要并发症?(　　)

A. 血栓及栓塞　　　　　　B. 动脉粥样硬化　　　　　C. 肾功能不全

D. 感染　　　　　　　　　E. 心绞痛、心肌梗死

4. 原发肾病综合征常可自发形成血栓的原因是(　　)。

A. 血小板增多　　　　　　B. 血管内皮易受损　　　　C. 组织因子易释放

D. 血液多呈高凝状态　　　E. 红细胞增多

5. 下列哪项血栓形成可使肾病综合征症状加重?(　　)

A. 下肢静脉　　B. 下肢动脉　　C. 冠状动脉　　D. 髂静脉　　E. 肾静脉

6. 下列关于原发性肾病综合征尿、血生化及肾功能检查哪项不妥?(　　)

A. 血浆白蛋白<30 g/L　　　　　　　　B. 血胆固醇、甘油三酯可升高

C. 肌酐清除率可正常或降低　　　　　　D. 血尿素氮可正常或升高

E. 24 h 尿蛋白定量<3.5 g

7. 肾病综合征水肿的原因是(　　)。

A. 肾小球滤过少　　　　　B. 饮水过多　　　　　　　C. 血钠过多

D. 血浆蛋白太少　　　　　E. 尿小管吸收多

8. 肾性水肿患者每天入水量为(　　)。

A. 随意　　　　　　　　　B. 前一天尿量　　　　　　C. 大于 1500 mL

D. 1000 mL　　　　　　　E. 前一天尿量加 500 mL

9. 肾性重度水肿患者卧床休息的意义是(　　)。

A. 使身体舒适　　　　　　B. 使情绪放松　　　　　　C. 增加食欲

D. 减轻肾负担　　　　　　E. 减轻心脏负担

10. 肾性水肿饮食应注意(　　)。

A. 含必需氨基酸的蛋白质　B. 多吃挂面　　　　　　　C. 食欲欠佳可加味精

D. 可进食瘦肉　　　　　　E. 夏天可饮汽水

任务四　尿路感染患者的护理

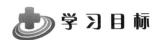

学习目标

掌握:尿路感染患者的护理评估、护理诊断及护理措施。

了解:尿路感染的定义、常见原因、感染途径及发病机制。

素质:具有认真负责的工作态度,尊重和关爱患者,给予患者人文关怀。

尿路感染(urinary tract infection,UTI)是指由于各种病原微生物感染所引起的尿路急、慢性炎症。根据感染发生的部位,可分为上尿路感染和下尿路感染。上尿路感染主要是肾盂肾炎,下尿路感染主要是膀胱炎。本病多见于育龄女性、老年人、免疫功能低下者。其中,未婚少女发生率为 2%,已婚女性发生率为 5%,孕妇菌尿发生率约为 7%,老年人发生率可达 10%,且多为无症状性菌尿。

【病因与发病机制】

1. 病因　　主要为细菌感染所致,致病菌以革兰阴性杆菌为主,其中:以大肠杆菌最常见,占 70% 以上;其次为变形杆菌、克雷伯杆菌。5%～10% 的尿路感染由革兰阳性菌引起,主要是粪链球菌和葡萄球菌。偶见厌氧菌、真菌、病毒和原虫感染所致的尿路感染。糖尿病及免疫功能低下者可发生真菌感染。

2. 发病机制

1)感染途径　　90% 尿路感染的致病菌来源于上行感染。正常情况下尿道口周围有少量细菌寄居,一般不引起感染。当机体抵抗力下降、尿道黏膜有损伤或入侵细菌毒力大、致病力强时,细菌可侵入尿道并沿尿路上行至膀胱、输尿管或肾脏而发生尿路感染。细菌经由血液循环到达肾脏为血行感染,临床少见,多发生于原有严重尿路梗阻或机体免疫力极差者,金黄色葡萄球菌为主要致病菌。

2)机体防御能力　　细菌进入泌尿系统后是否引起感染与机体的防御功能和细菌本身的致病力相关。机体的防御功能主要包括:①尿液的冲刷作用可清除绝大部分入侵的细菌;②尿路黏膜及其所分泌的 IgA 和 IgG 等可抵御细菌入侵;③尿液中高浓度尿素和酸性环境不利于细菌生长;④男性前列腺分泌物可抑制细菌生长。

3)易感因素

(1)女性　　女性因尿道短而直,尿道口离肛门近而易被细菌污染。尤其在经期、妊娠期、绝经期和性生活后较易发生感染。

(2)尿流不畅或尿液反流　　尿流不畅是尿路感染最重要的易感因素。尿流不畅时,上行的细菌不能被及时地冲刷出尿道,易在局部停留、生长和繁殖而发生感染。最常见于尿路结石、膀胱癌、前列腺增生等各种原因所致的尿路梗阻。此外,泌尿系统畸形和结构异常如肾发育不良、肾盂及输尿管畸形也可引起尿流不畅和肾内反流而易发生感染,膀胱-输尿管反流可使膀胱内的含菌尿液进入肾盂而引起感染。

(3)使用尿道插入性器械　　如留置导尿管、膀胱镜检查、尿道扩张术等可引起尿道黏膜损伤,并可将前尿道或尿道口的细菌带入膀胱或上尿路而导致感染。

(4)机体抵抗力低下　　全身性疾病如糖尿病、慢性肾脏疾病、慢性腹泻、长期卧床的重症慢性疾病和长期使用糖皮质激素等可使机体抵抗力下降而易发生尿路感染。

(5)尿道口周围或盆腔炎症　　如妇科炎症、细菌性前列腺炎均可引起尿路感染。

知识链接

尿路感染的流行病学特点

尿路感染多见于育龄女性、老年人、免疫力低下及尿路畸形者。男女之比约为 8:1,未婚女性发病率为 1‰～3‰,已婚女性发病率高至 5%,主要与性生活、月经、妊娠和服用避孕药等因素相关。60岁以上女性尿路感染的发生率可达10%~12%，70岁以上则高达30%以上，除了女性尿道短、年老抵抗力下降等因素外，雌激素水平下降致尿道局部抵抗力减退是老年女性易发尿路感染的重要原因之一。成年男性极少发生尿路感染，50岁以上男性因前列腺肥大的发生率增加，尿路感染的发生率也随之增高，约为7%。

【临床表现】

尿路感染的临床表现见护理评估中的身体状况评估。

【诊断要点】

典型尿路感染可根据膀胱刺激征、尿液改变和尿液细菌学检查加以确诊。不典型患者则主要根据尿细菌学检查作出诊断。尿细菌学检查的诊断标准为，新鲜清洁中段尿细菌定量培养菌落计数 $> 10^5/mL$。对于有明显的全身感染症状、腰痛、肋脊角压痛和叩击痛、血液中白细胞计数增高的患者，多考虑为肾盂肾炎。但尿路感染的定位诊断，不能依靠临床症状和体征，因不少肾盂肾炎患者无典型临床表现，而在表现为膀胱炎的患者中，约1/3是亚临床型肾盂肾炎。目前临床上还没有一种令人满意的实验室方法进行定位诊断。

【护理评估】

1. 健康史　评估患者有无糖尿病史、尿路梗阻病史，了解患者有无导尿管引流、妊娠、尿路器械检查等易感因素，询问患者既往有无尿急、尿频、尿痛史。

2. 身体状况

1）膀胱炎　约占尿路感染的60%，患者主要表现为尿频、尿急、尿痛等膀胱刺激症状，伴耻骨上不适。一般无全身毒血症状。常有白细胞尿，30%有血尿，偶有肉眼血尿。

2）急性肾盂肾炎　临床表现因炎症程度不同而差异较大，多数起病急骤。

（1）全身表现　常有寒战、高热伴头痛、全身酸痛、无力、食欲减退。轻者全身表现较少，甚至缺如。

（2）泌尿系统表现　常有尿频、尿急、尿痛等膀胱刺激症状，多伴有腰痛或肾区不适，肋脊角压痛和（或）叩击痛。可有脓尿和血尿。部分患者可无明显的膀胱刺激症状，而以全身症状为主，或表现为血尿伴低热和腰痛。

（3）并发症　较少，当细菌毒力强、合并尿路梗阻或机体抵抗力下降时可发生肾乳头坏死和肾周脓肿。前者主要表现为高热、剧烈腰痛和血尿，可有坏死组织脱落随尿排出，发生肾绞痛；后者除原有肾盂肾炎症状加重外，常出现明显单侧腰痛，向健侧弯腰时疼痛加剧。

3）无症状性菌尿　又称隐匿型尿路感染，即有真性菌尿但无尿路感染的症状。多见于老年人和孕妇，60岁以上老年人的发生率为10%，孕妇为7%。如不治疗，约20%无症状菌尿者可发生急性肾盂肾炎。

课堂互动

尿路感染患者的易感因素及感染途径有哪些？

3. 心理-社会状况　肾盂肾炎病情易复发和重新感染，出现不适的尿路刺激症状，经常会出现不安、焦虑等心理反应。要评估患者目前的心理状态，以及对疾病的认识程度、家庭状况。

4. 辅助检查

1）尿常规　尿中白细胞显著增加,出现白细胞管型提示肾盂肾炎;红细胞也增加,少数可有肉眼血尿;尿蛋白常为阴性或微量。

2）尿细菌学检查　新鲜清洁中段尿细菌定量培养菌落计数≥10^5/mL,如能排除假阳性,则为真性菌尿。如临床上无尿感症状,则要求 2 次清洁中段尿细菌定量培养均≥10^5/mL,且为同一菌种。此外,膀胱穿刺尿定性培养有细菌生长也提示真性菌尿。

3）影像学检查　对于慢性、反复发作或经久不愈的肾盂肾炎,可行腹部平片、静脉尿路造影检查,以确定有无结石、梗阻、泌尿系统先天性畸形和膀胱-输尿管反流等。但尿路感染急性期不宜做静脉尿路造影检查。

4）其他　急性肾盂肾炎的血常规可有白细胞计数增多,中性粒细胞核左移现象。

5. 治疗要点

1）急性膀胱炎　一般采用单剂量或短程疗法的抗菌药物治疗。

（1）单剂量疗法　可选用磺胺甲噁唑 2.0 g、甲氧苄啶 0.4 g、碳酸氢钠 1.0 g,1 次顿服,或喹诺酮类（如氧氟沙星 0.4 g,顿服）,但单剂量疗法易复发。

（2）短程疗法　可选择以下抗菌药物:磺胺类、喹诺酮类、半合成青霉素或头孢类等,连用 3 天。与单剂量疗法相比,更加有效,耐药性并无增高,可减少复发,增加治愈率。

（3）7 天疗法　对于妊娠妇女、老年患者、糖尿病患者、机体免疫力低下及男性患者不宜使用单剂量和短程疗法,应持续用抗菌药物治疗 7 天。

无论是何种疗程,在停服抗菌药物 7 天后,需进行尿细菌培养。细菌培养结果阴性表示急性细菌性膀胱炎已治愈;若仍为真性细菌尿,应继续治疗 2 周。

2）急性肾盂肾炎　急性肾盂肾炎的疗效评价标准:①有效:治疗后复查菌尿转阴。②治愈:治疗后菌尿转阴,停药后 2 周、6 周复查尿菌均为阴性。③治疗失败:治疗后尿菌仍阳性;或者治疗后尿菌阴性,但 2 周和 6 周复查尿菌阳性,且为同一菌株。

（1）应用抗菌药　轻型肾盂肾炎宜口服有效抗菌药物 14 天,可选用喹诺酮类（剂量同急性膀胱炎）、半合成青霉素类（如阿莫西林）或头孢类（如头孢呋辛）,一般用药 72 h 可显效,若无效则应根据药物敏感试验更改药物。严重肾盂肾炎有明显毒血症症状者需肌注或静脉用药,可选用青霉素类（如氨苄西林）、头孢类（如头孢噻肟钠等）、喹诺酮类（如氧氟沙星等）,获得尿培养结果后应根据药敏选药,必要时联合用药。氨基糖苷类肾毒性大,应慎用。若治疗后病情好转,可于热退后继续用药 3 天,再改口服抗菌药,继续治疗满 2 周。严重肾盂肾炎应在病情允许时做影像学检查,以确定有无尿路梗阻,尤其是确定有无结石等。

（2）碱化尿液　口服碳酸氢钠片（1.0 g,每天 3 次）,可增强上述抗菌药物的疗效,减轻尿路刺激症状。

3）无症状细菌尿　对于非妊娠妇女和老年人无症状细菌尿,一般不予治疗。妊娠妇女的无症状细菌尿则必须治疗,选用肾毒性较小的抗菌药物,如头孢类等,不宜用氯霉素、四环素、喹诺酮类,慎用复方磺胺甲噁唑和氨基糖苷类。学龄前儿童的无症状细菌尿也应予以治疗。

【护理诊断】

（1）排尿障碍:尿频、尿急、尿痛　与泌尿系统感染有关。

（2）体温过高　与急性肾盂肾炎有关。

（3）知识缺乏　缺乏预防尿路感染的知识。

（4）潜在并发症　肾乳头坏死、肾周脓肿等。

【护理目标】

体温正常；尿急、尿频、尿痛症状减轻；焦虑程度缓解；避免并发症发生。

【护理措施】

1. 一般护理

（1）休息与活动　增加休息与睡眠，为患者提供一个安静、舒适的休息环境，加强生活护理，高热患者应卧床休息，可采用冰敷、酒精擦浴等措施进行物理降温。

（2）饮食护理　给予高蛋白质、高维生素和易消化的清淡饮食。高热者注意补充水分，同时做好口腔护理。

2. 病情观察　监测体温、尿液性状的变化，有无腰痛加剧。如高热持续不退或体温升高，且出现腰痛加剧等，应考虑可能出现了肾周脓肿、肾乳头坏死等并发症，需及时通知医生。

3. 用药护理　遵医嘱给予抗菌药物，注意药物用法、剂量、疗程和注意事项，如口服复方磺胺甲噁唑期间要注意多饮水。并同时服用碳酸氢钠，以增强疗效、减少磺胺结晶的形成。

4. 心理护理　向患者解释本病的规律及特点，指导患者放松心态、转移注意力，让患者及家属了解饮水的作用及重要性，指出憋尿会加重病情；克服急躁情绪，保持良好心态，树立战胜疾病的信心。

5. 尿细菌学检查的护理

（1）在使用抗生素之前或停用抗生素 5 天后留取尿标本。

（2）取清晨第一次尿液（保证尿液在膀胱内停留 6～8 h），弃掉前段尿，取清洁、新鲜的中段尿送检。

（3）留取尿标本时严格无菌操作，充分清洗会阴部，消毒尿道口，再留取中段尿。

（4）尿液应在 1 h 内做细菌培养，否则容易造成污染。

6. 健康指导

（1）疾病预防指导　①保持规律生活，避免劳累，坚持体育运动，增加机体免疫力。②多饮水、勤排尿是预防尿路感染最简便而有效的措施。每天应摄入足够水分，以保证足够的尿量和排尿次数。③注意个人卫生，尤其是女性，要注意会阴部及肛周皮肤的清洁，特别是月经期、妊娠期、产褥期学会正确清洁外阴部的方法。④与性生活有关的反复发作者，应注意性生活后立即排尿。⑤膀胱-输尿管反流者，需要"二次排尿"，即每次排尿后数分钟再排尿一次。

（2）疾病知识指导　告知患者尿路感染的病因、疾病特点和治愈标准，使其理解多饮水、勤排尿及注意会阴、肛周皮肤清洁的重要性，确保其出院后仍能严格遵从。教会患者识别尿路感染的临床表现，一旦发生尽快诊治。

（3）用药指导　嘱患者按时、按量、按疗程服药，勿随意停药，并按医嘱定期随访。

【护理评价】

体温是否正常；尿路刺激征是否缓解或减轻；焦虑是否减轻；是否出现并发症。

直通护考

1. 急性肾盂肾炎，以下致病菌哪种最多见？（　　　）

A. 真菌　　　　　　　　　B. 变形杆菌　　　　　　　C. 大肠杆菌

D. 铜绿假单胞菌　　　　　　　　E. 副大肠杆菌

2. 下列除哪项外,均是急性肾盂肾炎的临床表现?(　　　)

A. 腰痛　　　　　　　　　B. 全身乏力　　　　　　　　C. 高度水肿

D. 寒战、高热　　　　　　　E. 尿频、尿急、尿痛

3. 急性肾盂肾炎护理措施中,下列哪项是错误的?(　　　)

A. 卧床休息　　　　　　　　B. 限制水摄入量　　　　　　　C. 按急性病期护理

D. 观察药物不良反应　　　　E. 做尿培养时收集清晨第一次尿

4. 肾盂肾炎一般不出现(　　　)。

A. 脓尿　　　B. 血尿　　　C. 菌尿　　　D. 管型尿　　　E. 大量蛋白尿

5. 肾盂肾炎护理措施正确的是(　　　)。

A. 绝对卧床休息　　　　　　　　　　B. 立即应用抗菌治疗后留尿检查

C. 清淡、富有营养的饮食且多饮水　　D. 高热量、高维生素饮食且少饮水

E. 高脂肪、高热量、高维生素饮食

6. 肾盂肾炎的健康指导错误的是(　　　)。

A. 多饮水,勤排尿　　　　　　　　　B. 避免劳累和感染

C. 注意会阴部卫生　　　　　　　　　D. 定期复查尿常规及尿培养

E. 经常预防性服用抗菌药物

7. 肾盂肾炎治疗中,正确的是(　　　)。

A. 尿液检菌之前,青霉素为首选药　　B. 退热后即停用抗菌药物

C. 即使有尿频、尿急也应多饮水　　　D. 用庆大霉素时加服维生素 C

E. 尿频、尿急症状消失后即可停用抗生素

8. 尿路感染是指(　　　)。

A. 肾盂、肾小管、输尿管、膀胱的炎症　　B. 肾盂、输尿管、膀胱、尿道的炎症

C. 肾盂、肾盏、输尿管、膀胱、尿道的炎症　D. 肾盂、肾盏、肾小管、输尿管的炎症

E. 肾盂、肾盏、肾小管、膀胱的炎症

9. 适合急性肾盂肾炎患者的饮食的需要是(　　　)。

A. 高脂肪、高蛋白质饮食　　　　　　B. 高脂肪、多维生素饮食,多饮水

C. 高脂肪、高糖、高维生素饮食　　　D. 高脂肪、高热量、高钙饮食

E. 清淡、富有营养、多种维生素饮食,多饮水

10. 慢性肾盂肾炎的孕妇,妊娠 12 周,血肌酐 180 μmol/L,尿白细胞＋＋,夜尿 1000 mL,尿比重 1.012,下列哪些抗生素应避免使用?(　　　)

A. 头孢拉定　　　　　　　　　　　B. 呋喃妥因

C. 磺胺甲噁唑(SMZ)　　　　　　　D. 阿莫西林

E. 庆大霉素

11. 慢性肾盂肾炎治疗后随访和判断疗效的主要内容是(　　　)。

A. 尿常规、临床症状　　　B. 尿常规、体征　　　　　　C. 临床症状、体征

D. 尿常规、尿培养　　　　E. 以上均不是

任务五　急性肾损伤患者的护理

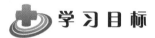 学习目标

掌握：急性肾损伤的护理评估、护理诊断及护理措施。

了解：急性肾损伤的概念、临床特点、分类、病因及发病机制。

素质：具有高度的责任感、团队合作意识和沉着冷静的心理素质。

急性肾损伤过去称为急性肾衰竭，是多种原因引起的短时间内（数小时至数天）肾功能急剧下降而出现的临床综合征，主要表现为含氮代谢废物蓄积，水、电解质和酸碱平衡紊乱及全身各系统并发症。常伴有少尿或无尿，但也可以无少尿表现。急性肾损伤的提出为急性肾衰竭的诊断提供了新的客观标准，有助于急性肾衰竭的早期诊断和治疗。

急性肾损伤有广义和狭义之分，广义的急性肾损伤根据病因可分为肾前性、肾性和肾后性三类。狭义的急性肾衰竭是指急性肾小管坏死。本节主要以急性肾小管坏死为代表进行叙述。

【病因】

1. 肾前性急性肾衰竭　又称肾前性氮质血症，是指各种原因引起的肾血流灌注不足所致的肾小球滤过率（GFR）降低，肾实质组织结构完好。如能及时恢复肾血流灌注，肾功能可很快恢复。但如果肾脏持续低灌注，可进展为肾性急性肾衰竭。肾前性急性肾衰竭常见病因如下。①血容量不足：主要为各种原因的液体丢失、出血或细胞外液重新分布。②心输出量减少：如充血性心力衰竭等严重心脏疾病。③周围血管扩张：如使用降压药物、脓毒血症、过敏性休克等。④肾血管收缩及肾自身调节受损，如使用去甲肾上腺素、非甾体抗炎药、血管紧张素转化酶抑制剂等。

2. 肾性急性肾衰竭　肾实质损伤所致，损伤可累及肾单位和间质。常见病因如下。①急性肾小管坏死：最常见的急性肾衰竭类型，占 $75\%\sim80\%$，多由于肾缺血或肾毒性物质引起。②急性间质性肾炎。③肾小球或肾微血管疾病。④肾大血管疾病。

3. 肾后性急性肾衰竭　由于急性尿路梗阻所致，梗阻可发生在从肾盂到尿道的尿路任一水平。肾后性急性肾衰竭的肾功能多可在梗阻解除后得以恢复。常见病因有前列腺增生、肿瘤、神经源性膀胱、输尿管结石、肾乳头坏死堵塞、腹膜后肿瘤压迫等。

【发病机制】

急性肾小管坏死的发病机制尚未完全明了，一般认为不同病因、不同病理损害类型，有其不同的始动机制和持续发展因素。

【临床表现】

主要表现为血肌酐和血尿素氮升高，水、电解质和酸碱平衡失调及全身各系统并发症等。

【诊断要点】

突发性少尿,肾功能急剧恶化(即血肌酐绝对值平均每天增加 44.2 μmoL/L 或在 24～72 h内血肌酐测定值较基础值增加 25%～100%),根据发病原因,结合临床表现和实验室检查,一般不难作出诊断。

【护理评估】

1. 健康史　评估患者有无引起肾脏灌注量减少的疾病,如大量失血、烧伤、使用利尿剂、心力衰竭等,有无使用肾毒性药物史,有无各种肾实质性病变(肾小球及肾小管病变),有无肾结石、尿路结石及双侧肾盂积水、前列腺增生等尿路梗阻病史。

2. 身体状况　典型临床病程可分为起始期、维持期、恢复期三个时期。

1) 起始期　肾脏受到缺血或中毒影响而发生损伤的时期。此期尚未发生明显的肾实质损伤,在此阶段的急性肾损伤常可预防。一般持续数小时至几天。但随着肾小管上皮细胞发生明显损伤,肾小球滤过率逐渐下降则进入维持期。

2) 维持期　又称少尿期。典型者持续 7～14 天,也可短至几天或长至 4～6 周。肾小球滤过率维持在低水平,患者常出现少尿(400 mL/d 以下或<17 mL/h 以下)或无尿(100 mL/d 以下)。但有些患者尿量在 400 mL/d 以上,称非少尿型急性肾损伤,其病情大多较轻。然而不论尿量是否减少,随者肾功能减退,临床上均可出现一系列尿毒症表现。

(1)急性肾损伤的全身表现

①消化系统症状　常为急性肾衰竭的首发症状,可有食欲减退、恶心、呕吐、腹胀、呃逆、腹泻等,严重者可发生消化道出血。

②呼吸系统症状　主要为容量过多导致的急性肺水肿和肺部感染,可出现呼吸困难、咳嗽、憋气、胸痛等症状。

③循环系统症状　多因尿少、水钠潴留而出现高血压、心力衰竭和急性肺水肿表现;因毒素滞留、电解质紊乱、贫血及酸中毒可引起各种心律失常及心肌病变。

④神经系统症状　可出现意识障碍、躁动、谵妄、抽搐、昏迷等尿毒症脑病症状。

⑤血液系统症状　可表现为贫血、白细胞升高、血小板减少及功能障碍、出血倾向。

⑥其他　常并发感染,是少尿期常见且严重的并发症,也是急性肾衰竭的主要死亡原因之一。急性肾损伤还可并发多脏器功能衰竭,患者死亡率可高达 70% 以上。

(2)水、电解质和酸碱平衡失调　表现为代谢性酸中毒、高钾血症、低钠血症,此外还可有低钙和高磷血症等。以高钾血症和代谢性酸中毒最为常见。高钾血症可导致四肢麻木、心率减慢,重者出现心室颤动或心跳骤停是本病严重的并发症之一,也是少尿期的首位死因。

3) 恢复期　此期肾小管细胞再生、修复,肾小管完整性恢复。肾小球滤过率逐渐恢复至正常或接近正常范围。少尿型患者开始出现利尿,可有多尿表现,每天尿量可达 3～5 L。通常持续 1～3 周,继而逐渐恢复正常。与肾小球滤过率相比,肾小管上皮细胞功能(溶质和水的重吸收)的恢复相对延长,常需 3～6 个月才能恢复正常。部分患者最终遗留不同程度的肾脏结构和功能损伤。

课堂互动

　　急性肾损伤身体状况评估的内容是什么?

3. 心理-社会状况　因起病急,病情重,患者及家属难以接受,常会出现担忧、恐惧,其至绝望的心理。

4. 辅助检查

（1）血液检查 可有轻、中度贫血，血浆尿素氮和肌酐进行性上升，血清钾浓度常高于 5.5 mmol/L。血 pH 值常低于 7.35，可有低钠、低钙及高磷血症。

（2）尿液检查 有助于鉴别肾前性和肾实质性急性肾衰竭。

（3）影像学检查 首选尿路 B 超检查，以排除尿路梗阻和慢性肾脏疾病。腹部 X 线平片有助于发现肾、输尿管和膀胱部位结石。CT 检查对评估尿路梗阻更具优势。CT 血管造影（CTA）和磁共振血管造影（MRA）可明确有无肾血管病变。

（4）肾活组织检查 重要的诊断手段。在排除了肾前性及肾后性原因后，对于没有明确致病原因的肾性急性肾衰竭，如无禁忌证，都应尽早行肾活组织检查。

5. 治疗要点 急性肾衰竭应尽早明确诊断，及时纠正可逆病因是恢复肾功能的关键；维持水、电解质和酸碱平衡，预防和治疗并发症以保障患者度过急性肾衰竭的危险期。

【护理诊断】

（1）营养失调：低于机体需要量 与患者食欲减退、限制蛋白质摄入、透析和原发疾病等因素有关。

（2）有感染的危险 与机体抵抗力降低及侵入性操作等有关。

（3）恐惧 与肾功能急骤恶化、病情重等因素有关。

（4）有皮肤完整性受损的危险 与体液过多、抵抗力下降有关。

（5）潜在并发症 水、电解质、酸碱平衡失调。

【护理目标】

患者食欲改善，营养状况好转；无感染发生，恐惧心理得到有效缓解；水肿减轻或消退，无皮肤破损；并发症得到有效防治。

【护理措施】

1. 一般护理

（1）休息与活动 应绝对卧床休息，以减轻肾脏负担。下肢水肿者抬高下肢促进血液回流。昏迷者按昏迷患者护理常规进行护理。

（2）饮食护理 对于能进食的患者，给予优质蛋白质饮食，蛋白质的摄入量应限制为 0.8 g/(kg·d)，并适量补充必需氨基酸。对有高分解代谢、营养不良或接受透析的患者，蛋白质摄入量可适当放宽。给予充足热量，每天供给 147 kJ/kg 热量，其中 2/3 由糖类提供，1/3 由脂类提供，以减少机体蛋白质分解。饮食应以清淡流质或半流质食物为主，尽可能减少钠、钾、氯的摄入量。不能经口进食者可用鼻饲或肠外营养。记录 24 h 液体出入量，量出为入，维持水平衡。

2. 病情观察 严密监测患者生命体征变化、精神状态，记录 24 h 液体出入量，观察水肿消长情况，监测有无高钾血症、低钠血症、代谢性酸中毒。若出现药物不能纠正的高钾血症、代谢性酸中毒、急性肺水肿、尿毒症脑病等症状，应立即通知医生，并协助医生做好急救工作。

3. 用药护理 遵医嘱给予利尿剂、血管扩张剂，注意药物的疗效及不良反应。若静脉使用利尿剂，应适当控制用量及滴速。

4. 心理护理 理解、同情患者，耐心地向患者及其家属讲解病情及有关治疗措施，取得他们的理解和支持，使他们能正确对待疾病，消除恐惧心理，积极参与治疗和护理。

5. 健康指导

（1）疾病预防指导 慎用氨基糖苷类等有肾毒性的抗生素。尽量避免需用大剂量造影剂的影像学检查,尤其是老年人及肾血流灌注不良者(如脱水、失血、休克者)。加强劳动防护,避免接触重金属、工业毒物等。误服或误食毒物时,应立即进行洗胃或导泻,并采用有效解毒剂。

(2)疾病知识指导　恢复期患者应加强营养,增强体质,适当锻炼;注意个人清洁卫生,注意保暖,防止受凉;避免妊娠、手术、外伤。叮嘱患者定期随访,强调监测肾功能、尿量的重要性,并教会其测量和记录尿量的方法。

【护理评价】

患者排尿是否恢复正常,肾功能是否正常,营养失调是否得到纠正,患者情绪是否稳定,是否出现了感染、代谢性酸中毒、高钾血症、心律失常等并发症。

 直通护考

1. 肾前性少尿或无尿是由于(　　)。

　A. 摄钠太少　　　　　　　　B. 摄水太少　　　　　　　　C. 肾血流灌注不足

　D. 肾小球损伤　　　　　　　E. 肾小管损伤

2. 肾性尿少或无尿是由于(　　)。

　A. 食钠太少　　B. 摄水太少　　C. 休克　　　　D. 肾衰竭　　　E. 心力衰竭

3. 肾后性少尿或无尿是由于(　　)。

　A. 休克　　　　　　　　　　B. 甲状腺功能低下　　　　　C. 心力衰竭

　D. 肾衰竭　　　　　　　　　E. 尿路梗阻

4. 肾脏病引起的多尿早期的表现是(　　)。

　A. 全天多尿　　B. 上午多尿　　C. 下午多尿　　D. 夜间多尿　　E. 睡前多尿

5. 尿量过多超过正常易发生(　　)。

　A. 血钠低　　　　　　　　　B. 血钾低　　　　　　　　　C. 血肌酐高

　D. 血尿素氮高　　　　　　　E. 血尿酸高

6. 尿量过少或无尿发生最重要的变化是(　　)。

　A. 血钾高　　　　　　　　　B. 血钠高　　　　　　　　　C. 血肌酐少

　D. 血尿素氮少　　　　　　　E. 血尿酸高

任务六　慢性肾衰竭患者的护理

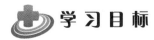 **学习目标**

掌握:慢性肾衰竭的护理评估、护理诊断及护理措施。

理解:慢性肾衰竭的概念、临床特点及分期、病因及发病机制。

素质:具有高度的责任感、团队合作意识,尊重关爱患者,给患者以人文关怀。

知识链接

促红细胞生成素在临床实践中的应用

促红细胞生成素是一种能有效刺激红细胞生成的内分泌激素,它主要作用于骨髓造血细胞,促进红系祖细胞增生、分化最终生成成熟的红细胞,对机体供氧状况发挥重要的调控作用。促红细胞生成素主要是由肾脏间质细胞分泌,慢性肾病患者长期促红细胞生成素分泌不足,低水平促红细胞生成素未能有效刺激骨髓造血,多数会出现正细胞正色性贫血,补充外源性促红细胞生成素能有效刺激骨髓造血。

慢性肾功能衰竭简称慢性肾衰竭,是指各种原发性或继发性慢性肾脏病进行性进展引起的肾功能下降和肾功能损害,出现以代谢产物潴留,水、电解质和酸碱平衡紊乱为主要表现的临床综合征。慢性肾脏疾病是指各种原因引起的慢性肾脏结构和功能异常(肾脏损伤3个月以上),伴或不伴肾小球滤过率(GFR)下降,表现为肾脏病理学检查异常或肾脏损伤(血液、尿液成分异常或影像学检查异常),或不明原因的肾小球滤过率下降超过3个月。

美国肾脏病基金会(American Kidney Foundation,NKF)制定的肾脏病预后生存质量指导将慢性肾脏病分为1~5期(表4-1)。

表 4-1 慢性肾脏病的分期及临床处理措施

分期	描 述	肾小球滤过率 /(mL/min・1.73 m^2)	处理措施
1	肾脏损害伴有正常或者GFR升高	≥90	基础疾病的诊断和治疗,治疗基础疾病的合并症,减缓病情的进展,减小心血管病的危险
2	肾脏损害伴有轻度的GFR下降	60~89	监测病情进展
3	中度GFR下降	30~59	评估和治疗慢性肾脏病的并发症
4	严重GFR下降	15~29	准备进行肾脏替代治疗
5	肾脏衰竭	<15(或透析)	替代治疗(如果出现尿毒症)

我国,慢性肾衰竭根据肾功能损害程度分为肾功能代偿期、肾功能失代偿期、肾衰竭期和尿毒症期四个时期(表4-2)。

表 4-2 中国慢性肾衰竭分期

分 期	肌酐清除率 /(mL/min)	血肌酐 /(μmol/L)	/(mg/dL)	临床症状
肾功能代偿期	50~80	133~177	1.5~2.0	无症状
肾功能失代偿期	25~50	186~442	2.1~5.0	轻度贫血、乏力和夜尿增多
肾衰竭期	10~25	451~707	5.1~7.9	贫血、消化道症状明显,夜尿增多,可有轻度水、电解质、酸碱平衡紊乱
尿毒症期	<10	≥707	≥8.0	各种尿毒症症状:明显贫血,恶心、呕吐,水、电解质、酸碱平衡紊乱,神经系统症状

【病因与发病机制】

慢性肾衰竭常见病因有原发性和继发性肾小球肾炎、糖尿病肾病、高血压肾小动脉硬化、肾小管间质性疾病、肾血管疾病、遗传性肾病等。西方国家有学者报告糖尿病肾病、高血压肾小动脉硬化为慢性肾衰竭的两大主要病因。我国常见的病因依次为原发性肾小球肾炎、糖尿病肾病、高血压肾小动脉硬化、狼疮性肾炎、梗阻性肾病、多囊肾等,但近年随着人口老龄化以及糖尿病、高血压的发病率逐年上升,糖尿病肾病、高血压肾小动脉硬化的发病率亦明显增高。

本病的发病机制尚未完全明了,主要有以下几种学说。

1. 慢性肾衰竭进行性恶化的发生机制

(1) 肾小球高滤过学说　各种病因引起肾单位被破坏,导致健存肾单位代偿肥大,单个健存肾单位的肾小球滤过率增高(高滤过)、血浆流量增高(高灌注)和毛细血管跨膜压增高(高压力),这种高血流动力学状态使细胞外基质(ECM)增加和系膜细胞增殖,加重了肾小球进行性损伤,导致肾小球硬化和健存肾单位进一步减少。

(2) 矫枉失衡学说　肾小球滤过率下降引起某些物质代谢失衡,机体在纠正这些不平衡时进行了代偿性调节,但在调节过程中又导致了新的不平衡,造成了机体损害,称为矫枉失衡。例如,慢性肾衰竭时肾小球滤过率下降,尿磷排出减少引起高磷低钙血症,刺激甲状旁腺激素(PTH)合成与分泌,以促进肾小管排磷增加并升高血钙,这属于机体的代偿性调节。但在肾功能严重受损时,肾小管对甲状旁腺激素反应下降,持续甲状旁腺激素增高引起继发性甲状旁腺功能亢进、转移性钙化、肾性骨病等加重机体损害。

(3) 肾小管高代谢学说　残余肾单位的肾小管的高代谢状态,可导致氧自由基产生增多,加重细胞和组织损伤,引起肾小管萎缩、小管间质炎症、纤维化和肾单位功能丧失。

(4) 其他　慢性肾衰竭的发生与脂质代谢紊乱、细胞因子和生长因子介导肾损伤、尿蛋白和高蛋白质饮食加速肾小球硬化等亦有密切关系。

2. 尿毒症各种症状的发生机制　尿毒症各种症状的发生与水电解质、酸碱平衡失调、尿毒症毒素、肾的内分泌功能障碍等有关。

【临床表现】

在慢性肾功能衰竭的不同阶段,其临床表现各不相同。在慢性肾功能衰竭的代偿期和失代偿早期,患者可以无任何症状,或仅有乏力、腰酸、夜尿增多等轻度不适;少数患者可有食欲减退、代谢性酸中毒及轻度贫血。中期以后上述症状更加明显,尿毒症期可出现急性心力衰竭、严重高钾血症、消化道出血、中枢神经系统功能障碍,甚至出现生命危险。

【诊断要点】

根据慢性肾衰竭的临床表现,慢性肾功能衰竭下降,血肌酐、血尿素氮升高,影像学检查示双肾缩小,即可作出诊断。诊断时应进一步查明原发病。

【护理评估】

1. 健康史

(1) 评估患者有无慢性肾炎、慢性肾盂肾炎、高血压、糖尿病、尿路结石等能导致慢性肾衰竭的基础疾病。

(2) 询问患者近期有无感染、妊娠、使用肾毒性药物等诱发因素。

2. 身体状况　慢性肾衰竭起病隐匿,早期常无明显临床症状或症状不典型,当发展至肾衰竭失代偿期时才出现明显症状,尿毒症时出现全身多个系统功能紊乱。

1）水、电解质和酸碱平衡失调　可出现水肿或脱水、高钠或低钠血症、高钾或低钾血症、低钙血症、高磷血症、高镁血症、代谢性酸中毒等。

2）糖、脂肪、蛋白质代谢障碍　可表现为糖耐量降低、高甘油三酯血症、高胆固醇血症、蛋白质营养不良和血浆清蛋白水平降低。

3）各系统症状体征

（1）消化系统表现　食欲不振是最常见和最早期表现，还可表现为恶心、呕吐、腹胀、腹泻，晚期患者呼出气体中有尿味，口腔炎、口腔黏膜溃疡、消化道黏膜糜烂、溃疡以及上消化道出血也很常见。

（2）心血管系统表现　心血管病变是慢性肾衰竭患者的常见并发症和最主要的死因。

①高血压和左心室肥大　多数患者存在不同程度的高血压，可引起左心室肥厚、心力衰竭、动脉硬化并加重肾损害。

②心力衰竭　慢性肾衰竭最常见的死亡原因，其发生大多与水钠潴留、高血压有关。

③心包炎　临床表现与一般心包炎相似，但心包积液多为血性，可能与毛细血管破裂有关。

④动脉粥样硬化　与高血压、脂质代谢紊乱等因素有关，也是主要的致死因素。

（3）呼吸系统表现　常表现为气促，若发生酸中毒，可表现为深而长的呼吸。

（4）血液系统表现

①贫血　几乎所有患者均有轻至中度贫血，且多为正细胞、正色素性贫血。

②出血倾向　常表现为皮肤瘀斑、鼻出血、月经过多等，重者出现消化道出血、颅内出血。

（5）皮肤表现　皮肤瘙痒是慢性肾衰竭最常见症状之一，尿毒症患者因贫血而出现面色苍白或色素沉着异常呈黄褐色（这是尿毒症患者特征性面容）。

（6）肾性骨营养不良症　简称肾性骨病，可出现纤维囊性骨炎、骨软化症、骨质疏松症和骨硬化症，但有症状者少见，早期诊断主要靠骨活组织检查。

（7）神经、肌肉系统表现　中枢神经系统异常称为尿毒症脑病，早期表现为疲乏、失眠、注意力不集中等，后期可出现性格改变、抑郁、记忆力下降、定向力障碍、谵妄、幻觉、昏迷等。周围神经病变多见于晚期患者，可出现肢体麻木、疼痛、深反射消失。尿毒症时可出现肌肉震颤、痉挛、肌无力和肌肉萎缩等。

（8）内分泌失调　如性激素紊乱可有雌激素、雄激素水平下降，催乳素、黄体生成素水平升高等，女性患者常表现为闭经、不孕，男性患者表现为阳痿、不育等。

（9）感染　慢性肾衰竭主要死因之一，与机体免疫功能低下、白细胞功能异常等有关。常见肺部感染、尿路感染和皮肤等部位感染。

课堂互动

慢性肾功能衰竭患者的身体状况评估内容有哪些？

3. **心理-社会状况**　慢性肾衰竭患者预后不佳，治疗费用昂贵，患者心理压力大，会出现各种不良情绪，如焦虑、恐惧、悲观、绝望等。

【辅助检查】

1. **血常规检查**　红细胞计数下降，血红蛋白浓度降低，白细胞计数可升高或降低。

2. **尿液检查**　夜尿增多，尿渗透压下降。尿沉渣检查中可见红细胞、白细胞、颗粒管型和蜡样管型。

3. 肾功能检查 血肌酐、血尿素氮水平增高,内生肌酐清除率降低。

4. 血生化检查 血浆清蛋白降低,血钙降低,血磷增高,血钾和血钠可增高或降低,可有代谢性酸中毒等。

5. 影像学检查 B超、X线平片、CT等可见双肾缩小。

【治疗要点】

慢性肾衰竭的治疗主要包括早期防治、营养治疗、药物治疗、替代治疗等。

【护理诊断】

(1)营养失调:低于机体需要量 与食欲减退、消化吸收功能紊乱、长期限制蛋白质摄入等因素有关。

(2)活动无耐力 与并发高血压、心力衰竭、贫血、水电解质和酸碱平衡紊乱等因素有关。

(3)有皮肤完整性受损的危险 与皮肤水肿、瘙痒、凝血机制异常、机体抵抗力下降有关。

(4)有感染的危险 与机体免疫功能低下、白细胞功能异常、透析等有关。

(5)潜在并发症 水、电解质、酸碱平衡失调。

【护理目标】

患者能保持足够的营养物质的摄入,身体营养状况有所改善。水肿减轻或消退,瘙痒缓解,皮肤清洁、完整。活动耐力增强。住院期间未发生感染。并发症得到有效防治。

【护理措施】

1. 一般护理

1)休息与活动 以休息为主,避免过度劳累。休息与活动的量视病情而定。①病情较重或心力衰竭者,应绝对卧床休息,并提供安静的休息环境,协助患者做好各项生活护理。②能起床活动的患者,则应鼓励其适当活动,如室内散步、在力所能及的情况下自理生活等,但应避免劳累和受凉,以不出现心慌、气喘、疲乏为宜。③贫血严重者应卧床休息,并告诉患者坐起、下床时动作宜缓慢,以免发生头晕。④长期卧床患者应指导或帮助其进行适当的床上活动,避免发生静脉血栓或肌肉萎缩。

2)饮食护理 饮食治疗在慢性肾衰竭的治疗中具有重要意义。饮食原则是给予优质低蛋白质、高热量、高维生素、低磷、高钙及易消化饮食,尽量少摄入植物蛋白质,主食最好采用麦淀粉。

(1)蛋白质 慢性肾衰竭患者应限制蛋白质的摄入,且饮食中50%以上的蛋白质为优质蛋白质,如鸡蛋、牛奶、瘦肉等,由于植物蛋白质中含非必需氨基酸多,因此应尽量减少摄入,如花生、豆类及其制品。具体摄入量应根据患者的肾功能情况来调整,一般为0.4~0.8 g/(kg·d)。血液透析患者的蛋白质摄入量为1.0~1.2 g/(kg·d),腹膜透析患者的蛋白质摄入量为1.2~1.3 g/(kg·d)。

(2)热量及维生素 供给患者足够的热量,以减少体内蛋白质的消耗。一般为126~147 kJ/(kg·d),主要由糖类和脂肪供给。可选用热量高、蛋白质含量低的食物,如麦淀粉、藕粉、薯类、粉丝等。同时供给富含维生素C和B族维生素的食物。对已开始透析的患者,应改为透析饮食,具体参见相关内容。

(3)低磷、高钙饮食 每日摄入磷量少于800 mg。避免含磷高的食物如全麦面包、动物内脏、干豆类、坚果类。钙的摄入量应为2000 mg/d,除膳食中的钙以外,一般要补充钙制剂和活性维生素D₃。

3）皮肤和口腔护理　指导患者勤剪指甲、勤换内衣，以防皮肤瘙痒时抓破皮肤。必要时遵医嘱给予抗组胺药物和止痒剂，如炉甘石洗剂等。尿毒症患者口中常有尿素臭味，每日早晚用3‰过氧化氢溶液冲洗口腔，进食后漱口，防止口腔及咽喉感染。

2. 病情观察　监测患者的生命体征、意识状态；准确记录24 h液体出入量，每日定时测量体重，观察有无体液过多的表现；有无高血压脑病、心力衰竭等各系统症状；有无电解质紊乱和代谢性酸中毒的表现；有无体温升高、咳嗽、咳脓性痰、尿路刺激征及白细胞计数增高等。

3. 用药护理　积极纠正患者的贫血，遵医嘱使用促红细胞生成素，每次皮下注射应更换注射部位，治疗期间注意严格控制血压。观察药物疗效，观察有无高血压、头痛、血管通路血栓性闭塞、肌病或流感样症状、癫痫、高血压脑病等不良反应。每月定期监测血红蛋白和血细胞比容等。遵医嘱用降压药、强心药等。

4. 心理护理　护理人员应与患者家属建立有效的沟通，鼓励患者家属理解并接受患者的改变，介绍本病的治疗进展，使他们能正确对待疾病，保持乐观情绪，积极配合治疗和护理。

【健康指导】

1. 疾病预防指导　已有肾脏基础病变者，注意避免加速肾功能减退的各种因素，如血容量不足、肾毒性药物的使用、尿路梗阻等。

2. 疾病知识指导　向患者及家属讲解慢性肾衰竭的基本知识，使其理解本病虽然预后较差，但只要坚持积极治疗，消除或避免加重病情的各种因素，可以延缓病情进展，提高生存质量。

3. 饮食指导　指导患者严格遵从慢性肾衰竭的饮食原则，强调合理饮食对治疗本病的重要性。

4. 病情监测指导　指导患者准确记录每天的尿量和体重，掌握自我监测血压的方法，定期复查血常规、肾功能、血清电解质等。如出现严重水肿、血压显著增高、气促加剧需及时就诊。

5. 治疗指导　遵医嘱用药，避免使用肾毒性药物，不要自行用药。已行血液透析者应指导其保护好动静脉瘘管，腹膜透析者保护好腹膜透析管道。

【护理评价】

患者的营养状况有所好转，血浆清蛋白在正常范围，活动耐力增强。水肿程度减轻或消退，皮肤清洁、完整，未诉瘙痒等不适。体温正常，未发生感染。并发症得到有效防治。

直通护考

1. 慢性肾衰竭最常见的病因为（　　　）。

A. 慢性肾小球肾炎　　　　B. 慢性肾盂肾炎　　　　C. 慢性尿路梗阻

D. 肾结核　　　　　　　　E. 高血压合并肾动脉硬化

2. 慢性肾衰竭患者最早出现的症状是（　　　）。

A. 厌食、恶心、呕吐　　　B. 嗜睡、定向力障碍　　　C. 咳嗽、胸痛

D. 皮肤黏膜出血　　　　　E. 血压升高

3. 慢性肾衰竭尿毒症期不出现的表现是（　　　）。

A. 高钾血症　　B. 高钠血症　　C. 高钙血症　　D. 高磷血症　　E. 水潴留

4. 慢性肾衰竭患者的饮食原则，不妥的一项是（　　　）。

A. 高热量　　　　　　　　　B. 优质低蛋白质　　　　　　　C. 高钙

D. 高磷　　　　　　　　　　E. 高维生素

5. 慢性肾衰竭患者已发生高血钾,护理措施不妥的一项是(　　)。

A. 忌输库存血　　　　　　　B. 多吃橘子　　　　　　　　　C. 禁用螺内酯

D. 采血部位结扎勿过紧　　　E. 采集标本时注射器要干燥

6. 慢性肾衰竭的护理措施错误的是(　　)。

A. 烦躁不安时专人护理　　　　　　　　B. 有呃逆者可肌注哌甲酯(利他林)

C. 皮肤瘙痒时宜用肥皂温水擦洗　　　　D. 慎用镇静剂

E. 有出血倾向者避免使用右旋糖酐

7. 慢性肾衰竭患者最常见的继发感染是(　　)。

A. 口腔炎　　　　　　　　　B. 皮肤感染　　　　　　　　　C. 原发性腹膜炎

D. 肺部和泌尿道感染　　　　E. 胃肠炎

8. 肾衰竭合并感染时应选用的抗生素是(　　)。

A. 红霉素　　B. 链霉素　　C. 庆大霉素　　D. 多黏霉素　　E. 磺胺药

9. 慢性肾衰竭最常见的死亡原因是(　　)。

A. 严重感染　　　　　　　　B. 消化道大出血　　　　　　　C. 心血管并发症

D. 代谢性碱中毒　　　　　　E. 代谢性酸中毒

10. 慢性肾衰竭患者发生营养失调的相关因素一般不包括(　　)。

A. 厌食　　　　　　　　　　B. 呕吐　　　　　　　　　　　C. 低蛋白质饮食

D. 代谢障碍　　　　　　　　E. 尿蛋白丢失

11. 慢性肾衰竭患者需严格记录液体出入量是因为患者有(　　)。

A. 脱水　　　　　　　　　　B. 水肿　　　　　　　　　　　C. 脱水或水肿

D. 低钾血症　　　　　　　　E. 低钠血症

12. 观察慢性肾衰竭患者病情时,表示已进入尿毒症期的表现是(　　)。

A. 贫血　　　　B. 夜尿多　　　C. 恶心、呕吐　　D. 腹泻　　　E. 代谢性酸中毒

13. 尿毒症患者出现消化道症状的主要原因是(　　)。

A. 肾素活性增高　　　　　　B. 高磷低钙　　　　　　　　　C. 水钠潴留

D. 低蛋白血症　　　　　　　E. 尿素经消化道排出

任务七　泌尿系统常用诊疗技术及护理

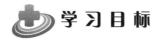

学习目标

掌握:血液透析和腹膜透析的适应证、禁忌证和护理过程。

了解:血液透析和腹膜透析的概念、原理和过程。

素质:具有团队合作和认真负责的职业态度,尊重和关爱患者。

一、血液透析

血液透析(hemodialysis,HD)简称血透,是常用的血液净化方法之一。血透是将患者血液与含一定化学成分的透析液分别引入透析器内半透膜的两侧,根据膜平衡原理,经弥散、对流等作用,达到清除代谢产物及毒性物质,纠正水、电解质及酸碱平衡紊乱的一种治疗方法。血液透析还通过半透膜两侧压力差产生的过滤作用去除患者体内过多的水分。血液透析能部分替代肾功能,清除血液中蓄积的毒素,纠正体内水、电解质紊乱,维持酸碱平衡,一般每周 3 次,每次 4~6 h。

【适应证与相对禁忌证】

1. 适应证

(1)急性肾损伤 明显尿毒症,包括心包炎、严重脑病、高钾血症、严重代谢性酸中毒、容量负荷过重且对利尿剂治疗无效者,均是透析治疗的指征。

(2)慢性肾衰竭 非糖尿病肾病 GFR<10 mL/(min·1.73 m^2),糖尿病肾病 GFR<15 mL/(min·1.73 m^2)。如出现严重并发症,药物治疗未能有效控制者(如急性左心衰竭、顽固性高血压),高钾血症、代谢性酸中毒、高磷血症、贫血等,可提前开始透析。

(3)急性药物或毒物中毒 凡相对分子质量小、水溶性高、与组织蛋白结合率低、能通过透析膜析出的药物或毒物所致的中毒,都可采取透析治疗。如巴比妥类、地西泮、氯丙嗪、水合氯醛等镇静安眠药,阿米替林等三环类抗抑郁药,地高辛等洋地黄类药,氨基糖苷类、万古霉素、多黏菌素等抗生素,海洛因、有机磷、四氯化碳、砷、汞等毒物。

(4)其他疾病 如严重的水、电解质及酸碱平衡紊乱,常规治疗难以纠正者。

2. 相对禁忌证 血液透析无绝对禁忌证,相对禁忌证有颅内出血或颅内压升高、药物难以纠正的严重休克、心力衰竭、心律失常、极度衰竭,活动性出血以及精神障碍不合作者。

【血管通路】

血管通路又称血液通路,是指将血液从人体内引出至透析器,进行透析后再返回到体内的通道。血管通路是进行血液透析的必要条件,因此又被称为血液透析患者的生命线。血管通路可分为临时性和永久性两类。临时性血管通路用于紧急透析和长期维持性透析内瘘未形成时,主要为中心静脉留置导管。永久性血管通路用于长期维持性透析,主要是指自体动静脉内瘘,也包括移植物血管内瘘。动静脉外瘘既可作为临时性血管通路,又可作为维持性透析的永久性血管通路(图 4-3)。

【血液透析患者的护理】

1. 透析前的护理 ①向患者介绍透析的有关知识,消除患者的恐惧心理,取得其配合。②评估患者的一般情况,包括生命体征、有无水肿、体重增长情况、全身健康状况、有无出血倾向。评估患者的干体重,干体重是指患者没有水钠潴留也没有脱水时的体重。干体重的确定需结合患者的食欲、营养状况、症状及实验室检查结果综合评价,一般指患者无不适症状、血压正常、无水肿和体腔积液、X 线胸片心胸比小于 50%、无肺嗜酸性粒细胞表现时的体重。③了解患者的透析方法、透析次数、透析时间及抗凝剂使用情况。检查患者的血管通路是否通畅,局部有无感染、渗血、渗液等,中心静脉留置导管患者的导管是否固定完好。④透析前取血标本送检,监测指标及频率见表 4-3。

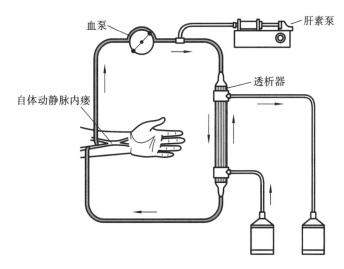

图 4-3 血液透析

表 4-3 血液透析患者监测指标、频率

指 标	频 率
血常规、肾功能、肝功能、血电解质	每月 1 次
血糖、血脂	每 1~3 个月 1 次
铁代谢指标、血 iPTH、营养状况、透析充分性	每 3 个月 1 次
乙肝、丙肝、梅毒、HIV 血清学指标	透析 6 个月以下者,每 1~3 个月 1 次;透析 6 个月或以上者,每 6 个月 1 次
心血管结构和功能(心电图、心脏超声、周围血管彩色超声检查)	每 6~12 个月 1 次

2. 透析过程观察及常见并发症的处理 透析时严密观察患者生命体征及透析的各项监测指标是否正常,及时发现患者的不适或透析并发症、监护系统的报警、机器故障等,以及时处理。透析过程常见并发症及其预防和处理措施如下。

(1) 低血压 透析中低血压指透析过程中收缩压下降 20 mmHg 以上,平均动脉压下降 10 mmHg 以上。常见于老年、女性患者,是血液透析常见并发症之一。患者可出现恶心、呕吐、胸闷、面色苍白、出冷汗、头晕、心悸,甚至一过性意识丧失等。其主要原因是透析开始时部分循环血液进入透析器及其管路,而血管收缩反应低下引起有效循环血容量不足;或由于超滤过多过快引起血容量不足;也见于患者自主神经功能紊乱、服用降压药、透析过程中进食、对醋酸盐透析液不耐受、合并心肌病变、心律失常等情况。预防措施:①严格控制透析间期体重;②避免透析前服用降压药,透析时只可少量进食,有低血压倾向者尽量不在透析时进食;③改用序贯透析,即单纯超滤与透析序贯进行,或提高透析液钠浓度;④对醋酸盐透析液不能耐受者改为碳酸氢盐透析液。处理措施:①立即减慢血流速度,停止超滤,协助患者平卧,抬高床尾,并给予吸氧;②在血管通路输注生理盐水、高渗葡萄糖溶液、高渗盐水、20%甘露醇或白蛋白;③监测血压变化,必要时加用升压药,若血压仍不能回升,需停止透析。

(2) 失衡综合征 透析中或透析结束后不久出现的以神经精神症状为主的临床综合征,多发生于严重高尿素氮血症的患者接受透析治疗之初。轻者表现为头痛、恶心、呕吐、躁动,重者表现为抽搐、昏迷等。主要是由于血液透析使血液中的毒素浓度迅速下降,血浆渗透压降低,而由于血脑屏障使脑脊液中的毒素下降较慢,以致脑脊液的渗透压高于血液的渗透压,水分由血液进入脑脊液中形成脑水肿,导致颅内压升高。预防措施:①血清尿素氮下降水平控制在 30%～40%;②减慢血流速度;③缩短透析时间控制在 2～3 h;④适当提高透析液钠浓度和葡萄糖浓度。处理措施:轻者减慢血流速度、吸氧,静脉输注高渗葡萄糖溶液、高渗盐水,严重者立即终止透析,静滴甘露醇并进行相应抢救。

(3)肌肉痉挛 多出现在透析中后期,主要表现为足部肌肉、腓肠肌痉挛性疼痛,常见原因包括低血压、低血容量及电解质紊乱(低钠、低钙、低钾)、超滤速度过快、应用低钠透析液等。预防措施:①防止透析低血压的发生,严格控制透析间期体重增加水平;②采用高钠透析、碳酸氢盐透析或序贯透析;③纠正电解质紊乱;④加强肌肉锻炼。处理措施:降低超滤速度,快速输入生理盐水 100～200 mL 或输入高渗葡萄糖溶液、甘露醇。

(4)透析器反应 因使用新透析器产生的一组症状,又称为首次使用综合征。表现为透析开始 1 h 内出现的皮肤瘙痒、荨麻疹、流涕、腹痛、胸痛、背痛,重者可发生呼吸困难,甚至休克、死亡。主要与透析器生物相容性差引起的Ⅰ型或Ⅱ型变态反应有关。采用生物相容性好的透析器或复用透析器可减少其发生。处理措施:一般给予吸氧、抗组胺药物、止痛药物等对症处理后可缓解,无须停止透析。但如明确为Ⅰ型变态反应,需立即停止透析,舍弃透析器和管路中的血液,并使用异丙嗪、糖皮质激素、肾上腺素等控制症状。

(5)其他 如心律失常、栓塞(如空气栓塞、血栓栓塞)、溶血、出血、发热、透析器破膜、体外循环凝血等。

3. 透析结束及透析间期护理 ①穿刺部位压迫止血。②询问患者有无头晕、出冷汗等不适,如患者透析后血压下降,应卧床休息或补充血容量。③测量并记录体重、血压。④透析时加强患者的管理和指导,监测指标及频率见表 4-3。

【健康指导】

1. 血透知识指导 帮助维持性血液透析患者逐步适应以透析治疗替代自身肾脏工作所带来的生理功能的变化,学会配合治疗要求,增强治疗依从性,促进患者回归社会。告诉患者定期透析、定期监测的重要性。指导患者学会监测并记录每天尿量、体重、血压情况,保持大便通畅。帮助患者建立健康生活方式,如戒烟戒酒、生活规律。鼓励患者适当运动,参与社会活动和做力所能及的工作。

2. 血管通路护理指导 ①教会患者每天判断内瘘是否通畅,可用手触摸吻合口的静脉端,若扪及震颤,则提示通畅。②保持内瘘局部皮肤清洁,每次透析前清洁手臂。③透析结束当天保持穿刺部位清洁、干燥,避免弄湿。④避免内瘘侧肢体受压、负重、戴手表,勿穿紧袖衣服;注意睡姿,避免压迫内瘘侧肢体;避免肢体暴露于过冷或过热的环境中。⑤注意保护内瘘,避免碰撞等外伤,以延长其使用期限。

3. 饮食指导 血液透析患者的营养问题极为重要,营养状况直接影响患者的长期存活及生存质量的改善,因此要加强饮食指导,使患者合理调配饮食。

(1)热量 透析患者能量供给一般为 147 kJ/(kg·d),其中糖类占 60%～65%,以多糖为主;脂肪占 35%～40%。

(2)蛋白质 摄入量以 1.2 g/(kg·d)为宜,合并高分解状态的急性疾病时可增加至 1.3 g/(kg·d),其中 50% 以上为优质蛋白质。

(3)控制液体摄入 两次透析之间体重增加不超过 5% 或每天体重增加不超过 1 kg。每天饮水量一般以前 1 天尿量加 500 mL 计算。

（4）限制钠、钾、磷的摄入　给予低盐饮食,食盐摄入一般控制在 2~3 g/d,严重高血压、水肿或水钠潴留、无尿时食盐摄入应在 2 g/d 以下。慎食含钾高的食物,如蘑菇、海带、豆类、莲子、卷心菜、榨菜、香蕉、橘子等。磷的摄入量应控制在 800~1000 mg/d,避免含磷高的食物,如全麦面包、动物内脏、干豆类、坚果类、奶粉、乳酪、蛋黄、巧克力等。烹调前先将食物浸泡、过沸水后捞出,可去除食物中的部分钾和磷。

（5）维生素和矿物质　透析时水溶性维生素严重丢失,需补充维生素 C、B 族维生素、叶酸等。透析患者每天钙摄入量应达到 2000 mg,除膳食中的钙以外,一般要补充钙制剂(碳酸钙或醋酸钙)和活性维生素 D。

二、腹膜透析

腹膜透析(peritoneal dialysis,PD)简称腹透,是慢性肾衰竭患者常用的替代性疗法之一,是指利用腹膜的半透膜特性,将适量透析液引入腹腔并停留一段时间,借助腹膜毛细血管内血液及腹腔内透析液中的溶质浓度梯度和渗透梯度进行水和溶质交换,以清除蓄积的代谢废物,纠正水、电解质、酸碱平衡紊乱。常见的腹膜透析方式包括持续非卧床腹膜透析、间歇性腹膜透析、持续循环腹膜透析、夜间间歇性腹膜透析、潮式腹膜透析和自动腹膜透析等,如图 4-4 所示。

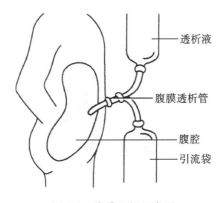

图 4-4　腹膜透析示意图

【适应证和禁忌证】

1. 适应证　同血液透析,如有下列情况更适合腹膜透析:老年人、幼儿、儿童;原有心、脑血管疾病或心血管系统功能不稳定、血管条件差或反复血管造瘘失败、凝血功能障碍者及有明显出血倾向者。

2. 禁忌证

（1）绝对禁忌证　腹膜有严重缺损者,各种腹部病变导致腹膜的超滤和溶质转运功能降低者。

（2）相对禁忌证　腹腔内有新鲜异物;腹部手术 3 天内,腹腔置入了外科引流管;腹腔有局限性炎性病灶;肠梗阻;椎间盘疾病;严重全身性血管病变致腹膜滤过功能降低;晚期妊娠、腹内巨大肿瘤、巨大多囊肾;慢性阻塞性肺疾病;硬化性腹膜炎;不合作者或精神病患者;横膈有裂孔;过度肥胖或严重营养不良、高分解代谢等。

【腹膜透析的护理】

1. 饮食护理　由于腹膜透析可致体内大量蛋白质及其他营养成分丢失,故应通过饮食补充。患者蛋白质的摄入量为 1.2～1.3 g/(kg·d),其中 50％以上为优质蛋白质;热量摄入为 147 kJ/(kg·d);水的摄入应根据每天的出量而定,每天水分摄入量＝500 mL＋前一天尿量＋前一天腹透超滤量。

2. 操作注意事项　①腹膜透析换液的场所应清洁、相对独立、光线充足,定期进行紫外线消毒。②分离和连接各种管道时要严格无菌操作。③掌握各种管道连接系统,如双联系统的应用。④透析液输入腹腔前要干加热至 37 ℃。⑤每天测量和记录体重、血压、尿量、饮水量,准确记录透析液每次进出腹腔的时间和液量,定期送透出液做各种检查。⑥观察透析管皮肤出口处有无渗血、漏液、红肿。⑦保持导管和出口处清洁、干燥。

3. 常见并发症的观察及护理

(1) 透析液引流不畅　常见并发症,表现为腹透液流出总量减少、流入和(或)流出时不通畅。常见原因有腹膜透析管移位、受压、扭曲、纤维蛋白堵塞、大网膜包裹等。处理方法:①改变患者的体位;②排空膀胱;③增加活动,保持大便通畅,必要时服用导泻剂或灌肠,促使肠蠕动;④腹膜透析管内注入尿激酶、肝素、生理盐水、透析液等,去除堵塞透析管的纤维素、血块等;⑤调整透析管的位置;⑥以上处理无效者可重新手术置管。

(2) 腹膜炎　腹膜透析的主要并发症,多由于在腹膜透析操作时接触污染、胃肠道炎症、腹透管出口处或皮下隧道感染引起,常见病原体为革兰阳性球菌。临床表现为腹痛、发热、腹部压痛、反跳痛、透出液混浊等。处理方法:①密切观察透出液的颜色、性质、量、超滤量,及时留取透出液送常规检查和进行细菌、真菌培养;记录 24 h 液体出入量。②用 2000 mL 透析液连续腹腔冲洗 3～4 次。③腹膜透析液内加入抗生素及肝素,也可全身使用抗生素。④若治疗后感染仍无法控制,应考虑拔除腹膜透析管。

(3) 导管出口处感染和隧道感染　常见原因为腹膜透析管出口处未保持清洁、干燥,腹膜透析管腹外段反复、过度牵拉引起局部组织损伤。表现为导管出口周围发红、肿胀、疼痛,甚至伴有脓性分泌物,沿隧道移行处压痛。处理方法:①出口处局部使用抗生素软膏或清创处理,每天换药;②根据药敏试验使用敏感抗生素,感染严重时采用静脉用药;③继发腹膜炎、难治性皮下隧道感染、局部或全身用药 2 周后仍难以控制感染时考虑拔管。严格遵照操作流程进行导管出口处护理可预防导管出口处和隧道感染。注意事项:①导管妥善固定,短管末端放入腰带内,避免牵拉;②保持局部清洁、干燥,腹膜透析管置入 6 周内暂不沐浴,改为擦身,置入 6 周后沐浴时用人工肛袋保护导管出口及腹外段导管以避免淋湿,采用淋浴,勿盆浴,沐浴后立即更换导管出口敷料;③接触导管前清洁双手。

(4) 腹痛、腹胀　常见原因为腹透液的温度过高或过低、渗透压过高、腹透液流入或流出的速度过快、腹膜透析管置入位置过深、腹膜炎。护理时应注意调节适宜的腹透液温度、渗透压,控制腹透液进出的速度,腹膜透析管置入位置过深时应由置管医生对腹膜透析管进行适当调整,积极治疗腹膜炎。

(5) 其他并发症　如腹透析超滤过多引起脱水、低血压、腹腔出血、腹膜透析管周或腹壁渗漏、营养不良、慢性并发症(如肠粘连、腹膜后硬化)等。

【理实一体】

(1) 患者,男,51 岁。1 年来出现晨起眼睑水肿,下午起双下肢水肿。1 周来水肿加重,尿量减少。目前血压 142/90 mmHg,血肌酐 242.3 μmol/L,血尿素氮 12.6 mmol/L,尿蛋白

（＋），尿红细胞 10～15/Hp。入院诊断为慢性肾炎并伴有高血压。问题：

① 该患者目前主要的护理诊断有哪些？

② 该患者目前的饮食该如何调整？

③ 为了延缓肾功能的恶化，该患者应注意哪些问题？

（2）患者，女，30 岁，已婚。2 天前劳累后出现左侧腰背酸痛，全身乏力，并出现尿频、尿急、尿痛。昨天起上述症状加重。近 2 年来曾有多次同样发作。身体评估：体温 39.0 ℃，脉搏 96 次/分，呼吸 24 次/分，血压 128/82 mmHg。左肾区叩痛（＋），左脊肋角压痛（＋）。血常规：白细胞 12.2×10^9/L，中性粒细胞占 82%。尿常规：蛋白（＋），红细胞 3～5 个/HP，白细胞（＋＋＋＋），中段尿培养尿菌含量大于 10^6/mL，大肠杆菌（＋）。问题：

① 该患者最重要的护理措施是什么？为什么？

② 经积极抗菌治疗后，该患者尿培养菌尿转阴，是否可判断为已治愈？

③ 该患者应如何预防再次发病？

（3）患者，男，56 岁。患者 1 个月前无明显诱因出现面色苍白、乏力，偶伴牙龈出血、鼻出血，10 天前出现活动后气促，尿量减少。血压 154/73 mmHg。血常规：红细胞 2.9×10^{12}/L，白细胞 6.9×10^9/L，血小板 123×10^9/L，血红蛋白 56 g/L。血生化：钾 6.67 mmol/L、碳酸氢根 10 mmol/L、尿素氮 87.6 mmol/L、肌酐 1757 μmol/L。入院诊断为慢性肾小球肾炎，慢性肾衰竭（尿毒症期），肾性出血。问题：

① 该患者出现乏力、气促与哪些因素有关？

② 该患者目前最主要的救治措施包括哪些？

③ 该患者的主要护理诊断有哪些？

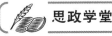 思政学堂

实施积极应对人口老龄化国家战略，发展养老事业和养老产业，优化孤寡老人服务，推动实现全体老年人享有基本养老服务。

——习近平：高举中国特色社会主义伟大旗帜 为全面建设社会主义现代化国家而团结奋斗——在中国共产党第二十次全国代表大会上的报告

（孙彦龙）

项目五 血液系统疾病患者的护理

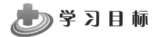 学习目标

掌握：血液系统常见疾病的护理评估、护理诊断和护理措施。

熟悉：血液系统常见疾病的病因、治疗、康复护理要点。

了解：血液系统常见疾病的护理评价、病理生理和护理目标。

素质与思政目标：培养学生具有良好的社会交往和善于人际沟通的能力，成为团队合作意识强的健康服务工作者。

任务一 血液系统常见症状体征的护理

血液系统由血液、造血器官和组织组成。造血器官和组织包括骨髓、肝、脾、淋巴结以及分布在全身各处的淋巴组织和单核-巨噬细胞系统。

造血干细胞（HSC）又称全能干细胞，是各种血细胞与免疫细胞的起源细胞，可以增殖分化为各种细胞。胚胎时期，肝是主要的造血器官。出生后4周，骨髓成为主要造血器官。5～7岁前，全身骨髓均为红骨髓，造血功能活跃，20岁左右，除四肢长骨的骺端、扁骨、不规则骨外，其余骨髓腔内的红骨髓逐渐被黄骨髓所取代，失去造血能力，但当机体需要造血功能代偿活跃时（如大出血或溶血），肝脾和长骨可恢复部分造血功能，即髓外造血。

造血干细胞在骨髓内形成HSC池，但其作用离不开骨髓造血微环境的支持。当造血干细胞受到损伤或骨髓造血微环境发生改变时，可发生造血系统疾病，如再生障碍性贫血。

血液由血液中的细胞和血浆组成。细胞包括白细胞、红细胞和血小板。成熟红细胞内无细胞核和细胞器，胞质内充满血红蛋白，起到结合与输送氧气和二氧化碳和作用。红细胞进入血液循环后的寿命约为120天，当红细胞数量明显减少时，机体重要器官和组织缺血缺氧，引起功能障碍。网织红细胞是指未发育成熟的红细胞，网织红细胞计数反映骨髓造血功能，对贫血治疗疗效的评价有重要意义。

白细胞是机体防御系统的重要组成部分。其分类包括中性粒细胞、嗜酸性粒细胞、嗜碱性粒细胞、单核细胞和淋巴细胞五类。成熟粒细胞在外周血流中半寿期为6～7 h。当白细胞数量减少或质量改变时，易继发各种感染。

血小板主要参与机体止血和凝血过程,维持毛细血管内皮的完整性。

血液系统疾病常见症状:贫血、出血或出血倾向和发热。

一、贫血

贫血是指单位容积的外周血中血红蛋白(Hb)浓度、红细胞(RBC)计数和(或)血细胞比容(HCT)低于正常值的一种临床常见症状,其中以血红蛋白浓度降低最为重要。

【病因】

1. 红细胞生成减少　红细胞的生成主要取决于造血干细胞、造血微环境、造血原料三大因素。任一因素发生异常,均可导致红细胞生成减少而发生贫血。

2. 红细胞破坏过多　可见于各种原因引起的溶血。如自身免疫性溶血、人工瓣膜术后(特别是金属瓣)、脾功能亢进等。

3. 失血性过多　常见于各种原因引起的急性和慢性失血,如外伤、肿瘤、结核、消化性溃疡出血、原发性血小板减少性紫癜、血友病等。

【分类】

(1)按贫血的病因与发病机制,可将贫血分为红细胞生成减少性贫血、红细胞破坏过多性贫血和失血性贫血三大类。

(2)根据血红蛋白的浓度可将贫血按严重程度划分为四个等级(表5-1)。

表5-1　贫血程度分级

贫血的严重程度	血红蛋白浓度	临床表现
轻度	>90 g/L	症状轻微
中度	60～90 g/L	活动后心悸、气促
重度	30～59 g/L	静息状态下仍心悸、气促
极重度	<30 g/L	常并发贫血性心脏病

(3)根据平均红细胞容积(MCV)、平均红细胞血红蛋白浓度(MCHC),可将贫血分成表5-2所示的三类。

表5-2　贫血类型

类　　型	MCV/fL	MCHC/(%)	临床类型
大细胞性贫血	>100	>35	巨幼细胞性贫血
正常细胞性贫血	80～100	32～35	再生障碍性贫血、急性失血性贫血、溶血性贫血
小细胞低色素性贫血	<80	<32	缺铁性贫血、铁粒幼细胞性贫血、珠蛋白生成障碍性贫血

(4)根据骨髓红系增生情况可将贫血分为增生性贫血(如缺铁性贫血、巨幼细胞性贫血、溶血性贫血等)和增生低下性贫血(如再生障碍性贫血)。

【护理评估】

1. 健康史　询问与本病相关的病因、诱因;有无饮食结构不合理导致的各种造血原料摄入不足;有无吸收不良或丢失过多(特别是铁、叶酸与维生素 B_{12} 等)的原因;有无特殊药物使用史或理化物质接触史。了解患者的既往病史、家族史和个人史有助于贫血原因的判断,还应注意有无各种类型贫血的特殊体征和原发病的体征,如缺铁性贫血的反甲、营养性贫血的末梢神经炎、溶血性贫血的黄疸、再生障碍性贫血的出血与感染,以及恶性血液病的肝、脾、淋巴结肿大等。

2. 临床表现　血红蛋白量减少,血液携氧能力下降,可引起全身各组织和器官缺氧与功能障碍。贫血的临床表现与贫血的严重程度、贫血发生发展的速度、个体的代偿能力及其对缺氧的耐受性(如发病年龄、有无肺及心脑血管疾病等)有关。尽管贫血的病因及其机制各不相同,但都有着共同的临床表现,主要包括以下几个方面:

(1) 一般表现　疲乏、困倦、软弱无力为贫血最常见和出现最早的症状,与骨骼肌氧的供应不足有关,但对贫血的诊断缺乏特异性。皮肤黏膜苍白是贫血最突出的体征,常为患者就诊的主要原因。其产生机制主要是在贫血状态下,机体为保证重要器官的供血、供氧(如脑、心、肾等),通过神经-体液因素的调节,促使血液重新再分配,皮肤黏膜供血相对减少。检查以睑结膜、口唇与口腔黏膜、舌质、甲床及手掌等部位的结果较可靠,但应注意环境温度、人种肤色及人为因素(如化妆)等的影响。皮肤、黏膜可表现为粗糙、缺少光泽甚至形成溃疡,与贫血的原发病有关。溶血性贫血的患者可出现皮肤、黏膜黄染。另外,严重贫血者,部分患者可出现低热;患者创口愈合较慢,容易并发各种感染。偶见眼底苍白及视网膜出血。

(2) 神经系统　由于脑组织的缺血、缺氧,无氧代谢增强,能量合成减少,患者常可出现头晕、头痛、耳鸣、眼花、失眠、多梦、记忆力下降及注意力不集中等症状,严重贫血者可出现晕厥,老年患者尚可出现神志模糊及精神异常的表现。

(3) 呼吸系统　多见于中度以上贫血的患者。主要表现为呼吸加快及程度不同的呼吸困难。初期症状主要与机体对缺氧的代偿反应有关。后期若并发心衰导致肺淤血,患者呼吸困难会进一步加重并可出现咳嗽、咳痰等。

(4) 心血管系统　心悸、气促,活动后明显加重,是贫血患者心血管系统的主要表现。这是缺氧状态下机体交感神经活性增强,促使心率加快、心搏出量增加、血流加速的结果。其症状轻重与贫血的严重程度和个体的活动量有关,轻度贫血无明显表现,仅活动后引起呼吸加快加深并有心悸。贫血愈重,活动量愈大,症状愈明显。长期严重贫血,心脏超负荷工作且供氧不足,会导致贫血性心脏病,此时不仅有心率变化,还可有心律失常、心脏扩大,甚至全心衰竭,即使平静状态也可能有气短甚至端坐呼吸。上述心脏形态与功能的变化多为可逆性的,贫血纠正后可消失。

(5) 消化系统　贫血时消化腺分泌减少甚至腺体萎缩,进而导致消化功能减低、消化不良,出现腹部胀满、食欲减低、大便规律和性状的改变等。

(6) 泌尿系统　血管外溶血出现无胆红素的高尿胆原尿;血管内溶血出现血红蛋白尿和含铁血黄素尿,重者甚至可发生游离血红蛋白堵塞肾小管,进而引起少尿、无尿、急性肾衰竭。

3. 心理-社会状况　患者可产生烦躁、易怒等心理,经济负担沉重,压力大。

【辅助检查】

1. 血液检查　血红蛋白及红细胞计数是确定患者有无贫血及其严重程度的基本检查;MCV、MCHC有助于贫血的形态学分类及其病因诊断;网织红细胞计数有助于贫血的鉴别诊断及疗效的观察与评价;外周血涂片检查可通过观察红细胞、白细胞及血小板的数量与形态的改变及有无异常细胞及原虫等,为贫血的病因诊断提供线索。

2. 骨髓检查　贫血病因诊断的必要检查方法,可反映骨髓细胞的增生程度、造血组织的结构、细胞成分、形态变化等,包括骨髓细胞涂片分类和骨髓活检。

3. 贫血病因相关的检查　根据患者的不同情况选择病因相关的检查项目,包括:原发病诊断的相关检查、各种造血原料水平测定；造血细胞质异常有关的染色体、酶及细胞调控、自身抗体检查；造血系统肿瘤性疾病和其他继发性贫血的原发病检查。

4. 其他　长期重症贫血的患者心电图可显示 ST 段下移、T 波平坦或倒置等心肌劳损的征象及心律失常等。

【常用护理诊断/问题】

（1）活动无耐力　与贫血导致机体组织缺氧有关。

（2）营养失调：低于机体需要量　与各种原因导致的造血物质摄入不足、消耗增加或丢失过多有关。

【护理目标】

（1）患者的缺氧症状减轻或消失。

（2）活动耐力增强。

（3）造血营养素的缺乏得到纠正。

【护理措施及依据】

1. 活动无耐力

（1）休息与运动　指导患者合理休息与活动，减少机体的耗氧量。应根据贫血的程度、发生发展的速度及基础疾病等，与患者一起制定休息与活动计划，逐步提高患者的活动耐力水平。轻度贫血者，无须太多限制，但要注意休息，避免过度疲劳。中度贫血者，增加卧床休息时间，但若病情允许，应鼓励其生活自理，活动量应以不加重症状为度；并指导患者在活动中进行自我监控。若自测脉搏大于 100 次/分或出现明显心悸、气促时，应停止活动。必要时，在患者活动时给予协助，防止跌倒。重度贫血者多伴有贫血性心脏病，缺氧症状明显，应给予舒适体位（如半坐卧位），以达到减少回心血量、增加肺泡通气量的目的，从而缓解患者的呼吸困难或缺氧症状。待病情好转后可逐渐增加活动量。

（2）给氧　严重贫血患者应给予常规氧气吸入，以改善组织缺氧。

2. 营养失调

（1）饮食护理　一般给予高蛋白质、高维生素、易消化食物，目的是加强营养，改善患者的全身状况。

（2）输血或成分输血的护理　遵医嘱输血或浓缩红细胞以减轻贫血和缓解机体的缺氧症状。输注前必须认真做好查对工作；输血时应注意控制输注速度，严重贫血者输入速度应低于 1 mL/(kg·h)，以防止心脏负荷过重而诱发心力衰竭。加强监测，及时发现和处理输血反应。

（3）预防感染　重症患者，尤其是伴有白细胞减少者，应注意预防感染。

二、出血或出血倾向

出血是指机体止血和凝血机制障碍而引起的自发性出血或轻微创伤后出血不易停止的一种状态。

【分类】

1. 血管壁异常

（1）遗传性　①遗传性出血性毛细血管扩张症；②家族性单纯性紫癜；③先天性结缔组织病（血管及其支持组织异常）等。

（2）获得性　①重症感染：如败血症。②化学物质与药物作用：如药物性紫癜。③营养缺乏：如维生素 C 及维生素 PP 缺乏症。④内分泌代谢障碍：如糖尿病、库欣综合征。⑤过敏：如过敏性紫癜。⑥其他：如动脉硬化、结缔组织病、机械性紫癜和体位性紫癜等。

2. 血小板异常

（1）血小板数量减少　①血小板生成减少：如再生障碍性贫血、白血病、化疗及放疗后和骨髓抑制等。②血小板破坏过多：如特发性血小板减少性紫癜。③血小板消耗过多：如血栓性血小板减少性紫癜、弥散性血管内凝血。

（2）血小板增多　①原发性：如原发性血小板增多症。②继发性：如脾切除术后。

（3）血小板功能异常　①遗传性：如血小板无力症、巨大血小板综合征、血小板颗粒性疾病。②获得性：如抗血小板药物作用、重症感染、尿毒症、异常球蛋白血症等，在临床上极为常见。

3. 凝血异常

（1）遗传性　各种类型血友病、遗传性凝血酶原缺乏症、遗传性纤维蛋白原缺乏症等。

（2）获得性　严重肝病（肝病性凝血障碍）、尿毒症（尿毒症性凝血异常）、维生素 K 缺乏症及抗因子 Ⅷ、K 抗体的形成等。

4. 抗凝及纤维蛋白溶解异常　主要为获得性疾病，如肝素及双香豆素类药物过量、敌鼠钠中毒、蛇咬伤或水蛭咬伤、溶栓药物过量等。

5. 复合性止血机制异常

（1）遗传性　如血管性血友病。

（2）获得性　如弥散性血管内凝血。

【护理评估】

1. 健康史　询问患者有无以下常见的出血原因。

（1）血小板数量和（或）质量异常　如特发性血小板减少性紫癜、再生障碍性贫血白血病等。

（2）血管壁异常　如遗传性出血性毛细血管扩张症、过敏性紫癜等。

（3）凝血功能障碍　如血友病、肝病致凝血因子缺乏等。评估时还应注意患者的家族史、过敏史。

2. 临床表现

（1）出血的部位　皮肤黏膜出血最常见，多见于血管性疾病及血小板异常；关节腔出血、软组织血肿和内脏出血等，多见于凝血机制异常；颅内出血最严重，多危及生命。

（2）出血程度　轻度：一次出血量小于 500 mL，无明显临床征象。中度：出血量达 500～1000 mL，收缩压低于 90 mmHg。重度：出血量大于 1000 mL，收缩压低于 60 mmHg，心率 120 次/分以上。

（3）伴随症状　伴口腔黏膜血疱，提示血小板明显减少，是严重出血的征兆；伴呕血和黑便者，提示消化道出血；突然出现视物模糊、呼吸急促、喷射性呕吐、颈项强直，甚至昏迷，提示颅内出血；伴贫血、肝脾淋巴结肿大及骨骼疼痛者，提示血液系统恶性肿瘤；伴头昏、乏力、心悸、心动过速、血压下降及大汗淋漓，提示失血性休克。

3. 心理-社会状况　反复出血，尤其是大出血，患者可出现焦虑、担忧、紧张、惊骇、恐惧等情绪；慢性出血，因不易根治，患者易出现抑郁、悲观等情绪。

4. 辅助检查　出血时间测定、凝血时间测定、血小板计数测定、毛细血管脆性试验及束臂试验等检查有助于病因诊断。

【常见护理诊断/问题】

（1）恐惧　与反复出血尤其是大出血有关。

（2）组织完整性受损　与止血、凝血机制障碍导致皮肤黏膜出血有关。

（3）潜在并发症　颅内出血。

【护理目标】

（1）患者恐惧感减轻或消失,情绪稳定。

（2）皮肤黏膜出血停止或减少。

（3）不发生颅内出血。

【护理措施】

1. 有受伤的危险:出血

（1）病情观察　注意观察患者出血的发生部位、主要表现形式、发展或消退情况;及时发现新的出血、重症出血及其先兆,并应结合患者的基础疾病及相关实验室或其他辅助检查结果,做出正确的临床判断,以利于及时护理与抢救配合。如急性早幼粒细胞性白血病是出血倾向最明显的一种白血病,当血小板计数低于 $20\times10^9/L$ 时,可发生严重的自发性出血,特别是内脏出血,甚至是致命的颅内出血。此外,高热、失眠、情绪波动等均可增加患者出血甚至颅内出血的危险。

（2）一般护理　为了避免增加出血的危险或加重出血,应做好患者的休息与饮食指导。若出血仅局限于皮肤黏膜,无须太多限制;若血小板计数小于 $50\times10^9/L$,应减少活动,增加卧床休息时间;严重出血或血小板计数小于 $20\times10^9/L$ 者,必须绝对卧床休息,协助做好各种生活护理。鼓励患者进食高蛋白质、高维生素、易消化的软食或半流质饮食,禁食过硬、粗糙的食物。保持排便通畅,排便时不可用力,以免腹压骤增而诱发内脏出血,尤其是颅内出血。便秘者可使用开塞露或缓泻剂。

（3）皮肤出血的预防与护理　重点在于避免人为的损伤而导致或加重出血。保持床单平整,被褥衣着轻软;避免肢体的碰撞或外伤。沐浴或清洗时避免水温过高和过于用力擦洗皮肤;勤剪指甲,以免抓伤皮肤。高热患者禁用酒精或温水拭浴降温。各项护理操作动作轻柔;尽可能减少注射次数;静脉穿刺时,应避免用力拍打及揉擦局部,测定脉压时捆扎不宜过紧,时间不能过长;注射或穿刺部位拔针后需适当延长按压时间,必要时局部加压包扎。此外,注射或穿刺部位应交替使用,以防局部血肿形成。

（4）鼻出血的预防与护理　①防止鼻黏膜干燥而出血:保持室内相对湿度在 $50\%\sim60\%$,秋冬季节可局部使用液状石蜡或抗生素眼膏。②避免人为诱发出血:指导患者勿用力擤鼻,以防止鼻腔内压力增大而导致毛细血管破裂出血或渗血;避免用手抠鼻痂和外力撞击鼻部。③少量出血时,可用棉球或明胶海绵填塞,无效者可用 0.1% 肾上腺素棉球或凝血酶棉球填塞,并局部冷敷。出血严重尤其是后鼻腔出血时,可用凡士林油纱条行后鼻腔填塞术,术后定时用无菌液状石蜡滴入,以保持黏膜湿润,若仍出血,需更换油纱条再予以重复填塞。由于行后鼻腔填塞术后,患者常被迫张口呼吸,应加强口腔护理,保持口腔湿润,增加患者舒适感,并可避免局部感染。

（5）口腔、牙龈出血的预防与护理　为防止牙龈和口腔黏膜损伤而导致或加重局部出血,应指导患者用软毛牙刷刷牙,忌用牙签剔牙;尽量避免食用煎炸、带刺或含骨头的食物、带壳的坚果类食品及质硬的水果(如甘蔗)等;进食时要细嚼慢咽,避免口腔黏膜的损伤。牙龈渗血时,可用凝血酶或 0.1% 肾上腺素棉球、明胶海绵片贴敷牙龈或局部压迫止血,并及时用生理盐水或 1% 过氧化氢清除口腔内陈旧血块,以免引起口臭而影响患者的食欲和情绪及可能继发的细菌感染。

（6）眼底及颅内出血的预防与护理　保证充足睡眠,避免情绪激动、剧烈咳嗽和屏气用力等;伴高热患者需及时而有效地降温;伴有高血压者需监测血压。若突发视野缺损或视力下降,常提示眼底出血。应尽量让患者卧床休息,减少活动,避免揉擦眼睛,以免加重出血。若患者突然出现头痛、视力模糊、呼吸急促、喷射性呕吐甚至昏迷,双侧瞳孔变形不等大、对光反射迟钝,则提示有颅内出血。颅内出血是血液病患者死亡的主要原因之一。一旦发生,应及时与医生联系,并积极配合抢救:①立即去枕平卧,头偏向一侧;②随时吸出呕吐物,保持呼吸道通畅;③吸氧;④迅速建立2条静脉通路,按医嘱快速静滴或静注20%甘露醇、50%葡萄糖、地塞米松、呋塞米等,以降低颅内压,同时进行输血或成分输血;⑤体温超过39℃时,头部置冰袋或戴冰帽;⑥观察并记录患者的生命体征、意识状态,以及瞳孔、尿量的变化,做好重病交接班。

（7）成分输血或输注血浆制品的护理　出血明显者,遵医嘱输注浓缩血小板悬液、新鲜血浆或抗血友病球蛋白浓缩剂等。输注前认真核对;血小板取回后,应尽快输入;新鲜血浆最好于采集后6h内输完;抗血友病球蛋白浓缩剂用生理盐水稀释时,沿瓶壁缓缓注入生理盐水,勿剧烈冲击或振荡,以免形成泡沫而影响注射。观察有无输血反应,如溶血反应、过敏反应等。

2. 恐惧

（1）心理支持　加强沟通,耐心解释与疏导,要善于观察,耐心倾听,加强与患者及其家属的沟通,及时了解患者及其家属的需求与忧虑,并能给予必要的解释与疏导。如解释出血的成因、如何减轻或避免出血、目前治疗与护理的主要措施及其配合要求等,特别要强调紧张与恐惧不利于控制病情。还可通过介绍治疗效果较好的成功例子,增强患者战胜疾病的信心,减轻恐惧感。

（2）增加安全感　在关心和同情患者的同时,注意营造良好的住院环境;建立良好、互信的护患关系,促进病友与家属间的相互支持与帮助;尽可能避免不良刺激的影响。当患者出血突然加重时,护士应保持镇静,迅速通知医生并配合做好止血等救治工作,及时清除血迹,以减少对患者的刺激。

【护理评价】

患者能否明确出血的原因,主动避免各种引起出血的诱因;出血是否得到控制;患者是否情绪稳定、是否积极配合治疗和护理。

三、发热

发热是指血液病患者由于成熟白细胞减少、白细胞功能缺陷、免疫抑制剂的应用及贫血或营养不良等,使机体抵抗力下降,继发各种感染而发生的症状。感染一般不易控制,是血液病患者常见的死亡原因之一。

【护理评估】

1. 健康史　询问患者有无白血病、再生障碍性贫血、淋巴瘤及粒细胞缺乏症等病史,有无长期使用糖皮质激素及免疫抑制剂等药物,有无过度疲劳、受凉、进食不洁食物、皮肤黏膜损伤、肛裂、感染性疾病接触史等。

2. 身体状况

（1）感染的部位及症状　发热是感染最常见的症状,以口腔、牙龈、咽峡最常见。

（2）伴随症状、体征　发热伴口腔黏膜溃疡或糜烂为口腔炎,伴咽部充血、扁桃体肿大为咽峡炎,伴咳嗽、咳痰、肺部干湿啰音为呼吸道感染,伴尿频、尿急和尿痛为泌尿系统感染,伴寒战多为菌血症、败血症,伴肝、脾、淋巴结肿大多为白血病。

3. 心理-社会状况　患者因反复感染常有忧郁、无助感;严重者因病情危重、治疗效果不佳常出现焦虑、沮丧,甚至绝望,家人常因经济压力大,照顾能力有限而忧心忡忡。

4. 辅助检查　外周血常规检查及骨髓象检查有助于血液病病因的诊断。不同感染部位分泌物、渗出物或排泄物培养加药敏试验有助于明确致病菌。

【常见护理诊断/问题】

体温过高　与感染有关。

【护理目标】

发热得到有效控制,体温恢复正常。

【护理措施】

(1) 卧床休息,保持安静,帮助患者采取舒适的体位,以减少机体的消耗,必要时可吸氧。

(2) 给予高蛋白质、高热量、丰富维生素、易消化饮食。多饮水,每天至少 2000 mL 以上;必要时遵医嘱静脉补液;重症及心力衰竭患者需限制液体入量。

(3) 高热患者可予物理降温,但伴出血者禁用酒精擦浴;必要时遵医嘱使用药物降温,掌握药物适应证及注意事项,降温不宜过速,防止虚脱;慎用解热镇痛药。

(4) 用生理盐水、1%过氧化氢、碳酸氢钠或复方硼酸溶液交替漱口;口腔溃疡涂冰硼散或锡类散;真菌感染用制霉菌素液漱口或涂搽克霉唑甘油。

(5) 穿透气棉质衣服,勤洗澡换衣,高热患者擦洗更换汗湿的衣裤;勤剪指甲;长期卧床者每日擦浴、按摩、协助翻身、预防压疮。

(6) 保持大便通畅:睡前、便后洗净肛周皮肤,1:5000 高锰酸钾水溶液坐浴,每次 15 min 以上;女性患者每日清洗会阴 2 次,经期增加清洗次数。

(7) 保持病室整洁、空气清新,室温 20～24 ℃、湿度 55%～60%,经常通风换气,定期进行空气家具及地面消毒,限制探视,必要时行保护性隔离。

(8) 介绍感染的危险因素及防护措施;根据气候变化及时调整衣着,预防呼吸道感染。

直通护考

1. 正常成年男性的血红蛋白浓度为(　　)。

A. 120～160 g/L　　　　　B. 110～150 g/L　　　　　C. 90～160 g/L

D. 130～150 g/L　　　　　E. 80～120 g/L

2. 患者活动后感到胸闷气闭,为(　　)。

A. 轻度贫血　B. 中度贫血　C. 重度贫血　D. 极重度贫血　E. 无贫血

3. 贫血患者出现呼吸系统表现,一般提示至少是(　　)。

A. 轻度贫血　B. 中度贫血　C. 重度贫血　D. 极重度贫血　E. 无贫血

4. 有出血倾向的患者,特别要警惕(　　)。

A. 关节腔出血　　　　　　B. 皮下出血　　　　　　　C. 颅内出血

D. 口腔黏膜出血　　　　　E. 消化道出血

5. 血液病患者感染部位以(　　)最为常见。

A. 肺部感染　　　　　　　B. 泌尿道感染　　　　　　C. 肝周炎

D. 皮肤及皮下组织感染　　E. 口腔、牙龈

任务二　贫血患者的护理

一、缺铁性贫血

缺铁性贫血(IDA)是体内储存铁缺乏,使血红蛋白合成量减少,导致红细胞生成障碍而引起的一种小细胞、低色素性贫血,是最常见的贫血。

【病因】

1. 铁需要量增加而摄入不足　多见于婴幼儿、青少年、妊娠和哺乳期妇女,是妇女儿童缺铁性贫血的主要原因。

2. 铁吸收障碍　常见于胃大部分切除术后、慢性胃肠道疾病等。

3. 铁丢失过多　慢性失血是成人缺铁性贫血最常见和最重要的病因,如痔疮出血、月经过多等。

【铁的代谢】

1. 铁的分布　铁在体内分布广泛,男性体内含铁总量为 $50 \sim 55$ mg/kg,女性为 $35 \sim 40$ mg/kg。大致可分为功能状态铁和储存铁两大部分,其中功能状态铁占 67%(血红蛋白铁),储存铁 29%(包括铁蛋白和含铁血黄素),组织铁占 4%(肌红蛋白铁、转铁蛋白及某些酶中)。

2. 铁的来源和吸收　正常成人每天用于造血的铁为 $20 \sim 25$ mg,主要来源自衰老的红细胞破坏后释放的铁,另外,从食物中摄铁为 $1 \sim 2$ mg/d(孕妇和哺乳期妇女为 $2 \sim 4$ mg/d)。动物食品铁吸收率高、植物食品铁吸收率低,目前普遍认为食物中的三价铁需转化为二价亚铁才能被吸收,吸收部位在十二指肠及空肠上段。维生素 C 能使高铁还原成亚铁利于吸收,胃酸分泌不足可影响铁的吸收。

3. 铁的转运和利用　经肠黏膜吸收入血的二价铁被铜蓝蛋白氧化成三价铁,与转铁蛋白结合成为血清铁,血清铁还原成二价铁参与血红蛋白的合成。

4. 铁的储存和排泄　铁的储存是以铁蛋白和含铁血黄素形式储存于肝、脾、骨髓等器官的单核巨噬细胞系统中。每天铁的排泄量不超过 1 mg,主要从粪便中排出,少数由尿、汗液排出,哺乳期妇女每天从乳汁中排出的铁约为 1 mg。

【临床表现】

1. 一般贫血共有的表现　面色苍白、头晕、乏力、心悸、气急等。

2. 缺铁性贫血的特殊表现

(1)组织缺铁表现　皮肤干燥、萎缩、无光泽,毛发干枯易脱落,指(趾)甲扁平、不光整、脆薄易裂甚至出现反甲或匙状甲;黏膜损害多表现为口角炎、舌炎、舌乳头萎缩,可有食欲减退,严重者可发生吞咽困难。

(2)精神行为表现　儿童较明显,如过度兴奋、易激惹、好动、注意力难以集中、发育迟缓、体力下降等。少数人可出现"异食癖",如喜欢吃生米、冰块、泥土、石子等。约1/3患者可发生末梢神经炎或神经痛,严重者可出现智力发育障碍。

【心理-社会状况】

缺铁、缺氧引起的不适可使患者自觉工作能力和生活能力降低而忧虑不安,容易出现激动、焦虑、烦躁等心理反应。

【辅助检查】

1. 血常规　典型血常规为小细胞低色素性贫血,红细胞体积小,中央淡染区扩大。血红蛋白降低较红细胞减少更为明显,网织红细胞计数正常或轻度升高,白细胞和血小板计数多正常。

2. 骨髓象　骨髓增生活跃,特别是晚幼红细胞增生活跃,细胞体积偏小,核染色质致密、胞质少、有血红蛋白形成不良的表现,即"核老浆幼"现象。

3. 铁代谢的生化检查　血清铁、血清铁蛋白降低。血清铁蛋白是反映储存铁的敏感指标,可用于早期诊断。骨髓铁染色反映单核-吞噬细胞系统中的储存铁,可作为诊断缺铁的金标准。血清可溶性转铁蛋白受体(sTfR)测定是迄今反映缺铁性红细胞生成的最佳指标。

【治疗要点】

1. 病因治疗　根治缺铁性贫血的关键。包括治疗原发病、纠正不良饮食习惯等。

2. 补铁治疗　首选口服铁剂,常用铁剂有硫酸亚铁、右旋糖酐铁、富马酸亚铁等。多糖铁复合物(力蜚能)和琥珀酸亚铁(速力菲)目前应用较广。有下列情况者可使用注射铁剂治疗:①口服铁剂后,胃肠道反应严重而无法耐受者;②消化道疾病导致铁吸收障碍者;③病情要求迅速纠正贫血者(如急性大出血)。右旋糖酐铁是最常用的注射铁剂。

【常见护理诊断/问题】

(1) 营养失调:低于机体需要量　与铁摄入不足有关。

(2) 活动无耐力　与贫血引起的全身组织缺氧有关。

(3) 口腔黏膜受损　与贫血导致营养素缺乏有关。

(4) 知识缺乏:缺乏有关防治知识　与缺乏指导有关。

(5) 潜在并发症　贫血性心脏病。

【护理措施】

1. 饮食护理　指导患者纠正不良饮食习惯,保持均衡饮食;鼓励患者多吃含铁丰富且吸收率较高的食物,如瘦肉、动物血、肝脏、蛋黄、海带、黑木耳等;增加富含维生素C的蔬菜水果,促进铁的吸收。

2. 病情观察　评估原发病及贫血的症状和体征;了解饮食疗法、药物应用的状况及不良反应;定期监测红细胞计数,观察患者贫血程度及治疗效果。

3. 用药护理

1)口服铁剂

(1) 最常见的不良反应是恶心、呕吐、胃部不适和黑便等胃肠道反应,故应嘱患者餐中或餐后服用,避免空腹服用,并从小剂量开始。

(2) 同服维生素C、乳酸或稀盐酸等酸性药物或食物,可增加铁的吸收。避免和谷类、乳类、浓茶、咖啡等同服,因茶中的鞣酸与铁结合形成不易吸收的物质,牛奶含磷较高,影响铁的吸收。

(3) 液体铁剂应使用吸管或滴管将药液送至舌根部咽下,避免牙齿被染黑。

(4) 口服铁剂期间,铁与肠道内硫化氢作用,可生成黑色的硫化铁,故大便可呈黑色或柏油样。

（5）铁剂治疗1周后,网织红细胞开始上升,可作为治疗有效的指标;血红蛋白约在治疗2周左右开始升高,8～10周恢复正常,此时仍需继续服用铁剂4～6个月,以补足体内储存铁,或在血清铁蛋白高于50 μg/L时停药。

2）注射铁剂

（1）注射铁剂的不良反应有注射局部肿痛、硬结,皮肤发黑,过敏反应。过敏反应表现为面色潮红、头痛、肌肉关节痛和荨麻疹,严重者可出现过敏性休克,故首次给药须用0.5 mL的试验剂量进行深部肌内注射,同时备肾上腺素,做好急救准备。若1 h后无过敏反应,即可遵医嘱给予常规剂量治疗。

（2）为避免药液溢出而引起皮肤染色,注射宜深,不要在皮肤暴露部位注射;在抽取药液后,更换注射器针头;可采用"Z"字形注射法或留空气注射法。

（3）避免局部疼痛和硬结形成,应采取深部肌内注射,并经常更换注射部位,注射速度要慢,必要时局部干热敷。

（4）经常更换注射部位。

（5）注意不良反应。

4. 心理护理 向家属及患者介绍本病的相关知识,解释缺铁性贫血是可以完全治愈的,且治愈后对身体无不良影响,说明缺铁性贫血的一些神经系统症状是暂时的,治疗后会很快消失,以解除患者的心理压力。

5. 健康教育

1）疾病知识指导 介绍缺铁性贫血的相关知识,特别是对易患人群进行预防性缺铁的卫生知识教育。提高患者和家属对疾病的认识,从而积极配合治疗与护理;积极防治原发病,如消化性溃疡、月经过多及钩虫病等慢性失血性疾病。

2）饮食指导 提倡均衡饮食,荤素结合,保证足够的热量、蛋白质、维生素及相关营养素的摄入。指导患者及家属选择含铁丰富的食物,改变不良的饮食习惯,做到不偏食、不挑食。生长发育期的青少年及月经期、妊娠期与哺乳期的女性,应增加含铁食物的补充,必要时可考虑预防性补充铁剂。

3）病情检测指导 检测内容包括原发病的症状、贫血的一般症状,以及缺铁性贫血的特殊表现,静息状态下呼吸与心率变化、能否平卧、有无水肿及尿量变化等。一旦出现病情加重,应及时就医。

二、再生障碍性贫血

再生障碍性贫血简称再障,是由多种原因引起的骨髓造血功能衰竭症。主要表现为骨髓造血功能低下、全血细胞减少和贫血、出血、感染综合征。根据患者的病情、骨髓象及预后,通常可将该病分为重型再生障碍性贫血和非重型再生障碍性贫血。

再障的病因不明确,可能与病毒感染、化学因素及遗传因素等有关。

【临床表现】

主要表现为进行性贫血、出血、反复感染。

1. 重型再生障碍性贫血（SAA） 起病急,进展快,病情重;少数可由非重型再障进展而来。

（1）贫血 苍白、乏力、头昏、心悸和气短等症状进行性加重。

（2）出血 皮肤可有出血点或大片淤斑,口腔黏膜有血泡,有眼结膜出血、鼻出血、牙龈出血等。深部脏器出血时可见呕血、咯血、便血、血尿、阴道出血、眼底出血和颅内出血,后者常危及患者的生命。

(3)感染　多数患者有发热,体温在 39 ℃以上,个别患者自发病到死亡均处于难以控制的高热之中。以呼吸道感染最为常见,其次有消化道、泌尿生殖道、皮肤、黏膜感染。感染菌种以革兰阴性杆菌、金黄色葡萄球菌和真菌为主,常合并败血症。

2. 非重型再生障碍性贫血(NSAA)　起病和进展较缓慢,贫血、感染和出血的程度较重型轻,也较易控制,久治无效者可发生颅内出血(表 5-3)。

表 5-3　重型再障与非重型再障的鉴别

判断指标	重型再障	非重型再障
首发症状	感染、出血	贫血为主,偶有出血
起病与病情进展	起病急,进展快,病情重	起病缓,进展慢,病情较轻
中性粒细胞绝对值	$<0.5\times10^9/L$	$>0.5\times10^9/L$
血小板	$<20\times10^9/L$	$>20\times10^9/L$
网织红细胞绝对值	$<15\times10^9/L$	$>15\times10^9/L$
骨髓	多部位增生极度低下	增生减低或活跃,可有增生灶
预后	不良,多于 6~12 个月内死亡	较好,经治疗多数可长期存活,少数死亡

【心理-社会状况】

重型再障起病急、病情重、预后差,常使患者产生恐惧、紧张、情绪低落,甚至绝望等情绪;女性患者由于使用雄激素引起机体男性化而烦恼。骨髓移植所需的高额费用,使患者和家属产生巨大的经济负担。

【辅助检查】

1. 血常规　全血细胞减少,但三系细胞减少的程度不同,少数病例可呈双系或单系细胞减少;淋巴细胞比例相对性增高;网织红细胞绝对值低于正常。

2. 骨髓象　为确诊再障的主要依据。骨髓涂片肉眼观察有较多脂肪滴。重型再障:骨髓增生低下或极度低下,粒、红细胞均明显减少,常无巨核细胞;淋巴细胞及非造血细胞比例明显增多。非重型再障:骨髓增生减低或呈灶性增生;三系细胞均有不同程度减少;淋巴细胞相对增多。骨髓活检显示造血组织均匀减少,脂肪组织增加。

3. 其他检查　外周血和骨髓细胞生物学及免疫学相关检查,有助于再障发病机制的临床判断、治疗方案选择及预后估计。

【治疗要点】

1. 支持疗法

(1)保护措施　注意饮食及环境卫生,重型再障需要保护性隔离;避免诱发或加重出血;去除一切可能导致骨髓损伤或抑制的因素,如避免再次接触放射性物质,停用或禁用有骨髓抑制作用的药物。

(2)纠正贫血　血红蛋白浓度低于 60 g/L 伴明显缺氧症状者,可输注浓缩红细胞。对于出血严重者,可输注同血型浓缩血小板、新鲜冷冻血浆,效果不佳者可改输 HLA 配型相配的血小板,但需防止输注过多。

（3）控制感染　对于因感染而出现高热的患者,应反复多次进行血液、分泌物和排泄物的细菌培养及药物敏感试验,并根据结果选择敏感的抗生素。必要时可先采用经验性广谱抗生素治疗,再根据细菌培养结果,选择敏感的抗生素。必要时可输注白细胞混悬液。

2．针对发病机制的治疗

（1）免疫抑制治疗　主要包括合理使用抗胸腺细胞球蛋白（ATG）或抗淋巴细胞球蛋白（ALG）和环孢素 A（CsA）。其中 ATG 联合 CsA 的治疗方案已成为目前再障治疗的标准疗法之一。

（2）促进骨髓造血　雄激素为目前治疗非重型再障的常用药,其作用机制是刺激肾脏产生促红细胞生成素,并直接作用于骨髓,促进红细胞生成,造血生长因子主要用于重型再障。

（3）造血干细胞移植　包括骨髓移植、脐血输注及胎肝细胞输注等,主要用于重型再障。最佳移植对象是年龄 40 岁以下,无感染及其他并发症者。

【常见护理诊断/问题】

（1）活动无耐力　与贫血、感染、发热,长期卧床有关。

（2）组织完整性受损　与血小板减少导致皮肤黏膜出血有关。

（3）有感染的危险　与粒细胞减少有关。

【护理措施】

1．饮食护理　鼓励患者多进食高蛋白质、高热量、富含维生素的清淡食物,必要时遵医嘱静脉补充营养素,以满足机体需要,提高患者的抗病能力。对已有感染或发热的患者,若病情允许,应鼓励其多饮水,补充机体丢失的水分及有助于增加细菌毒素的排出。

2．病情观察　监测体温,若体温升高多提示有感染存在,应仔细寻找病灶;正确采集患者的血、尿、痰等标本做细菌培养及药敏试验,找出致病菌。观察患者的生命体征变化;观察皮肤黏膜出血点情况及内脏有无出血表现,一旦发生意识障碍、瞳孔改变等颅内出血征象,应立即报告医生并配合抢救。

3．用药护理

1）免疫抑制剂

（1）使用 ATG 和 ALG 前做过敏试验。使用糖皮质激素防治过敏。

（2）使用环孢素 A 时应定期检查肝肾功能。

2）雄激素

（1）常见不良反应有男性化作用及肝功能损害等。

（2）丙酸睾酮为油剂,须深部缓慢分层肌内注射,经常更换注射部位,局部热敷。

（3）定期监测血红蛋白、网织红细胞计数及白细胞计数。

3）造血生长因子　使用前做过敏试验,定期查血常规。

4．心理护理　加强与患者的沟通,鼓励患者说出内心的感受和忧虑,与患者一起讨论可能会发生的问题,在精神上给予患者支持和鼓励,并指导家属在情感上关心和支持患者,减轻患者的心理压力。平时要注意多巡视,多与患者交流。

5．健康教育

（1）疾病知识指导　解释说明平时不可随意用药或滥用药物,特别是对造血系统有损害的药物。注意保暖,避免受凉感冒。

（2）用药指导　说明坚持用药的重要性,按医嘱用药,定期门诊复查。

（3）自我防护　提高自我保护意识，做好防护工作。

直通护考

1. 不是慢性再生障碍性贫血的表现的是（　　　）。
A. 骨髓增生活跃　　　　　　B. 全血细胞数减少　　　　　　C. 出血、感染、贫血
D. 网织红细胞数减少　　　　E. 通常以贫血为首发症状
2. 非重型再生障碍性贫血早期最突出的表现是（　　　）。
A. 出血和感染　　　　　　　B. 贫血　　　　　　　　　　　C. 急性消瘦
D. 肝、脾、淋巴结肿大　　　E. 黄疸
3. 观察铁剂治疗效果最早变化的化验指标是（　　　）。
A. 红细胞数上升　　　　　　B. 血红蛋白浓度上升　　　　　C. 网织红细胞数上升
D. 血清铁浓度上升　　　　　E. 红细胞比容
4. 贫血患者血红蛋白低于多少时输血速度要严格控制？（　　　）
A. 70 g/L　　　　　　　　　B. 60 g/L　　　　　　　　　　C. 50 g/L
D. 40 g/L　　　　　　　　　E. 30 g/L
5. 确定贫血最可靠的辅助检查方法是（　　　）。
A. 网织红细胞数　　　　　　　　　　　B. 血沉
C. 血红蛋白浓度和红细胞数测定　　　　D. 骨髓象检查
E. 红细胞脆性试验

任务三　出血性疾病患者的护理

出血性疾病是指由于正常的止血机制发生障碍，引起机体自发性出血或轻微损伤后出血不止的一组疾病。止血、凝血机制如下。

1. 止血机制　正常人体局部小血管受损后引起出血，几分钟内可自然停止的现象，称为生理性止血。生理性止血是机体重要的保护机制，其过程可分为血管收缩、血小板黏附及血栓形成、血液凝固三个环节。任何原因造成的血管壁的通透性增加、血小板数目减少及其功能异常和凝血功能障碍，均可能导致出血（图5-1）。

2. 凝血机制　血液凝固是指各种无活性的凝血因子（酶原）按一定顺序相继被激活而生成凝血酶，最终使纤维蛋白原转变为纤维蛋白，以致血液由流动的液体状态转变成不能流动的凝胶状态的过程。这是一个系列性且具有明显放大效应的酶促反应过程。目前已知参与人体凝血过程的凝血因子有12种。各种原因导致凝血因子的缺乏是引起出血性疾病的重要原因，如血友病、严重肝病等。

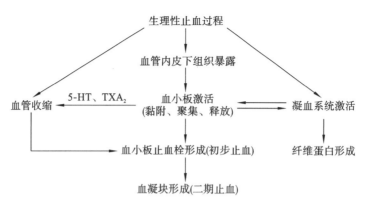

图 5-1 生理性止血过程示意图

一、特发性血小板减少性紫癜

特发性血小板减少性紫癜(ITP)又称自身免疫性血小板减少性紫癜,是最常见的一种血小板减少性疾病。主要由于血小板受到免疫性破坏,导致外周血中血小板数目减少。临床上以自发性的皮肤、黏膜及内脏出血,血小板计数减少、生存时间缩短和抗血小板特异性自身抗体形成,骨髓巨核细胞发育、成熟障碍等为特征。发病率约为万分之一。临床上可分为急性型与慢性型。急性型多见于儿童,慢性型多见于 40 岁以下女性,男女之比约为 1∶4。65 岁以上老年人发病率有增加的趋势。病因未明。

【护理评估】

1. 健康史 询问患者起病前有无呼吸道感染;有无使用对血小板有影响的药物;女性患者的月经情况等。

2. 身体状况 主要表现为出血倾向。成人 ITP 一般起病隐匿,多数出血较轻且局限,但易反复发生。常表现为皮肤、黏膜出血,如淤点、紫癜、淤斑及外伤后出血不止等,严重内脏出血较少见。但女性患者月经过多较常见,甚至是部分患者唯一的临床症状,长期月经过多可出现失血性贫血。病情恶化严重者,可出现广泛、严重的皮肤黏膜及内脏出血。

3. 心理-社会状况

反复出血或出血不止,患者易出现紧张、恐惧心理;随着病情迁延,患者常出现烦躁易怒、悲观、抑郁等心理。

【辅助检查】

1. 血常规 血小板计数减少、平均体积偏大,血小板功能一般正常。

2. 骨髓象 骨髓巨核细胞正常或增加,但有血小板形成的巨核细胞显著减少,巨核细胞发育成熟障碍。

【治疗要点】

原则:控制出血,减少血小板破坏、提高血小板数量。首选糖皮质激素,必要时切除脾脏或使用免疫抑制剂。

【常见护理诊断/问题】

(1)有受伤的危险:出血 与血小板减少有关。

(2)有感染的危险 与用糖皮质激素及免疫抑制剂治疗有关。

（3）恐惧　与血小板过低、随时有出血的危险有关。

（4）潜在并发症　颅内出血。

【护理措施】

1. 一般护理　血小板计数>50×10^9/L 时，适当活动，避免外伤；血小板计数<50×10^9/L 时，减少活动，增加卧床；血小板计数<20×10^9/L 时，卧床休息。

2. 病情观察　观察出血的部位、范围、量等。一旦血小板计数<10×10^9/L 时，出血严重而广泛，疑有或有发生颅内出血者，要及时汇报。

3. 用药护理　长期使用糖皮质激素会引起身体外形的改变、胃肠道反应、感染、骨质疏松及高血压等，嘱患者餐后服药、做好自我监测；长春新碱可引起骨髓造血功能抑制、末梢神经炎；环磷酰胺会引起出血性膀胱炎；使用免疫抑制剂、大量丙种球蛋白时，易出现恶心、头痛、寒战及发热等，应减慢滴速。

4. 心理护理　加强患者和家属有效沟通。告知患者因药物的不良反应所带来的身体不适可随着停药逐渐消失，消除患者顾虑，缓解其心理压力。

5. 健康教育

（1）疾病知识指导　向患者介绍本病的有关知识，指导患者避免人为损伤而诱发或加重出血，教会患者和家属识别出血征象，一旦发现严重的皮肤黏膜出血或内脏出血，应及时就诊。

（2）用药指导　告知患者遵医嘱按时、按量、按疗程服药，不可随意增减药量或停药，用药期间监测血压、尿糖、血常规等。嘱患者避免服用阿司匹林等影响血小板功能的药物。

（3）生活指导　注意保暖，避免感冒。缓解期适当锻炼身体，增强机体抵抗力。告知患者睡眠充足、情绪稳定和大小便通畅是预防颅内出血的有效措施。

二、过敏性紫癜

过敏性紫癜是一种常见的血管变态反应性疾病，是机体对某些致敏物质产生变态反应，导致毛细血管脆性及通透性增加，血液外渗，引起皮肤、黏膜及某些器官的出血。过敏性紫癜主要表现为皮肤紫癜、腹痛、便血、关节痛、血尿、荨麻疹等，多为自限性。多见于青少年，春秋季多发。

【护理评估】

1. 健康史　询问患者起病前有无细菌、病毒和寄生虫感染史；有无食物过敏史、接触史；有无服用青霉素等药物；有无接触花粉、尘埃等。

2. 身体状况　多为急性起病，病前 1～3 周常有发热、咽痛、乏力及食欲不振等上呼吸道感染的表现，随后出现本病典型的临床表现。根据受累部位及临床表现的不同，可分为下列五种类型。

1）单纯型（紫癜型）　最常见的临床类型。主要表现为皮肤淤点、紫癜。多局限于四肢，以下肢及臀部，尤其下肢伸侧最多见，面部、躯干、掌心或足底少见；分布呈对称性，可分批出现；其形状大小不等。一般情况下，随着病程的发展，淤点或紫癜的颜色由紫红变成紫色、黄褐色、淡黄色，经 7～14 天消退。

2）腹型　最具潜在危险和最易误诊的临床类型，约见于 1/3 的患者，多发生于皮肤紫癜出现 1 周内，偶有发生于紫癜出现前，与消化道黏膜及腹膜脏层毛细血管受累有关。除皮肤淤点或紫癜外，最常见的表现是腹痛，多位于脐周、下腹或全腹，呈突发的阵发性绞痛，可伴恶心、呕吐、腹泻、便血，肠鸣音活跃或亢进，严重者可发生脱水或并发消化道大出血而出现周围循环衰竭,易误诊为外科急腹症。

3)关节型 除皮肤紫癜外,关节部位血管受累常可出现关节肿胀、疼痛、压痛和功能障碍。多见于膝、踝、肘及腕关节。上述关节症状可反复发作,疼痛有时可呈游走性。关节症状一般在数月内消失,无后遗症或关节畸形。

4)肾型 病情最为严重且预后相对较差的一种临床类型,为肾小球毛细血管袢受累所致。多见于成年患者,发生率高达12%～40%。多在紫癜发生后1周左右出现血尿,或伴蛋白尿、管型尿,单纯蛋白尿少见。少数患者可出现水肿、高血压和肾功能不全。多数患者在3～4周内恢复,也有反复发作迁延数月者。少数发展为慢性肾炎或肾病综合征,甚至尿毒症。

5)混合型 具备两种以上类型的特点。

3. 心理-社会状况 患者反复出血,易出现焦虑、恐惧等心理反应;腹型和肾型因病情严重复杂,患者易产生悲观、抑郁等心理。

【辅助检查】

本病缺少特异性实验室检查。血小板计数、出凝血时间均正常。半数以上患者束臂试验阳性。肾脏受累时,可出现蛋白尿、血尿或管型尿。

【治疗要点】

1. 病因防治 寻找并去除各种致病因素,如消除感染病灶,驱除肠道寄生虫,避免再次接触可疑的过敏药物、食物等。

2. 药物治疗 遵医嘱使用抗组胺类药物(如异丙嗪、氯苯那敏)、改善血管通透性药物(维生素C、曲克芦丁等)、糖皮质激素、免疫抑制剂等。

【常见护理诊断/问题】

(1)有受伤的危险:出血 与血管壁的通透性和脆性增加有关。

(2)疼痛:腹痛、关节痛 与局部过敏性血管炎性病变有关。

(3)知识缺乏 缺乏有关过敏性紫癜预防的知识。

(4)潜在并发症 慢性肾炎、肾病综合征。

【护理措施】

1. 一般护理

(1)休息与活动 对发作期各种类型过敏性紫癜患者,均应增加卧床休息时间,有助于症状缓解,避免过早或过多的行走。腹痛者取屈膝平卧位,关节肿痛者注意局部关节的制动保暖。

(2)饮食护理 避免摄入易引起过敏的食物,如鱼、虾、蟹等,多吃蔬菜、水果,选择清淡、少刺激、易消化的半流食。有消化道出血的,避免过热饮食,必要时禁食。

2. 病情观察 观察皮肤紫癜的分布、范围、有无增多或消退,及时发现新的出血病灶。有腹痛的患者,注意评估疼痛的部位、性质、严重程度及持续时间;评估腹部有无压痛、反跳痛、腹壁紧张度及肠鸣音的变化等;注意粪便的颜色和性状等。

3. 用药护理 遵嘱用药、规律给药。应用糖皮质激素时,向患者或家属说明可能出现的不良反应,并加强护理,预防感染。遵医嘱使用环磷酰胺时多饮水,并注意观察尿量及颜色的变化。

4. 健康教育

(1)疾病知识指导 向患者介绍本病的有关知识,指导患者避免接触与发病有关的食物和药物。花粉季节,过敏体质者应减少外出,或外出时戴口罩。

（2）病情监测指导　教会患者加强出血情况、伴随症状或体征的自我监测。发现新的出血病灶、明显腹痛、便血、关节疼痛、血尿等，多提示病情复发或加重，应及时就诊。

三、血友病

血友病是一组因遗传性凝血活酶生成障碍引起的出血性疾病，包括 A、B 两种类型。血友病 A 又称 FⅧ 缺乏症，是临床上最常见的遗传性出血性疾病。血友病 B 又称遗传性 FⅨ 缺乏症。

血友病以阳性家族史、幼年发病、自发或轻度外伤后出血不止、血肿形成及关节出血为特征。

【护理评估】

1. 健康史　询问患者起病年龄、性别特征、是否有 X 连锁隐性遗传性疾病家族史；对有家族史的患者，询问是否做过婚前或产前检查。

2. 身体状况

（1）出血　本病的主要表现，A 型较 B 型严重，多为自发性出血或轻微外伤后出血不止，具备以下特征：①与生俱来，伴随终生；②常表现为软组织或深部肌肉内血肿；③负重关节，如膝、踝关节等反复出血甚为突出，最终可导致关节肿胀、僵硬、畸形，可伴骨质疏松、关节骨化及肌肉萎缩。

（2）血肿压迫症状及体征　血肿压迫周围神经可致局部疼痛、麻木；口腔底部、咽后壁、喉及颈部出血可致呼吸困难甚至窒息。

3. 心理-社会状况　负重关节反复出血，影响学习、活动，患者易产生烦躁、易怒等心理。本病尚无法根治，且替代治疗的费用高，给患者及家属带来严重的精神和经济负担。

【辅助检查】

1. 筛选试验　出血时间、凝血酶原时间和血小板计数正常。部分凝血活酶时间延长。

2. 确诊试验　FⅧ 活性测定辅以 FⅧ：Ag 测定和 FⅨ 活性测定辅以 FⅨ：Ag 测定可确诊血友病 A 和血友病 B。

【治疗要点】

治疗原则是以替代治疗为主的综合治疗：①加强自我保护，预防损伤出血极为重要；②尽早有效地处理患者出血，避免并发症的发生和发展；③禁用非甾体抗炎药及其他可能干扰血小板聚集的药物；④家庭治疗及综合性血友病诊治中心的定期随访；⑤出血严重患者提倡预防治疗。其中，补充缺失的凝血因子的替代疗法是防治血友病出血的最重要的措施。

【常见护理诊断/问题】

（1）有受伤的危险：出血　与缺乏凝血因子有关。

（2）有失用综合征的危险　与反复多次关节腔出血有关。

（3）恐惧　与害怕出血不止、危及生命有关。

（4）潜在并发症　颅内出血。

【护理措施】

1. 一般护理　平时可适量活动，避免关节过度负重或进行剧烈运动；注意饮食，不食带骨、刺的食物及油炸食物，防止消化道黏膜受损。

2. 病情观察　定期监测生命体征，观察出血情况。警惕颅内出血征象，如呕血、呕吐、瞳孔不对称，甚至昏迷等，一旦发现，及时通知医生。

3. 出血的护理 尽量避免注射、穿刺、手术。早期关节出血者宜卧床休息,并用弹力绷带包扎,局部冷敷,抬高患肢、制动。

4. 用药护理 禁止使用阿司匹林、双嘧达莫等抑制血小板聚集或使血小板减少的药物。

5. 健康教育 重视遗传咨询、婚前检查和产前诊断是减少血友病发病率的重要措施。血友病患者及女性携带者不宜婚配,否则应避免生育,以减少本病的遗传。向患者及家属介绍疾病的原因、遗传特点、主要表现、诊断与治疗的主要方法与预防等。说明本病为遗传性疾病,需终生治疗,并应预防出血的发生。有条件者,可教会患者及家属注射凝血因子的方法,以利应急处理严重出血。告诉患者若外出或远行,应携带写明血友病的病历卡,以备发生意外时可得到及时救助。

四、弥散性血管内凝血

弥散性血管内凝血(DIC)是由多种致病因素激活机体的凝血及纤溶系统,导致全身微血管血栓形成,凝血因子大量消耗并继发纤溶亢进,引起全身出血及微循环衰竭的临床综合征。许多疾病可导致 DIC 的发生,其中以感染、恶性肿瘤、病理产科、手术与创伤所致者最为常见。

【护理评估】

1. 健康史 询问患者及家属起病前有无脑膜炎球菌、大肠杆菌、金黄色葡萄球菌等严重细菌感染;有无流行性出血热、重症肝炎、斑疹伤寒、脑型疟疾、钩端螺旋体病等病史。

2. 身体状况 除了原发病的症状和体征外,DIC 常见的临床表现是出血、休克、栓塞与溶血,具体表现可因原发病及 DIC 病期不同而有较大差异。

(1)出血 发生率为 84%~95%,是 DIC 常见的临床表现之一。主要表现为广泛、多发的皮肤黏膜的自发性、持续性出血,伤口和注射部位的渗血,可呈大片淤斑。严重者可有内脏出血,如呕血、便血、咯血、阴道出血及血尿,甚至可因颅内出血而致死。此外,若为分娩或产后发生 DIC,经阴道流出的血液可完全不凝或仅有很小的凝血块。

(2)低血压、休克或微循环障碍 发生率为 30%~80%。与多种因素综合作用有关,如:弥漫性微血栓的形成导致回心血量减少;广泛持续性出血导致有效循环血量减少;心肌受损、收缩力下降导致心输出量减少;局部炎性反应、血管活性物质产生增多导致血管扩张,使周围循环阻力下降等。轻症常表现为低血压,重症则出现休克或微循环障碍,且早期即可出现单个或多个重要器官功能不全,包括肾、肺及大脑等。患者常表现为四肢皮肤湿冷、发绀,少尿或无尿,并可出现呼吸困难及不同程度的意识障碍。休克可进一步加剧组织的缺血、缺氧与坏死,从而促进 DIC 的发生与发展,形成恶性循环。休克的严重程度与出血量不成比例,且常规处理效果不佳。顽固性休克是 DIC 病情严重及预后不良的征兆。

(3)栓塞 发生率为 40%~70%。与弥漫性微血栓的形成有关。皮肤黏膜栓塞可使浅表组织缺血、坏死及局部溃疡形成;内脏栓塞常见于肾、肺、脑等,可引起急性肾衰竭、呼吸衰竭、颅内高压等,从而出现相应的症状与体征。

(4)溶血 见于 25% 的患者。DIC 时微血管腔变窄,当红细胞通过腔内的纤维蛋白条索时,可引起机械性损伤和碎裂,产生溶血,称为微血管病性溶血。溶血一般较轻,早期不易察觉,也可表现为进行性贫血,贫血程度与出血量不成比例;大量溶血时还可出现黄疸、血红蛋白尿等。

3. 心理-社会状况 突然发生的多发性出血,患者易出现焦虑、恐惧等心理反应;患者出现休克、肾衰竭、呼吸衰竭、颅内高压等表现预示病情严重而复杂,易产生悲观、绝望等心理。

【辅助检查】

1. 消耗性凝血功能障碍检测 血小板计数减少;血浆纤维蛋白原含量下降;凝血酶原时间延长;部分凝血活酶时间延长。

2. 继发性纤溶亢进检测 血浆鱼精蛋白副凝试验阳性;纤维蛋白(原)降解产物明显增多;D-二聚体水平升高或定性为阳性。

【治疗要点】

1. 治疗基础疾病及消除诱因 最关键和根本的治疗措施。

2. 抗凝治疗 终止 DIC、减轻器官功能损伤、重建凝血-抗凝血功能平衡的重要措施。一般应在有效治疗基础疾病的前提下,与补充凝血因子的治疗同时进行。肝素应用是 DIC 首选的抗凝疗法。

3. 替代治疗 包括使用新鲜冷冻血浆等血液制品、血小板悬液、纤维蛋白原等。

4. 其他 如纤溶抑制药物、糖皮质激素治疗,溶栓疗法等。

【常见护理诊断/问题】

(1)有受伤的危险:出血 与凝血因子被消耗、继发性纤溶亢进、肝素应用等有关。

(2)潜在并发症 休克、多发性微血管栓塞、呼吸衰竭、急性肾损伤。

【护理措施】

1. 一般护理 卧床休息,根据病情选择合适的体位,如休克患者取中凹位,呼吸困难者取坐位或半卧位;加强皮肤护理,预防压疮;协助排便,必要时留置导尿。遵医嘱进食流质或半流质食物。

2. 病情观察 严密观察病情变化,及时发现休克或重要器官功能衰竭。定时监测患者的生命体征、神志和尿量变化,记录 24 h 液体出入量;观察皮肤的颜色、温度、湿度;有无皮肤黏膜和重要器官栓塞的症状和体征,如肺栓塞表现为突然胸痛、呼吸困难、咯血;脑栓塞引起头痛、抽搐、昏迷等;肾栓塞可引起腰痛、血尿、少尿或无尿,甚至发生急性肾衰竭;胃肠黏膜出血、坏死可引起消化道出血;皮肤栓塞可出现手指、足趾、鼻、颈、耳部发绀,甚至引起皮肤干性坏死等。此外,应注意原发病的观察。

3. 健康教育 向患者及其家属解释疾病的可能成因、主要表现、临床诊断和治疗配合、预后等。特别要解释反复进行实验室检查的重要性和必要性,特殊治疗的目的、意义及不良反应。劝导家属多关怀和支持患者,以利缓解患者的不良情绪,提高战胜疾病的信心,主动配合治疗。保证充足的休息和睡眠;根据患者的饮食习惯,提供可口、易消化、易吸收、富含营养的食物,少量多餐;循序渐进地增加运动,促进身体的康复。

🏥 直通护考

1. 特发性血小板减少性紫癜的首选治疗方法是(   )。

A. 脾切除 　　　　　　B. 使用肾上腺皮质激素 　　　C. 骨髓移植

D. 输新鲜血 　　　　　　E. 使用免疫抑制剂

2. 下列哪项不是引起出血倾向的病因?(   )

A. 血小板异常 　　　　　B. 肝脏疾病 　　　　　　　　C. 白细胞减少

D. 脾功能亢进 　　　　　E. 血管壁异常

3. 特发性血小板减少性紫癜患者的主要发病机制是(   )。

A. 机体产生抗血小板抗体　　B. 骨髓造血功能衰竭　　C. 凝血因子缺乏

D. 小血管的变态反应性炎症　　E. 凝血和纤溶失衡

4. 弥散性血管内凝血最常见的病因是(　　)。

A. 严重感染　　B. 羊水栓塞　　C. 恶性肿瘤

D. 手术及创伤　　E. 输血反应

5. 血友病患者最主要的表现是(　　)。

A. 严重感染　　B. 出血　　C. 血栓形成

D. 栓塞　　E. 紫癜

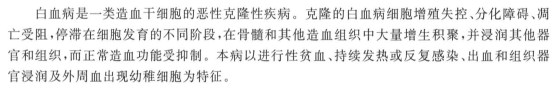

任务四　白血病患者的护理

白血病是一类造血干细胞的恶性克隆性疾病。克隆的白血病细胞增殖失控、分化障碍、凋亡受阻,停滞在细胞发育的不同阶段,在骨髓和其他造血组织中大量增生积聚,并浸润其他器官和组织,而正常造血功能受抑制。本病以进行性贫血、持续发热或反复感染、出血和组织器官浸润及外周血出现幼稚细胞为特征。

白血病约占癌症总发病率的5%。在我国白血病发病率约为2.76/(10万),接近于亚洲国家,但低于欧美,以急性白血病多见,男性发病率略高于女性,各年龄组均可发病。在恶性肿瘤所致的死亡率中,白血病居第6位(男性)和第8位(女性),但在儿童及35岁以下成人中则居第1位。

【分类】

1. 按病程和白血病细胞的成熟度分类

(1)急性白血病　起病急,进展快,病程短,仅为数月。细胞分化停滞在较早阶段,骨髓和外周血中以原始和早期幼稚细胞为主。

(2)慢性白血病　起病缓,进展慢,病程长,可达数年。细胞分化停滞在较晚阶段,骨髓和外周血中多为较成熟的幼稚细胞和成熟细胞。临床上常见类型有慢性粒细胞白血病及慢性淋巴细胞白血病,少见类型如毛细胞白血病、幼淋巴细胞白血病等。

2. 按白细胞计数分类　多数患者白细胞计数增高,超过$10×10^9/L$,称为白细胞增多性白血病;若超过$100×10^9/L$,称为高白细胞性白血病;部分患者白细胞计数在正常水平或减少,称为白细胞不增多性白血病。

【病因与发病机制】

白血病的病因迄今尚未明了,临床资料表明,白血病的发病与病毒感染及自身免疫功能异常、化学因素、放射因素及遗传因素等有关。白血病的发病机制较复杂。上述各种因素加上人体免疫功能的缺陷,最终可导致白血病的发生。

【护理评估】

1. 健康史　详细询问患者有无反复的病毒感染史,是否接触过放射性物质或化学毒物,如苯、油漆、染料或亚硝胺类物质,是否用过易诱发本病的药物,如细胞毒药物、氯霉素等,是长期服用还是偶尔服用;详细了解患者的职业和工作环境及家族史,既往用药情况以及是否有其他血液系统疾病。

2.身体状况

1)急性白血病　起病急,进展快,自然病程仅为数月。发病时骨髓中异常的原始细胞及幼稚细胞大量增殖并广泛浸润全身各组织、器官,产生相应临床表现。

(1)贫血　部分患者因病程短,可无贫血。半数患者就诊时已有重度贫血,常为首发症状。其主要原因是骨髓中白血病细胞极度增生与干扰,造成正常红细胞生成减少。

(2)发热　持续发热是急性白血病常见的症状和就诊的主要原因之一,50%以上的患者发热起病。大多数发热由继发感染所致,但白血病本身也能引起发热,即肿瘤性发热。高热提示有继发感染,以口腔炎、牙龈炎及咽峡炎多见,致病菌以革兰阴性菌多见。

(3)出血　几乎所有的患者在整个病程中都有不同程度的出血。明显的出血倾向也是导致患者就医的主要原因之一,最主要原因为血小板减少。此外,血小板功能异常、凝血因子减少,以及白血病细胞的浸润和细菌毒素对血管的损伤等也与之相关。出血可发生于全身任何部位,以皮肤淤点、淤斑、鼻出血、牙龈出血、女性患者月经过多或持续阴道出血较为常见。眼底出血可致视力障碍,严重时可发生颅内出血而导致死亡。急性早幼粒细胞白血病易并发DIC而出现全身广泛性出血,是急性白血病亚型中出血倾向最明显的一种。

(4)器官和组织浸润的表现

①肝、脾和淋巴结　急性白血病可有轻中度肝、脾肿大,但并非普遍存在。主要与白血病细胞的浸润及新陈代谢增高有关。约50%患者在就诊时伴有淋巴结(包括浅表淋巴结和纵隔、腹膜后等深部淋巴结)肿大,多见于急性淋巴细胞白血病。

②骨骼和关节　骨骼、关节疼痛是白血病常见的症状,胸骨下段局部压痛对白血病诊断有一定价值。

③眼部　急性粒细胞白血病患者由于骨膜受累,还可在眼眶、肋骨及其他扁平骨的骨面形成粒细胞肉瘤(绿色瘤),其中以眼眶部位最常见,可引起眼球突出、复视或失明。

④口腔和皮肤　可有牙龈增生、肿胀;皮肤出现蓝灰色斑丘疹(局部皮肤隆起、变硬、呈紫蓝色结节状)、皮下结节、多形红斑、结节性红斑等。

⑤中枢神经系统白血病　近年来,化学治疗使白血病缓解率提高,生存期明显延长,但由于化学药物难以通过血脑屏障,隐藏在中枢神经系统的白血病细胞不能被有效杀灭,而成为白血病髓外复发的主要根源。轻者表现为头痛、头晕,重者可有呕吐、视乳头水肿、视力模糊、颈项强直、抽搐、昏迷等。

⑥睾丸白血病　出现无痛性肿大,多为一侧性,另一侧虽无肿大,但在活检时往往也发现有白血病细胞浸润。睾丸白血病多见于急性淋巴细胞白血病化疗缓解后的幼儿和青年。

⑦其他　白血病还可浸润其他组织器官,如肺、心、消化道、泌尿生殖系统等。

2)慢性白血病　起病缓,进展慢,自然病程可达数年。我国以慢性粒细胞白血病多见,分为以下两种类型。

(1)慢性髓系白血病(慢粒)

①慢性期　起病缓,早期常无自觉症状,随病情的发展可出现乏力、低热、多汗或盗汗、体重减轻等代谢亢进的表现。脾大为最突出的体征,可达脐平面,甚至可伸入盆腔,质地坚实、平滑,无压痛。但如发生脾梗死,则压痛明显。大多数患者可有胸骨中下段压痛。半数患者肝脏中度肿大,浅表淋巴结多无肿大。慢性期可持续1～4年。

②加速期 起病后1～4年间,70%慢粒患者进入加速期,主要表现为原因不明的高热、虚弱、体重下降,脾脏迅速肿大,骨、关节痛及逐渐出现贫血、出血。白血病细胞对原来有效的药物发生耐药。

③急变期 加速期从几个月到1～2年即进入急变期,急变期表现与急性白血病类似,多数为急粒变,少数(20%～30%)为急淋变。

(2)慢性淋巴细胞白血病 淋巴结肿大常为就诊的首发表现,晚期易出现感染,尤其是呼吸道感染。

3. 心理-社会状况 患者感到异常恐惧,难以接受,并时时意识到死亡的威胁;经治疗效果不佳时,易出现忧心忡忡、悲观、愤怒和绝望;限制探视,使患者常感孤独;化疗药物的毒副作用引起的身体极度不适常使患者拒绝或惧怕治疗;沉重的精神和经济负担,对患者及其家庭成员均可造成严重的影响。

【辅助检查】

1. 血常规 急性白血病患者血涂片分类检查可见数量不等的原始和幼稚细胞,但白细胞不增多型患者的外周血很难找到原始细胞。患者常有不同程度的正细胞性贫血,可见红细胞大小不等,可找到幼红细胞。晚期血小板往往极度减少。慢性白血病可见各阶段的中性粒细胞,以中性中幼、晚幼和杆状核粒细胞为主,疾病早期血小板多在正常水平,部分患者增多;晚期血小板逐渐减少,并出现贫血。

2. 骨髓象 骨髓穿刺检查是急性白血病的必查项目和确诊的主要依据,对临床分型、指导治疗和疗效判断、预后估计等意义重大。多数患者的骨髓象呈增生明显活跃或极度活跃,以原始细胞、幼稚细胞为主,而处于成熟、中间阶段的细胞缺如,并残留少量的成熟细胞,形成所谓的"裂孔"现象。

3. 其他 细胞化学、免疫学、染色体和基因检查。

【治疗要点】

1. 对症支持治疗

(1)高白细胞血症的紧急处理 高白细胞血症不仅会增加患者的早期死亡率,而且也会增加髓外白血病的发病率和复发率。当循环血液中白细胞极度增高时还可发生白细胞淤滞症,表现为呼吸窘迫、低氧血症、头晕、言语不清、反应迟钝、中枢神经系统出血及阴茎异常勃起等。一旦出现可使用血细胞分离机,单采清除过高的白细胞,同时给予化疗药物和碱化尿液,应预防高尿酸血症、酸中毒、电解质平衡紊乱和凝血异常等并发症。

(2)防治感染 保证急性白血病患者争取有效化疗或骨髓移植,是降低死亡率的关键措施。患者如出现发热,应及时查明感染部位,查找病原菌,使用有效抗生素。

(3)改善贫血 严重贫血可吸氧,输浓缩红细胞,维持Hb>80 g/L。但白细胞淤滞症时不宜立即输红细胞,以免进一步加重血液黏稠。

(4)防治出血 血小板低者可输单采血小板悬液,保持血小板>$20×10^9$/L。并发弥散性血管内凝血时,则应做出相应处理。

(5)防治尿酸性肾病 白血病细胞的大量破坏,尤其是化疗期间,可使血清及尿液中尿酸水平明显升高,尿酸结晶的析出可积聚于肾小管,导致少尿甚至急性肾衰竭。因此,应嘱患者多饮水或给予静脉补液,以保证足够尿量;应碱化尿液和口服别嘌醇。

(6)纠正水、电解质及酸碱平衡失调 化疗前及化疗期间均应定期监测水、电解质和酸碱平衡,及时发现异常并加以纠正,以保证机体内环境的相对稳定和药物疗效的正常发挥。

2. 化疗　目前白血病治疗最主要的方法,也是造血干细胞移植的基础。

1)化疗的阶段性划分　急性白血病化疗过程分为两个阶段,即诱导缓解和缓解后治疗。

(1)诱导缓解　急性白血病治疗的起始阶段。主要是通过联合化疗,迅速、大量地杀灭白血病细胞,恢复机体正常造血,使患者尽可能在较短的时间内获得完全缓解(CR):患者的症状和体征消失;血常规的白细胞分类中无幼稚细胞;骨髓象中相关系列的原始细胞与幼稚细胞之和小于5%。患者能否获得完全缓解是急性白血病治疗成败的关键。

(2)缓解后治疗　完全缓解后患者治疗的延续阶段。由于急性白血病患者达到完全缓解后,体内尚有一定浓度的白血病细胞,且在髓外某些部位仍可有白血病细胞的浸润,是疾病复发的根源。缓解后治疗主要是通过进一步的巩固与强化治疗,彻底消灭残存的白血病细胞,防止病情复发。这对延长完全缓解期和无病存活期,争取治愈起决定作用。

2)化疗药物及治疗方案　根据白血病细胞动力学的原理,选择作用于细胞增殖不同阶段的药物,制定联合化疗方案,可提高疗效及延长抗药性的发生时间。

3. 中枢神经系统白血病的防治　由于化疗药物难以通过血-脑屏障,隐藏在中枢神经系统内的白血病细胞常是白血病复发的根源,尤其是急性淋巴细胞白血病患者。因此,对中枢神经系统白血病的患者需进行药物鞘内注射治疗或脑-脊髓放疗。常选用的化疗药物为氨甲蝶呤、阿糖胞苷等,同时应使用一定量的激素以减轻药物刺激引起的蛛网膜炎。急性淋巴细胞白血病患者,若诊断时脑脊液正常,也需预防性进行鞘内药物注射。羟基脲是目前治疗慢粒的首选化疗药物。

4. 造血干细胞移植　详见相关内容。

5. 细胞因子治疗　具有促进造血细胞增殖的作用。粒细胞集落刺激因子(G-CSF)和粒细胞-巨噬细胞集落刺激因子(GM-CSF)与化疗同时应用或化疗后应用,可以减轻化疗所致粒细胞缺乏,缩短粒细胞恢复时间,提高患者对化疗的耐受性。

6. 老年急性白血病的治疗　60岁以上的急性白血病患者常由骨髓增生异常综合征转化而来或继发于某些理化因素,合并症多、耐药、并发重要脏器功能不全、不良核型者多,强调个体化治疗,多数患者化疗需减量用药。

【常见护理诊断/问题】

(1)有感染的危险　与正常粒细胞减少及化疗有关。

(2)有损伤的危险　与血小板减少,白血病细胞浸润等有关。

(3)活动无耐力　与贫血、发热、化疗有关。

(4)预感性悲哀　与治疗效果差,死亡率高有关。

(5)潜在并发症　多为化疗药物不良反应。

【护理措施】

1. 一般护理

(1)休息与活动　病情轻或缓解期可适当休息;化疗及病情较重者,应绝对卧床休息。

(2)饮食护理　给予高热量、高蛋白质、高维生素、适量纤维素、清淡易消化饮食,避免化疗前后2h进食,避免饭后立即平卧。

2. 病情观察　密切观察患者生命体征,有无口腔、咽喉、肺部感染和贫血加重及颅内出血的征象。观察慢粒患者有无脾栓塞或脾破裂的征象。

3. 对症护理

1)感染的护理　对于粒细胞缺乏的患者,应采取保护性隔离,条件允许宜住无菌层流病房或消毒隔离病房。尽量减少探视以避免交叉感染。加强口腔、皮肤、肛门及外阴的清洁卫生。若患者出现感染征象,应协助医生做血液、咽部、尿液、粪便或伤口分泌物的培养,并遵医嘱使用抗生素。

2) 静脉炎的处理　发生静脉炎的局部血管禁止静脉注射,患处勿受压,尽量避免患侧卧位。使用多磺酸黏多糖乳膏(喜疗妥)等药物外敷,鼓励患者多做肢体活动,以促进血液循环。

3) 骨髓抑制的预防与护理　骨髓抑制是多种化疗药物共有的不良反应,对于急性白血病的治疗具有双重效应:有助于彻底杀灭白血病细胞,但严重的骨髓抑制又可增加患者重症贫血、感染和出血的风险而危及生命。多数化疗药物骨髓抑制作用最强的时间为化疗后第7～14天,恢复时间多为之后的5～10天,但存在个体差异。化疗期间要遵医嘱定期检查血常规,初期为每周2次,出现骨髓抑制者根据病情需要进行检查;每次疗程结束后要复查骨髓象,了解化疗效果和骨髓抑制程度。应避免使用其他抑制骨髓的药物。一旦出现骨髓抑制,需加强贫血、感染和出血的预防、观察和护理,协助医生正确用药。

4) 消化道反应的预防与护理　恶心、呕吐、纳差等消化道反应出现的时间及反应程度除与化疗药物的种类有关外,常有较大的个体差异。患者一般第1次用药时反应较强烈,以后逐渐减轻;症状多出现在用药后1～3 h,持续数小时到24 h不等,体弱者症状出现较早且较重。故化疗期间应注意以下几点。

(1) 休息环境　为患者提供一个安静、舒适、通风良好的休息环境,避免不良刺激。

(2) 进餐时间　建议患者选择胃肠道症状最轻的时间进食,避免在治疗前后2 h内进食;当出现恶心、呕吐时应暂缓或停止进食,及时清除呕吐物,保持口腔清洁。必要时,遵医嘱在治疗前1～2 h给予止吐药物,并根据药物作用的半衰期,每6～8 h重复给药1次,维持24 h的有效血药浓度。

(3) 饮食指导　给予高热量、富含蛋白质与维生素、适量纤维素、清淡、易消化饮食,以半流质为主,少量多餐。避免进食高糖、高脂、产气过多和辛辣的食物,并尽可能满足患者的饮食习惯或对食物的要求,以增加食欲。进食后可依据病情适当活动,休息时取坐位和半卧位,避免饭后立即平卧。

(4) 其他　如减慢化疗药物的滴速等。胃肠道症状较严重、无法正常进食者,应尽早遵医嘱给予静脉补充营养。

5) 口腔溃疡的护理　目的是减少溃疡面感染的概率,促进溃疡愈合。对已发生口腔溃疡者,应加强口腔护理,每天2次,并教会患者漱口液的含漱方法及局部溃疡用药方法。

6) 心脏毒性的护理　柔红霉素、多柔比星、高三尖杉酯碱类药物可引起心肌及心脏传导损害,用药前后应监测患者心率、心律及血压;静滴的速度以小于40滴/分为宜;注意观察患者面色和心率,以患者无心悸为宜。一旦出现毒性反应,应立即报告医生并配合处理。

7) 高尿酸血症肾病的护理　化疗期间多饮水,每日饮水3000 mL以上,以利于尿酸和化疗药物的稀释和排泄。遵医嘱口服别嘌醇,抑制尿酸形成;口服碳酸氢钠,碱化尿液。

8) 鞘内注射化疗药物的护理　协助患者采取头低抱膝侧卧位,协助医生做好穿刺点的定位和局部消毒与麻醉;推注药物速度宜慢;拔针后局部给予消毒方纱覆盖、固定,嘱患者去枕平卧4～6 h,注意观察有无头痛、呕吐、发热等化学性脑膜炎及其他神经系统的损害症状。

4. 用药护理

1) 常用化疗药物不良反应　甲氨蝶呤(MTX):口腔及胃肠黏膜溃疡、肝损害、骨髓抑制。环磷酰胺(CTX):骨髓抑制、脱发、出血性膀胱炎、恶心、呕吐。长春新碱(VCR):末梢神经炎、脱发、腹痛、便秘。柔红霉素(DNR)：骨髓抑制、胃肠道反应、心脏损害。羟基脲(HU)：胃肠道反应、骨髓抑制。

2）静脉炎及组织坏死的护理

(1) 选择有弹性且直的大血管。

(2) 输注前后用生理盐水冲管以避免药液外渗。

(3) 一旦药物外渗,立即停止输注,边回抽边退针,局部用生理盐水加地塞米松皮下注射或遵医嘱选用相应拮抗剂,也可冷敷。

(4) 发生静脉炎的局部血管禁止静注,患处勿受压。

5．心理护理

(1) 倾听患者的诉说,鼓励其表达内心的悲伤情感,给予同情、理解和安慰。说明不良的心理状态对康复不利,介绍已缓解的病例或组织病友沟通与交流,寻求患者家属、亲友及社会的支持。

(2) 帮助患者进行自我心理调节,使患者保持积极稳定的情绪状态。重视良好语言的刺激作用,鼓励、激发求生欲望,增强战胜疾病的信心。

6．健康教育

(1) 疾病知识指导　避免接触对造血系统有损害的药物；介绍有关白血病基本知识,特别是目前有效的治疗方法,说明按医嘱用药、坚持治疗的重要性,指导患者减轻恶心、呕吐的方法。嘱患者定期复查血常规和骨髓象。

(2) 生活指导　保证充足的休息和睡眠,适当锻炼身体,加强营养,保持乐观情绪。向患者介绍预防感染的意义和措施,提醒患者少去公共场所,注意保暖,避免创伤,学会自测体温,注意个人卫生。空气干燥时用薄荷油滴鼻腔。

直通护考

1. 成人缺铁性贫血最常见的病因是(　　　)。

A. 尿毒症　　　B. 慢性失血　　C. 肝炎　　　　D. 妊娠　　　　E. 哺乳

2. 关于人体铁代谢,下列说法错误的是(　　　)。

A. 人体内的铁主要来源于食物

B. 女性铁的丢失形式主要为月经、血便、哺乳、妊娠等

C. 合成红细胞的铁主要来源于衰老红细胞破坏释放铁的再利用

D. 人体铁的储存形式主要为含铁血黄素和铁蛋白

E. 人体能吸收的铁为三价铁

3. 下列哪项不是慢粒病程加速期的表现?(　　　)

A. 不明原因高热　　　　　B. 原有效药物变为无效　　　C. 乏力、消瘦、盗汗

D. 出血突然加重　　　　　E. 脾脏迅速肿大

4. 慢性粒细胞白血病确诊后,首选(　　　)。

A. 长春新碱　　B. 羟基脲　　　C. 环磷酰胺　　D. 甲氨蝶呤　　E. CTX

5. 急性白血病患者在化疗诱导缓解后,发生头痛、呕吐、视力障碍甚至瘫痪,最可能发生的是(　　　)。

A. 中枢神经系统白血病　　　　　B. 脑出血　　　　　　　　C. 脑血栓形成

D. 脑膜炎　　　　　　　　　　E. 蛛网膜下腔出血

6. 治疗急性白血病时要注意保护静脉的原因是（　　　）。

　A. 避免败血症　　　　　　B. 避免出血　　　　　　C. 防止血管充盈不佳

　D. 利于长期静脉注射　　　E. 避免静脉炎

7. 护理化疗的患者，下列哪项不妥？（　　　）

　A. 药液必须新鲜配制　　　B. 注射时不可溢于血管外　　　C. 注射速度不宜快

　D. 应饭后 0.5 h 用药　　　E. 用药期间定期检查血常规

8. 对于既有发热和出血倾向，又伴有肝、脾肿大的患者，为明确诊断，最有价值的实验室检查是（　　　）。

　A. 肝功能检查　　　　　　B. 肾功能检查　　　　　　C. 血常规检查

　D. 骨髓检查　　　　　　　E. CT 检查

9. 白血病化疗期间口服别嘌醇的目的是（　　　）。

　A. 抑制尿素合成　　　　　B. 抑制尿酸合成　　　　　C. 加强化疗药的疗效

　D. 加强尿酸的排泄　　　　E. 加强尿素的排泄

任务五　血液系统常见诊疗术及护理

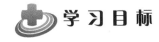

学习目标

掌握：造血干细胞移植和骨髓穿刺术的术前准备、术中配合与术后护理。

熟悉：造血干细胞移植和骨髓穿刺术的操作过程。

了解：造血干细胞移植和骨髓穿刺术的适应证和禁忌证。

学会：向患者和家属解释操作的目的、过程及注意事项。

一、造血干细胞移植的护理

造血干细胞移植是指对患者进行全身照射、化疗和免疫抑制预处理后，将正常供体或自体的造血细胞经血管输注给患者，使其重建正常的造血和免疫功能。造血细胞包括造血干细胞和祖细胞。造血干细胞具有增殖、多向分化及自我更新能力，可终生持续造血。

【造血干细胞移植的分类】

（1）按造血干细胞取自健康供体还是患者本身，造血干细胞移植被分为异体和自体两种。异体造血干细胞移植又分为异基因移植和同基因移植。后者是指遗传基因完全相同的同卵孪生间的移植，供受者之间不存在移植物被排斥和移植物抗宿主病等免疫学问题。

（2）按造血干细胞采集部位的不同，造血干细胞移植可分为骨髓移植、外周血干细胞移植和脐血移植。其中外周血干细胞移植因采集干细胞较简便、供体无须住院且痛苦少、受者干细胞植入率高、造血重建快、住院时间短等特点，为目前临床上最常用的方法之一，逐步取代了骨髓移植。

（3）按供受者有无血缘关系可分为有血缘移植和无血缘移植。按人白细胞抗原配型相合的程度，可分为 HLA 相合与部分相合。

【适应证】

1. 恶性疾病

（1）急性白血病　造血干细胞移植治疗急性白血病的疗效高于普通化疗，已得到充分证实。据国外资料报道，第 1 次完全缓解期的急性髓性白血病骨髓移植后 3 年无病生存率为 50％左右，而同期化疗患者的 3 年无病生存率仅为 18％～27％。

（2）慢性粒细胞白血病　异体造血干细胞移植有可能将慢粒治愈，实际上也是目前根治慢粒的唯一方法。移植时机的选择同样很重要，慢性期、加速期或急变期均可行移植术，但以慢性期疗效最佳，无病生存率可达 50％～90％，而加速期或急变期进行移植者无病生存率明显下降。应根据患者的年龄和病情选择移植方式。

（3）恶性淋巴瘤　化疗及放疗对恶性淋巴瘤有较好疗效，但对某些难治性、复发病例或具有高危复发倾向的淋巴瘤可行自体或异体造血干细胞移植。

（4）多发性骨髓瘤　多发性骨髓瘤应实施异体造血干细胞移植，但移植不能使骨髓瘤所致的骨质损害恢复正常。

（5）慢性淋巴细胞白血病　骨髓移植能使 50％以上慢淋患者进入完全缓解期。

2. 非恶性疾病　急性再生障碍性贫血实施异体造血干细胞移植的时机选择与疗效有密切关系：年龄越小，疗效越好；移植前输血越少，移植后无病生存率越高。

异体造血干细胞移植可使一部分骨髓增生异常综合征患者获得根治，尤其是年轻患者，早期接受移植可获得更佳疗效。此外，先天性免疫缺陷病、先天性造血异常症、先天性骨髓异常症、地中海贫血及镰刀形红细胞贫血、骨髓纤维化、阵发性睡眠性血红蛋白尿以及系统性自身免疫性疾病等，都可通过造血干细胞移植防止病情发展、减轻症状。

【方法】

1. 供体的选择

（1）自体造血干细胞移植　供体是患者自己，应能承受大剂量放疗和化疗，能动员采集到不被肿瘤细胞污染的足量的造血干细胞。

（2）异体造血干细胞移植　供体选择是异体造血干细胞移植的首要步骤。其原则是以健康供体与受者（患者）的人白细胞抗原（HLA）配型相合为前提，首选具有血缘关系的同胞或兄弟姐妹，无血缘关系的供体（可从骨髓库中获取）为候选。如有多个 HLA 相合者，宜选择年轻、男性、ABO 血型相合和巨细胞病毒阴性者。脐血移植除了配型，还应确定新生儿无遗传性疾病。

2. 供体的准备

（1）身体准备　根据造血干细胞采集方法及其需要量的不同，可安排供体短期留院观察或住院，无血缘关系供体采集过程需住院 7 天。第一天体检，对供体发生并发症的可能因素进行仔细评估，全面告知。若需采集外周血造血干细胞者，为扩增外周血中造血干细胞的数量，常需给予造血生长因子，如粒细胞集落刺激因子（G-CSF）或其他动员剂，皮下注射 4 天，在第 5 天开始用血细胞分离机采集外周血干细胞，一般连续采集 2 天，每次采集前 2 h 肌注 G-CSF。

（2）心理准备　①心理反应：多数供者担心大量采集骨髓或提取外周造血干细胞时可能带来的痛苦和出现危险，以及其后对身体健康的影响，主要心理反应有紧张、恐惧和矛盾等。

②心理疏导：首先要崇尚捐献造血干细胞以拯救他人生命的人道主义行为；结合既往异体供体的健康实例和成功救治的病例，向供者说明造血干细胞捐献过程安全，无严重不良事件报告，不会降低供者的抵抗力，不影响供者健康；不要只是单纯介绍造血干细胞的采集过程，还需针对每个步骤的操作方法、目的意义、注意事项与配合要求、可能出现的并发症及其预防和处理的方法等给予必要的解释和指导；可介绍医院现有的医疗设备和安全措施、医务人员的素质水平等，以提高异体供体的安全感和信任感，减轻顾虑。让供者完全自愿地签署知情同意书。

3. 造血细胞的采集

（1）骨髓的采集　　在无菌条件下，先给予供体行硬膜外麻醉，再依所需骨髓量的不同，自其髂前和髂后上棘等一个或多个部位抽取骨髓。

（2）外周血造血干细胞的采集　　通过血细胞分离机经进行采集，采集量为单个核细胞数达到 $5×10^8$ /kg（体重）。采集过程中要注意低血压、枸橼酸盐反应、低钙综合征等并发症的预防、观察与处理。对于自体移植者，采集的外周血造血干细胞需低温或冷冻保存，如可加入冷冻保护剂 10％二甲基亚砜处理后置于－1 ℃液氮罐或－80 ℃冰箱中保存，待患者预处理结束后 8 h 复温输注。

（3）脐带血造血干细胞的采集　　脐带血中的造血干细胞和免疫细胞均相对不成熟，细胞总数少，造血重建速度较慢。采集在手术室进行，采集的脐带血需经冷冻处理后保存在－196 ℃液氮罐中。

4. 患者预处理　　目的是杀灭受者外周血液和骨髓中的免疫活性细胞，使之失去排斥外来细胞的能力，从而允许供体的造血干细胞植入，重建骨髓的造血功能。因同时可消灭体内的异常细胞（如白血病细胞等），也起到一定的治疗和预防复发的作用。预处理方案主要有大剂量化疗和放疗或同时使用免疫抑制剂。根据预处理的强度，造血干细胞移植可分为传统的清髓性移植和非清髓性移植。后者仅适用于病情进展缓慢、肿瘤细胞相对较少且对移植物抗白血病（GVL）作用较敏感、不适合常规移植、年龄大于 50 岁的患者。患者预处理时置入锁骨下静脉插管，可使造血干细胞移植期间各项输注性治疗得以顺利进行。

5. 造血干细胞输注　　经静脉将造血干细胞输入患者体内。具体操作及注意事项见护理部分内容。

【护理】

1. 无菌层流室的准备　　无菌层流室的设置与应用是有效预防造血干细胞移植术后患者继发感染的重要保障。在粒细胞缺乏期间，严重感染主要来自细菌和真菌，将患者置于 100 级空气层流洁净室内进行严密的保护性隔离，能有效地减少感染机会。使用前，室内一切物品及其空间均需经严格的清洁、消毒和灭菌处理，并在室内不同空间位置采样进行空气细菌学监测，完全达标后方可允许患者进入。

2. 患者入无菌层流室前的护理

（1）心理准备　　接受造血干细胞移植的患者需单独居住于无菌层流室内半个月至 1 个月时间，不但与外界隔离，而且多有较严重的治疗反应，患者极易产生各种负性情绪，如焦虑、恐惧、孤独、失望甚至绝望等。因此，需要帮助患者充分做好治疗前的心理准备。①评估：了解患者、家属对造血干细胞移植的目的、过程、可能的不良反应的了解程度，患者及家属是否有充分的思想准备，患者的经济状况如何等。②帮助患者提前熟悉环境：让患者提前熟悉医护小组成员，了解无菌层流室的基本环境、规章制度，有条件的可在消毒灭菌前带患者进室观看，或对入室后的生活情景进行模拟训练，以解除其恐惧、陌生和神秘感。③对自体造血干细胞移植的患者,应详细介绍骨髓或外周血干细胞采集的方法、过程、对身体的影响等方面的知识,消除患者的疑虑。

（2）身体准备　①相关检查:心、肝、肾功能及人类巨细胞病毒检查;异体移植患者还需做组织配型,ABO 血型配型等。②清除潜在感染灶:请口腔科、眼科、耳鼻喉科和外科(肛肠专科)会诊,彻底治疗或清除已有的感染灶,如龋齿、疖肿、痔疮等;胸片排除肺内感染、结核。③肠道及皮肤准备:入室前 3 天开始服用肠道不易吸收的抗生素;入室前 1 天剪指(趾)甲、剃毛发、洁脐;入室当天沐浴后用 0.05％氯己定药浴 30～40 min,再给予眼、外耳道、口腔和脐部的清洁,换穿无菌衣裤后进入层流室,即刻针对患者皮肤进行多个部位(尤其是皱褶处)的细菌培养,以作为移植前对照。

3. 患者入无菌层流室后的护理　患者经预处理后,全血细胞明显减少,免疫功能也受到抑制,极易发生严重感染、出血,因此必须加强全环境的保护及消毒隔离措施,最大限度地减少外源性感染。

1) 无菌环境的保持及物品的消毒

（1）工作人员入室的要求　医护人员入室前应淋浴,穿无菌衣裤,戴帽子、口罩,用快速皮肤消毒剂消毒双手,穿无菌袜套,换无菌拖鞋,穿无菌隔离衣,戴无菌手套后才可进入层流室,一人一室更换一次拖鞋。入室一般一次不超过 2 人,避免不必要的进出,有呼吸道疾病者,不能入室,以免增加污染的机会。入室应避免交叉污染。

（2）对病室及物品要求　病室内桌面、墙壁、所有物品表面及地面每天用消毒液擦拭 2 次;患者被套、大单、枕套、衣裤隔天高压消毒;生活用品每天高压消毒。凡需递入无菌层流室的物品、器材、药品等要根据物品的性状及耐受性,采用不同方法进行消毒灭菌,无菌包均用双层包布,需要时打开外层,按无菌方法递入。

2) 患者护理

（1）生活护理　各种食物(如饭菜、点心、汤类等)需经微波炉消毒后食用。口腔护理,每天 3～4 次;进食前后用 0.05％氯己定、3％碳酸氢钠交替漱口。用 0.05％氯己定或 0.05％碘伏擦拭鼻前庭和外耳道,0.5％庆大霉素或卡那霉素、0.1％利福平、阿昔洛韦眼药水交替滴眼,每天 2～3 次。便后用 1％氯己定擦洗肛周或坐盆;每晚用 0.05％氯己定全身擦浴 1 次,女性患者每天冲洗会阴 1 次,以保持皮肤清洁。

（2）观察与记录　严密观察患者的自觉症状和生命体征,注意口腔黏膜有无变化,皮肤黏膜及脏器有无出血倾向,有无并发症表现,准确记录 24 h 液体出入量。

（3）成分输血的护理　必要时可根据病情遵医嘱输注浓缩红细胞或血小板等成分血。

（4）用药护理　入室后患者继续口服肠道不吸收抗生素,药物需用紫外线消毒后服用(每片每面各照射 15～30 min)。在应用细胞刺激因子过程中要注意观察有无发热、皮疹,胸痛、全身肌肉、关节酸痛、头痛等表现,如有异常及时报告医生,给予对症处理。

（5）锁骨下静脉导管的应用与护理　每次应用前均应常规检查局部伤口情况,严格执行无菌操作和导管的使用原则,防止导管滑脱与堵塞。

（6）心理护理　虽然患者及家属在治疗前已有一定的思想准备,但对治疗过程中可能出现的并发症仍有恐惧心理,常造成失眠、多虑等。另外,由于无菌层流室与外界基本隔绝,空间小,娱乐少,患者多有较强的孤独感。根据患者的兴趣和爱好提供经灭菌处理的书籍和音像设备,并利用对讲机让家属与患者适当对话,以减轻患者的孤独感,提高对治疗的依从性。

4. 造血干细胞输注的护理

1）骨髓输注的护理　包括异体骨髓的输注和自体骨髓回输。

（1）异体骨髓的输注　患者先进行预处理,再采集供体的骨髓,采集后:如果供受者 ABO 血型相合,即可输入;如果 ABO 血型不合,则要先进行处理(如清除骨髓中的红细胞),然后才可输注。输注前悬挂 15～30 min;应用抗过敏药物,如异丙嗪 25 mg 肌注、地塞米松 3～5 mg 静注、呋塞米 20 mg 静注,以利尿、预防肺水肿。输注时用无滤网的输液器由中心静脉导管输入,速度要慢,观察 15～20 min 无反应再调整滴速,约 100 滴/分,一般要求在 30 min 内将 300 mL 骨髓输完,最后的少量(约 5 mL)骨髓弃去,以防发生脂肪栓塞。经另一静脉通路同步输入适量鱼精蛋白,以中和骨髓液内的肝素,或根据骨髓输完后所用肝素总量,准确计算中和肝素所需鱼精蛋白的用量,再予输注,但输注速度不宜过快,以免出现低血压、心动过速和呼吸困难。在输注骨髓过程中,应密切观察患者的生命体征和各种反应,如有无肺水肿征兆等,若出现皮疹、酱油色尿、腰部不适等溶血现象应立即停止输入,并配合医生做好有关的救治工作。

（2）自体骨髓的回输　自体骨髓在患者进行预处理前采集,采集后加入保护液放入 4 ℃ 冰箱内液态保存,一般于 72 h 内,待预处理结束后,提前取出于室温下放置 0.5～1 h 复温后再回输给患者。方法同异体骨髓输注。

2）外周血造血干细胞输注的护理

（1）自体外周血造血干细胞的回输　为减少因冷冻剂或细胞破坏所引起的过敏反应,回输前 15～20 min 使用抗过敏药;冷冻保存的造血干细胞需在床旁以 38.5～40 ℃ 恒温水迅速复温融化。解冻融化后的干细胞应立即用过滤网输液器从静脉导管输入,同时另一路静脉输等量鱼精蛋白以中和肝素。回输过程中为防止外周血干细胞中混有红细胞而引起的血红蛋白尿,需同时静滴 5％碳酸氢钠和 0.9％生理盐水、呋塞米和甘露醇,以维持足够的尿量,直至血红蛋白尿消失。此外,在患者能够耐受的情况下,应在 15 min 内回输 1 袋外周血干细胞,回输2 袋外周血干细胞之间需用生理盐水冲管,以清洗输血管道。

（2）异体外周血造血干细胞输注　异体外周血造血干细胞移植,同异体骨髓移植一样,患者预处理后,再采集供体的外周血造血干细胞,采集后可立即输注给受者。但输注前先将造血干细胞 50～100 mL 加生理盐水稀释到 200 mL。余与自体外周血造血干细胞回输相同。

（3）脐带血造血干细胞输注　脐带血回输量较少,一般为 100 mL 左右,因此要十分注意回输过程中勿出现漏液现象,一般采用微量泵推注。同时密切注意患者心率变化,随时调整推注速度。

5. 移植后并发症的观察与护理

（1）感染　感染是造血干细胞移植最常见的并发症之一,也是移植成败的关键。感染率高达 60％～80％。感染可发生于任何部位,病原体可包括各种细菌、真菌与病毒。一般情况下,移植早期(移植后第 1 个月),多以单纯疱疹病毒、细菌(包括革兰阴性菌与阳性菌)和真菌感染较为常见;移植中期(移植后 2～3 个月)以巨细胞病毒和卡氏肺囊虫为多;移植后期(移植 3 个月后),则要注意带状疱疹、水痘等病毒感染及移植后肝炎等。感染的主要原因:①移植前预处理中使用大剂量化疗,造成了皮肤、黏膜和器官等正常组织损害,使机体的天然保护屏障破坏;②大剂量化疗和放疗破坏了机体的免疫细胞,此时中性粒细胞可降至零,机体免疫力极度低下;③移植中使用免疫抑制剂降低了移植物抗宿主反应的强度,但也进一步抑制了免疫系统对入侵微生物的识别和杀伤功能。

（2）出血　预处理后血小板极度减少是导致患者出血的主要原因,且移植后血小板的恢复较慢。因此要每天监测血小板计数,观察有无出血倾向。

（3）移植物抗宿主反应（GVHD）　GVHD是异基因造血干细胞移植后最严重的并发症,由供体T淋巴细胞攻击受者同种异型抗原所致。急性GVHD发生在移植后100天内,尤其是移植后的第1～2周,又称超急性GVHD。主要表现突发广泛性斑丘疹（最早出现在手掌、足掌、耳后、面部与颈部）、持续性厌食、腹泻（每天数次甚至数十次的水样便,严重者可出现血水样便）、黄疸与肝功能异常等。100天后出现的则为慢性GVHD,类似于自身免疫性反应,如局限性或全身性硬皮病、皮肌炎、面部皮疹、干燥综合征、关节炎、闭塞性支气管炎、胆管变性和胆汁淤积等。发生GVHD后治疗常较困难,死亡率甚高。单独或联合应用免疫抑制剂（MTX、CsA、免疫球蛋白、ALG等）和清除T淋巴细胞是目前预防GVHD最常用的两种方法。依GVHD发生的严重程度不同可采取局部用药或大剂量甲泼尼龙进行冲击治疗。护理配合时要注意:①遵医嘱正确使用各种治疗药物,如环孢素、甲氨蝶呤、糖皮质激素等,并要注意各种药物不良反应的观察;②输注各种血液制品时,必须在常规照射等处理后执行;③密切观察病情变化,如自觉症状、生命体征、皮肤黏膜、大小便性质及其排泄情况,及早发现GVHD并配合做好各种救治工作;④严格执行无菌操作。

（4）化疗药物不良反应的预防与护理　造血干细胞移植术后约有50％的受者出现肝损害。①肝静脉闭塞病:由于移植前超大剂量化疗药物的应用可损伤肝细胞和血管内皮细胞,部分凝血物质性能也发生改变,使肝静脉受阻,这就是肝静脉闭塞病。一般发生在移植后7～12天,肝静脉阻塞后血液不能回入血液循环,在血管内淤积并渗出血管壁,到达腹腔形成腹水,患者可出现腹胀、体重增加,肝静脉淤血可出现肝区胀痛、黄疸。因此,移植后1周内应注意观察患者有无上述改变,并协助医生进行有关检查,如肝功能和凝血功能检查。②输血后肝炎和一过性肝损害。

二、骨髓穿刺术

骨髓穿刺术是一种常用诊疗技术,检查内容包括细胞学、原虫和细菌学等几个方面,以协助诊断血液病、传染病和寄生虫病,可了解骨髓造血情况,作为化疗和应用免疫抑制剂的参考。骨髓移植时经骨髓穿刺采集骨髓液。

【适应证】

协助诊断各种贫血、造血系统肿瘤、血小板或粒细胞减少症、疟疾或黑热病。

【禁忌证】

血友病等出血性疾病。

【方法】

1. 选择穿刺部位　髂前上棘穿刺点、髂后上棘穿刺点、胸骨穿刺点、腰椎棘突穿刺点。

2. 消毒麻醉　常规消毒皮肤,戴无菌手套,铺无菌孔巾,用2％利多卡因行局部皮肤、皮下及骨膜麻醉。

3. 穿刺抽吸　将骨髓穿刺针固定器固定在一定长度,右手持针向骨面垂直刺入,当针尖接触骨质后则将穿刺针左右旋转,缓缓钻刺骨质,穿刺针进入骨髓腔后,拔出针芯,接上干燥的注射器,用适当力量抽吸骨髓液0.1～0.2 mL滴于载玻片上,迅速送检做有核细胞计数、形态学及细胞化学染色检查,如需做骨髓液细菌检查,再抽取1～2 mL。

4. 拔针　抽吸完毕,重新插入针芯,用无菌纱布置于针孔处,拔出穿刺针,按压1～2 min后,胶布固定纱布。

【护理】

1. 术前准备

(1) 解释　向患者解释本检查的目的、意义及操作过程,取得患者的配合。

(2) 化验及药物过敏试验　查出血及凝血时间。若用普鲁卡因做局部麻醉,患者需做皮试。

(3) 用物准备　治疗盘、骨髓穿刺包(含骨髓穿刺针、10 mL 或 20 mL 注射器、7 号针头、孔巾、纱布等)、棉签、2%利多卡因、无菌手套、玻片、培养基、酒精灯、火柴、胶布等。

(4) 体位准备　根据穿刺部位协助患者采取适宜的体位,若于胸骨、髂前上棘做穿刺者取仰卧位,前者还需用枕头垫于背后,以使胸部稍突出;若于髂后上棘穿刺者取侧卧位或俯卧位;棘突穿刺者则取坐位,尽量弯腰,头俯屈于胸前使棘突暴露。

2. 术后护理

(1) 解释　向患者说明术后穿刺处疼痛是暂时的,不会对身体有影响。

(2) 观察　注意观察穿刺处有无出血,如果有渗血,立即换无菌纱块,压迫伤口直至无渗血为止。

(3) 保护穿刺处　指导患者 48～72 h 内不要弄湿穿刺处,多卧床休息,避免剧烈活动,防止伤口感染。

 思政学堂

全面推进健康中国建设,坚持预防为主的方针,深化医药卫生体制改革,引导医疗卫生工作重心下移、资源下沉,及时推动完善重大疫情防控体制机制、健全国家公共卫生应急管理体系,促进中医药传承创新发展,健全遍及城乡的公共卫生服务体系。

——中共中央关于党的百年奋斗重大成就和历史经验的决议(2021 年 11 月 11 日中国共产党第十九届中央委员会第六次全体会议通过)

(买晓颖　叶朱佳)

项目六 内分泌与代谢性疾病患者的护理

学习目标

掌握：内分泌与代谢性常见疾病的护理评估、护理诊断和护理措施。

熟悉：内分泌与代谢性常见疾病的病因、治疗、康复护理要点。

了解：内分泌与代谢性常见疾病的护理评价、病理生理和护理目标。

素质与思政目标：培养学生成为具有医者仁心、救死扶伤的道术和敬老爱老孝老精神的新时代护理工作者。

内分泌系统是由腺细胞或腺细胞群组成的专门执行分泌功能的结构。腺细胞胚胎期主要由被覆上皮分化形成，在成体中仍保留着上皮组织的结构特点。人体的内分泌腺有垂体、甲状腺、胰岛、肾上腺、甲状旁腺、胸腺和性腺（表6-1）。此外，松果体和分布于胃肠道黏膜中的内分泌细胞，以及下丘脑的某些神经细胞，也具有内分泌的功能。

表 6-1 人体主要的内分泌腺及其分泌的激素

器官	激素名称		生理作用
下丘脑	抗利尿激素		促进肾小管、集合管对水分的重吸收
	促甲状腺激素释放激素		促进垂体合成和分泌促甲状腺激素
	促性腺激素释放激素		促进垂体合成和分泌促性腺激素
垂体	生长激素		促进生长、主要促进蛋白质的合成和骨的生长
	促甲状腺激素		促进甲状腺的生长发育、调节甲状腺激素的合成和分泌
	促性腺激素		促进性腺的生长发育、调节性激素的合成和分泌
甲状腺	甲状腺激素		促进新陈代谢和生长发育、提高神经系统的兴奋性
胸腺	胸腺激素		调节 T 细胞发育、分化和成熟，影响免疫器官和神经功能
肾上腺	髓质	肾上腺素	促进新陈代谢、促进肝糖原分解，升高血糖浓度
	皮质	皮质激素	调节水盐平衡
胰岛	A 细胞	胰高血糖素	促进肝糖原分解和非糖物质转化，升高血糖浓度
	B 细胞	胰岛素	促进组织细胞加速摄取、利用和储存葡萄糖，降血糖
性腺	睾丸	雄性激素	促进男性生殖器官的发育和精子的生成，激发并维持雄性的第二性征
	卵巢	雌性激素	促进雌性生殖器官的发育和卵细胞的生成，激发并维持雌性的第二性征和正常性周期
		孕激素	促进子宫内膜和乳腺的生长发育，为受精卵着床和泌乳准备条件

一、内分泌系统的调节

（一）神经系统与内分泌系统的相互调节

内分泌系统直接受下丘脑所调控,下丘脑含有重要的神经核,具有神经分泌细胞的功能,可以合成、释放激素和抑制激素,通过垂体门静脉系统进入腺垂体,调节腺垂体各种分泌细胞激素的合成和分泌。

（二）内分泌系统的反馈调节

下丘脑、垂体与靶腺(甲状腺、肾上腺皮质和性腺)之间存在反馈调节,如 CRH 通过垂体门静脉而刺激垂体促肾上腺皮质激素分泌细胞分泌 ACTH,而 ACTH 水平增加又可兴奋肾上腺皮质束状带分泌皮质醇,使血液皮质醇浓度升高,而升高的皮质醇浓度反过来可作用在下丘脑,抑制 CRH 的分泌,并在垂体部位抑制 ACTH 的分泌,从而减少肾上腺分泌皮质醇,维持三者之间的动态平衡,这种通过先兴奋后抑制达到相互制约保持平衡的机制,称为负反馈。

（三）免疫系统和内分泌功能

内分泌、免疫和神经三个系统之间可通过相同的肽类激素和共有的受体相互作用,形成一个完整的调节环路。神经内分泌系统对机体免疫有调节作用,淋巴细胞膜表面有多种神经递质及激素的受体,表明神经内分泌系统通过其递质或激素与淋巴细胞膜表面受体结合介导免疫系统的调节。免疫系统在接受神经内分泌系统调节的同时,亦有反向调节作用。内分泌系统不但调控正常的免疫反应,在自身免疫反应中也起作用。

二、内分泌与代谢性疾病患者常见症状体征

（一）体重改变

1. 消瘦　摄入的营养低于机体需要量,由于热量和蛋白质缺乏使皮下脂肪减少,肌肉、骨骼逐渐萎缩,体重低于标准体重的10%以上。严重消瘦者呈恶病质状态。临床表现除体重减轻、皮肤弹性差、皮下静脉显露、皮下脂肪减少外,还可出现相应的临床症状。轻度消瘦者有体力、精力不足,精神萎靡,食欲不振,贫血,记忆力下降,血压下降等;重度消瘦者劳动能力丧失,皮下脂肪消失,皮肤干燥,内脏下垂,抵抗力下降易感染;女性患者月经紊乱、闭经不育,周围循环不良易发生冻疮,甚至低血糖昏迷。

2. 肥胖　体内脂肪堆积过多和(或)分布异常,体重指数(BMI)>24 或体重超过理想体重的20%。肥胖根据病因不同,可分为单纯性肥胖和继发性肥胖。肥胖是遗传因素和环境因素共同作用的结果。单纯性肥胖的主要病因是摄食过多或运动过少,并有一定的遗传倾向;继发性肥胖主要由内分泌疾病引起,如肾上腺皮质功能亢进、甲状腺功能低下等。此外,女性肥胖可能与雌性激素有一定的关系。

（二）体格发育异常

1. 巨大体型　一般指身材高大、身高超过正常平均值＋2SD 以上,巨人症和肢端肥大症是垂体生长激素分泌过度引起。性腺功能减退性高身材因性激素不足、长骨骨髓闭合延迟而生长期延长,如低促性腺激素性性腺功能减退、睾丸生精小管发育不全症(Klinefelter 综合征)、先天性睾丸发育不全症或无睾症。

2. 矮小体型　成年男性身高低于 160 cm、女性低于 150 cm,儿童身高低于同年龄同性别

第三百分位数为矮小体型。最常见原因为生长激素缺乏和甲状腺功能减退。生长激素缺乏性侏儒症见于下丘脑及垂体部位的肿瘤、炎症、外伤和医源性损伤等。甲状腺功能减退发生在胎儿期和新生儿期为呆小症,发生于幼儿期、儿童期为幼年黏液性水肿。

(三)皮肤和毛发改变

1. 皮肤改变　色素沉着:艾迪生病(慢性肾上腺皮质功能减退症)多见。临床表现:全身皮肤呈弥漫性棕褐色,在暴露部位极易出现,也可出现在乳晕、外生殖器周围,特别在受压部位、皮肤褶皱处、瘢痕及肢体的伸侧面明显。皮肤紫纹:库欣综合征的特征之一。痤疮:可见于库欣综合征和先天性肾上腺皮质增生症。

2. 毛发改变　见于先天性肾上腺皮质增生(肾上腺性综合征即女性假两性畸形)、肾上腺腺瘤或腺癌、库欣综合征、卵巢男性化肿瘤、多囊卵巢综合征,部分肢端肥大症女性也出现多毛。长期大剂量使用肾上腺皮质激素和睾酮制剂(如再生障碍性贫血)可发生多毛症状。

(四)生殖发育及性功能改变

下丘脑综合征可引起性欲减退或亢进,女性月经失调、男性阳痿不育。希恩综合征可引起继发性闭经、性欲减退、毛发脱落、性器官萎缩等。儿童期的腺垂体生长激素缺乏或性激素分泌不足可导致第二性征缺如,青春期性器官不发育。青春期前开始的性激素或促性腺激素分泌过早、过多则为性早熟。

任务一　甲状腺功能亢进症患者的护理

甲状腺功能亢进症简称甲亢,是各种原因导致的甲状腺分泌过多引起的一组临床综合征。以弥漫性甲状腺肿、甲状腺功能亢进症(Graves 病)最为多见,临床上以高代谢综合征及甲状腺肿大为主要临床表现。甲亢是一种慢性疾病,早期没有症状或症状不典型,如得不到及时治疗,病情发展会出现甲亢危象和甲亢性心脏病等危及生命的险症。

【病因】

1. 遗传　该病有显著的家族性发病倾向。

2. 诱因　感染、精神创伤以及碘摄入过多等。

3. 好发人群　本病多见于 20～40 岁女性。

【发病机制】

甲亢的发病机制尚未完全阐明,但公认的是在遗传基础上因精神刺激等应激因素而诱发自体免疫反应。人体内 T 淋巴细胞、B 淋巴细胞功能缺陷,致人体免疫系统合成多种针对自身甲状腺抗原的抗体,是本病的主要原因。

【分类】

1. 原发性甲亢　最常见,是指在甲状腺肿大的同时,出现功能亢进症状。患者年龄多在20～40 岁之间。腺体肿大为弥漫性,两侧对称,常伴有眼球突出,故又称突眼性甲状腺肿。

2. 继发性甲亢　较少见,如继发于结节性甲状腺肿的甲亢。患者先有结节性甲状腺肿多年,以后才出现功能亢进症状。发病年龄多在 40 岁以上。腺体呈结节状肿大,两侧多不对称,无眼球突出,容易发生心肌损害。

3. 高功能腺瘤 少见,甲状腺内有单发的自主性高功能结节,结节周围的甲状腺组织呈萎缩改变,患者无眼球突出。

【临床表现】

表现为甲状腺功能增强、甲状腺激素分泌过多或因甲状腺激素(T_3、T_4)在血液中水平增高所导致的机体神经系统、循环系统、消化系统、心血管系统等多系统的一系列高代谢症候群,以及高兴奋症状和眼部症状。

1. 甲状腺毒症表现

(1) 高代谢综合征 甲状腺激素分泌增加可导致交感神经兴奋性升高和新陈代谢加快,多表现为心悸、手抖、怕热多汗、疲乏无力、低热、多食和消瘦。

(2) 精神神经系统 患者易激动、神经过敏、舌和二手平举向前伸出时有细震颤、多言多动、失眠紧张、思想不集中、焦虑烦躁、多猜疑等,有时出现幻觉甚至亚狂躁症,但也有寡言、抑郁者,患者腱反射活跃,反射时间缩短。

(3) 心血管系统 可出现心悸、心率增快、脉压增大,以心房颤动等房性心律失常多见。

(4) 运动系统 肌无力及肌萎缩、周期性瘫痪。

(5) 消化系统 食欲亢进、消瘦、大便频繁、腹泻。

(6) 生殖系统 女性月经不调,男性阳痿。

(7) 血液系统 白细胞计数偏低,可伴有血小板减少性紫癜。

2. 甲状腺肿 呈弥漫性、对称性肿大,听诊有震颤及血管杂音,为本病重要体征。

3. 突眼征 ①单纯性突眼:又称良性突眼,眼睛凝视或呈现惊恐眼神,眼球向前突出,突出度在 18 mm 以下。②浸润性突眼,称恶性突眼,可以由良性突眼转变而成,突出度超过 18 mm,常有怕光、流泪、复视、视力减退、眼部肿痛、刺痛、有异物感等,眼球高度突出可使眼睛不能闭合,结膜、角膜外露而引起充血、水肿、角膜溃烂等,甚至失明。

4. 甲状腺危象

(1) 常见诱因 应激状态、感染、术前准备不足、放射性碘治疗、严重的躯体疾病等。

(2) 临床表现 ①高热:体温急骤升高,高热常在 39 ℃以上,大汗淋漓,皮肤潮红,继而可汗闭,皮肤苍白和脱水。高热是甲亢危象的特征表现,是与重症甲亢的重要鉴别点,使用一般解热措施无效。②心血管系统:脉压明显增大,心率显著增快,超过 160 次/分。患者易出现各种快速心律失常,如期前收缩,房性心动过速,阵发性及持续性心房颤动,其中以期前收缩及心房颤动为多见。另外,心脏增大甚至发生心力衰竭也较常见。如果患者出现血压下降,心音减弱及心率慢,说明患者心血管处于严重失代偿状态,预示已发生了心源性休克。③消化系统:食欲极差,恶心、呕吐频繁、腹痛、腹泻明显。有些老年人以消化系统症状为突出表现。④中枢神经系统:焦虑、烦躁、精神异常、嗜睡,最后陷入昏迷。

【诊断要点】

(1) 血清游离甲状腺素(FT_4)、游离三碘甲状腺原氨酸(FT_3)升高是诊断临床甲亢的首选指标。

(2) 基础代谢率增高。

(3) 血清 TT_4、TT_3、血清 TSH 正常,TT_4、TT_3 的比值常增高。

(4) 甲状腺摄^{131}I率明显增高。

（5）临床表现：突眼征、大脖子。

【治疗】

1. 药物治疗　常用药物有硫脲类（甲基硫氧嘧啶、丙基硫氧嘧啶）、咪唑类（甲巯咪唑、卡比吗唑）。

2. ^{131}I 治疗　机制是 ^{131}I 被甲状腺摄取后可释放出 β 射线，破坏甲状腺组织细胞。

3. 手术治疗　适用于甲状腺显著肿大有压迫症状者、怀疑恶变者等。

4. 甲状腺危象的防治

（1）预防　去除诱因，尤其是防止感染、精神刺激等诱因，以及充分术前准备是预防甲状腺危象的关键。

（2）治疗　①抗甲状腺药物：可抑制甲状腺激素合成，首选丙基硫氧嘧啶，早期给予大剂量用药。②碘剂：迅速抑制甲状腺激素的释放。首剂口服复方卢戈氏碘液 30 滴，以后每 6～8 h 5～10 滴；或 12～24 h 静滴碘化钠 1～2 g。一般用 3～7 日停药。③β 肾上腺素能阻滞剂：可缓解交感神经的兴奋，降低周围组织对甲状腺激素的反应性，首选普萘洛尔。④糖皮质激素：拮抗应激，提高机体应激水平，降低 T_4 向 T_3 转化。待病情好转则减量而逐渐停用。⑤血浆置换或透析治疗：可迅速清除血液循环中过高的 T_4 和 T_3 水平。有条件的可配合使用，提高抢救成功率。⑥对症处理和支持治疗：注意水和电解质平衡；吸氧，物理降温，尽量不用解热退热剂，必要时人工冬眠；去除诱因，有感染者，积极进行抗感染治疗；烦躁不安者可用镇静剂安定或水合氯醛等，同时静脉输液以保证足够水分。

【护理评估】

1. 健康史　是否有近期感染、严重精神创伤、家族史，甲状腺激素用药史等。

2. 身体状况　是否有甲状腺毒症表现、突眼征、甲状腺肿大等。

3. 实验室及其他检查

（1）基础代谢率（BMR）测定　基础代谢率测定有两种方法，即根据所测脉压和脉率（清晨患者起床前安静空腹时测定）计算，或用基础代谢测定仪测定。前者简便易行，后者较可靠。常用计算公式为，基础代谢率＝（脉率＋脉压）－111。参考值的 +20%～+30% 为轻度甲亢，+30%～+60% 为中度甲亢，+60% 以上为重度甲亢。

（2）血液检查　血清游离 T_4（FT_4）、游离三碘甲状腺原氨酸（FT_3）升高，血清 T_3、T_4 升高可不同步。游离甲状腺素直接反映甲状腺功能，不受血液中甲状腺结合球蛋白影响。

（3）甲状腺摄 ^{131}I 率的测定　正常甲状腺 24 h 内摄取的 ^{131}I 量为人体总量的 30%～40%。如果在 2 h 内甲状腺摄取 ^{131}I 量超过人体总量的 25%，或在 14 h 内超过人体总量的 50%，且吸 ^{131}I 高峰提前出现，均可诊断为甲亢。

【护理诊断】

（1）营养失调：低于机体需要量　与甲亢基础代谢率显著增高有关。

（2）活动无耐力　与蛋白质分解增加、甲状腺毒症性心脏病、肌无力等有关。

（3）应对无效　与性格及情绪改变有关。

【护理措施】

1. 一般护理

（1）休息与活动　患者安置在安静、整洁、舒适的环境中，活动时以不感疲劳为度，适当增加休息时间，维持充足的睡眠。病情严重者，合并心力衰竭或感染者应绝对卧床休息。

（2）饮食护理　给予高热量、高蛋白质、高维生素、低脂肪、低纤维素饮食，补充足量的水分。避免含碘丰富的食物,禁食海产品,如海带、紫菜、贝类等,凭医生处方到指定药房购买无碘盐食用,禁止摄入刺激性的食物及饮料。

2. 病情观察 观察患者生命体征、精神状态和手指震颤情况,注意有无焦虑、烦躁、易怒、心悸等甲亢加重的表现,警惕甲状腺危象发生,注意各种激素的监测结果。

3. 对症护理

(1)眼部护理 有突眼者,应加强眼部护理,如使用眼膏,外出时戴茶色眼镜,以避免强光和灰尘的刺激,睡前涂眼膏、戴眼罩,并抬高头部,低盐饮食,以减轻眼球后软组织水肿。

(2)甲状腺危象护理 ①避免精神刺激;②坚持长期治疗方案,不可自行停药;③预防和控制感染;④进行手术或放射治疗准备。

4. 用药护理 遵医嘱用药,并注意观察药物的疗效及不良反应。抗甲状腺药物常见的不良反应:①粒细胞减少,需定期复查血常规,当白细胞低于 $3×10^9/L$ 或中性粒细胞低于 $1.5×10^9/L$ 时应考虑停药;②皮疹;③肝损害,用药前后要检查肝功能。

5. 心理护理 向患者的家属和朋友讲解疾病知识,了解性格、情绪改变的原因,给予患者更多理解、关心和支持。鼓励患者表达内心感受,尊重和同情患者,避免刺激性语言,关心体贴患者。

6. 健康指导

(1)情绪指导 控制情绪,保持精神愉快、心境平和。

(2)用药指导 遵医嘱用药、按疗程服药,不可随意减量或停药,服用抗甲状腺药物最开始的 3 个月,每周查血常规一次,每隔 1~2 个月做甲状腺功能测定。

(3)随诊和复诊 患者按医嘱定期到医院复诊,如果出现高热、恶心、呕吐、不明原因腹泻等应警惕甲状腺危象,应及时到医院就诊。

直通护考

1. 治疗甲状腺危象首选的药物是( )。

A. 甲基硫氧嘧啶　　　　　　B. 丙基硫氧嘧啶　　　　　　C. 卢戈氏碘液

D. 甲亢平　　　　　　　　　E. 他巴唑

2. 患者,男,16 岁,甲亢,查:甲状腺肿大;血压 130/70 mmHg;脉搏 100 次/分。该患者的基础代谢率为( )。

A. 19%　　　　B. 29%　　　　C. 39%　　　　D. 49%　　　　E. 59%

3. 患者,女,患甲亢 2 年,2 天前因感冒受凉,体温达 39 ℃,恶心、呕吐,腹泻,心悸,心率 120 次/分,继而出现昏迷,诊断为甲亢危象,治疗过程中禁用的药物是( )。

A. 异丙嗪　　　　　　　　　B. 阿司匹林　　　　　　　　C. 抗生素

D. 丙基硫氧嘧啶　　　　　　E. 补液

4. 甲亢患者伴突眼的护理措施,错误的是( )。

A. 经常点眼药　　　　　　　B. 外出时戴茶色眼镜　　　　C. 睡前涂眼药膏

D. 低盐饮食　　　　　　　　E. 去枕平卧

5. 下列各项中,属于甲亢患者高代谢综合征表现的是( )。

A. 神经兴奋性增高　　　　　B. 甲状腺肿大　　　　　　　C. 怕热多汗

D. 突眼　　　　　　　　　　E. 心动过速

任务二　糖尿病患者的护理

糖尿病是一种由不同原因引起的胰岛素分泌不足以及靶细胞对胰岛素敏感性降低,致使体内糖、蛋白质和脂肪代谢异常,而引起的以慢性高血糖为特征的代谢紊乱症候群。随着人们生活水平的提高,糖尿病患病率也在增加,是严重威胁人类健康的世界性公共卫生问题。

【病因】

1. 遗传因素　遗传学研究表明,糖尿病发病率在血统亲属中与非血统亲属中有显著差异,前者较后者高出 5 倍。在 1 型糖尿病的病因中遗传因素的重要性为 50%,而在 2 型糖尿病中其重要性达 90%。

2. 精神因素　精神的紧张、情绪的激动及各种应激状态,会引起升高血糖激素的大量分泌,如生长激素、去甲肾上腺素、胰升糖素及肾上腺皮质激素等。

3. 长期摄食过多　饮食过多而不节制,营养过剩,使原已潜在有功能低下的胰岛 B 细胞负担过重,而诱发糖尿病。

4. 肥胖因素　目前认为肥胖是糖尿病的一个重要诱发因素,有 60%～80% 的成年糖尿病患者在发病前均为肥胖者,肥胖的程度与糖尿病的发病率成正比。

5. 妊娠　多次妊娠易使遗传因素转弱而诱发糖尿病。

6. 感染　幼年型糖尿病与病毒感染有显著关系,感染本身不会诱发糖尿病,仅可以使隐性糖尿病得以外显。

【分类】

1. 1 型糖尿病　多发生于青少年,胰岛素分泌缺乏,必须依赖外源性胰岛素补充以维持生命,所以又称其为"胰岛素依赖型糖尿病"。

2. 2 型糖尿病　比例约为 95%,多见于中、老年人,其胰岛素的分泌量并不低,甚至还偏高,临床表现为机体对胰岛素不够敏感,即胰岛素抵抗,所以又称其为"非胰岛素依赖型糖尿病"。

【发病机制】

1. 1 型糖尿病　其发病机制主要是由于遗传以及环境因素中病毒、化学物质所致的胰岛 B 细胞自身免疫性疾病(由 IV 型超敏反应引起)。

2. 2 型糖尿病　主要与 INS 分泌缺陷、肝糖(HGO)输出增多和周围胰岛素抵抗(IR)等因素有关,现在研究发现它还与多种基因突变有关。

【临床表现】

1. 代谢紊乱症候群　血糖升高后因渗透性利尿引起多尿,继而因口渴而多饮水。患者体内葡萄糖不能利用,脂肪分解增多,蛋白质代谢负平衡,肌肉渐见消瘦,疲乏无力,体重减轻,儿童生长发育受阻。为了补偿损失的糖分,维持机体活动,患者常多食、易饥,故糖尿病的表现常被描述为"三多一少",即多饮、多尿、多食和体重减轻。少数患者有典型的"三多一少",而多数患者不典型。

2. 急性并发症

（1）糖尿病酮症酸中毒 多有糖尿病史；诱因以感染、胰岛素剂量不足或治疗中断、饮食不当、创伤、手术等多见；表现为恶心、呕吐，烦躁、呼吸深大有烂苹果味（丙酮味），血压下降、休克、昏迷。治疗原则：①胰岛素治疗：小剂量持续静滴给予速效胰岛素，4～6 U/h，每 2 h 依据血糖调整剂量。②补液：本病常有较严重的失水，需大量补充，补液是治疗的关键。③补钾。④纠正酸中毒：补充 5％碳酸氢钠。⑤治疗并发症。

（2）高渗性非酮症性糖尿病昏迷 多数患者无糖尿病病史或仅有轻度糖尿病症状。多由感染、严重烧伤、血液透析、腹腔透析和使用静脉高营养液、利尿剂引起。早期出现烦渴、多尿、乏力、头晕、食欲不振、恶心呕吐等，逐渐发展为严重脱水，四肢肌肉抽动，神志恍惚，烦躁或淡漠乃至昏迷。

3. 慢性并发症

（1）大血管病变 糖尿病可导致大、中动脉粥样硬化，它主要侵犯主动脉、冠状动脉、脑动脉、肾动脉和肢体外周动脉，引起冠心病、缺血性或出血性脑血管病、肾动脉硬化、肢体动脉硬化等。糖尿病心肌病可诱发心力衰竭、心律失常、心源性休克和猝死。心血管病变所致的心、脑、肾等严重并发症是糖尿病患者的主要死亡原因。

（2）微血管病变 微循环障碍、微血管瘤形成和微血管基底膜增厚，是糖尿病微血管病变的典型改变，主要表现在视网膜、肾、神经、心肌组织，其中主要是糖尿病肾病和视网膜病。糖尿病肾病是 1 型糖尿病患者的主要致死原因，视网膜病变是致盲的主要原因之一。

（3）神经病变 病变部位以周围神经为主，通常为对称性，下肢较上肢严重，病情进展缓慢，临床上先出现肢端感觉异常，分布如袜子或手套状，伴麻木、针刺、灼热或如踏棉垫感。

（4）眼的病变 除视网膜病变外，糖尿病还可引起黄斑病、白内障、青光眼、屈光改变、虹膜睫状体病变等。

（5）糖尿病足 糖尿病患者因末梢神经病变，下肢动脉供血不足，以及细菌感染等多种因素，可引起足部疼痛、皮肤深溃疡、肢端坏疽等病变，统称为糖尿病足，是糖尿病患者截肢致残的主要原因之一。

【诊断要点】

（1）糖尿病症状伴有空腹血糖≥7.0 mmol/L 或非空腹时间的血糖≥11.1 mmol/L 可确诊。

（2）无典型糖尿病症状者，至少两次空腹血糖≥7.0 mmol/L 或非空腹血糖≥11.1 mmol/L 可确诊。

（3）口服葡萄糖耐量试验，若服葡萄糖后 2 h 血糖≥11.1 mmol/L 可诊断为糖尿病。

【治疗】

早检查、早发现、早诊断、早治疗是糖尿病防治的"四早"原则，可有效控制糖尿病并发症的发生。国际糖尿病联盟确定的糖尿病的五大治疗原则为健康教育、病情监测、饮食治疗、运动治疗、药物治疗。

1. 健康教育 让人们学习了解糖尿病基础知识，懂得糖尿病给人们健康带来的危害，掌握该病的防治方法，提高患者自我血糖控制和调节能力，减少和延缓并发症的发生和发展。

2. 病情监测 主要是监测血糖、尿糖及糖尿病症状，并根据监测结果调整用药。

3. 饮食治疗 控制饮食是治疗糖尿病最基本的措施，糖尿病患者都需要进行饮食治疗。饮食治疗以控制总热量为原则，实行低糖、低脂肪、适当蛋白质、高纤维素、高维生素饮食。

4. 运动治疗　运动能提高身体对胰岛素的敏感性,增强胰岛素和受体的亲和力,并且能增加肌肉对葡萄糖的利用,从而可有效地改善糖代谢,达到降糖目的。

5. 药物治疗

1) 口服降血糖药治疗

(1) 磺脲类　格列本脲、格列齐特等,其作用机制为直接刺激胰岛 B 细胞释放胰岛素,用于治疗轻中度糖尿病。

(2) 双胍类　主要药物有苯乙双胍、二甲双胍,其作用机制为增加外周组织对葡萄糖的摄取和利用。

(3) 葡萄糖苷酶抑制剂　主要药物有阿卡波糖,其作用机制为抑制小肠 α-葡萄糖苷酶活性,减慢葡萄糖吸收。

(4) 噻唑烷二酮类　药物有罗格列酮、曲格列酮,其作用机制为增强靶组织对胰岛素的敏感性。

2) 胰岛素治疗　胰岛素应在一般治疗和饮食治疗的基础上进行。

(1) 适应证　①1 型糖尿病;②2 型糖尿病伴急性并发症,如酮症酸中毒、非酮症高渗性昏迷、乳酸性酸中毒,对口服降糖药无效的 2 型糖尿病;③糖尿病合并应激及其他情况,如手术、妊娠、分娩、严重感染、心脑血管急症、肝肾疾病。

(2) 剂型　根据作用时间分为速效(又称短效、普通)、中效及长效。同时使用长效、短效胰岛素时应注意抽吸药物的顺序,先抽短效,再抽长效,防止长效胰岛素所含鱼精蛋白混入短效胰岛素后影响其发挥作用的时间。

(3) 用法　各类胰岛素均可皮下注射,仅速效制剂还可静脉注射。一般初始先用速效制剂,小量开始,逐渐增加。

【护理评估】

1. 健康史　询问患者有无家族史,有无其他自身免疫性疾病,是否反复感染病毒,了解患者的饮食习惯,女性询问妊娠次数,观察患者体型等。

2. 身体状况　观察是否有"三多一少"代谢紊乱症候群出现,是否出现糖尿病酮症酸中毒等急性并发症或糖尿病性肾病、眼病等慢性并发症。

3. 实验室及其他检查

(1) 血糖　空腹血糖反映胰岛 B 细胞功能,空腹血糖正常值为 3.9~6.0 mmol/L,诊断糖尿病必须依靠静脉血糖的测定,指血糖测定只作为参考。

(2) 口服糖耐量试验　可以反映胰岛 B 细胞功能和机体对血糖的调节能力,正常值空腹血糖为 3.9~6.1 mmol/L,餐后 2 h 血糖为 5.0~7.8 mmol/L,有诊断价值。

(3) 糖化血红蛋白　目前国际公认的血糖控制水平是否达标的金标准,正常值为 4.0%~6.5%。糖化血红蛋白是人体血液中红细胞内的血红蛋白与血糖结合的产物。与血糖浓度成正比,且保持 120 天左右,所以可以观测到 120 天之前的血糖浓度。

【护理诊断】

(1) 营养失调:低于机体需要量　与胰岛素缺乏所致代谢紊乱有关。

(2) 潜在并发症　酮症酸中毒、低血糖。

(3) 有感染的危险　与高血糖、脂代谢紊乱、微循环障碍有关。

(4) 知识缺乏　缺乏糖尿病的预防和自我护理知识。

【护理措施】

1. 一般护理

（1）饮食控制　强调定时、定量：①控制总热量，低脂肪、低糖、高优质蛋白质、高纤维素、高维生素饮食；②三餐热量分配 1/5、2/5、2/5 或各 1/3；③食物的选择，蛋白质占 20％、糖类占50％、脂肪占 30％。

（2）休息与运动　因人而异，循序渐进，建议餐后 1 h 运动，运动 30 min，每次运动中保持每分钟脉搏频率不超过 170－年龄，每周至少活动 5 次。

2. 用药护理

（1）口服降糖药物护理　①磺脲类药物饭前半小时服用；②双胍类药物进餐时或餐后服用，禁用于肝肾功能不良、心肺功能不全等；③阿卡波糖与第一口饭同时嚼服，溃疡病、胃肠炎症忌用。

（2）胰岛素治疗护理　①胰岛素禁止冷冻，存放于室温 20 ℃以下；②注意有效期和单位换算；③掌握胰岛素的注射时间，普通胰岛素于饭前半小时皮下注射，宜选择上臂三角肌、臀大肌、大腿前侧、腹部等部位，注射部位应交换使用以免形成局部硬结和脂肪萎缩，注射胰岛素应严格无菌操作，防止发生感染；④混合胰岛素注射先抽"正规"胰岛素，再抽鱼精蛋白锌胰岛素；⑤低血糖反应，表现为疲乏、强烈饥饿感、出冷汗、脉速、恶心、呕吐，甚至昏迷者，需立即注射50％的葡萄糖溶液。

3. 心理护理　紧张、激动、压抑、恐惧等不良情绪，会引起体内肾上腺素等应激激素的大量分泌，这些激素升高会引起糖尿病病情反复，因此在糖尿病的治疗中，心理护理十分重要。要纠正患者对此病的错误认识，讲清楚糖尿病并非不治之症，以解除其精神压力，克服心理失衡状态，树立起战胜疾病的信心，积极配合治疗和护理，达到最佳效果。

4. 健康教育

（1）糖尿病教育　重点是糖尿病患者的心理、饮食、运动、药物治疗和病情监测的原则和重要性，以及如何预防、发现和治疗急、慢性并发症。

（2）定期随访复查　通过多种方法让患者了解到糖尿病的病因、临床表现、诊断要点和治疗方法，指导患者外出时随身携带识别卡，以便发生紧急情况能得到及时处理。

直通护考

1. 糖尿病患者主要的死亡原因是（　　　）。

　A. 低血糖昏迷　　　　　　　　　B. 酮症酸中毒

　C. 非酮症性高渗性昏迷　　　　　D. 心血管病变所致心、脑、肾等严重并发症

　E. 感染

2. 糖尿病患者最常见的急性并发症是（　　　）。

　A. 感染　　　　B. 血管病变　　　C. 神经病变　　　D. 眼部病变　　　E. 酮症酸中毒

3. 患者，女，60 岁，患糖尿病 5 年，平常不规则服药，血糖波动在 8.5～10.8 mmol/L，尿糖＋＋～＋＋＋，近日感尿频尿痛，昨日起突然出现神志不清，查血糖 28 mmol/L，尿素氮 7.8 mmol/L，血钠 148 mmol/L，尿糖＋＋＋，酮体＋＋，应考虑为（　　　）。

　A. 低血糖性昏迷　　　　　　B. 糖尿病酮症酸中毒　　　　　C. 乳酸性酸中毒

　D. 高渗性非酮症糖尿病昏迷　　E. 脑出血

4. 患者,女,50岁,因视力障碍入院,入院后查血糖。空腹血糖为 10 mmol/L、餐后 2 h 血糖为 18 mmol/L,该患者可能为(　　)。

A. 老花眼　　　　　　　　B. 糖尿病视网膜病变　　　　C. 动脉硬化

D. 黄斑变性　　　　　　　E. 角膜溃疡

5. 患者,男,60岁,患 2 型糖尿病 5 年,近 2 年靠饮食控制和运动疗法血糖控制良好。护士在指导该患者进行有氧运动时,心率应控制在(　　)。

A. 100 次/分　　B. 110 次/分　　C. 120 次/分　　D. 130 次/分　　E. 140 次/分

6. 关于胰岛素的使用方法,错误的是(　　)。

A. 使用期间宜放在 20 ℃ 以下

B. 两种胰岛素合用时,先抽吸长效,再抽吸短效

C. 采用 1 mL 注射器抽取

D. 经常更换注射部位

E. 剂量必须准确

(X 型题)患者,男,50岁,患 2 型糖尿病 5 年,晨练时出现疲乏、强烈饥饿感,出汗,脉速,恶心,呕吐,随即陷入昏迷,旁人见状后呼叫 120 急救。

7. 该患者可能出现了(　　)。

A. 低血糖昏迷　　　　　　　　　　B. 酮症酸中毒

C. 非酮症性高渗性昏迷　　　　　　D. 糖尿病肾病

E. 急性心力衰竭

8. 医护人员到场后,首要的处理措施是(　　)。

A. 静脉滴注胰岛素　　　　B. 纠正酸中毒　　　　　　C. 静滴碳酸氢钠溶液

D. 静推 50% 葡萄糖溶液　　E. 应用呼吸兴奋剂

9. 对可疑糖尿病患者最佳的检查项目是(　　)。

A. 空腹血糖测定　　　　　　B. 糖化血红蛋白测定　　　　C. 空腹血脂测定

D. 空腹尿糖测定　　　　　　E. 口服葡萄糖耐量试验

任务三　库欣综合征患者的护理

库欣综合征(Cushing 综合征)又称"皮质醇增多症",是由多种原因造成的肾上腺皮质分泌过量的糖皮质激素(主要是皮质醇)所致疾病的总称,其中以垂体促肾上腺皮质激素(ACTH)分泌亢进所引起的最为常见,称为库欣病,又称 Cushing 病。此病的特点是,患者身体的外形或身体功能发生改变,导致自我形象紊乱。

【病因】

1. 外源性因素　长期大量使用糖皮质激素治疗,急骤停药导致。

2. 内源性因素　垂体肿瘤、支气管肺癌(尤其是燕麦细胞癌)、甲状腺癌、胸腺癌、鼻咽癌及起源于神经嵴组织的肿瘤、肾上腺皮质腺瘤等可刺激肾上腺皮质增生,激素分泌增加。

【病理机制】

（1）肾上腺皮质增生、功能亢进、激素分泌过多可引起蛋白质、脂肪、糖、电解质代谢紊乱。

（2）肾上腺分泌的激素干扰了性腺激素、生长激素等多种其他激素的分泌,引起相应的症状。

【分类】

皮质醇症按其病因和垂体、肾上腺的病理改变不同可分为以下四种。

（1）医源性皮质醇症。

（2）垂体性双侧肾上腺皮质增生。

（3）垂体外病变引起的双侧肾上腺皮质增生。

（4）肾上腺皮质肿瘤。

【临床表现】

1. 代谢障碍 ①脂代谢障碍:一方面使甘油三酯分解,同时又阻止葡萄糖进入脂肪细胞,抑制脂肪的合成;另一方面又促进糖异生,使血糖升高,兴奋胰岛素分泌,促进脂肪的合成,这样使脂肪重新分配,形成"向心性肥胖"。②糖代谢障碍:大量皮质醇促进肝糖原异生,并拮抗胰岛素作用,减少外周组织对葡萄糖的利用;肝葡萄糖输出增加,葡萄糖耐量降低。③蛋白质代谢障碍:大量皮质醇促进蛋白质分解,抑制蛋白质合成,蛋白质分解的氨基酸给糖异生提供原料;机体处于氮负平衡状态,临床上出现蛋白质过度消耗的现象。④电解质紊乱:大量皮质醇有储钠、排钾作用,低血钾使患者乏力加重;高皮质醇血症时小肠对钙的吸收受影响,但骨钙被动员,大量钙离子进入血液后从尿中排出,引起高尿钙和泌尿系统结石,病程较久者出现骨质疏松,儿童患病后,生长发育受到抑制。

2. 向心性肥胖 患者满月脸、多血质外貌;患者面圆而呈暗红色,胸、腹、颈、背部脂肪甚厚,疾病后期因肌肉消耗,四肢显得相对瘦小;多血质与皮肤菲薄、微血管易透见。

3. 皮肤表现 皮肤薄,微血管脆性增加,轻微损伤可引起淤斑;患者下腹两侧、大腿外侧等处可出现紫红色条纹;手、脚、指（趾）、肛周常出现真菌感染。

4. 心血管表现 高血压多见;长期高血压可并发左心室肥大、心力衰竭和脑血管意外。

5. 对感染抵抗力减弱 长期皮质醇分泌增多使免疫功能减弱,患者容易发生各种感染,其中以肺部感染多见。因皮质醇增多使发热等机体防御反应被抑制,患者感染后炎症反应往往不显著,发热不明显。

6. 性功能障碍 过多皮质醇抑制垂体促性腺激素,女性患者大多出现月经减少、不规则或停经、体毛增多,长胡须,喉结增大等;男性患者可出现性欲减退、阴茎缩小、睾丸变软、痤疮等。

7. 生长发育迟缓 由于过量皮质醇会抑制生长激素的分泌及其作用,抑制性腺发育,因而对生长发育会有严重影响。

8. 全身肌肉及神经系统 常表现为肌无力,下蹲后起立困难;患者常有情绪不稳、烦躁及失眠等不同程度精神、情绪变化,严重者精神变态。

【诊断要点】

（1）临床表现:满月脸、多血质外貌、向心性肥胖、痤疮、紫纹、高血压、继发性糖尿病和骨质疏松等。

（2）血浆和尿皮质激素水平增高。

（3）影像学检查提示垂体或肾上腺肿瘤。

【治疗】

1. 药物治疗 主要使用肾上腺皮质激素合成阻滞药：双氯苯二氯乙烷、美替拉酮、氨鲁米特、酮康唑等。

2. 手术治疗 手术切除肿瘤。

3. 放疗和化疗 可以辅助手术治疗或单独使用。

【护理评估】

1. 健康史 询问既往健康状况，是否有垂体肿瘤、肾上腺肿瘤等，了解有无激素用药史。

2. 身体状况 观察有无满月脸、向心性肥胖、皮肤紫纹、痤疮，有无糖、蛋白质、脂类、电解质等代谢紊乱征象。

3. 实验室及其他检查

（1）皮质醇测定 血浆皮质醇水平增高且昼夜节律消失；24 h 尿 17-羟皮质类固醇、尿游离皮质醇升高。

（2）地塞米松抑制试验 各种类型库欣综合征均不能被小剂量地塞米松抑制，被大剂量地塞米松抑制者病变在垂体，不能抑制者病变多在肾上腺。

（3）ACTH 兴奋试验 垂体性库欣综合征对该试验有反应。

（4）影像学检查 CT、MRI、肾上腺 B 超检查等可了解肿瘤病变的部位、大小。

【护理诊断】

（1）自我形象紊乱 与疾病引起的身体形象改变和手术、放疗、化疗引起的身体改变有关。

（2）活动无耐力 与蛋白质分解过多、肌肉无力有关。

（3）体液过多 与盐皮质激素分泌过多致水钠潴留有关。

（4）有感染的危险 与皮质醇增多引起的水钠潴留有关。

【护理措施】

1. 一般护理

（1）休息与体位 重者卧床休息，尽量取平卧位，抬高双下肢以利于静脉回流，轻者可适当活动。

（2）饮食护理 宜给予高蛋白质、高维生素、低脂肪、低钠、高钾食物，每餐不宜过多或过少，要均匀进餐。

2. 病情观察

（1）生命体征 体温升高时警惕是否感染，血压、心率改变时监测有无心力衰竭。

（2）生化检查 定期监测血钾、血钠、血糖、血钙等。

（3）其他 定期测量体重，观察患者进食量等。

3. 对症护理

（1）预防感染 保持病室整洁，注意通风，温湿度适宜；保持皮肤清洁，勤沐浴，换衣裤，保持床单位的平整清洁；做好口腔、会阴护理；严格无菌操作，避免交叉感染。

（2）防止受伤 骨质疏松患者应多休息，去掉环境中不必要的摆设，浴室加防滑垫。

4. 用药护理 遵医嘱使用肾上腺素合成阻滞药物，注意观察疗效和不良反应，主要的不良反应为食欲减退、恶心呕吐、嗜睡乏力、肝肾损害等。

5. 心理护理 给予情感支持，尊重和关心患者，消除患者因形体改变而引起的失望与挫折感，以及焦虑害怕的情绪，正确认识疾病所导致的形体外观改变，提高对形体改变的认识和适应能力。

6. 健康指导

（1）指导患者在日常生活中，要注意预防感染，皮肤保持清洁，防止外伤，骨折。

（2）指导患者正确地摄取营养平衡的饮食，给予低钠、高钾、高蛋白质、高钙食物。

（3）遵医嘱服用药物，不擅自减药或停药。

（4）定期门诊随访。

 直通护考

1. 患者，女，25岁，因血压、血糖升高，向心性肥胖，脸部皮肤薄红入院，查：血压 170/100 mmHg，月经量少，不规则，CT显示垂体生长肿物，X线显示骨质疏松，初步考虑为（　　）。

　　A. 库欣综合征　　　　　　　B. 糖尿病　　　　　　　　　　C. 高血压

　　D. 子宫肌瘤　　　　　　　　E. 垂体瘤

2. 患者，女，30岁，因向心性肥胖伴高血压，皮肤紫纹就诊，入院后主要的检查是（　　）。

　　A. 24 h尿17-羟皮质类固醇　　　　　　　　B. 24 h尿酮皮质类固醇

　　C. 血浆皮质醇　　　　　　　　　　　　　　D. 血浆ACTH

　　E. 小剂量地塞米松抑制试验

3. 关于库欣综合征饮食护理，错误的是（　　）。

　　A. 高蛋白质　　B. 低糖类　　　C. 低钾　　　　D. 高钙　　　E. 低热量

任务四　痛风患者的护理

痛风是一种慢性代谢紊乱疾病，它的主要特点是体内尿酸盐生成过多或肾脏排泄尿酸减少，从而引起血液中尿酸盐浓度升高，临床上称为高尿酸血症。近年来，由于饮食结构及生活环境的改变，人们对高嘌呤、高蛋白质、高脂肪大量摄入，痛风发病率逐年升高，特别是在我国东南沿海地区，痛风和高尿酸血症成为一种常见病。

【病因】

痛风多见于中年男性，发病高峰在40～50岁；女性仅占5％，主要是绝经后女性；近年痛风发病有年轻化趋势。

1. 原发性　由于遗传和先天性多种酶（特别是葡萄糖-6-磷酸酶）缺乏，影响嘌呤代谢的多个环节，使尿酸在血液中积聚。

2. 继发性　某些系统性疾病或者药物可使嘌呤和尿酸生成增多，排泄减少。此外，高嘌呤食物、肥胖、糖尿病、动脉粥样硬化、冠心病、高血压者易发病。

【发病机制】

痛风的生化标志是高尿酸血症，当血尿酸呈饱和状态时，尿酸盐就会在无血供（如软骨）或血供相对较少的组织（如肌腱、韧带）沉积，这些部位包括远端的周围关节及像耳朵等温度较低的组织。严重且患病时间长的患者,单钠尿酸盐结晶可在中央大关节及实质器官如肾脏中沉积形成痛风石。由于尿液呈酸性,尿酸易形成晶体,并聚集成结石,可导致阻塞性泌尿系统疾病。

【临床表现】

1. 无症状期　仅有血尿酸持续性或波动性增高。

2. 急性关节炎期　痛风的首发症状。常在午夜或清晨突然发作,多呈剧痛,患者因疼痛而惊醒,受累关节出现红肿热痛和功能障碍。首次发作多侵犯单关节,可同时累及多个关节,表现为多关节炎。部分患者可有发热、寒战、头痛、心悸和恶心等全身症状,可伴白细胞计数升高、红细胞沉降率增快和C反应蛋白增高等。

3. 痛风石及慢性关节炎期　痛风石是痛风的特征性损害,是尿酸盐晶体沉积于皮下、关节滑膜、软骨、骨质及关节周围软组织的结果。皮下痛风石发生的典型部位是耳廓,也常见于反复发作的关节周围及鹰嘴、跟腱和髌骨滑囊等部位。外观为皮下隆起的大小不一的黄白色赘生物,皮肤表面菲薄,破溃后排出白色粉状或糊状物,经久不愈。皮下痛风石常与慢性痛风石性关节炎并存。关节内大量沉积的痛风石可造成关节骨质破坏、关节周围组织纤维化和继发退行性改变等。临床表现为持续关节肿痛、压痛、畸形及功能障碍。慢性期症状相对缓和,但也可有急性发作。

4. 肾病变

(1) 慢性尿酸盐肾病　尿酸盐晶体沉积于肾间质,导致慢性肾小管-间质性肾炎。临床表现为尿浓缩功能下降,出现夜尿增多、低比重尿、小分子蛋白尿、白细胞尿、轻度血尿及管型尿等。晚期可致肾小球滤过功能下降,出现肾功能不全。

(2) 尿酸性尿路结石　尿中尿酸浓度增高呈过饱和状态,在泌尿系统沉积并形成结石。在痛风患者中的发生率在20%以上,且可能出现于痛风关节炎发生之前。结石较小者呈砂砾状随尿排出,可无症状;较大者可阻塞尿路,引起肾绞痛、血尿、排尿困难、泌尿系统感染、肾盂扩张和积水等。

(3) 急性尿酸性肾病　血及尿中尿酸水平急骤升高,大量尿酸结晶沉积于肾小管、集合管等处,造成急性尿路梗阻。临床表现为少尿、无尿,急性肾功能衰竭;尿中可见大量尿酸晶体,多由恶性肿瘤等继发原因引起。

【诊断要点】

(1) 血中尿酸浓度,男性或绝经后女性大于420 $\mu mol/L$,绝经前女性大于350 $\mu mol/L$,可确定为高尿酸血症。

(2) 中老年男性肥胖者,突然反复发作的单个跖趾、跗跖、踝等关节红肿剧痛,可自行缓解及间歇期无症状者,应首先考虑痛风性关节炎。

(3) 同时合并高尿酸血症及对秋水仙碱治疗有效者可诊断为痛风。

(4) 滑液或滑膜活检发现尿酸盐结晶者可确诊。

【治疗】

痛风治疗原则:①迅速控制急性发作;②预防复发;③纠正高尿酸血症,预防尿酸盐沉积造成的关节破坏及肾脏损害;④手术剔除痛风石,对毁损关节进行矫形手术,提高生活质量。

1. 饮食治疗

(1) 限制嘌呤摄入量　每日应控制在150 mg以下。急性发作期的2～3天内选用嘌呤含量很少或者不含嘌呤的食物,禁用含嘌呤极高的食物。慢性期每周至少2天完全选用嘌呤含量很少的或者不含嘌呤的食物,其余几天可选用低嘌呤膳食。

(2)以碱性食物为主 尿酸在碱性环境中容易溶解,所以应多食用蔬菜、水果、坚果、牛奶等碱性食物。急性发作期每日可食用蔬菜 1~1.5 kg,或者水果适量。可采用周期性植物性饮食,如黄瓜日、西瓜日、苹果日等,每周 2 次间隔 3 天。还应增加 B 族维生素和维生素 C 的摄入,大量的 B 族维生素和维生素 C 能促进组织内淤积的尿酸盐溶解。

(3)多饮水绝不沾酒 充足的水分有利于尿酸的排出,建议每日饮水 3000 mL 以上,还要注意夜间的补水。酒精会使肾脏排泄尿酸的能力降低,啤酒中含有大量的嘌呤,要绝对禁用。还要禁用能使神经兴奋的其他饮料或食物,如浓茶、咖啡及辛辣性调味品。

知识链接

常见的高嘌呤食物

(1)豆类及蔬菜类:黄豆、扁豆、紫菜、香菇。

(2)肉类:家禽家畜的肝、肠、心、胃、肾、肺、脑、胰等内脏,肉脯,浓肉汁,肉馅等。

(3)水产类:鱼类(鱼皮、鱼卵、鱼干以及沙丁鱼、凤尾鱼等海鱼)、贝壳类、虾类、海参。

(4)其他:酵母粉、各种酒类,尤其是啤酒。

2.药物治疗

(1)非甾体抗炎药 非甾体抗炎药均可有效缓解急性痛风症状,为一线用药。

(2)秋水仙碱 治疗痛风急性发作的传统药物,可以抑制关节发炎部位的白细胞聚集,使白细胞吞噬尿酸的作用减弱,从而可减轻局部白细胞破坏引起的炎症反应,达到迅速消炎的目的。

(3)糖皮质激素 治疗急性痛风有明显疗效,通常用于不能耐受非甾体抗炎药和秋水仙碱或肾功能不全者。单关节或少关节的急性发作,可行关节腔抽液和注射长效糖皮质激素,以减少药物全身反应,但应排除合并感染。对于多关节或严重急性发作可口服、肌肉注射、静脉使用中小剂量的糖皮质激素。

(4)别嘌呤 通过抑制黄嘌呤氧化酶的活性,使尿酸生成减少,血中及尿中的尿酸含量降低到溶解度以下的水平,从而防止尿酸结石的沉积。

3.手术治疗 对于形成痛风石的患者,可手术剔除痛风石;对关节造成毁损的患者可进行矫形手术,以提高生活质量。

【护理评估】

1.健康史 询问患者是否有家族史,是否有肥胖、高血压、高脂血症、冠心病、糖尿病等危险因素,发病前是否有不良饮食习惯,是否有摄入大量嘌呤食物、饮酒、劳累、手术、感染等诱因。

2.身体状况 观察患者是否有关节疼痛等关节炎的表现,是否有关节畸形、功能障碍等表现。

3.实验室及其他检查

(1)血尿酸测定 男性 237.9~356.9 μmol/L(4~6 mg/dL),女性 178.4~297.4 μmol/L(3~5 mg/dL)。

（2）滑囊液或痛风石内容物检查　在旋光显微镜下见到白细胞内有双折光现象的针形尿酸盐结晶，是确诊本病的依据。

（3）影像学检查　X线、CT等检查可提示关节改变和尿路结石的位置和大小。

【护理诊断】

（1）疼痛　与尿酸盐结晶、沉积在关节引起炎症反应有关。

（2）躯体活动障碍　与关节受累、关节畸形有关。

（3）知识缺乏　缺乏与痛风有关的饮食知识。

【护理措施】

1. 一般护理

（1）休息与体位　急性期严格卧床休息，抬高患肢，冷敷，疼痛缓解72 h后方可恢复活动。避免暴食、酗酒、受凉受潮、过度疲劳和精神紧张。

（2）饮食　进低嘌呤饮食，保持合理体重，戒酒，多饮水，每日饮水2000 mL以上。

2. 对症护理

（1）减轻疼痛　可在病床上安放支背架，避免患部受压；手、腕或肘关节受累时用夹板固定，遵医嘱给予冰敷或25%硫酸镁溶液湿敷，消除关节肿胀和疼痛。

（2）皮肤护理　保护痛风石局部皮肤，保持患部清洁，避免发生感染。

3. 用药护理　遵医嘱正确用药，注意观察药物疗效和不良反应，慎用影响尿酸排泄的药物如某些利尿剂和小剂量阿司匹林等。

（1）非甾体抗炎药　常见不良反应为胃肠道症状，必要时可加用胃保护剂，活动性消化性溃疡禁用，伴肾功能不全者慎用。

（2）秋水仙碱　不良反应较多，主要是胃肠道反应，也可引起骨髓抑制、肝损害、过敏和神经毒性等。不良反应与剂量相关，肾功能不全者应减量使用。

（3）糖皮质激素　为避免停药后症状"反跳"，停药时可加用小剂量秋水仙碱或非甾体抗炎药。

（4）别嘌呤　不良反应有皮疹、发热、胃肠道反应、肝损害、骨髓抑制等。

4. 心理护理　痛风患者大多数不会致命，但是其导致的疼痛和畸形会严重影响工作和生活。应针对患者存在的思想顾虑，讲解疾病可以通过规范治疗和饮食控制病情，增强其战胜疾病的信心。

5. 健康指导　"管住嘴、动动腿、不劳累、多喝水"。

🏥 直通护考

1. 痛风的首发症状是(　　)。

A. 急性关节炎　　　　　　　B. 泌尿系统结石　　　　　　C. 痛风石

D. 关节畸形　　　　　　　　E. 冠心病

2. 治疗痛风急性发作的药物首选(　　)。

A. 糖皮质激素　　　　　　　B. 吲哚美辛　　　　　　　　C. 秋水仙碱

D. 别嘌呤　　　　　　　　　E. 丙磺舒

3. 痛风患者的饮食指导，正确的是(　　)。

A. 为了保证蛋白质摄入应多吃海鲜产品

B. 不能吃动物蛋白质,应多食豆类等植物蛋白质

C. 多食酸性食物以帮助消化吸收

D. 多饮水有利于尿酸的排出

E. 可以喝少量啤酒

4. 治疗痛风的药物中,能抑制尿酸合成的是(   )。

A. 秋水仙碱   B. 别嘌呤醇   C. 糖皮质激素 D. 布洛芬   E. 丙磺舒

 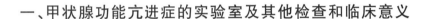

任务五 常见诊疗技术及护理

一、甲状腺功能亢进症的实验室及其他检查和临床意义

(一)总三碘甲腺原氨酸(TT₃)

1. 参考值   正常值:0.45~1.37 ng/mL。

2. 临床意义 TT_3 是甲状腺激素对各种靶器官作用的主要激素。血清 TT_3 浓度反映甲状腺对周边组织的功能优于反映甲状腺分泌状态。①增高:甲亢,高 TBG 血症,医源性甲亢,甲亢治疗过程中及甲减早期 TT_3 呈相对性增高;碘缺乏性甲状腺肿患者的 TT_4 可降低,但 TT_3 正常,亦呈相对性升高;T_3 型甲亢,部分甲亢患者 TT_4 浓度正常,TSH 降低,TT_3 明显增高。②降低:甲减,低 T_3 综合征(见于各种严重感染,慢性心、肾、肝、肺功能衰竭,慢性消耗性疾病等)。

(二)总甲状腺素(TT₄)

1. 参考值   正常值:4.5~12 μg/dL。

2. 临床意义 TT_4 是甲状腺分泌的主要产物,也是构成下丘脑-垂体前叶-甲状腺调节系统完整性不可缺少的成分。TT_4 测定可用于甲亢、原发性和继发性甲减的诊断以及 TSH 抑制治疗的监测。①增高:甲亢,高 TBG 血症(妊娠,口服雌激素及口服避孕药,家族性),急性甲状腺炎,亚急性甲状腺炎,急性肝炎,肥胖症,应用甲状腺激素时,进食富含甲状腺激素的甲状腺组织等。②降低:甲减,低 TBG 血症(肾病综合征,慢性肝病,蛋白质丢失性肠病,遗传性低 TBG 血症等),全垂体功能减退症,下丘脑病变,剧烈活动等。

(三)游离三碘甲腺原氨酸(FT₃)/游离甲状腺素(FT₄)

1. 参考值   正常值:FT_3 1.45~3.48 pg/mL,FT_4 0.71~1.85 ng/dL。

2. 临床意义 FT_3、FT_4 是 T_3、T_4 的生理活性形式,是甲状腺代谢状态的真实反映,FT_3、FT_4 比 T_3、T_4 更灵敏,更有意义。FT_3、FT_4 测定的优点是不受其结合蛋白质浓度和结合特性变化的影响,因此不需要另外测定结合参数。①T_4 增高:甲亢一般较正常高 2~3 倍,但是轻型甲亢及甲亢早期 T_4 不如 T_3 灵敏,少部分患者也可在正常的范围内,特别是 T_3 型甲亢,T_4 可正常。②T_4 降低:甲减 T_4 和 T_3 均降低,但 T_4 降低更明显,缺碘性甲状腺肿 T_4 降低,T_3 正常,TSH 升高。③T_3 增高:甲亢早期或者复发期,T_3 可在 T_4 尚未升高时增高,故 T_3 是甲

亢诊断的敏感指标。④T_3降低：甲减患者 T_3 降低，但不如 T_4 明显，重性甲减时 T_3、T_4 均降低，但轻型甲减 T_3 不一定降低，故诊断轻型甲减，测定 T_4 比 T_3 更有意义。

（四）促甲状腺激素（TSH）

1. 参考值　正常值：0.49～4.67 mIU/L。

2. 临床意义　TSH 检测是查明甲状腺功能的初筛试验。游离甲状腺浓度的微小变化就会带来 TSH 浓度向反方向的显著调整。①增高：原发性甲减，异位 TSH 分泌综合征（异位 TSH 瘤），垂体 TSH 瘤，亚急性甲状腺炎恢复期。②降低：继发性甲减，第三性（下丘脑性）甲减，甲亢 CTSH 瘤所致者例外，EDTA 抗凝血者的测得值偏低。

（五）抗甲状腺球蛋白抗体（Anti-TG，TGA）

1. 参考值　正常值：0～34 IU/mL。

2. 临床意义　甲状腺球蛋白（TBG）是一种潜在的自身抗原，具有高度种属特异性，是诊断自身免疫甲状腺疾病（AITD）常用指标。

（六）抗甲状腺微粒体抗体（Anti-TM，TMA）

1. 参考值　正常值：0～50 IU/mL。

2. 临床意义　TMA 是由自身免疫甲状腺疾病所引起的自身抗体之一，和 TGA 一样已公认是甲状腺自身免疫过程中的重要标志，是最具代表性的抗体，对自身免疫性甲状腺疾病的诊断，TMA 是不可缺少的指标，是除组织学诊断自身免疫性甲状腺疾病的特定手段之一。

（七）抗甲状腺过氧化物酶抗体（Anti-TPO，TPOA）

1. 参考值　正常值：0～12 IU/mL。

2. 临床意义　TPOA 是主要的甲状腺组织自身抗体，是甲状腺激素合成过程的关键酶，与甲状腺组织免疫性损伤密切相关。主要包括甲状腺刺激性抗体（TS-Ab）和甲状腺刺激阻滞性抗体（TSB-Ab）。

（八）甲状腺球蛋白（TBG）

1. 参考值　正常值：5～40 μg/L。

2. 临床意义　正常人血液中可有低浓度的 TBG 存在，这是甲状腺组织存在的表现。在先天性甲状腺功能低下患者中，检测 TBG 可鉴别甲状腺完全缺损、发育不全或其他病理状态。TBG 测定可用于鉴别亚急性甲状腺炎和假性甲状腺毒症，后者因 TSH 的抑制，TBG 含量低。TBG 可用于甲亢疗效观察和随访，Graves 病 TBG 升高，甲亢缓解后 TBG 下降至正常，症状加重或复发时 TBG 又升高。人体内抗甲状腺球蛋白抗体（TGA）的存在可导致 TBG 测定出现错误结果，故应了解患者体内 TGA 的情况。

二、糖尿病的实验室及其他检查和临床意义

（一）血糖

1. 参考值　正常值：空腹血糖为 3.9～6.0 mmol/L；餐后 2 h 血糖为 5.0～7.8 mmol/L。

2. 操作方法　①空腹血糖于过夜空腹早晨 6—8 点抽血检测。②餐前血糖于午餐和晚餐前测定。③餐后 2 h 血糖从进食开始计时，2 h 后准时采血。④夜间 3 点血糖于夜间 3 点抽血检查。⑤随机血糖在一天中任何时候检查。⑥自我监测血糖：每天测定多次，常用的测定时点有：早晨空腹，早餐后 2 h，中、晚餐前，中、晚餐后 2 h，晚 10 点至凌晨 3 点。病情稳定的患者，

单纯饮食控制或用口服降糖药者,至少每周监测血糖一次(至少包括空腹和餐后 2 h 血糖),病情稳定后延长间隔时间。诊断糖尿病必须依靠静脉血糖的测定,手指末梢血糖测定只作为参考。

3. 临床意义 ①空腹血糖:反映胰岛 B 细胞功能,早期和轻型糖尿病患者的空腹血糖往往轻度升高或正常,对糖尿病的诊断敏感性低于餐后 2 h 血糖。②餐前血糖:主要用于治疗过程中病情监测。③餐后 2 h 血糖:反映胰岛 B 细胞的储备功能。④夜间 3 点血糖:对 1 型糖尿病来说,不应低于 70 mg/dL,若低于该值,表示夜间可能出现过低血糖。⑤随机血糖:在怀疑有低血糖或明显高血糖时随时检查,反映当前的血糖水平。

(二)葡萄糖耐量试验

1. 参考值 正常值:空腹血糖为 3.9~6.1 mmol/L;餐后 2 h 血糖为 5.0~7.8 mmol/L。

2. 操作方法 ①受试者不喝茶及咖啡,不吸烟,不做剧烈运动。②要求标准化,即试验前 3 天至少每天进食 150 g 糖类食物。试验前过夜空腹 10~16 h,上午 6—8 点做试验。75 g 纯葡萄糖粉溶于 300 mL 左右温水中,5 min 内喝完,从吃第一口糖水计时,空腹和服糖后 1 h 和 2 h 准时采血,其中 2 h 血糖采血时点要求前后误差不超过 3 min。③标本预先要加氟化钠和草酸钾,并应尽早送检。血糖用葡萄糖氧化酶法或己糖激酶法测定。

3. 临床意义 用以了解胰岛 B 细胞功能和机体对血糖的调节能力,餐后 2 h 血糖在 7.8~11.1 mmol/L 为糖耐量减低,若空腹血糖高于 7.00 mmol/L,和(或)餐后 2 h 血糖高于 11.10 mmol/L 即为糖尿病。

(三)糖化血红蛋白

1. 参考值 正常值为 4.0%~6.5%。

2. 检测方法 测定方法主要有四类:色谱法、电泳法、免疫法和化学法。色谱法主要有离子交换层析法、高压液相色谱法(HPLC)和亲和层析法等。

3. 临床意义 糖化血红蛋白是人体血液中红细胞内的血红蛋白与血糖结合的产物。血糖和血红蛋白的结合生成糖化血红蛋白是不可逆反应,并与血糖浓度成正比,且保持 120 天左右,所以可以观测到 120 天之前的血糖浓度。糖化血红蛋白测试通常可以反映患者近 8~12 周的血糖控制情况,是目前国际上公认的血糖控制水平是否达标的金标准。

(四)胰岛素释放试验

1. 参考值 空腹胰岛素水平为 5~20 mU/L,服葡萄糖后增加 5~20 倍,高峰在 30~60 min。

2. 操作方法 口服 100 g 葡萄糖,于 0、30、60、120、180 min 采血测胰岛素。

3. 临床意义 正常人早期 2 型糖尿病患者空腹胰岛素正常或高于正常,服糖后胰岛素增加量可与正常人相近,其主要异常为高峰延迟。随着病程的延长,大多数 2 型糖尿病患者胰岛储备功能差。

(五)C 肽释放试验

1. 参考值 空腹 C 肽水平为(1.2±0.6)μg/L,服糖后升高 5 倍左右,高峰在 60 min。

2. 操作方法 口服 100 g 葡萄糖,采血时点同胰岛素释放试验。

3. 临床意义 ①测定 C 肽,有助于糖尿病的临床分型,有助于了解患者的胰岛功能。②因为 C 肽不受胰岛素抗体干扰,对接受胰岛素治疗的患者,可直接测定 C 肽浓度,以判定患者的胰岛 B 细胞功能。③可鉴别低血糖的原因。若 C 肽超过正常,可认为是胰岛素分泌过多所致,如C肽低于正常,则为其他原因所致。④C肽测定有助于胰岛细胞瘤的诊断及判断胰岛素瘤手术效果,胰岛素瘤血中C肽水平偏高,若手术后血中C肽水平仍高,说明有残留的瘤组织,若随访中C肽水平不断上升,揭示肿瘤有复发或转移的可能。

 思政学堂

　　长期以来,我国广大卫生与健康工作者弘扬"敬佑生命、救死扶伤、甘于奉献、大爱无疆"的精神,全心全意为人民服务,特别是在面对重大传染病威胁、抗击重大自然灾害时,广大卫生与健康工作者临危不惧、义无反顾、勇往直前、舍己救人,赢得了全社会赞誉。

　　　　　　　　　　——2016年习近平总书记在全国卫生与健康大会上发表的的重要讲话

（周洪梅）

项目七　风湿性疾病患者的护理

学习目标

掌握：风湿性常见疾病的护理评估、护理诊断和护理措施。

熟悉：风湿性常见疾病的病因、治疗、康复护理要点。

了解：风湿性常见疾病的护理评价、病理生理和护理目标。

素质与思政目标：培养学生遵守医疗、健康服务和养老行业的法律法规，坚守康养职业道德，积极践行社会主义核心价值观。

风湿性疾病（简称风湿病）泛指影响骨、关节及其周围软组织，如肌肉、滑囊、肌腱、筋膜及神经等的一组疾病。它可以是全身性或系统性疾病，也可以是局限性疾病；可以是器质性疾病，也可以是精神性或功能性疾病。风湿病的主要表现是关节疼痛、肿胀及活动障碍，部分患者可发生脏器功能损害甚至衰竭。风湿病的病因比较复杂，主要与感染、免疫、退行性变、代谢、内分泌、地理环境、遗传、肿瘤等因素有关。根据风湿病的发病机制、病理和临床特点，将其分为弥漫性结缔组织病等 10 大类。

知识链接

风湿病的分类

风湿病分为 10 大类，约 200 种疾病。以下是对这一分类的简单归纳。

1. 弥漫性结缔组织病　类风湿关节炎、红斑狼疮、硬皮病、多肌炎、重叠综合征、血管炎病等。

2. 脊柱关节病　强直性脊柱炎、Reiter 综合征、银屑病关节炎、未分化脊柱关节病等。

3. 退行性变　包括原发性和继发性骨关节炎。

4. 与代谢和内分泌相关的风湿病　痛风、假性痛风、马方综合征、免疫缺陷病等。

5. 和感染相关的风湿病　反应性关节炎、风湿热等。

6. 肿瘤相关的风湿病　原发性（滑膜瘤、滑膜肉瘤等）、继发性（多发性骨髓瘤、转移瘤等）。

7. 神经血管疾病　神经性关节病、压迫性神经病变（周围神经受压、神经根受压等）、雷诺病等。

8. 骨与软骨病变　骨质疏松、骨软化、肥大性骨关节病、弥漫性原发性骨肥厚、骨炎等。

9. 非关节性风湿病　关节周围病变、椎间盘病变、特发性腰痛、其他痛综合征（如精神性风湿病）等。

10. 其他有关节症状的疾病　周期性风湿病、间歇性关节积液、药物相关的风湿综合征、慢性活动性肝炎等。

弥漫性结缔组织病，除有风湿病的慢性病程、肌肉关节病变外，尚有以下特点：属非器官特异性自身免疫病；以血管和结缔组织的慢性炎症为病理基础；可累及多个系统，包括肌肉、骨骼系统；异质性（同一病，不同患者的临床表现，抗风湿药物的耐受量、疗效、不良反应和预后等方面差异很大）；对糖皮质激素的治疗有一定反应；疾病多呈发作与缓解交替的慢性病程，逐渐累及多个器官和系统。

风湿病患者常见的症状和体征，包括关节损害和皮肤损害。

任务一　风湿病患者常见症状、体征的护理

一、关节损害

风湿病关节损害是指关节疼痛、肿胀、僵硬及活动受限等。关节疼痛是风湿病患者就诊的主要原因，也是关节受累最常见的首发症状。疼痛的关节可有肿胀和压痛，多为关节腔积液或滑膜增生所致。关节僵硬是指关节经过一段时间的休息或静止不动后再活动时出现的一种关节局部不适、不灵便感，或关节僵直感，如胶黏着样感觉，难以达到平时关节活动范围，通常在活动后缓解或消失。由于晨起时表现最明显，故又称晨僵。晨僵是判断关节炎症活动性的客观指标，其持续时间与炎症的严重程度相一致。关节活动受限早期主要由肿胀、疼痛引起，晚期主要由关节骨质破坏、纤维骨质粘连和关节半脱位引起，最终导致关节功能丧失。

【护理评估】

1. **健康史**　询问患者发病的起始时间、特点及发病年龄；发病前有无受凉、环境潮湿、感染及外伤等诱因；病后对日常生活的影响，诊疗经过及用药情况；有无类风湿关节炎、强直性脊柱炎、系统性红斑狼疮、骨性关节性炎、风湿热及痛风等病史；有无过敏史和家族史等。

2. **身体状况**

（1）关节疼痛和肿胀　不同疾病所致关节疼痛的部位和性质有差别，如类风湿关节炎最常累及的是腕、掌指、近端指间关节等小关节，多个对称性分布，持续性疼痛，活动后减轻。系统性红斑狼疮多累及指、腕、膝等四肢关节，伴红肿者少见，常呈对称性多关节疼痛，日晒后加重。强直性脊柱炎以骶髂关节及脊柱关节受累为主，最典型和常见表现为炎性腰背痛。风湿性关节炎多累及膝、踝、肘、腕、肩等大关节，为游走性、多发性关节疼痛。痛风多累及单侧第一跖趾关节，疼痛固定剧烈难忍，呈反复发作性。

（2）关节僵硬与活动受限　轻度关节僵硬在活动后可减轻或消失，严重者需 1 h 至数小

时才能缓解。关节肿痛和结构破坏都可引起关节的活动障碍,晚期关节畸形,活动受限。

（3）伴随症状　风湿性关节炎可出现关节的红、肿、热、痛,但无关节破坏;类风湿关节炎随病情进展,可出现不同程度的关节畸形,可伴低热等全身症状;系统性红斑狼疮可伴有皮肤损害和其他系统、器官功能损害。

3. 心理-社会状况　由于关节损害反复发作、关节僵硬和活动受限,使患者生活和行动不便,严重者丧失劳动能力,因此易产生焦虑、悲观等心理反应。

4. 辅助检查　自身抗体测定、关节腔滑液检查、关节影像学检查等有助于病因诊断。

【护理问题】

（1）疼痛:慢性关节疼痛　与局部炎症反应有关。

（2）躯体活动障碍　与关节疼痛、僵硬及关节、肌肉功能障碍等有关。

（3）焦虑　与病情反复发作、迁延不愈有关。

【护理措施】

1. 疼痛:慢性关节疼痛

（1）一般护理　急性期关节肿胀、疼痛伴发热时,应卧床休息,减少活动。协助患者采取舒适的体位,尽可能保持关节的功能位,必要时用石膏托、小夹板固定,为避免疼痛部位受压,可用支架支起床上盖被。

（2）减轻疼痛　①创造适宜的环境,避免嘈杂,或过于安静。②非药物止痛:如松弛术、皮肤刺激疗法(冷敷、热敷、加压、振动等)和分散注意力,根据病情使用蜡疗、水疗、磁疗、超短波、红外线等理疗缓解疼痛,也可按摩肌肉、活动关节,防治肌肉挛缩和关节活动障碍。③药物止痛:常用布洛芬、阿司匹林、吲哚美辛等非甾体抗炎药,告知患者遵医嘱服药的重要性及药物的不良反应。

2. 躯体活动障碍

（1）一般护理　根据患者活动受限程度,协助患者完成日常生活活动。

（2）保护和促进关节功能　急性期关节肿痛时,应限制活动,夜间睡眠时注意对病变关节保暖,以预防晨僵。急性期后,鼓励患者坚持每天参与力所能及的活动,指导患者进行有规律、有针对性的功能锻炼,特别是配合日常活动的需要进行锻炼。运动的方式要循序渐进,先减轻疼痛,再增加关节活动度,再做肌力训练,最后加强耐力训练。活动量要以患者能够忍受为度,如果活动后疼痛或不适持续 2 h 以上,应减少活动量。

（3）病情观察　严密观察患病肢体情况,防止肌肉萎缩;长期卧床患者要注意观察有无发热、咳嗽、咳痰及呼吸困难等,及时发现肺部感染;观察有无足下垂、压疮、便秘等;评估营养状况,注意有无摄入量不足或负氮平衡。

3. 焦虑　鼓励患者说出自身的感受,疏导、理解、支持和关心患者。帮助患者接受活动受限的事实,重视发挥自身残存的活动能力。教会患者及家属使用减轻焦虑的方法,如音乐疗法、香味疗法、放松方法、指导式想象等。

二、皮肤损害

风湿病常见的皮肤损害有皮疹、红斑、水肿、溃疡及皮下结节等,多由血管炎性反应引起。

【护理评估】

1. 健康史　询问患者皮肤损害的起始时间、演变特点,发病前有无进食芹菜、无花果、烟熏食物及蘑菇等特殊食物史,有无服用普鲁卡因胺、异烟肼、氯丙嗪及甲基多巴等药物史,有无受凉、潮湿、感染、劳累及日光暴晒等诱因；诊疗经过及用药情况；有无系统性红斑狼疮、类风湿关节炎、皮肌炎、原发性干燥综合征、系统性硬化症、风湿热及痛风等病史；有无过敏史和家族史；女患者的月经生育史等。

2. 身体状况 系统性红斑狼疮患者的皮肤损害多种多样，最具特征性的皮肤损害是面部蝶形红斑，口腔、鼻黏膜主要表现为溃疡或糜烂；类风湿关节炎可出现类风湿结节；皮肌炎皮肤损害为对称性眼睑、眼眶周围出现紫红色斑疹及水肿，可有雷诺现象；系统性硬化症皮肤损害首先发生于双侧手指及面部，常造成正常面纹消失，使面容刻板，张口困难。

3. 心理-社会状况 因皮肤损害影响容貌，患者不愿与人接触，出现敏感、多疑、抑郁、自卑和孤独等心理反应。

4. 辅助检查 免疫学检查、皮肤狼疮带试验、肾活检、肌活检等有助于病因诊断。

【护理问题】

皮肤完整性受损 与血管炎性反应及使用免疫抑制剂等因素有关。

【护理措施】

1. 一般护理 指导患者摄入足够的蛋白质、维生素和水分，避免进食刺激性食物，忌食芹菜、无花果、烟熏食物、蘑菇等。

2. 皮肤护理 除常规皮肤护理，预防压疮外，还需注意以下几点。

（1）保持皮肤清洁干燥，每天用温水冲洗或擦洗，避免接触刺激性物品，如碱性肥皂、化妆品、定型发胶、染发或烫发剂、农药等。

（2）有皮疹、红斑或光敏者，外出采取遮阳措施，避免阳光直接照射裸露皮肤，忌日光浴。

（3）皮疹或红斑部避免涂用各种化妆品和护肤品，可遵医嘱局部涂药物性软膏；局部溃疡合并感染者，在遵医嘱使用抗菌药治疗的同时，还应做好局部清创换药处理。

（4）避免服用容易诱发皮肤损害的药物，如普鲁卡因胺、异烟肼和氯丙嗪等。

3. 药物治疗护理

（1）非甾体抗炎药 包括布洛芬、萘普生、阿司匹林等，具有解热、镇痛、抗炎作用。最主要的不良反应是胃肠道反应，表现为消化不良、上腹痛、恶心、呕吐等，严重者可致出血性、糜烂性胃炎。应指导患者在饭后服用或同时服用米索前列醇、硫糖铝等胃黏膜保护剂或雷尼替丁、奥美拉唑等抑制胃酸分泌药，可减轻胃黏膜损害。长期使用可引起神经系统不良反应、肝肾毒性、凝血障碍及皮疹等。

（2）糖皮质激素 代表药物为泼尼松，有较强的抗炎、抗过敏和免疫抑制作用，长期服用可引起继发感染、股骨头无菌性坏死、类库欣综合征、低血钾、水肿、骨质疏松、高血压、高血糖、消化性溃疡、精神失常等。服药期间，应给予低盐、高蛋白质、高钾、高钙饮食，补充钙剂和维生素D，定期监测血压、血糖、尿糖的变化，强调遵医嘱服药的必要性，不可自行停药或减量过快，以免引起"反跳"。

（3）免疫抑制剂 代表药物有甲氨蝶呤、环磷酰胺、霉酚酸酯、羟氯喹、雷公藤总苷等。使用甲氨蝶呤时要注意有无胃肠道反应、口腔黏膜溃疡、肝损害及骨髓抑制等；使用环磷酰胺时要注意有无胃肠道反应、脱发、骨髓抑制、肝损害、性腺抑制及出血性膀胱炎等；使用霉酚酸酯时注意有无胃肠道反应、感染、致畸等；使用羟氯喹时要注意有无眼底改变、胃肠道反应及神经系统症状等；使用雷公藤总苷时要注意有无生殖系统异常、胃肠道反应、骨髓抑制及肝损害。

任务二 系统性红斑狼疮患者的护理

系统性红斑狼疮（SLE）是一种有多系统损害的慢性自身免疫性疾病，其血清中存在以抗核抗体为代表的多种自身抗体。SLE主要病理改变为炎症反应和血管异常，全身任何器官均可受累。本病病程以病情缓解和急性发作交替为特点，有内脏（肾、中枢神经系统）损害者预后较差。SLE在我国患病率为（30.13～70.41）/（10万），以女性多见，尤其是20～40岁的育龄期女性。在全世界的种族中，汉族人发病率位居第二。

> **知识链接**
>
> ### "红斑狼疮"的由来
>
> "红斑狼疮"这一病名是从拉丁文翻译而来的。很早以前有这样一个患者：面部出现不规则的水肿性红斑，呈中间凹陷，边缘突起，表面光滑，有时带有鳞屑。这个患者面部的皮疹，与狼打架相互撕咬后形成的面部红色瘢痕相似，且顽固难治，当时医生把该病形象地称之为"红斑狼疮"。
>
> 目前认为红斑狼疮是自身免疫性疾病之一，属于结缔组织病范围，为一种普遍性疾病，分为盘状红斑狼疮和系统性红斑狼疮等多种类型。病变仅限于皮肤者称为"盘状红斑狼疮"；有内脏多器官、多系统受累的则称为"系统性红斑狼疮"。持久不愈的盘状红斑狼疮有可发展为系统性红斑狼疮。而系统性红斑狼疮患者，可以出现盘状狼疮样和其他皮肤损害，也可以没有皮肤损害。

【病因】

1. 遗传 有资料表明，本病的发病有家族聚集倾向。多年研究已证明本病是多基因相关疾病，具有易感基因的人群患病率明显高于正常人。易感基因在某种条件（环境）下相互作用而改变了正常免疫耐受性而致病。

2. 环境因素 紫外线，普鲁卡因胺、异烟肼、氯丙嗪、甲基多巴等药物，芹菜、无花果、烟熏食物、蘑菇等食物，病原体等可诱发本病。

3. 雌激素 女性患者明显高于男性，在更年期前阶段为9：1，儿童及老人为3：1。

【发病机制】

1. 外来抗原（如病原体、药物等）引起人体B细胞活化 易感者因免疫耐受性减弱，B细胞通过交叉反应与模拟外来抗原的自身抗原相结合，最终B细胞活化产生大量不同类型的自身抗体。

2. 致病性自身抗体引起组织损伤 ①自身抗体与自身抗原有很高的亲和力，如DNA抗体可与肾组织直接结合导致肾损害；②抗血小板抗体及抗红细胞抗体导致血小板和红细胞破坏，临床上出现血小板减少和溶血性贫血；③抗SSA抗体经胎盘进入胎儿心脏引起新生儿心脏传导阻滞;④抗磷脂抗体引起抗磷脂抗体综合征(血栓形成、血小板减少、习惯性自发性流产),抗核糖体抗体又与神经精神狼疮相关。

3. 致病性免疫复合物造成损伤　SLE 是一个免疫复合物病。本病的免疫异常导致免疫复合物增多。免疫复合物能沉积在组织,造成组织的损伤。

4. CD_8^+ T 细胞和 NK 细胞功能失调　可使 B 细胞持续活化而产生自身抗体。

【临床表现】

本病临床表现复杂多样,早期表现不典型。

1. 全身症状　约90%的患者出现发热,尤以低、中度热常见。此外尚可有疲倦、乏力、体重下降等。

2. 皮肤与黏膜　80%患者在病程中出现皮疹,最具特征的是蝶形红斑,在鼻梁和双颧颊部呈蝶形分布,约见于40%患者。部分患者还可出现盘状红斑、指掌部和甲周红斑、指端缺血、面部及躯干皮疹。SLE 皮疹多无明显瘙痒。部分患者还可有光过敏、雷诺现象、脱发。

口腔和鼻黏膜以痛性溃疡较常见,常提示疾病活动。

3. 关节与肌肉　约85%患者有关节受累,多为关节痛,以指、腕、膝关节疼痛最常见,常出现对称性多关节痛,伴红肿者少见。部分患者可出现非侵蚀性关节半脱位、肌痛和肌无力、肌炎等。

4. 脏器损害

(1)肾脏　肾活检显示肾脏受累几乎为100%,但只有27.9%～70%的 SLE 患者病程中出现临床肾脏受累。狼疮性肾炎是 SLE 的肾脏损害,主要表现为蛋白尿、血尿、管型尿、水肿、高血压,乃至肾衰竭。肾衰竭是 SLE 患者死亡的常见原因。

(2)循环系统　以心包炎最为常见,可为纤维蛋白性心包炎或渗出性心包炎。有的患者可有心肌炎,可出现气促、心前区疼痛及心律失常等表现,严重者可发生心力衰竭而死亡。SLE 还可以有冠状动脉受累,表现为心绞痛和心电图 ST-T 改变,甚至出现急性心肌梗死。

(3)肺与胸膜　约35%患者有胸腔积液。约10%患者发生狼疮肺炎,表现为发热、干咳、气促,肺 X 线检查可见片状浸润阴影,多见于双下肺。还可以出现肺间质性病变、肺动脉高压等表现。

(4)消化系统　表现为食欲减退、腹痛、恶心、呕吐、腹泻及腹腔积液等,其中部分患者以上述症状为首发,若不警惕,易误诊。早期出现的肝功能损害与预后不良相关。少数患者可并发胰腺炎、肠坏死和肠梗阻等急腹症。

(5)神经系统　中枢神经和周围神经均可受累。神经精神狼疮(又称狼疮脑病)提示疾病处于活动期,病情严重、预后不良。轻者仅有偏头痛、性格改变、记忆力减退或轻度认知障碍;重者可表现为脑血管意外、昏迷、癫痫持续状态等。

(6)血液系统　患者活动期血红蛋白下降,白细胞和(或)血小板减少常见。部分患者有无痛性轻或中度淋巴结肿大。少数患者脾大。

(7)眼　约15%患者有眼底变化,出现出血、视神经乳头水肿、视网膜渗出等,其原因是视网膜血管炎。另外血管炎可累及视神经,两者均影响视力,重者可在数日内致盲。早期治疗,多可逆转。

(8)干燥综合征　约30% SLE 患者有继发性干燥综合征并存、唾液腺和泪腺功能不全的症状。

(9)抗磷脂抗体综合征　表现为动脉和(或)静脉血栓形成,习惯性自发性流产,血小板减少,患者血清不止一次出现抗磷脂抗体。

课堂互动

SLE 最具特征性的皮肤损害是什么？ SLE 最常见的受累脏器是什么？

【诊断要点】

系统性红斑狼疮国际临床协助组(SLICC)于 2012 年发表了 SLE 的诊断标准(表 7-1)。

表 7-1　SLICC 关于 SLE 的分类标准

临床标准	免疫学标准
1.急性或亚急性皮肤型狼疮	1.抗核抗体阳性
2.慢性皮肤型狼疮	2.抗 ds-DNA 抗体阳性(ELISA 方法需 2 次阳性)
3.口鼻部溃疡	3.抗 Sm 抗体阳性
4.脱发	4.抗磷脂抗体阳性:狼疮抗凝物阳性,或梅毒血清学试验假阳性,或中高水平阳性的抗心磷脂抗体,或 β_2-糖蛋白 I 阳性
5.关节炎	5.补体降低:C_3、C_4 或 CH50
6.浆膜炎:胸膜炎和心包炎	6.直接抗人球蛋白试验(Coombs)阳性(无溶血性贫血)
7.肾脏病变:尿蛋白/肌酐＞0.5 mg/mg,或尿蛋白定量(24 h)＞0.5 g,或有红细胞管型	
8.神经病变:癫痫、精神病、多发性单神经炎、脊髓炎、外周或颅神经病变、急性精神混乱状态	
9.溶血性贫血	
10.至少一次白细胞减少(白细胞计数在 4×10^9/L 以下)或淋巴细胞减少(淋巴细胞计数在 1×10^9/L 以下)	
11.至少一次血小板减少(血小板计数在 100×10^9/L 以下)	

SLE 的确诊标准:满足上述 4 项标准,包括至少 1 项临床标准和 1 项免疫学标准;或肾活检证实狼疮肾炎,同时抗核抗体阳性或抗 ds-DNA 抗体阳性。

【治疗】

SLE 目前尚不能根治,但经合理治疗后可以达到长期缓解。治疗原则是急性期积极用药诱导缓解,尽快控制病情活动;病情缓解后调整用药,进行维持治疗,使其保持在缓解状态,保护重要脏器功能,并减少药物的不良反应。糖皮质激素加免疫抑制剂仍然是主要的治疗方案。免疫抑制剂可用环磷酰胺、霉酚酸酯、羟氯喹、甲氨蝶呤、雷公藤总苷等;发热及关节痛者可以辅以非甾体抗炎药治疗。

【护理评估】

1. 健康史　询问与本病有关的病因、诱因和家族史。了解起病的时间、主要表现、病程及病情变化的情况,重点了解患者皮疹出现的时间及变化情况,有无关节和肌肉疼痛及其部位、性质、特点。

2. 心理状况　评估患者的心理状态,有无紧张、焦虑、抑郁,甚至恐惧等。同时应了解患者及其家属对疾病的认识程度、态度以及家庭经济状况、医疗保险情况等。

3. 身体状况　注意有无神志、生命体征改变;有无面部皮疹、黏膜溃疡;有无关节畸形及功能障碍,有无肌肉压痛;有无肾损害的体征如水肿、高血压,尿量有无减少。

【实验室及其他检查】

1. 一般检查　有无红细胞计数及血红蛋白下降,白细胞计数减少,血小板减少;有无蛋白尿、血尿及管型尿;如有提示相应系统受累。血沉在活动期常增快。

2. 自身抗体　注意血清中抗核抗体谱、抗磷脂抗体和抗组织细胞抗体等自身抗体的变化。

3. 补体　有无总补体(CH50)、C_3、C_4 低下,补体尤其是 C_3 低下提示有 SLE 活动。

4. 肾活组织病理检查　对狼疮性肾炎的诊断、治疗和估计预后均有价值,尤其对指导狼疮性肾炎的治疗有重要意义。

> **知识链接**
>
> ### 抗核抗体谱及检测意义
>
> 抗核抗体(ANA):见于几乎所有 SLE 患者,但特异性低,所以可作为 SLE 首选的筛查项目。
>
> 抗双链 DNA(dsDNA)抗体:诊断 SLE 的标记性抗体之一,多出现在活动期,其滴度与疾病活动性密切相关。
>
> 抗 ENA 抗体谱:包括抗 Sm 抗体、抗 RNP 抗体、抗 SSA 抗体、抗 SSB 抗体等。其中抗 Sm 抗体是诊断 SLE 标记性抗体之一,特异性为 99%,但敏感性仅为 25%,它与病情活动无关,主要用于早期与不典型患者的诊断或回顾性诊断。

【护理问题】

(1)皮肤完整性受损　与自身免疫所致的血管炎性反应等因素有关。

(2)疼痛:慢性关节疼痛　与自身免疫反应有关。

(3)口腔黏膜受损　与自身免疫反应、长期使用激素等因素有关。

(4)焦虑　与病情反复发作、迁延不愈、面容毁损及多脏器功能损害等有关。

(5)潜在并发症　慢性肾衰竭。

【护理措施】

1. 一般护理

(1)病情观察　监测患者的生命体征、体重;观察尿液检查结果的变化,监测血清电解质、血肌酐、血尿素氮;观察有无水肿、高血压,有无气促、心前区疼痛、心律失常,有无发热、干咳、胸痛,有无头痛、性格改变、意识障碍、大小便失禁,有无贫血,有无视力下降。

(2)休息与体位　保持病室环境安静、整洁,温度适宜。病床应安排在无阳光直射的地方。急性活动期患者以卧床休息为主,缓解期可适当活动,但应避免过度劳累。

课堂互动

用于判断 SLE 病情活动的实验室检查指标包括哪些?

包括抗 dsDNA 抗体滴度增高、补体低下、脑脊液压力和蛋白质含量升高、蛋白尿增多、血沉增快、血清 C 反应蛋白升高、高 γ 球蛋白血症、类风湿因子阳性、血小板计数减少等。

(3)饮食护理 给予高热量、高维生素、高蛋白质饮食,少量多餐,宜软食。避免进食辛辣刺激性食物,忌食芹菜、无花果、烟熏食物及蘑菇等食物,以免诱发或加重病情。但出现水肿和氮质血症的患者,应给予优质低蛋白质饮食、限制水钠摄入。意识障碍者,鼻饲流质饮食,必要时遵医嘱静脉补充足够营养。

(4)口腔护理 注意保持口腔清洁。口腔黏膜破损者,每天晨起、睡前和进餐前后用漱口液漱口;口腔溃疡者,在漱口后用冰硼散或锡类散涂敷溃疡部,可促进愈合;有口腔感染病灶者,遵医嘱局部使用抗菌药。

2. 药物治疗护理 详见相关内容。

3. 对症护理 关节疼痛和皮肤损害的护理,详见相关内容。

4. 心理护理 介绍本病的有关知识,让患者及家属了解本病并非"不治之症",如能坚持合理治疗,病情可以得到长期缓解。鼓励家属给予患者更多支持,增强其治疗信心。向患者说明良好心态对缓解疾病和改善预后的重要性,鼓励其表达心理感受。让患者参与护理计划的制定,明确目标,积极配合治疗。

【健康教育】

1. 疾病相关知识宣教 若能及时正确有效治疗,病情可以长期缓解,过正常生活。嘱家属给予患者以精神支持和生活照顾。避免日晒、妊娠等诱发或加重病情的因素。指导患者进行正确的皮肤护理。

2. 用药指导 坚持严格按医嘱治疗,并教会患者和家属观察药物疗效和不良反应。

3. 生育指导 无中枢神经系统、肾脏或其他脏器严重损害,病情处于缓解期达半年以上者,一般能安全地妊娠,并分娩出正常婴儿。非缓解期的 SLE 患者容易出现流产、早产和死胎,应避孕。病情活动伴有心、肺、肾功能不全者,属妊娠禁忌。

【预后】

10 年、15 年和 20 年存活率分别为 90%、80%和 68%,少数患者可无症状,长期处于缓解状态。急性期患者的死亡原因主要是 SLE 的多脏器严重损害和感染,尤其是伴有严重神经精神性狼疮、肺动脉高压和急进性狼疮性肾炎者;慢性肾功能不全和药物(尤其是长期使用大剂量激素)的不良反应,冠状动脉粥样硬化性心脏病等,是 SLE 远期死亡的主要原因。

【理实一体】

患者,女,28 岁。双侧腕关节痛 3 年,下肢肿半年,发热、全身浮肿伴尿量明显减少 1 个月。检查:体温 38.3 ℃,脉搏 110 次/分,呼吸 24 次/分,血压 100/65 mmHg,面部有蝶形红斑,双侧手掌、足底可见片状红斑,尿蛋白阳性,抗核抗体阳性,抗双链 DNA 抗体阳性,抗 Sm 抗体阳性。

看完这个病例,结合本章内容你能回答下列问题吗?

(1)该患者是何疾病? 确诊依据有哪些?

（2）主要的护理问题有哪些？

（3）如何对该患者进行护理？

直通护考

1. 患者，女，30岁，因系统性红斑狼疮入院，使用大剂量泼尼松治疗。用药期间，护士应特别注意观察和预防的是（　　）。

A. 继发感染　　B. 骨质疏松　　C. 消化道出血　D. 水牛背　　　E. 高血压

2. 泼尼松治疗系统性红斑狼疮的主要机制是（　　）。

A. 抑制过敏　　　　　　　　　　　　B. 抗休克

C. 控制炎症，抑制免疫反应　　　　　D. 降低内毒素反应

E. 避免继发感染

3. 患者，女性，32岁。患系统性红斑狼疮入院，面部有明显蝶形红斑。对该患者进行健康指导时，错误的是（　　）。

A. 不用碱性肥皂　　　　　B. 用清水洗脸　　　　　　C. 可适当使用化妆品

D. 禁忌日光浴　　　　　　E. 坚持用消毒液漱口

任务三　类风湿关节炎患者的护理

　　类风湿关节炎（RA）是以侵袭性、对称性多关节炎为主要表现的慢性、全身性自身免疫性疾病。基本病理改变为滑膜炎，血管翳出现，并逐渐出现关节软骨和骨破坏，最终可导致关节畸形和功能丧失。临床上主要表现为受累关节疼痛、肿胀及功能下降。我国RA的患病率为0.32％～0.36％，可发生于任何年龄，80％发病于35～50岁，男女之比为1：3。

【病因】

RA病因尚不明确，可能与遗传易感因素、环境因素有关。

1. 遗传因素　本病发病有明显家族聚集倾向，RA患者一级亲属RA发病率可达11％。遗传学研究表明HLA-DR$_4$单倍体与RA的发病相关。

2. 环境因素　某些细菌、支原体、病毒等感染与RA关系密切，一般认为感染是RA的诱发或启动因素，但目前尚未证实导致本病的直接感染因子。

【发病机制】

发病机制不完全清楚，但免疫紊乱是RA的主要发病机制。

　　RA是一种自身免疫性疾病，发病可能是遗传易感宿主对感染原反应的一种表现，主要与体液、细胞免疫有关。以活化的CD$_4$$^+$T淋巴细胞和MHC-Ⅱ型阳性的抗原递呈细胞浸润关节滑膜为特点。另外，各种免疫细胞会促使B淋巴细胞激活，分化为浆细胞，产生大量免疫球蛋白，其中有多种自身抗体，如类风湿因子（RF）、抗环瓜氨酸肽（CCP）抗体。免疫球蛋白和RF形成免疫复合物，经补体激活后可导致关节及全身各个部位的炎症反应。

【临床表现】

RA 的临床表现个体差异大，从短暂、轻微的少关节炎到急剧、进行性多关节炎及全身性血管炎表现均可出现，常伴有关节僵硬（晨僵）。

1. 全身表现 多数患者起病缓慢而隐匿，在出现明显关节症状前有数周的低热、乏力、全身不适、食欲减退等症状。少数患者起病急剧，数天内出现多个关节症状。

2. 关节表现 典型表现为对称性多关节炎。主要侵犯小关节，以腕关节、掌指关节、近端指间关节最为常见，其次是足趾、膝、踝、肘、肩等关节。其表现如下。

（1）痛与压痛 关节痛往往是最早的关节症状，多呈对称性、持续性，时轻时重，多伴有压痛。但在病初可为单一关节或游走性多关节肿痛。受累关节的皮肤可出现褐色色素沉着。

（2）肿胀 凡受累的关节均可肿胀，多呈对称性，特征性表现是近端指间关节呈梭形肿胀（图 7-1），也称梭形指。

> **课堂互动**
>
> **RA 患者关节肿胀的原因是什么？**
>
> 早期多数是由于关节腔内积液或关节周围软组织炎症引起。病程较长者可由滑膜慢性炎症后的肥厚而引起。

（3）晨僵 95％以上的 RA 患者可出现晨僵，持续时间多数大于 1 h，活动后可减轻，常作为观察本病活动的重要指标。其他风湿病也可有晨僵，但不如本病明显和持久。

（4）畸形 见于较晚期患者。因滑膜炎的绒毛破坏软骨和软骨下骨质结构而造成关节纤维性或骨性强直，又因关节周围的肌腱、韧带受损使关节不能保持在正常的位置，因而出现关节畸形。关节周围肌肉的萎缩、痉挛则使畸形更为加重。最为常见的关节畸形是腕和肘关节强直、掌指关节的半脱位、手指向尺侧偏斜（图 7-2）和呈天鹅颈样及纽扣花样表现。

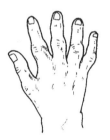
图 7-1 梭形肿胀

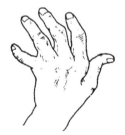
图 7-2 尺侧偏斜

（5）特殊关节 颞颌、颈椎、肩、髋等关节也可受累，表现为局部痛和活动受限。

（6）功能障碍 关节肿痛、结构破坏和畸形都会引起关节的活动障碍。

3. 关节外表现 当关节病情严重或关节症状突出时易见。

（1）类风湿结节 出现在 20％～30％的患者，常提示本病处于活动期。多位于关节隆突部位及受压部位的皮下，如前臂伸面、肘鹰嘴附近、枕后粗隆、跟腱等处的皮下，结节直径由数毫米至数厘米不等，质硬、无压痛，对称性分布，是本病较特异的皮肤表现。也可累及心、胸膜、肺、眼、脑等实质组织及内脏，若结节影响脏器功能，可出现受损脏器的症状。

（2）类风湿血管炎 RA 患者系统性血管炎较少见。多影响中小血管，可有指甲下或指端出现的小血管炎,眼受累多为巩膜炎,严重者因巩膜软化而影响视力。

（3）干燥综合征　30%～40%患者可出现干燥综合征,表现为眼干、口干。

（4）器官系统受累　呼吸系统受累可出现肺纤维化、肺内类风湿结节、胸膜炎、肺动脉高压等相关表现;循环系统受累最常表现为心包炎;神经系统受累常因关节炎症引起神经受压或小血管炎引起缺血出现多发性单神经炎;血液系统受累时,正细胞正色素性贫血常见,贫血程度通常和病情活动度相关,尤其是和关节的炎症程度相关;但肾脏很少受累;消化系统受累可有上腹不适、胃痛等表现,多与服用抗风湿药物有关,很少由 RA 本身引起。

【诊断要点】

RA 的诊断主要依靠临床表现、实验室检查及影像学检查。在此介绍 2010 年美国风湿病学会(ACR)和欧洲抗风湿病联盟(EULAR)联合制定的新 RA 诊断标准(表 7-2)。按照表中标准评分,如患者四个部分得分之和超过 6 分,则可确诊为 RA;如不超过 6 分,则不能确诊为RA,但将来可能满足诊断标准,需密切观察。

表 7-2　2010 年 ACR 和 EULAR 联合制定的 RA 诊断标准

得分	0分	1分	2分	3分	5分
关节受累	1个中到大关节	2～10个中到大关节	1～3个小关节	4～10个小关节	>10个小关节
血清学	RF 和抗 CCP 抗体均阴性	—	RF 或抗 CCP 抗体低滴度阳性(≤3 倍正常值)	RF 或抗 CCP 抗体高滴度阳性(>3 倍正常值)	—
滑膜炎持续时间	<6 周	≥6 周	—	—	—
急性期反应物	CRP 和 ESR 均正常	CRP 或 ESR 异常	—	—	—

注:关节受累是指关节肿胀疼痛;小关节包括掌指关节、近端指间关节、第 2～5 跖趾关节、腕关节,不包括第 1 腕掌关节、第 1 跖趾关节和远端指间关节;大关节指肩、肘、髋、膝和踝关节。

【治疗】

目前临床上对 RA 缺少根治与有效预防的方法。早期诊断与早期治疗是本病治疗的关键。治疗的主要目标是达到临床缓解(没有明显的炎症活动症状和体征)或疾病低活动度。治疗原则是早期、达标、个体化方案,密切监测病情,减少致残。

治疗方法有一般治疗、药物治疗、外科手术治疗,其中药物治疗最重要,常用药物如下。①非甾体抗炎药(NSAIDs):本病不可缺少的对症药物,应与抗风湿药同服。②抗风湿药:一经确诊为 RA,都应早期使用此类药物,但临床症状的明显改善在用药后的 1～6 个月。常用药物有甲氨蝶呤、羟氯喹和氯喹等。其中甲氨蝶呤为首选药,疗程至少半年。③糖皮质激素:有强大的抗炎作用,能缓解关节肿痛症状和全身炎症。④生物制剂靶向治疗:目前使用最普遍的是 TNF-α 拮抗剂和 IL-6 拮抗剂。⑤植物制剂:须与抗风湿药同时使用,以雷公藤总苷最为常用。

【护理评估】

1. 健康史　询问患者有无细菌、支原体、病毒等感染史和家族史;有无诱发因素,如工作或居住环境情况(阴暗、寒湿等),有无营养不良和过度劳累等;有无关节疼痛及损伤史,有无关节外表现,如发热、心包炎及类风湿结节等;询问治疗经过和用药史。

因 RA 反复发作,顽固性关节疼痛,疗效不佳,生活自理能力下降,严重影响工作和生活,加之缺乏家庭或社会支持,患者易产生不良心理反应。评估时注意了解患者有无焦虑、抑郁或悲观甚至恐惧等不良心理反应,同时应了解患者及其家属对疾病的认识程度、态度以及家庭经济状况、医疗保险情况等。

2. 身体状况 评估患者全身表现、关节受累情况,有无关节外表现。

3. 实验室及其他检查

(1)血液检查 常有轻、中度贫血,白细胞及分类多正常,活动期血小板可增高、血沉(ESR)常增快、C反应蛋白(CRP)常增高。

(2)免疫学检查 ①RF:IgM型RF阳性见于约70%的患者,其滴度与本病的活动性和严重性成正比,但对诊断本病的特异性较差。②抗角蛋白抗体谱:一组对RA有较高特异性的自身抗体,其中抗CCP抗体有近77.3%的敏感性和93.85%的特异性,有助于早期诊断,尤其是RF阴性及表现不典型者。③免疫复合物:70%患者血清中可检出不同类型的免疫复合物,尤其是活动期和RF阳性患者。

> **课堂互动**
>
> RF阴性能否排除RA的诊断?用于诊断RA的抗体中,哪种抗体的特异性最高?

(3)关节滑液检查 关节有炎症时,滑液量增多,滑液中的白细胞明显增多,且以中性粒细胞为主,其黏度差,含葡萄糖量低(低于血糖)。

(4)关节影像学检查 X线检查对本病的诊断、关节病变的分期、病情演变监测均很重要,初诊至少应摄手指及腕关节的X线片。X线片分期,Ⅰ期可见关节周围软组织肿胀、关节端骨质疏松;Ⅱ期关节间隙因软骨破坏而变狭窄;Ⅲ期关节面出现虫蚀样改变;Ⅳ期可见关节半脱位和关节破坏后的纤维性和骨性强直。CT及MRI对诊断早期RA有价值。

> **课堂互动**
>
> RA患者进行X线检查时为什么以手指及腕关节的检查最有价值?应摄双手还是单手(包括腕)的平片?

(5)类风湿结节活检 典型的病理改变有助于本病的诊断。

【护理问题】

(1)疼痛:慢性关节疼痛 与关节炎症有关。

(2)悲伤 与疾病久治不愈、关节可能致残、影响生活质量有关。

(3)有失用综合征的危险 与关节疼痛、畸形引起的功能障碍有关。

(4)自理缺陷 与关节功能障碍、疼痛、疲乏有关。

【护理措施】

1. 一般护理

(1)休息与体位 急性活动期、发热及内脏受累的患者应卧床休息,限制关节活动,并保持正确的体位,保持关节功能位,如肩关节不要处于外旋位,肩两侧可顶枕头等物品,双臂间置枕头维持肩关节外展位;双手掌可握小卷轴,维持指关节伸展;髋关节两侧放置靠垫,预防髋关节外旋；平卧者膝下放一平枕，使膝关节保持伸直位；足下放置足板，定时给予按摩和被动运动，防止足下垂。每天至少俯卧位 2～3 次，每次半小时，以预防髋关节屈曲挛缩，足部伸出床外，全身肌肉放松，有助于伸直膝关节和髋关节。由于膝、腕、指、趾关节不易做到维持功能位，可借助可塑夹板固定，尤其夜间休息时，肌肉处于松弛状态，容易加重畸形。每晚临睡时，绑上夹板，晨起先卸掉夹板，在床上适当活动，日常梳洗、早餐后再把夹板绑上，但每天应放开 2～3 次，让关节适当活动。不宜长时间维持抬高头部和膝部的姿势，以免屈曲姿势造成关节挛缩致残。缓解期鼓励患者及早下床活动，指导患者进行功能锻炼，防止关节僵硬和肌肉萎缩。

（2）饮食护理　给予富含蛋白质和维生素的清淡易消化饮食，贫血患者增加含铁食物。

（3）病情观察　观察关节疼痛、肿胀和活动受限的变化；观察晨僵、关节畸形的进展或缓解的情况；有无胸痛、心前区疼痛、腹痛、消化道出血、头痛、发热、咳嗽及呼吸困难等关节外症状，一旦出现，提示病情严重，应及时报告医生并协助处理。

2. 药物治疗护理

非甾体抗炎药、改变病情抗风湿药、糖皮质激素、植物制剂雷公藤总苷等的治疗护理，详见相关内容。

生物制剂靶向治疗是目前治疗 RA 快速发展的治疗方法，疗效显著，主要的副作用是注射部位的皮疹和感染，尤其是结核感染，有些生物制剂长期使用致淋巴系统肿瘤患病率增加。

3. 对症护理　保持关节功能位，例如可使用矫形支架和夹板，维持肘、腕呈伸展位，足底置护足板以防足下垂。晨僵肢体可戴手套保暖，起床后用热水浸泡或温水浴，以减轻晨僵程度和尽快缓解症状。鼓励患者在可以耐受的范围内积极进行主动或被动锻炼，以保持关节的活动功能，增强肌肉的力量和耐力。对关节局部热敷、按摩、热水浴、温泉浴、红外线超短波或短波透热疗法，以增加局部血液循环，使肌肉松弛，减轻疼痛，消除关节僵硬。

4. 心理护理　提供合适的环境让患者表达悲伤和顾虑。采取心理疏导、解释、安慰及鼓励等方法做好心理护理。充分调动患者的潜力，鼓励患者自我护理，对已经发生关节功能残障的患者，鼓励其发挥健肢的作用，尽量做到生活自理或参加力所能及的工作，体现生存价值。鼓励患者参与集体活动，嘱家属亲友给患者以物质支持和精神鼓励。

【健康教育】

1. 疾病知识指导　帮助患者及家属了解 RA 的性质、病程和治疗方案。避免诱因，注意保暖。强调休息和治疗性锻炼的重要性。

2. 生活指导　制定并落实饮食计划。养成良好的生活方式和习惯，坚持锻炼，增强机体免疫力，保护关节功能。教会患者及家属进行晨僵护理及预防关节废用。

3. 用药指导　向患者详细介绍药物用法及可能出现的不良反应，观察疗效，监测不良反应。如有严重不良反应，应立即停药并及时处理。

【预后】

大多数 RA 患者病程迁延，在病程早期的 2～3 年内致残率较高，如未能及时诊断和及早合理治疗，3 年内关节破坏达 70%，仅有少数（10%）在短期发作后可以自行缓解，不留后遗症。如能积极、正确治疗，80% 以上的 RA 患者可达到病情缓解，只有少数最终致残。死亡率较低，主要死因为感染、血管炎、肺间质纤维化。

【理实一体】

患者，女，45 岁，双手近端指间关节及足关节肿痛 2 年，加重伴低热、乏力、食欲缺乏 1 个月。体检：双手中指近端指间关节明显梭状肿胀，肘关节鹰嘴突处可触及一米粒大小结节，坚硬如橡皮,无压痛。心肺未见异常,肝脾肋下未及。实验室检查:血红蛋白测定 95 g/L,ESR 40 mm/h,白细胞计数 9.0×10^9/L,ANA 检查阴性。X 线检查:关节周围软组织肿胀,关节腔变窄。

看完这个病例,结合所学内容你能回答下列问题吗?

(1)该患者最可能的临床诊断是什么?还可进一步做哪些检查以明确诊断?

(2)有哪些主要护理诊断?

(3)如何合理地为患者进行关节护理?

直通护考

1. 患者,女,55 岁,类风湿关节炎 7 年,双侧腕、指关节肿胀畸形,为保持关节的功能,正确的做法是(   )。

A. 腕关节背伸、指关节背伸   B. 腕关节背伸、指关节掌屈

C. 腕关节掌屈、指关节侧屈   D. 腕关节掌屈、指关节背伸

E. 腕关节侧屈、指关节掌屈

2. 类风湿关节炎活动期最常见的临床表现为(   )。

A. 贫血   B. 指关节畸形

C. 肘侧皮肤出现浅表淋巴结   D. 下肢皮肤有大片出血点

E. 晨僵

3. 类风湿关节炎患者的特点是(   )。

A. 属单纯系统疾病   B. 全身游走疼痛   C. 主要侵犯大关节

D. 发病者男女比例为 1∶2   E. 关节病变呈对称性

4. 对类风湿关节炎的描述不正确的是(   )。

A. 有皮下结节示病情活动   B. 发病与自身免疫有关   C. 基本病变是滑膜炎

D. 不引起脏器损害   E. 多数患者类风湿因子阳性

5. 为预防类风湿关节炎,患者发生晨僵而采取的护理措施中不正确的是(   )。

A. 晨起后用温水泡僵硬的关节 15 min   B. 睡眠时使用弹力手套保暖

C. 鼓励多卧床休息   D. 遵医嘱服用抗炎药

E. 避免关节长时间不活动

思政学堂

深化以公益性为导向的公立医院改革,规范民营医院发展。发展壮大医疗卫生队伍,把工作重点放在农村和社区。重视心理健康和精神卫生。促进中医药传承创新发展。

——习近平:高举中国特色社会主义伟大旗帜 为全面建设社会主义现代化国家而团结奋斗——在中国共产党第二十次全国代表大会上的报告

(蔡明华 徐 菲)

项目八　神经系统疾病患者的护理

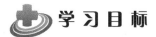

学习目标

掌握:神经系统常见疾病的护理评估、护理诊断和护理措施。

熟悉:神经系统常见疾病的病因、治疗、康复护理要点。

了解:神经系统常见疾病的护理评价、病理生理和护理目标。

素质与思政目标:培养学生具有护理人员规范职业语言,亲切文明、表达清楚、通俗简明、谦逊有礼、热情友善、宽容同情,提倡普通话,严禁出现斥责患者或与患者争吵,尊重患者意见和隐私,做到"四不"(不推、不硬、不冷、不顶)。

任务一　神经系统疾病常见症状体征的护理

要点导航

重点:神经系统常见症状和体征的护理评估、护理诊断和护理措施。

难点:感觉障碍、运动障碍的定位表现和康复护理。

【神经系统解剖生理】

神经系统由中枢神经系统和周围神经系统两大部分组成,中枢神经系统包括脑和脊髓,脑又分为端脑(大脑)、间脑、小脑和脑干四部分,具有分析、综合信息的功能。大脑还分为左右两个半球,分别管理人体不同的部位,如左脑主要负责语言和逻辑思维,右脑负责艺术思维,等等。脊髓主要是传导通路,主要负责把外界的刺激及时传送到脑,然后再把脑发出的命令及时传送到周围器官,起到上通下达的桥梁作用。周围神经系统包括脑神经、脊神经和自主神经。脑神经有运动纤维和感觉纤维,主要支配头面部器官的感觉和运动。脊神经由脊髓发出,主要支配身体和四肢的感觉、运动和反射。自主神经也称为内脏神经,主要分布于内脏、心血管和腺体。分为交感神经和副交感神经两类,两者之间相互拮抗又相互协调,组成一个配合默契的有机整体,使内脏活动能适应内外环境的需要(图 8-1)。

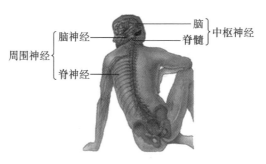

图 8-1　神经系统组成模式图

神经系统的主要功能:一方面,神经系统可控制与调节各器官、系统的活动,使人体成为一个统一的整体;另一方面通过神经系统的分析与综合,机体对环境变化的刺激可做出相应的反应,达到机体与环境的协调统一。

知识链接

> 　　脑神经共有 12 对,从脑发出左右成对,通常罗马数字命名。依次为嗅神经(Ⅰ)、视神经(Ⅱ)、动眼神经(Ⅲ)、滑车神经(Ⅳ)、三叉神经(Ⅴ)、外展神经(Ⅵ)、面神经(Ⅶ)、听神经(Ⅷ)、舌咽神经(Ⅸ)、迷走神经(Ⅹ)、副神经(Ⅺ)、舌下神经(Ⅻ)。除第Ⅰ、Ⅱ对脑神经进入大脑外,其他 10 对脑神经均与脑干互相联系。
>
> 　　脊神经共有 31 对,其中包括颈神经 8 对,胸神经 12 对,腰神经 5 对,骶神经 5 对,尾神经 1 对。

一、头痛

头痛为神经系统疾病最常见症状,颅内的血管、神经和脑膜等受到刺激可引起头痛,颅外的骨膜、血管、头皮、颈肌等均属于头痛的敏感组织,它们受到挤压、牵拉、炎症刺激时均可引起头痛。

【病因及临床类型】

1. 偏头痛　颅内外血管舒缩功能障碍引起,常为一侧颞部搏动性疼痛,也可为双侧疼痛或由一侧发展为双侧疼痛,伴恶心、呕吐。安静休息、睡眠或服用止痛药后可缓解,但常反复发作,有家族史。

2. 高颅压性头痛　颅内肿瘤、血肿、囊肿等占位性病变及缺氧等均可致颅内压增高,从而刺激、挤压颅内血管、神经、脑膜等敏感组织而出现头痛。常为持续性胀痛,阵发性加剧,伴有喷射性呕吐及视力障碍。

3. 颅外因素所致头痛　可为急性发作,也可为慢性持续性头痛。主要包括鼻源性头痛、眼源性头痛、耳源性头痛。

4. 紧张性头痛　也称神经性头痛,多表现为持续性闷痛、胀痛,无固定部位,常伴有失眠、多梦、心悸、紧张等伴随症状。

【护理评估】

1. 健康史　询问患者头痛发生的时间、部位、性质、规律,有无诱发因素及伴随症状,了解患者有无高血压等家族史及有无外伤、发热等。

2. 身体状况　检查患者意识、瞳孔及肢体活动情况;检查头部有无外伤伤痕、有无脑膜刺激征。

3. 心理-社会状况　了解患者情绪状况及睡眠情况,询问头痛对日常生活和工作的影响。

4. 实验室及其他检查　了解脑脊液检查、CT 检查或 MRI 检查情况。

【主要护理诊断】

头痛　与脑部器质性病变或颅内外血管病变有关。

【护理目标】

头痛减轻或消失,能说出头痛的诱因,掌握缓解头痛的有效方法。

【护理措施】

1. 避免诱因　告知患者可能诱发或加重头痛的因素,如情绪紧张、用力动作、女性月经来潮等。保持环境安静、舒适、光线柔和。

2. 心理护理　要理解、同情患者的痛苦,耐心解释、适当诱导,解除其思想顾虑,训练患者身心放松,鼓励患者树立信心,积极配合治疗。

3. 指导患者减轻头痛的方法　如深呼吸、听轻音乐、练习气功等,以及冷敷、热敷、按摩、理疗等。

4. 用药护理　遵医嘱使用止痛药,告知患者药物的作用与不良反应,了解药物依赖性和成瘾性的特点,不滥用止痛药。

【护理评价】

头痛减轻或消失,能说出头痛的诱因,能运用有效的方法缓解头痛。

二、意识障碍

意识障碍是指个体对外界环境刺激缺乏反应的一种精神状态,表现为觉醒度下降和意识内容变化两个方面。

任何病因引起的大脑皮质、皮质下结构、脑干网状结构上行激活系统等部位的损害或功能抑制,均可出现意识障碍。

【临床类型】

1. 嗜睡　程度最浅的一种意识障碍,患者经常处于睡眠状态,给予一般刺激可唤醒,反应较迟钝,但能进行简单对话,刺激停止又重新入睡。

2. 意识模糊　以意识内容改变为主要表现的意识障碍,表现为对周围环境反应能力下降,出现情感淡漠、活动减少、定向力障碍。

3. 昏睡　比嗜睡更深的意识障碍,患者处于长时间病理性睡眠状态,强烈刺激可唤醒,但反应淡漠,对反复问话仅能作简单回答,回答时含混不清,常答非所问,很快又重新入睡。

4. 昏迷　意识活动丧失,对外界各种刺激或自身内部的需要不能感知,任何刺激均不能被唤醒。按刺激反应及反射活动可分为浅昏迷和深昏迷。

浅昏迷:随意活动消失,对疼痛刺激有反应,各种生理反射(吞咽、咳嗽、角膜反射、瞳孔对光反应等)存在,体温、脉搏、呼吸多无明显改变,可伴谵妄或躁动。

深昏迷:随意活动完全消失,对各种刺激皆无反应,各种生理反射消失,可有呼吸不规则、血压下降、大小便失禁、全身肌肉松弛、去大脑强直等。

知识链接

格拉斯昏迷评分量表(GCS)

此量表是从睁眼、语言、运动三个方面设计意识障碍的评分方法。

睁眼反应(E)	得分	语言反应(V)	得分	运动反应(M)	得分
正常睁眼	4	回答正确	5	按吩咐动作	5
呼唤睁眼	3	回答错乱	4	刺痛能定位	4
刺痛睁眼	2	语句不清	3	刺痛时躲避	3
无反应	1	只能发声	2	刺痛后屈曲	2
		无反应	1	刺痛后过伸	1
				无反应	

注:最高 15 分,表示意识清醒;8 分以下为昏迷;最低 3 分,表示脑死亡。

【护理评估】

1. 健康史 详细了解患者发病方式和发病经过,既往健康状况,有无心脏病、高血压、代谢性疾病、癫痫等病史,有无受凉、感染、外伤、中毒等。

2. 身体状况 评估患者的意识状态,判断意识障碍的程度,评估生命体征状况,瞳孔是否等大等圆,对光反射是否灵敏,有无脑膜刺激征等。

3. 心理-社会状况 评估患者职业、家庭背景、家属对患者的关心程度以及对预后的期望。

4. 实验室及其他检查 血糖、血脂、电解质、血常规等血液生化检查是否正常,头部 CT、MRI 有无异常发现,脑电图(EEG)检查有无脑功能受损。

【主要护理诊断】

(1)急性意识障碍 与脑组织受损、功能障碍有关。

(2)清理呼吸道无效 与意识障碍所致咳嗽、吞咽反射减弱或消失有关。

(3)有受伤的危险 与意识障碍所致躁动不安有关。

【护理目标】

意识障碍减轻或意识清楚,不发生长期卧床所致的并发症。

【护理措施】

1. 病情监测 严密监测并记录生命体征及意识、瞳孔变化,观察有无恶心、呕吐及呕吐物的性状与量,准确记录液体出入量,预防消化道出血和脑疝的发生。

2. 保持呼吸道通畅 安置患者平卧位,头偏向一侧,或侧卧位,取下活动义齿,及时给予吸痰,清理口鼻腔分泌物,防止舌根后坠、窒息、误吸,防止肺部感染。

3. 饮食护理 给予高热量、高维生素饮食,补充足够水分;鼻饲者应定时喂食,保证足够营养供给;喂食前后抬高床头防止食物反流和误吸。

4. 做好基础护理,预防并发症 患者卧气垫床或按摩床,保持床单整洁、干燥,每 2 h 翻身拍背,预防压疮和坠积性肺炎;做好大小便护理,保持外阴部清洁,预防尿路感染;做好口腔护理,预防口腔感染。躁动不安者加床挡保护,必要时使用约束带,防止外伤;慎用热水袋,防止烫伤。

【护理评价】

患者意识障碍减轻或意识清楚,无长期卧床所致的并发症。

三、言语障碍

言语障碍种类比较多,包括失语症和构音障碍。失语症是由于脑损害所致的语言交流能力障碍,构音障碍是由于神经肌肉的器质性病变,造成发音器官的肌无力及运动不协调所致。

【病因及临床类型】

1. 失语症　因大脑皮层与语言有关的区域受损所致,是优势大脑半球受损的重要症状之一。根据患者对自发语言、听语理解、复述、命名、阅读及书写能力的残缺或丧失,可有以下类型及特点(表 8-1)。

表 8-1　失语症常见类型及特点

类　型	临 床 特 点
运动性失语 (Broca 失语)	非流利型口语、言语缺乏、找词困难、语法缺失、电报样言语
感觉性失语 (Wernicke 失语)	流利型口语,发音清晰,语法完好,口语理解明显障碍,有新语、错语,难以理解
传导性失语	不能复述、理解和完好表达
命名性失语	不能命名,通常用描述物品功能代替
完全性失语	所有语言功能均明显障碍

2. 构音障碍　患者对语言的理解能力正常,但发音含糊不清,是一种纯语言障碍,表现为发声困难,发音含糊不清,严重者不能发音。可通过文字书写进行交流。

【护理评估】

1. 健康史　询问患者职业、文化水平与语言背景,了解以往和目前的语言能力,评估意识水平、精神状态及行为表现,有无定向力、注意力等智力障碍表现。

2. 身体状况　评估语言障碍类型和程度,有无听觉和视觉缺损;能否自动书写或听写、抄写;患者能否按照检查者指令进行有目的的动作。

3. 心理-社会状况　了解患者的心理状态,观察有无孤独、抑郁等不良情绪以及家属的心理状态。

4. 实验室及其他检查　头部 CT 或 MRI 检查情况,或新斯的明试验结果等。

【主要护理诊断】

语言沟通障碍　与大脑语言中枢病变或发音器官受损有关。

【护理目标】

患者能够采用有效的沟通方式表达需求,能够配合语言训练,语言功能逐渐恢复。

【护理措施】

1. 心理护理　尊重患者,耐心解释病因,鼓励患者大胆说话,及时给予肯定和表扬,克服羞怯心理,树立战胜疾病的信心。

2. 指导患者沟通方法　指导患者采取多种方式向医护人员、家属表达自己的需要,能借助笔、卡片、本子、表情、手势等简单而有效的沟通方法进行沟通。

3. 语言康复训练 协助医生和患者制定个体化的语言康复计划并组织实施。构音障碍的康复以发音训练为主,遵循由易到难的原则。护士每天深入病房,协助进行床旁训练。

【护理评价】

患者是否能采取有效的沟通方式进行沟通,是否能配合语言训练,语言功能是否逐渐恢复。

四、感觉障碍

感觉是指各种形式的刺激作用于人体各种感觉器官后在人脑中的直接反应,分为内脏感觉、特殊感觉(视、听、嗅、味觉)和一般感觉,一般感觉由浅感觉(痛觉、温度觉及部分触觉)、深感觉(运动觉、位置觉和振动觉)和复合感觉(实体觉、图形觉和两点辨别觉等)组成。

感觉障碍是指机体对各种形式的刺激如痛、温度、触压、位置、振动等感觉减退、感觉消失或感觉异常的一组综合征。

【病因和临床类型】

1. 感觉障碍的临床表现 临床上将感觉障碍分为抑制性症状和刺激性症状两大类。

(1)抑制性症状 传导通路受到破坏或功能受到抑制时,出现感觉缺失或感觉减退的症状。抑制性症状分为完全性感觉缺失(同一部位各种感觉均缺失)和分离性感觉障碍(同一部位痛温觉缺失,触觉存在)。

(2)刺激性症状 感觉传导通路受刺激或兴奋性增高时出现刺激性症状,主要表现为感觉过度、感觉过敏、感觉异常、感觉倒错和疼痛。

2. 感觉障碍的定位诊断 病变部位不同,感觉障碍的表现特点也不同,主要有以下几种典型类型(图 8-2)。

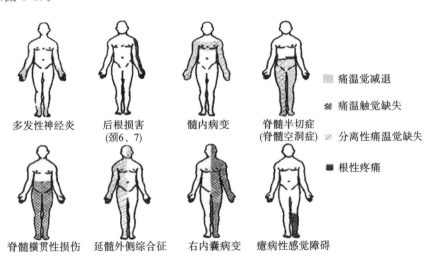

图 8-2 各种类型感觉障碍分布图

(1)末梢型感觉障碍 表现为袜套样、手套样感觉障碍,见于多发性周围神经病。

(2)节段型感觉障碍 脊髓某些节段的神经根病变所产生的感觉缺失。脊髓空洞症导致的节段性分离性感觉障碍。

(3)传导束型感觉障碍 感觉传导束损害时出现受损部位以下的感觉障碍,其性质可分为感觉缺失、感觉分离。

（4）交叉型感觉障碍 脑干病变所致，如眼随外侧或脑桥病变时，常出现病变同侧的面部和对侧肢体的感觉缺失或感觉减退。

（5）皮质型感觉障碍 病变损害大脑皮质感觉中枢某一部位时，出现对侧上肢或下肢分布的感觉障碍，成为单肢感觉障碍。

【护理评估】

1. 健康史 评估患者的意识状态和精神状态，注意有无认知、情感等异常，有无智力障碍；了解感觉障碍出现的时间、发展的过程、加重或缓解的因素；了解患者有无情绪激动、睡眠不足、过度疲劳、暗示等诱因。

2. 身体状况 评估患者感觉障碍的部位、类型、范围及性质；检查有无肢体活动障碍及类型，肌力情况；观察患者的全身情况及伴随症状，注意病变区域的皮肤颜色、毛发分布，有无烫伤或外伤性瘢痕、皮疹、出汗等。

3. 心理-社会状况 评估患者有无因感觉障碍而引起的焦虑、恐惧心理或烦躁情绪，有无影响到日常活动或兴趣，甚至产生自卑、抑郁等症状；了解家属的态度。

4. 实验室及其他检查 肌电图（EMG）诱发电位及磁共振（MRI）检查有无异常。

【主要护理诊断】

感觉紊乱 与脑、脊髓病变及周围神经受损等有关。

【护理目标】

感觉障碍症状减轻或消失，不发生损伤。

【护理措施】

1. 心理护理 感觉障碍常常使患者因缺乏正确的判断而产生紧张、恐惧心理或烦躁情绪，严重影响患者的运动能力和生活兴趣，应关心体贴患者，鼓励并协助患者的日常生活活动，尊重患者，多与其沟通，使其正确面对疾病，建立信心，积极配合治疗和训练。

2. 日常生活护理 做好基础护理和安全护理，预防压疮、外伤等并发症。

3. 感觉训练 指导患者或家属每天进行感觉训练，如用温水擦洗感觉障碍的部位，促进血液循环和刺激感觉恢复；用针尖刺激恢复痛觉；用砂纸、棉絮丝等刺激恢复触觉等。指导患者进行肢体的按摩、拍打、理疗、针灸及被动运动。

【护理评价】

感觉障碍症状是否有所恢复，皮肤有无损伤。

五、运动障碍

运动障碍是指运动系统的任何部位受损所导致的骨骼肌活动异常，可分为瘫痪、僵硬、不随意运动和共济失调等。

【病因和临床类型】

1. 瘫痪 肢体因肌力下降而出现运动障碍，称为瘫痪。肌张力完全丧失而不能运动者为完全性瘫痪，肌力下降保存部分运动者为不完全性瘫痪。

瘫痪按病变部位可分为上运动神经元瘫痪（又称中枢性瘫痪），下运动神经元瘫痪（又称周围性瘫痪）；上运动神经元瘫痪伴有肌张力增高为痉挛性瘫痪（又称硬瘫），下运动神经元瘫痪伴有肌张力下降为迟缓性瘫痪（又称软瘫）。上下运动神经元瘫痪的区别见表8-2。

表 8-2　上运动神经元和下运动神经元瘫痪的区别

体征	上运动神经元瘫痪	下运动神经元瘫痪
瘫痪分布	整个肢体为主	肌群为主
肌张力	增高,硬瘫	减低,软瘫
腱反射	增强	减低或消失
病理反射	阳性	阴性
肌萎缩	无或轻度失用性萎缩	明显
肌束颤动	无	有
皮肤营养障碍	多无	常有
肌电图	神经传导正常,无失神经电位	神经传导异常,有失神经电位

瘫痪按临床表现又可以分为以下几种(图 8-3)。

(1)单瘫　单个肢体不能运动或运动无力。病变部位在大脑半球、脊髓前角细胞、周围神经或肌肉等。

(2)偏瘫　一侧面部和肢体瘫痪,常伴有瘫痪侧肌张力增高、腱反射亢进和病理反射阳性等体征。多见于一侧大脑半球病变,如内囊出血、大脑半球肿瘤、脑梗死等。

(3)交叉瘫　病变侧脑神经麻痹和对侧肢体瘫痪,常见于脑干肿瘤、炎症和血管性病变。

(4)截瘫　双下肢瘫痪,多见于脊髓胸腰段横贯性损伤。

(5)四肢瘫　四肢不能运动或肌力减退,见于脊髓高位(如颈段)病变和周围神经病变。

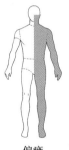 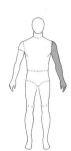 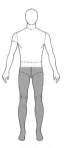 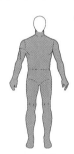 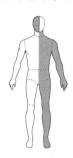

偏瘫　　　　　单瘫　　　　　截瘫　　　　　四肢瘫　　　　交叉瘫

图 8-3　常见瘫痪形式

知识链接

神经系统局限性病灶定位口诀

上下两级神经元,皮质兴奋往下传,

经过内囊狭窄处,延髓交叉至对侧。

交叉前损对侧瘫,交叉后损同侧瘫,

上损硬瘫下损软,定位诊断抓要点。

2. 僵硬　肌张力增高所引起的肌肉僵硬、活动受限或不能活动的一组综合征,包括痉挛、僵直、强直等几种不同表现,多由中枢神经、周围神经、肌肉及神经接头等病变所致。

3. 不随意运动 患者在意识清醒的情况下,出现不受主观控制的无目的的异常运动,如震颤、扭转痉挛等,症状随着睡眠而消失。

4. 共济失调 掌管机体平衡功能的部位(如小脑、前庭迷路、本体感觉)受损而引起机体平衡失调所引起的临床综合征。包括小脑性共济失调、大脑性共济失调和脊髓性共济失调。

【护理评估】

1. 健康史 了解患者起病情况,判断运动障碍的性质、分布、程度及伴随症状;了解有无高血压、糖尿病、外伤等病史;注意有无发热、抽搐或疼痛等;是否有饱餐、酗酒等诱发因素。

2. 身体状况 检查肌张力、肌力、共济运动、姿势、步态以及全身情况。肌力的评估采用0～5级6级肌力分级法(表8-3)。

表8-3 肌力的分级

分　　级	分级依据
0级	完全瘫痪,不能做任何自由运动
Ⅰ级	可见肌肉轻微收缩,没有肢体运动
Ⅱ级	肢体能在床上平行移动,但不能抬起
Ⅲ级	肢体可以克服地心吸收力,能抬离床面,但不能对抗阻力
Ⅳ级	肢体能做对抗外界轻度阻力的运动
Ⅴ级	肌力正常,运动自如

3. 心理-社会状况 评估患者的情绪状态,是否因运动障碍而引起焦虑、恐惧或悲观抑郁心理,以及家属对疾病的了解及对患者的支持情况。

4. 实验室及其他检查 了解CT、MRI检查情况,以及肌电图、血液生化检查情况。

【主要护理诊断】

(1)躯体活动障碍 与神经运动系统等病变所致运动障碍有关。

(2)潜在失用综合征 与肢体瘫痪、长期卧床有关。

【护理目标】

患者活动能力增强和(或)逐渐恢复,生活能自理。不发生失用综合征。

【护理措施】

1. 心理护理 关心、尊重患者,为患者提供有关疾病、治疗及预后信息,鼓励患者克服焦躁、悲观情绪,树立康复信心,持之以恒地配合治疗及康复训练。

2. 生活护理 保持床单位整洁,使用气垫床或按摩床,对卧床患者关节及骨隆突部位进行合理保护;帮助患者采取合适卧位,经常翻身,并按摩受压部位,预防压疮。做好患者大小便护理,养成定时排便的习惯;给予合理饮食,保证足够营养;做好口腔护理,预防肺部及泌尿系统并发症。

3. 安全护理 防止患者坠床及跌倒,确保安全。病床安装保护性床栏;走廊、厕所要装有扶手,以方便患者起坐、扶行;地面保持整洁、干燥,要有防滑设施;呼叫器等经常使用的物品应置于床头患者伸手可及处。步态不稳者可选用三角杖等合适的辅助工具,并有人陪伴,防止受伤。

4. 康复护理

(1)早期康复干预 尽早进行康复干预有助于控制和减轻肢体痉挛姿势的出现和发展,对预防并发症、促进康复、减轻残疾程度、提高生活质量有重要作用。一般认为,缺血性脑卒中患者如意识清醒,生命体征平稳,病情稳定后48 h即可进行;脑出血患者康复可在病后10～14天开始;其他疾病所致的运动障碍的康复只要不妨碍治疗,也应尽早进行。康复训练开展得越早,功能恢复的可能性就越大,预后也就越好。康复的主要内容包括重视患侧刺激、保持良好的肢体功能位置、合理的卧位和及时的体位变换(翻身)、被动和主动的床上运动训练等。

（2）恢复期康复训练　主要包括转移动作训练、坐位训练、站立训练、步行和实用步行训练、平衡共济训练、日常生活训练等。

（3）综合康复治疗　指导患者合理采用针灸、理疗、按摩等综合性辅助治疗,以促进运动功能的康复。

【护理评价】

患者活动能力增强和(或)逐渐恢复,生活能自理,没有发生失用综合征。

任务二　周围神经系统疾病患者的护理

周围神经系统是由除嗅神经与视神经以外的10对脑神经和31对脊神经及周围自主神经组成的。周围神经系统疾病是指周围运动神经、感觉神经、自主神经的结构或功能障碍所引起的病变。

引起周围神经系统疾病的原因很多,包括炎症、压迫、外伤、遗传、代谢、免疫、变性、中毒、肿瘤等。

周围神经系统疾病的常见症状为感觉障碍、运动障碍、自主神经障碍、腱反射减弱或消失等。

一、三叉神经痛患者的护理

要点导航

重点:三叉神经痛患者的护理评估和护理措施。

难点:三叉神经痛患者的疼痛护理。

三叉神经痛是一种原因不明的发生于三叉神经区域内闪电样反复发作的剧痛,但不伴有三叉神经功能破坏的症状,可分为原发性三叉神经痛和继发性三叉神经痛。70%～80%病例发生在40岁以上人群,女性稍多于男性,大多为一侧发病。

【病因与发病机制】

病因不明,原发性三叉神经痛可能为三叉神经脱髓鞘产生异位冲动或伪突触传递所致;继发性三叉神经痛多为脑桥小脑角占位性病变压迫三叉神经以及多发性硬化等所致。

【护理评估】

1. 健康史　询问患者疼痛的部位、性质、发作的频率,有无诱发因素,疼痛的性质,病程特点,有无伴随症状。

2. 身体状况

（1）三叉神经痛最主要的症状是疼痛,其疼痛部位多位于面部三叉神经一支或几支分布区内,以突发的闪电式面部剧痛为特点,通常呈撕裂样、触电样、针刺样、刀割样或烧灼样疼痛,以面颊、上颌、下颌或舌部最为明显,重者发作时在床上翻滚,并有自杀念头。在上唇外侧、鼻翼、颊部、舌等稍加触动即可诱发,故称"扳机点"。三叉神经痛的发作常无预兆,疼痛历时数秒至数分钟,突发突止,间歇期正常。夜间发作减轻或停止。

（2）原发性三叉神经痛神经系统检查无阳性体征,继发性三叉神经痛多伴有脑神经及脑干受损的体征。

3. 心理-社会状况 由于疼痛剧烈,发作频繁,患者往往不敢说话和进食,表现为焦虑、情绪低落、精神抑郁等。

【辅助检查】

针对病情可做头颅 CT、颅底 X 摄片、听力检查等,排除其他疾病引起的继发性三叉神经痛。

【治疗要点】

迅速有效止痛是本病治疗的关键。

（1）药物治疗 首选卡马西平。其次可选苯妥英钠、氯丙嗪等。

（2）神经根射频电凝治疗 对大多数患者有效,疗效持续数月至数年。

（3）封闭疗法 药物治疗无效者可行三叉神经分支封闭治疗,常用药物为纯乙醇或甘油。

（4）手术治疗 以上治疗无效者可根据病情选用三叉神经终末支、半月神经节切除术,或行微血管减压术。

【主要护理诊断】

（1）疼痛 与三叉神经受损,发作性放电有关。

（2）焦虑 与疼痛频繁发作有关。

【护理目标】

能避免诱发疼痛因素,掌握有效的缓解疼痛的方法。

【护理措施】

1. 一般护理 提供安静、舒适的环境,保证患者充分休息,有利于缓解疼痛。关心、体谅患者,做好解释工作,让患者了解本病的疾病特点、病程、治疗及预后,正确对待疾病,树立战胜疾病的信心。

2. 对症护理

（1）避免疼痛诱发 告知患者洗脸、刷牙、咀嚼等动作要轻柔,不吃坚硬食物,小口吞咽,以免疼痛发作。

（2）鼓励患者适当参加娱乐活动 如看电视、听音乐等,指导放松疗法,减轻焦虑情绪,提高痛阈,减轻疼痛。

3. 用药护理 按医嘱用药,嘱咐患者从小剂量开始服用卡马西平,逐渐加量,疼痛控制后逐渐减量,减轻药物副作用。用药过程中注意观察患者有无眩晕、嗜睡、恶心、皮疹、白细胞减少等不良反应,反应严重者告知医生及时处理,轻者不必特别处理,停药数日后可自行消失。

【健康教育】

1. 知识指导 帮助患者及家属掌握本病相关知识和自我护理方法,了解诱发因素,以减少发作频率。

2. 用药和就诊指导 遵医嘱合理用药,服用卡马西平者每1~2个月检查1次肝功能和血常规,出现眩晕、行走不稳等严重不良反应时及时就诊。

【护理评价】

是否能避免诱发疼痛因素,是否掌握有效的缓解疼痛的方法。

二、急性脱髓鞘性多发性周围神经炎患者的护理

重点:急性脱髓鞘性多发性周围神经炎患者的护理评估和护理措施。

难点:急性脱髓鞘性多发性周围神经炎症状特点。

急性脱髓鞘性多发性周围神经炎又称格林-巴利综合征(Guillain-Barre syndrome,GBS),是因免疫因素导致的脊神经根、脊神经和脑神经广泛脱髓鞘而引起的对称性末梢型感觉障碍、下运动神经元瘫痪和(或)自主神经障碍的临床综合征。

本病可发生于任何年龄,男性略高于女性,四季均可发病,以夏秋季为多。绝大多数预后良好,多数病例2个月至1年内可完全或接近完全康复,少数病例(10%)可遗留神经功能受损后遗症,极少数病例可因呼吸衰竭、心力衰竭或心力衰竭而死亡。

【病因及发病机制】

病因尚未完全阐明,但普遍认为本病是由免疫介导的迟发型超敏反应,和病毒、细菌感染有关,其次,药物、化学品、重金属及乙醇中毒、营养缺乏等均可引起。

患者发病前数日或数周通常有上呼吸道或消化道感染史,或近期免疫接种史。患者血液中可能存在抗周围神经髓鞘抗体或对髓鞘有害性的细胞因子,导致周围神经的施万细胞和髓鞘,发生局限性节段性脱髓鞘变,伴有血管周围及神经内膜的淋巴细胞、单核细胞及巨噬细胞的浸润,严重病例可见轴索变性、碎裂。

【护理评估】

1. 健康史 询问患者1~4周前有无感染,尤其有无上呼吸道感染,有无使用免疫抑制剂或患系统性红斑狼疮等疾病,起病缓急,以及病情发展情况。

2. 身体状况

(1)肢体对称性弛缓性瘫痪 通常自双下肢开始,逐渐向上、向躯干发展,可伴肌萎缩、肌束颤动等,严重者出现呼吸肌麻痹而危及生命。

(2)感觉障碍 肢体感觉异常,如烧灼、麻木、不适感,以及感觉缺失呈手套、袜子形分布。

(3)自主神经损害 多汗、皮肤潮红、手足肿胀、营养障碍,严重者可致心动过速及直立性低血压。

(4)脑神经损害 病情持续发展,可致脑神经受损,出现脑神经麻痹,双侧面神经瘫,球麻痹等,可危及生命。

3. 心理-社会状况 因病情发展快,症状严重,患者易产生焦虑、恐惧心理。

【辅助检查】

(1)脑脊液检查 压力正常,可见到脑脊液中蛋白质含量增高,细胞数正常。出现典型的蛋白细胞分离现象是本病的特征性表现。

(2)其他检查 神经电生理检查可提示周围神经存在脱髓鞘性病变;神经活检可见周围

神经节段性髓鞘脱失或轴突性变。

【治疗要点】

1. 病因治疗

（1）血浆置换疗法可去除血浆中存在与发病有关的抗体、补体及细胞因子等，能有效缓解临床症状。

（2）大剂量免疫球蛋白静滴能取得明显疗效。

（3）慢性患者可用糖皮质激素静滴。

2. 综合治疗　呼吸功能受损者用呼吸机辅助呼吸；多补充 B 族维生素促进神经再生和功能恢复；病情稳定后积极给予针灸、按摩、理疗等康复治疗。

【护理诊断】

（1）恐惧　与疾病严重，发展迅速有关。

（2）躯体活动障碍　与肢体进行性瘫痪有关。

（3）潜在窒息　与呼吸肌麻痹和延髓麻痹有关。

【护理目标】

运动障碍、感觉障碍症状逐渐缓解，不发生误咽、窒息等并发症，能合理安全进食。

【护理措施】

1. 一般护理

（1）心理护理　护士应及时了解患者的心理状况，主动关心患者，耐心倾听患者感受，多陪伴患者，使其情绪稳定，安心和放心。多和患者讲解疾病特点、病程经过和预后（良好），以增强患者治疗的信心，取得充分的信任和合作。

（2）饮食护理　给予高热量、高蛋白质、丰富维生素饮食，以流质、半流质饮食为宜，进食时采取半坐卧位，嘱患者细嚼慢咽。不能进食者给予喂食，喂食速度要慢，以免呛咳，严重者鼻饲。进食后继续半卧位 30 min，防止窒息和吸入性肺炎。

2. 病情监测及对症护理

（1）卧床休息，采取半卧位或头高卧位，给予持续低流量吸氧。床旁备好吸引器、呼吸机、气管切开包等，以利随时抢救。

（2）严密观察病情变化，心电监测，密切注意患者脉搏、呼吸、血压及动脉血氧分压的变化，尤其要注意呼吸状况，如出现呼吸困难，呼吸无力等，及时遵医嘱使用呼吸机。

（3）保持呼吸道通畅，鼓励患者深呼吸和有效咳嗽，协助翻身、拍背，及时清除呼吸道分泌物，必要时吸痰，确保呼吸道通畅。

（4）预防并发症：病情严重者因躯体活动障碍，卧床时间较长，容易出现皮肤、肺部、泌尿道等并发症，以及肢体畸形，肌肉废用性萎缩等，应指导和帮助患者经常更换体位，保持瘫痪肢体的功能位，早期做好肢体的被动和主动运动训练。

3. 用药护理　教会患者遵医嘱正确服药，详细告知药物的作用及不良反应，如使用糖皮质激素可出现应激性溃疡而至消化道出血，应注意有无胃肠道不适和大便颜色变化。

【健康教育】

1. 疾病知识指导　指导患者及家属熟悉本病的相关知识和自我护理方法，鼓励患者保持心情愉快和情绪稳定，树立信心，积极配合治疗。

2. 康复指导　告知患者及家属康复训练的重要性，积极坚持肢体功能锻炼和日常活动训练，减少并发症，促进康复，肢体功能锻炼时应保持关节的最大活动度，并有家属陪同，防止跌倒受伤。

3. 避免诱因 加强营养,增强机体抵抗力,避免受凉、淋雨、创伤、呼吸道感染等,防止复发。

【护理评价】

运动障碍、感觉障碍症状是否逐渐缓解,是否发生误咽、窒息等并发症,能否合理安全进食

直通护考

1. 患者,女,46 岁。近 2 周来在刷牙时出现左侧面颊和上牙部剧烈疼痛,每次持续 1～2 min,神经系统检查未见异常,应考虑为(   )。

A. 牙周炎　　　　　　　　　B. 三叉神经痛　　　　　　　C. 面神经炎

D. 鼻窦炎　　　　　　　　　E. 癫痫单纯部分发作

2. 患者,男,诊断为三叉神经痛,治疗本病的首选药物是(   )。

A. 阿司匹林　　B. 利血平　　　C. 卡马西平　　D. 新斯的明　　E. 哌替啶

3. 格林-巴利综合征的主要临床表现特点是(   )。

A. 四肢痉挛性瘫痪伴手套、袜子形感觉障碍

B. 四肢迟缓性瘫痪伴手套、袜子形感觉障碍

C. 一侧周围性面瘫

D. 感觉障碍比运动障碍明显

E. 自主神经功能明显障碍

4. 格林-巴利综合征的特征性表现是(   )。

A. 肢体瘫痪伴感觉障碍进行性发展　　　　　　B. 病因可能和免疫反应有关

C. 可损害自主神经　　　　　　　　　　　　　D. 延髓麻痹

E. 有脑脊液蛋白细胞分离现象

任务三　脑血管疾病患者的护理

要点导航

重点:脑血管疾病患者的护理评估和护理措施。

难点:各种类型脑血管疾病患者的不同临床特点及护理。

脑血管疾病(cerebrovascular disease,CVD)是指在脑血管病变或血流障碍的基础上发生的局限性或弥漫性脑功能障碍,是神经系统的常见病和多发病。其临床特点如下。

(1) 常突然发病,迅速出现脑功能障碍。

(2) 常伴有局灶性神经功能缺失,如瘫痪、失语等。

(3) 发病率高,致残率高,死亡率高。据报道,我国脑血管疾病的年发病率城市和农村分

别为 219/(10 万)和 185/(10 万),年死亡率分别为 116/(10 万)和 142/(10 万)。在存活的脑血管疾病患者中,约 3/4 存在不同程度的残疾而丧失劳动能力,其中重度残疾者约占 40%。脑血管疾病目前在我国死因中已占据第一位。

(4)脑血管疾病预后与是否得到及时救治有直接关系,如在神经未严重受损前得到及时正确处理,则残疾的可能性大大降低,因此应高度重视院前急救。

【分类】

(1)脑功能缺失持续时间不足 24 h 的称短暂性脑缺血发作,超过 24 h 的称脑卒中。

(2)脑血管疾病又分为缺血性和出血性两种:前者又称为脑梗死,包括短暂性脑缺血发作,脑血栓形成和脑栓塞;后者包括脑出血和蛛网膜下腔出血。

一、短暂性脑缺血发作

短暂性脑缺血发作(transient ischemic attack,TIA)是指颅内血管病变引起的一过性或短暂性、局灶性脑功能障碍。症状一般持续 10～15 min,多在 1 h 内恢复,最长不超过 24 h,不留后遗症,常反复发作。

本病好发于中老年人,男性多于女性。

知识链接

短暂性脑缺血发作与缺血性脑卒中

短暂性脑缺血发作是工人的缺血性脑卒中最重要的独立危险因素,近期频繁发作的短暂性脑缺血发作更是脑梗死的特级警报,据统计,4%～8%的完全性缺血性脑卒中发生在短暂性脑缺血发作之后。尤其是颈内动脉系统短暂性脑缺血发作和表现一过性黑蒙的椎-基底动脉系统短暂性脑缺血发作最易发生脑梗死,房颤合并短暂性脑缺血发作易发生脑栓塞。

【病因与发病机制】

短暂性脑缺血发作又称小中风,病因仍有争论,多数认为主要病因是动脉粥样硬化,颈内动脉粥样硬化部位纤维素和血小板黏附所形成的微栓子进入颅内动脉,引起颅内小血管被堵塞而缺血发病。因栓子很小,容易自溶或血流冲击被击碎,更小的碎片进入远端末梢血管,使得血液循环恢复,神经症状消失。此外颈动脉受压或血流动力改变也可以造成短暂性脑缺血发作。

因动脉粥样硬化持续存在,微栓子可反复产生,因此本病可反复发作。

【护理评估】

1. 健康史　询问患者有无高血压、动脉粥样硬化、心脏病、糖尿病等病史,发病前有无血压升高或血压过低、头部转动过剧等情况,了解发作史。

2. 身体状况　突然起病,可出现偏身感觉障碍、偏瘫、单瘫、交叉瘫、四肢瘫等,如视网膜功能障碍可出现单眼失明,或伴有眩晕、眼球震颤、恶心、呕吐、失语等症状。症状持续时间短,大多数在 1 h 内恢复,最长不超过 24 h,不留后遗症。

护理体检:患者意识清醒,有相应的神经系统阳性体征。

3. 心理-社会状况　因突然发病或反复发作,使患者产生焦虑或恐惧情绪,部分患者因缺乏相关知识而麻痹大意。

4. 辅助检查 头颅 CT 或磁共振(MIR)通常无异常发现,血管彩超或造影可见动脉狭窄;脑脊液压力正常;血液可见血液黏稠度和血小板聚集性增高。

【治疗要点】

(1)病因治疗 控制高血压,治疗心律失常,稳定心功能,纠正血液成分异常等,可长期小剂量服用抗血小板凝集药如阿司匹林、氯吡格雷以防止复发。

(2)药物治疗 遵医嘱给予抗凝剂如肝素、低分子肝素和华法林,根据病情选用扩容、溶栓或活血化瘀治疗。

(3)必要时采取外科手术或血管内介入治疗。

【护理诊断】

(1)有外伤的危险 与突然发病、平衡失调有关。

(2)潜在脑卒中 如反复发作、病情逐渐发展,最终可发展为脑卒中。

(3)知识缺乏 缺乏疾病相关知识。

【护理目标】

短暂性脑缺血发作的发作次数减少或不发生,不会因短暂性脑缺血发作的发作而受伤。

【护理措施】

1. 一般护理 发作时卧床休息,头部不能转动过剧,以免加重病情;发作频繁的患者避免重体力劳动,外出时应有家人陪伴,以免突然发生意外。饮食应低盐、低脂肪、丰富维生素,适当控制糖类及甜食,戒烟酒。

2. 心理护理 安慰患者,向患者解释疾病相关知识,使其了解疾病治疗和预后的关系,稳定患者情绪,树立良好的生活习惯,积极配合治疗。

3. 用药护理 遵医嘱使用抗血小板凝集药物及抗凝药物,观察疗效及不良反应。定期检测血常规和凝血功能,注意有无出血倾向和消化道反应,有消化道溃疡和严重高血压者禁用此类药物。

4. 病情观察 频繁发作的患者应注意观察和记录每次发作的持续时间和间隔时间,伴随症状,警惕缺血性脑卒中的发生。

【健康教育】

1. 疾病知识指导 护士应帮助患者和家属知晓脑血管疾病的病因、主要危险因素、早期症状、危害,说明预后与积极治疗的关系;掌握短暂性脑缺血发作的防治措施和自我护理方法,帮助寻找和去除自身的危险因素,主动采取预防措施,建立健康的生活方式,防止复发和病情进展。

2. 饮食指导 向患者讲解饮食因素和脑血管病的关系,指导患者进食优质蛋白质、低盐、低脂肪、高维生素、清淡饮食,忌烟酒,控制食物热量,保持理想体重。

3. 用药指导 告知患者必须按医嘱长期微量服用抗血小板凝集药物,定期复查凝血常规。

【护理评价】

短暂性脑缺血发作的发作次数是否减少或不再发生,不会因短暂性脑缺血发作的发作而受伤。

二、脑血栓形成

脑梗死又称缺血性脑卒中(cerebral infarction,CI),是指因脑部血液供应障碍、缺血、缺氧而引起的局限性脑组织的缺血性坏死或脑软化。临床上常见类型有脑血栓形成(cerebral thrombosis,CT)、脑栓塞(cerebral embolism)和腔隙性脑梗死。腔隙性脑梗死约占全部脑卒中的80%,兼有其他类型脑卒中的特点,也是脑卒中发展的过程表现。脑梗死包括脑血栓形成、脑栓塞、脑出血等。

脑血栓形成主要是指大动脉粥样硬化型脑梗死。脑血栓形成(CT)是脑梗死中最常见类型,是指动脉粥样硬化、斑块、溃疡、出血引起的急性脑血管腔狭窄或闭塞,血流停滞,导致局部脑组织血供中断,缺血、缺氧、软化、坏死,出现相应的神经系统症状和体征。脑血栓形成可在颈内动脉和椎-基底动脉系统的任何部位,以分叉处多见。

本病多见于有高血压、糖尿病或心脏病史的中老年人。

【病因和发病机制】

1. 病因

(1)脑动脉粥样硬化是脑血栓形成的首要病因,见于原有高血压、高脂血症和糖尿病等患者。

(2)各种脑动脉炎,包括钩端螺旋体动脉炎、大动脉炎、梅毒性脑动脉炎、结节性多动脉炎、血栓闭塞性脉管炎等。

(3)血液成分的改变、血液凝固性增高、血压降低、心动过缓、心功能不全等也是血栓形成的因素。

2. 发病机制 脑动脉血管壁病变是脑血栓形成的基础。管壁粥样硬化变性或炎症改变均可使动脉内膜粗糙、管腔狭窄,粗糙的内膜易使血液中有形成分在管壁上聚集形成附壁血栓,当患者休息或睡眠时血流变慢,血栓扩大,最终使动脉完全闭塞而致脑梗死。

此外,在动脉硬化的基础上,血液黏度增高,如因代谢障碍造成高脂血症、异常蛋白质血症和因心血管功能障碍而出现血流动力学变化,也都会促使血栓形成。

【护理评估】

1. 健康史 询问患者有无高血压、冠心病、糖尿病、动脉粥样硬化及短暂性脑缺血发作病史,发病前有无失水失血、心力衰竭、心律失常等诱因,有无烟酒爱好及脑卒中家族史。

2. 身体状况

(1)先兆表现 发作前可有肢体无力、麻木、眩晕等前驱症状,部分患者可有短暂性脑缺血发作病史。

(2)典型症状 一般无明显诱因,夜间起病较多,可出现偏瘫、面瘫、交叉瘫、偏瘫、失语、共济失调、吞咽障碍等,起病缓慢,病情多在几小时或1~2天内发展达到高峰;多数患者意识清楚;轻者经治疗在短期内缓解,不留后遗症;重者病情进展快,可出现昏迷、颅内压增高等并发症,甚至并发脑疝死亡。

(3)神经系统体征 病变部位出现各种类型的瘫痪、感觉障碍、失语、吞咽困难等。

三、脑栓塞

来自身体其他部位的栓子(固体、气体、液体等),随血流进入颈内动脉系统,使脑血管管腔急性闭塞,引起相应供血区的脑组织缺血坏死,而出现局灶性神经功能缺损的症状和体征。

本病多见于有风心病、高血压、冠心病等病史的患者,可发生于任何年龄,青壮年多见。

【病因和发病机制】

1. 病因 导致脑栓塞的栓子分为心源性栓子、非心源性栓子及来历不明的栓子三种,其中心源性栓子最为常见。

（1）心源性栓子　脑栓塞中最常见的原因,约占95％,以风湿性心脏病、心房颤动及亚急性感染性心内膜炎最为常见,其次为冠心病、先天性心脏病及高血压心脏病、心脏手术等。

（2）非心源性栓子　以动脉粥样硬化,尤其是颈内动脉颅外段粥样硬化斑块脱落引起的脑栓塞较为常见。

（3）来源不明栓子　少数病例,虽经检查但仍未找到栓子来源。

2. 发病机制　脑栓塞可发生于脑的任何部位,以左侧大脑中动脉的供血区较多。因起病迅速,栓子随血流进入脑动脉,突然造成阻塞,无足够的时间建立侧支循环,所以病变范围大,供血区周边的脑组织也常受损害。脑栓塞引起的脑组织缺血性坏死以出血性坏死最为常见,占30％～50％。因病因未消除,脑栓塞可以反复发作。

此外,某些炎性栓子可能引起脑脓肿、脑炎及局部脑动脉炎等。有时在血管内可以发现栓子,如寄生虫卵、脂肪球等。

【护理评估】

1. 健康史　询问患者有无风心病、冠心病、高血压、动脉粥样硬化及短暂性脑缺血发作病史,有无心脏手术、骨折、血管介入治疗等病史,有无烟酒爱好及脑卒中家族史。

2. 身体状况

（1）常无前驱症状,多在活动中突然发病,数秒至数分钟内发展至高峰,是发病最急的脑卒中。

（2）典型症状是局限性神经缺失症状,如失语、偏瘫、单瘫、偏身感觉障碍等,如椎基底动脉系统栓塞可表现为眩晕、共济失调、交叉瘫、四肢瘫、发音困难和吞咽困难等。意识障碍较轻,如发生颈内、大脑中动脉的大面积梗死则可见严重的脑水肿、颅内压增高、意识障碍、昏迷、抽搐。并发脑疝死亡。

（3）如有心脏病史者可初步确定为栓子来源,青壮年发病通常为风心病患者,中老年发病通常为冠心病患者。

（4）神经系统体征同脑血栓形成。

3. 心理-社会状况　因起病急,发展迅速,病情严重,患者出现焦虑、恐惧甚至抑郁、自卑等消极情绪。

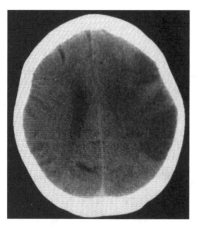

图8-4　脑梗死

【辅助检查】

1. CT、MRI检查　在脑血管疾病诊断方面,CT检查能给出有效的证据,并能直接显示病变范围和部位。脑梗死患者24 h可在CT图像上呈现低密度梗死灶,是首选的辅助检查手段,也是出血性脑血管疾病的主要鉴别手段（图8-4）。

2. 数字减影血管造影（DSA）　可见脑动脉狭窄、闭塞。

3. 脑脊液检查　一般情况无异常改变,重症患者可有颅内压增高。

4. 实验室检查　血常规、血脂等检查有助于明确病因。

【治疗要点】

治疗原则为抗凝、溶栓,改善脑循环,保护脑组织,有脑水肿者可脱水降颅压等。

1. 急性期治疗　强调早期、个体化及整体化治疗。以溶栓疗法为主,应在发病 6 h 内积极进行溶栓治疗,尽快恢复缺血区的血供,常选用链激酶和尿激酶静脉滴注。必要时紧急进行血管内取栓、颈动脉血管成形和支架植入术等血管内治疗。

2. 急性期后期　发病后 6 h 到 1 周,此期主要降纤、抗凝、抗血小板聚集、脑保护治疗及控制感染和其他并发症。抗凝治疗常选用肝素或低分子肝素静脉滴注。

3. 恢复期治疗　发病 1 周以后治疗,以应用抗血小板聚集剂为主,同时使用脑保护剂。应积极配合康复治疗。

4. 预防　积极治疗原发病,防止复发。

【护理诊断】

(1) 焦虑(恐惧)　与起病急,症状严重有关。

(2) 躯体活动障碍　与脑组织坏死导致偏瘫有关。

(3) 语言沟通障碍　与语言中枢受损有关。

(4) 潜在使用综合征　与偏瘫所致的长期卧床有关。

【护理目标】

(1) 感觉障碍和运动障碍减轻,躯体活动功能逐渐增强。

(2) 能进行有效的沟通。

(3) 能掌握各种康复训练方法,配合训练。

(4) 能安全进食,保证营养的摄入。

(5) 无压疮、感染、失用综合征等并发症发生。

【护理措施】

1. 一般护理　急性期卧床休息,取平卧位,头偏向患侧,头部禁用冰袋冷敷,以免脑血流量减少,给予中等流量氧气吸入。提供患者低盐、低脂、低糖、丰富维生素无刺激性饮食,吞咽障碍患者注意防止误吸,必要时给予鼻饲。病情稳定后指导并协助患者用健肢进行洗漱、穿脱衣服、进食等生活自理活动,做好心理护理,稳定患者情绪,积极配合治疗。

2. 对症护理　偏瘫、感觉障碍、语言沟通障碍的护理详见相关内容。

3. 用药护理

(1) 溶栓、抗凝药物　应严格掌握药物剂量,用药前后检测凝血时间和凝血酶原时间;密切观察生命体征变化及有无牙龈出血、黑便等出血征象。

(2) 有颅内高压的患者选用 20% 甘露醇脱水降压的,应注意快速输入,记录 24 h 液体出入量,尤其要注意尿量变化,检测电解质。

(3) 降压药物　注意急性期降压不宜过快、过低,以免脑血流量减少,应保持在正常高值水平。

(4) 扩血管药物　钙通道阻滞剂等,可有头部胀痛、颜面潮红、血压下降等不良反应,应控制输液速度,监测血压变化。

【健康指导】

1. 疾病知识指导　护士应向患者和家属介绍本病基本知识,让他们知晓本病的早期症状和尽早就诊的意义,说明积极治疗原发病、去除诱因是预防脑梗死的重要环节。教会患者感觉、运动、语言功能康复的基本方法,尽早进行康复训练,减少残疾。重视心理康复和社会康复,促进患者回归社会。

2. 生活方式指导 给予患者正确的饮食指导,生活起居有规律,参加适量的体力活动,建立并保持良好的生活习惯。

3. 用药指导 遵医嘱坚持服用抗凝、降压、降脂药物,注意不良反应,如有不适及时就诊。

【护理评价】

(1) 感觉障碍和运动障碍症状是否减轻,躯体活动功能是否逐渐恢复、增强。

(2) 能否进行有效的沟通。

(3) 能否掌握各种康复训练方法,积极配合训练。

(4) 是否能自主、安全进食,保证合理营养的摄入。

(5) 无压疮、感染、失用综合征、外伤等并发症发生。

四、脑出血

脑出血(ICH)是指因颅内血管病变而引起的原发性非外伤性脑实质内出血,占急性脑血管疾病的 20%～30%,急性期病死率为 30%～40%,多见于 50 岁以上的人群,男性多于女性,冬春季易发。

【病因及发病机制】

高血压伴脑动脉硬化是脑出血最主要的病因。长期高血压导致脑动脉硬化,当患者情绪激动、活动过度、用力排便等使颅内血管压力骤然升高、脑血管破裂时,血液就从血管壁渗出进入脑组织形成血肿,压迫局部脑组织而出现局限性神经系统症状,严重者颅内压增高可诱发脑疝而死亡。

脑出血好发于大脑基底节区(内囊区),大脑中动脉分支豆纹动脉,因呈直角分出,受血流冲击最大,易破裂出血(图 8-5)。

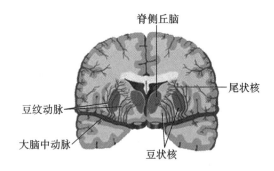

图 8-5 脑出血好发部位:大脑中动脉分支豆纹动脉

【护理评估】

1. 健康史 询问患者有无高血压、脑动脉硬化等病史,了解有无家族史,是否进行了降压、抗凝治疗,目前用药情况如何;发病前有无情绪激动、过度用力、酗酒等诱发因素。

2. 身体状况

1) 发病前 患者常无预感,少数有头晕、头痛、肢体麻木、口齿不清等前驱症状。

2) 发病过程 突然起病,病情在数分钟至数小时内发展至高峰。患者血压明显升高,出现剧烈头痛、头晕、呕吐、失语、偏瘫、大小便失禁等,内囊出血可诱发应激性胃溃疡,导致上消化道出血;严重者迅速出现意识障碍甚至昏迷。患者脉搏缓慢有力,呼吸深沉带有鼾音,呼吸不规则或呈潮式呼吸。颅内压增高,急性期常因脑疝而死亡。

3）体征　根据出血部位和出血量不同,神经系统局限性体征各异。

（1）基底节区(内囊区)出血　出现"三偏征",即出血灶对侧偏瘫、偏身感觉障碍、对侧同向偏盲。急性期瘫痪肢体肌张力减弱,腱反射小时,数天后瘫痪肢体肌张力增高、腱反射亢进、病理反射呈阳性。这种类型病情严重,多因大量出血,短期内出现脑疝而死亡。

（2）桥脑出血　出现交叉瘫,即出血灶侧周围性面瘫,对侧肢体中枢性瘫痪,若出血波及两侧,则出现四肢瘫和针尖样瞳孔。

（3）小脑出血　主要表现为眼球震颤和共济失调。

3. 心理-社会状况　因瘫痪、失语、大小便失禁等严重病变,患者常出现抑郁、悲观失望情绪。如家属对患者的关心支持程度差,则会使患者对生活和人生价值丧失信心。

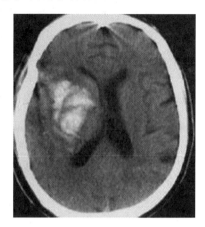

图8-6　脑出血

【辅助检查】

1. CT检查　首选的辅助检查手段,对脑出血有确诊价值,显示均匀高密度出血灶(图8-6)。

2. 脑脊液检查　血性脑脊液,压力增高。

知识链接

脑梗死与脑出血的鉴别要点

	脑梗死	脑出血
发病年龄	多为60岁以上	多为60岁以下
起病状态	安静或睡眠中	动态起病(活动中或情绪激动时)
起病速度	10 h以上或1～2天症状达到高峰	10 min至数小时症状达到高峰
全脑症状	轻或无	头痛、呕吐、嗜睡、打哈欠等颅压高症状
意识障碍	无或较轻	多见且较重
神经体征	多为非均等性偏瘫(大脑中动脉主干或皮质支)	多为均等性偏瘫(基底核区)
CT检查	脑实质内低密度病灶	脑实质内高密度病灶
脑脊液	无色透明	可有血性

【治疗要点】

脑出血治疗原则:控制脑水肿、防止再出血、维持生命功能和防治并发症。

1. 调控血压　常选用30%硫酸镁。一般认为急性期降压不宜过度,维持血压在(150～160)/(90～100) mmHg即可。

2. 控制脑水肿　20%甘露醇、速尿等交替使用。

3. 止血药和凝血药　常用药物6-氨基己酸、酚磺乙胺等。

4. 改善脑营养代谢　包括能量合剂、维生素、胞磷胆碱等。

5. 手术治疗 对大脑半球出血量在 30 mL 以上和小脑出血量在 10 mL 以上者,均可考虑血肿清除术、脑室引流术等。

6. 康复治疗 须医生、护士、康复治疗师等共同参与为患者提供康复治疗。

【护理诊断】

（1）抑郁（无能为力、悲观） 与瘫痪、失语等病情严重有关。

（2）躯体移动障碍 与脑出血致脑组织局部受压有关。

（3）语言沟通障碍 与语言中枢受损有关。

（4）潜在脑疝 与脑组织受压及缺氧致颅内压升高有关。

（5）潜在失用综合征 与脑出血致运动障碍及长期卧床有关。

【护理目标】

患者不因意识障碍而发生误吸、窒息、感染和压疮；能积极进行日常生活能力的训练,无肢体失用性萎缩和关节畸形发生。感觉障碍、运动障碍症状逐渐好转。

【护理措施】

1. 急性期护理

1）置监护室给予重症监护 绝对卧床休息,取平卧位或健侧卧位,面瘫侧朝上有利于口腔分泌物引流；头稍抬高 15°～30°以减轻脑水肿。保持肢体功能位,每 2～3 h 协助患者更换体位一次,翻身时头部应轻柔,尽量减少头部变动,以免加重出血。意识不清患者应加保护性床栏,躁动不安者必要时遵医嘱使用镇静剂,保证患者安全。

2）避免颅内压增高,防止再次出血

（1）绝对卧床休息 2～4 周,24～48 h 内禁止搬动。

（2）合理降压：按医嘱给予降压药物,严密监测血压变化,降压不宜过快、过低,维持在 (150～160)/(90～100) mmHg 之间。

（3）按医嘱使用脱水、止血等抢救药物。使用甘露醇时应快速滴入以达到疗效。记录患者 24 h 液体出入量。

（4）保持呼吸道通畅,给予吸氧。监测体温变化,及时清理呼吸道分泌物,防止呼吸道感染。床旁备好气管、气管切开包、吸引器等,以备抢救用。

（5）保持大便通畅：如发生便秘,禁止用力排便,可给甘油栓、开塞露等通便剂,必要时低压肥皂水灌肠解除便秘,禁用生理盐水灌肠。

3）饮食护理 发病 24 h 内暂禁食,24 h 后如病情稳定,无上消化道出血,可给予高蛋白质、低盐、低脂肪、丰富维生素半流质饮食,进水量每天不超过 1500 mL。注意防止患者进食时误咽及呛咳,不能自行进食者给予鼻饲流质饮食,并做好鼻饲管的护理。有上消化道出血者按照消化系统疾病"上消化道出血患者的护理"进行。

4）其他 严密观察病情变化,注意患者意识状况、瞳孔、生命体征变化,及时发现脑疝,报告医生并配合抢救处理。

2. 用药护理

1）硫酸镁 药液不可露出血管外,以免发生组织坏死；静脉注射速度不可太快,注意患者有无头晕、头痛和视物模糊等现象,观察呼吸、循环、意识状况,严密检测血压。

2）甘露醇 应在 15～20 min 内快速滴注,记录 24 h 液体出入量,监测电解质及肾功能。

3）6-氨基己酸 观察有无消化道反应,体位性低血压等。

3. 心理护理 急性期安慰患者,允许家属陪伴,给予患者心理支持,缓解患者的不良情绪。向患者及家属介绍本病相关知识,说明配合治疗和护理的重要性,病情稳定后鼓励患者积极进行康复锻炼,做自己力所能及的事情;指导家属充分理解患者,用实际行动支持患者的康复,使患者树立战胜疾病,回归社会的信心。

4. 康复护理　按照"神经系统疾病常见症状和体征护理"进行。

【健康指导】

(1) 向患者及家属介绍脑出血的基本知识,知晓积极治疗原发病对防止再次发作的重要性;平时保持良好心态,避免情绪激动及过度体力活动。戒烟酒,保持大便通畅;适当运动,保证足够睡眠,建立健康的生活习惯。遵医嘱坚持服用降压、降脂等药物,学会自行监测血压,定期随访,发现血压异常,头痛头晕等不适及时就诊。

(2) 康复指导　向家属和患者说明早期康复训练的重要性和坚持长期康复训练的必要性,和医生、患者及家属共同制定康复计划并督促实施,使患者尽快恢复生活自理能力。

【护理评价】

患者是否有因意识障碍而发生的误吸、窒息、感染和压疮;能否积极进行日常生活能力训练,有无肢体失用性萎缩和关节畸形发生。感觉障碍、运动障碍症状知否逐渐好转。

五、蛛网膜下腔出血

蛛网膜下腔出血(SAH)是指脑表面或脑底部动静脉破裂,血液直接流入蛛网膜下腔所致,占急性脑卒中的6%～10%,又称原发性蛛网膜下腔出血。各年龄组均可发病,34～40岁青壮年常见(图8-7)。

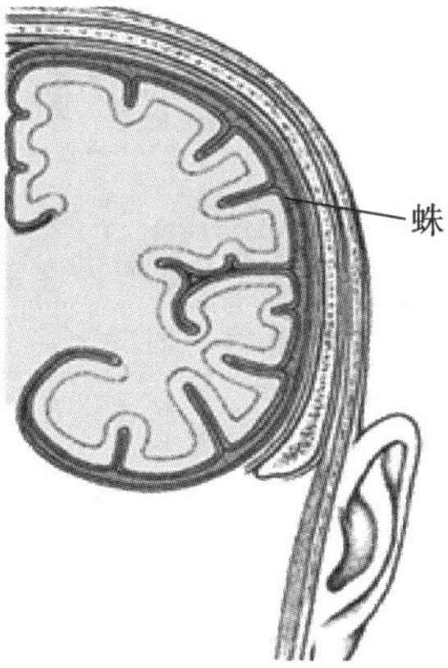

【病因及发病机制】

最常见病因为先天性脑动脉瘤,或脑血管畸形。另外,高血压和动脉粥样硬化、血液病等也可引起,但较少见。

脑动脉瘤或脑血管畸形患者随着年龄的增长,病变处血管变得越来越薄,在情绪激动、剧烈运动、酗酒、用力排便等情况下,可导致血管破裂而发病。

【护理评估】

1. 健康史　询问患者有无先天性脑动脉瘤、脑血管畸形等病史,了解发病前有无情绪激动、过度用力、酗酒等诱发因素以及以往发作史。

——蛛网膜下腔

图 8-7　蛛网膜下腔解剖示意图

2. 身体状况

(1) 典型表现　起病急骤,患者突然出现剧烈头痛、头晕、视力模糊,头痛呈持续性胀痛,可持续数日,甚至1～2周才开始减轻,头痛重新加重提示再次发生出血。大多数患者意识清楚,部分患者有不同程度意识障碍。因颅内压增高出现喷射性呕吐和脑膜刺激征阳性,出血量多者严重颅内压增高诱发脑疝而死亡。

(2) 神经系统体征　体检可见患者颈项强直,凯尔尼格征和布鲁津斯基征阳性,一般无局限性神经系统体征。

3. 心理-社会状况　因剧烈头痛、喷射性呕吐等,患者可出现紧张、焦虑情绪,因头痛长时间不能缓解,甚至产生厌世情绪。

【辅助检查】

1. 头颅 CT　蛛网膜下腔出血首选的确诊检查手段,显示蛛网膜下腔高密度出血灶(图8-8)。

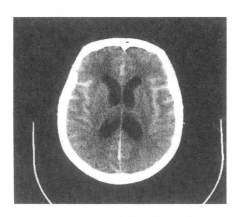

图 8-8　CT 显示的蛛网膜下腔出血

2. 脑脊液检查　血性脑脊液,压力增高。

3. 数字减影脑血管造影(DSA)　诊断蛛网膜下腔出血病因最有价值的检查。应避开脑血管痉挛和再出血的高峰期进行。

知识链接

蛛网膜下腔出血与脑出血的鉴别要点

	蛛网膜下腔出血	脑出血
发病年龄	粟粒样动脉瘤多发于 40～60 岁,动静脉畸形青少年多见,常在 10～40 岁发病	50～60 岁多见
常见病因	粟粒样动脉瘤、动静脉畸形	高血压、脑动脉粥样硬化
起病速度	急骤,数分钟症状达到高峰	数十分钟至数小时达到高峰
血压	正常或增高	通常显著增高
头痛	极常见,剧烈	常见,较剧烈
昏迷	常为一过性昏迷	重症患者持续性昏迷
局灶体征	颈强直、Kernig 征等脑膜刺激征阳性,常无局灶性体征	偏瘫、偏身感觉障碍及失语等局灶性体征
眼底	可见玻璃体膜下片状出血	眼底动脉硬化,可见视网膜出血
头部 CT	脑池、脑室及蛛网膜下腔高密度出血征	脑实质内高密度病灶
脑脊液	均匀一致血性	洗肉水样

【治疗要点】

治疗原则:制止继续出血,防治并发症,防止复发。

1. 一般治疗　就地就诊为原则,尽量减少搬动患者,绝对卧床 4～6 周;避免一切颅内压增高的因素。

2. 对症治疗　主要包括降低颅内压、止血、控制血压、镇痛、镇静、控制抽搐等。主要用药为 20％甘露醇、6-氨基己酸、钙通道阻滞剂、地西泮等。

3. 手术治疗　可采用血管内介入治疗或动脉瘤切除术、供血动脉结扎术等。

【护理诊断】

（1）恐惧　与剧烈头痛,担心预后不良有关。

（2）疼痛　与脑水肿、颅内高压有关。

（3）潜在并发症　脑疝,再出血。

【护理目标】

头痛逐渐减轻或消失,情绪稳定,积极配合治疗和检查;不发生脑疝、再出血等并发症。

【护理措施】

1. 一般护理　置患者于监护室,专人护理。绝对卧床休息4~6周,保持病室安静,急性期严格限制探视。采取头高卧位,翻身时避免头部转动过剧。经治疗1个月左右病情稳定后,可增加活动,逐渐从床上坐起、下床站立、床边行走至有人陪伴下外出活动。做好心理护理。

2. 缓解头痛　指导患者缓慢深呼吸、听音乐、转移注意力等减轻疼痛,必要时遵医嘱应用镇静止痛剂,注意患者呼吸情况。

3. 避免颅内压增高因素,防止再次出血　告知患者和家属颅内压增高因素,如情绪激动、剧烈咳嗽、用力排便等,防止再次出血,必要时使用镇静剂、缓泻剂解除便秘。

4. 用药护理　正确使用脱水剂、降压药物、镇静止痛药等,观察疗效和不良反应,及时作出合理处理。

5. 病情监测　再出血的患者死亡率约增加1倍。蛛网膜下腔出血的再出血率高(累计病后14天为20%~25%,病后1个月为30%),因此护士应密切观察患者病情,症状好转后,是否再次出现剧烈头痛、呕吐,意识障碍是否加重,发现异常及时报告医生。伴高血压患者再出血风险大,应特别注意。

【健康指导】

1. 疾病知识指导　向患者和家属介绍蛛网膜下腔出血的病因、诱发因素、临床表现、病程和预后、防治原则和护理方法,让患者知晓相关辅助检查的必要性,积极配合。

2. 预防再出血指导　告知患者绝对卧床休息的重要意义,指导家属关心、体贴患者,给患者心理支持,减轻患者不良情绪。指导患者和家属平时注意防止颅内压增高的因素和再出血的表现,及时就诊。女性患者避孕1~2年。

【护理评价】

头痛是否逐渐减轻或消失,情绪是否稳定;是否能积极配合治疗和检查;有无发生脑疝、再出血等并发症。

知识链接

急性脑血管病患者院前急救

（1）患者不能坐起或取立位,必须由2~3人水平位抬起,轻放于床上。

（2）保持呼吸道通畅,头稍抬高偏向一侧,及时清除呼吸道分泌物。

（3）暂禁食,不能随便翻动患者。

（4）拨打急救电话,送医院诊治。搬运过程中,始终保持头部处于高位(脑梗死者应为水平位),避免振动,保证安全。

直通护考

1. 患者,女,66岁,高血压病史多年。曾多次发生短时间肢体麻木伴眩晕,持续几分钟后恢复正常,发作时曾有跌倒现象。目前最主要的护理措施是(   )。

A. 给予低盐、低脂肪、高维生素饮食　　　　B. 向患者讲解疾病相关知识

C. 安抚患者紧张情绪　　　　D. 嘱患者戒烟限酒

E. 指导患者及家属进行有效的安全防护

2. 关于短暂性脑缺血发作,不正确的是(   )。

A. 多见于中老年人,男性多于女性　　　　B. 常突然起病,多在1h内恢复正常

C. 多数患者不伴有局灶性神经症状　　　　D. 恢复后不留后遗症,但会反复发作

E. 患者常有高血压或动脉粥样硬化病史

3. 患者,女性,43岁。有风湿性心瓣膜病病史,今早于户外运动时,忽然右侧肢体无力,站立不稳,并有口角歪斜。该患者最可能是并发了(   )。

A. 短暂性脑缺血发作　　　　B. 脑栓塞　　　　C. 颅内肿瘤

D. 蛛网膜下腔出血　　　　E. 脑出血

4. 患者,男,64岁。高血压病史10年,2h前看电视时突然跌倒在地,神志不清,急诊入院。查体:浅昏迷,血压160/110 mmHg,脉搏60次/分,头颅CT见左侧基底节区高密度影。该患者最可能发生了(   )。

A. 脑梗死　　　　B. 高血压脑病　　　　C. 短暂性脑缺血发作

D. 脑出血　　　　E. 脑肿瘤

5. 脑出血患者,遗嘱给予20%甘露醇静脉滴注,其主要作用是(   )。

A. 降低血压　　　　B. 营养脑细胞　　　　C. 帮助止血

D. 降低颅内压　　　　E. 保护血管

6. 患者,男,53岁,饮酒时发生语言不清,呕吐,随即昏迷,右侧肢体瘫痪;血压230/120 mmHg,诊断为"脑出血",为防止出血加重,应首先采取的措施是(   )。

A. 控制血压　　B. 保护性约束　　C. 降低颅内压　　D. 止血处理　　E. 肢体制动

(7~8题共用题干)

患者,男,70岁。有高血压病史10年。2h前大便用力后突然出现头痛、喷射状呕吐,言语不清、跌倒在地,急诊就诊。

7. 分诊护士最恰当的处理是(   )。

A. 优先进行心血管内科急诊　　　　B. 优先进行神经外科急诊

C. 优先进行普外科急诊　　　　D. 优先进行骨科急诊

E. 进一步询问病史

8. 接诊护士在配合医生体检时,不正确的做法是(   )。

A. 扶患者坐起,听双肺呼吸音　　　　B. 测量生命体征,观察瞳孔、意识

C. 迅速建立静脉通路　　　　D. 头部放置冰袋

E. 禁食禁水

(9~10题共用题干)

患者,男,72岁。1个月前因急性脑梗死致左侧肢体偏瘫入院,2周前出院。社区护士对

其进行访视,发现患者目前意识清晰,血压维持在 145/95 mmHg 左右。左侧肢体瘫痪,右侧肢体肌力好,皮肤完整性好。语言表达部分障碍。目前久卧在床,可在床上独立进餐,现由老伴照顾。

9. 社区护士对该患者及家属进行健康教育时,目前教育内容的侧重点是(　　)。

A. 家庭消毒隔离知识　　　　　　　　B. 脑梗死的预防

C. 传染性疾病及老年常见病的预防　　D. 患肢康复锻炼

E. 死亡教育

10. 首选的健康教育形式是(　　)。

A. 发放视频教育光盘　　　　　　　　B. 推荐相关健康教育网站

C. 组织社区病友座谈会　　　　　　　D. 对其进行个别教育

E. 提供宣传册

任务四　癫痫患者的护理

要点导航

重点:癫痫患者的护理评估和护理措施。

难点:各种类型癫痫患者的发作表现及发作时的护理。

癫痫(epilepsy)是一组由于大脑神经元异常放电而导致的短暂性大脑功能失调的临床综合征,具有短暂性、刻板性、反复发作的特点。根据病因可分为原发性癫痫和继发性癫痫。

【病因及发病机制】

原发性癫痫病因不明,可能和遗传有关;继发性癫痫多为全身性疾病或脑部疾病所致的临床表现,如颅内病变、颅脑外伤、系统性红斑狼疮等。精神刺激、饮酒、疲劳等均可诱发。

癫痫发作机制不明,通常认为,脑神经元异常放电是癫痫发作的病理基础,根据脑神经病变和放电起源部位不同,发作时临床表现多样,可表现为不同程度的运动、感觉、精神、意识、行为、自主神经等功能异常。

【护理评估】

1. 健康史　了解患者有无颅内疾病、颅脑外伤、中毒、营养代谢疾病等病史;是否存在情绪激动、饥饿、过劳、一过性代谢紊乱等诱发因素;了解首次发作的时间、诱因、发作时表现、发作频率、治疗经过、用药情况;了解有无癫痫发作家族史;女患者了解发作是否与月经有关。

2. 身体状况　癫痫发作可分为部分性发作、全面性发作和其他类型。

1) 部分性发作

(1) 单纯部分性发作　发作时一侧肢体、局部肌肉的感觉障碍和节律性抽搐为特征,部分患者出现简单幻觉,无意识障碍。

(2) 复杂的部分性发作　也称为精神运动性发作,主要表现为意识障碍和自动症,如反复咀嚼、搓手、游走、奔跑、乘车上船、自言自语等,停止后对发作无记忆。

(3)部分发作继发泛化　指单纯部分发作可发展为复杂的部分发作,或者单纯或复杂的部分发作发展为全面性强直-阵挛发作。

2)全面性发作

(1)全面强直-阵挛发作　也称大发作,为临床最常见类型。以意识丧失和全身对称性抽出为特征。患者常有瞬间麻木、疲乏、恐惧或无意识动作等先兆表现,随后出现意识丧失,尖叫倒地。可分为三个时期。

①强直期　全身骨骼肌持续收缩,眼球上翻或凝视,嘴巴先张开,然后突然闭合,可咬伤舌头;可因喉部肌肉和呼吸肌收缩致呼吸停止;颈部和躯干肌肉致颈和躯干先屈曲后反张,上肢先上举后内收前旋,下肢先屈曲后猛烈伸直。本期持续 10～20 s 转入阵挛期。

②阵挛期　全身肌群收缩和松弛交替出现,由肢端延及全身。阵挛频率逐渐减慢,松弛期逐渐延长,在一次剧烈阵挛后发作停止,全身肌肉松弛,大小便失禁。但意识仍未恢复,常进入昏睡状态。此期持续 30～60 s。

③发作后期　患者尚有短暂阵挛,经 10 min 至 4 h,意识逐渐清醒,呼吸、心率、血压和瞳孔逐渐恢复至正常,醒后对发作不能回忆。

(2)单纯失神发作　属全面性发作的一种,表现为突发突止的意识障碍,持续时间 5～10 s,清醒后继续原有动作,对发作无记忆。

3)癫痫持续状态　指癫痫一次发作时间持续 30 min 以上,或短时间内多次发作,间歇期仍有意识不清。以全面性强直-阵挛发作最易出现持续状态,多由于突然停用抗癫痫药,或因饮酒、合并感染、孕产等所致,常伴有高热、脱水、酸中毒,严重者发生多器官功能衰竭而死亡。

3. 心理-社会状况　患者因反复发作,害怕发作而产生焦虑、恐惧情绪,也会由于影响到日常生活和旁人的不理解和讥笑而产生自卑心理。

【辅助检查】

1. 脑电图检查(EEG)　为癫痫首选的辅助检查措施,可见棘波、尖波等特异性表现,结合病史可确诊。

2. CT 和 MRI 检查　可确定脑结构有无异常或病变,有助于继发性癫痫的诊断。

【治疗要点】

1. 病因治疗　继发性癫痫患者积极治疗原发病,防止复发。

2. 抗癫痫药物治疗　以长期、规则、单一用药为原则,按照癫痫类型选择药物,两种以上类型同时存在,最多只能选两种药。长期服药者在完全控制发作后再持续服药 3～5 年,然后再考虑减量或停药。禁止患者自行停药及不规则用药。

3. 常用抗癫痫药物　见表 8-4。

表 8-4　常用抗癫痫药物

药物名称	适用类型	副作用
苯妥英钠	大发作,局灶性发作	眩晕、共济失调、精神错乱等
卡马西平	大发作,单纯局灶性发作	头晕、嗜睡、粒细胞减少、恶心、呕吐、皮疹、共济失调、肝炎等
苯巴比妥	大发作,局灶性发作	嗜睡、皮疹等
扑痫酮	大发作,部分性发作	嗜睡、皮疹、阳痿等
乙琥胺	失神发作	眩晕、呃逆、恶心、呕吐,食欲不振、粒细胞减少等

药物名称	适用类型	副　作　用
丙戊酸钠	各种类型	轻,偶见肝凝,有致畸作用,体重增加,震颤,肝炎,脱发等
地西泮	持续状态首选	嗜睡,轻度呼吸抑制

【护理诊断】

（1）有窒息的危险　　与癫痫发作时喉头痉挛、口腔和气道分泌物增多有关。

（2）有受伤的危险　　与癫痫发作时意识障碍,全身抽搐有关。

【护理目标】

呼吸道保持通畅,不发生窒息,尽量不发生外伤。

【护理措施】

1. 保持呼吸道通畅　　全面强直-阵挛发作,尤其是癫痫持续状态的患者,立即取头低侧卧位,松解衣领及腰带,取下活动义齿,下颌稍抬高,以利呼吸道通畅和减少分泌物吸入气管,及时用吸引器吸出口腔和气道分泌物,用舌钳将舌拉出防止后坠堵塞呼吸道。抽搐时不可强行喂水喂药,以免误吸引起窒息。按医嘱给予氧气吸入。

2. 防止患者受伤

（1）发现发作先兆时,迅速抱住患者腰部缓慢就地平放,或告知患者有前驱症状时立即就地平卧,解开衣领和裤带,用软物垫于患者头下,移走身边危险物体,以免抽搐时碰撞造成外伤。

（2）抽搐发作时床加床挡,保护患者,使用牙垫或厚纱布包裹压舌板垫于上下磨牙间,防止唇舌咬伤。不可用力按压抽搐肢体以免造成骨折或关节脱位;极度躁动患者必要时使用约束带适当约束,但注意不能过紧。发作时易受擦伤的关节及骨突处可垫棉垫加以保护,避免损伤皮肤。整个发作过程中,均应注意保护患者防止自伤和伤人。

3. 癫痫持续状态的护理

（1）做好安全护理,避免患者受伤。床旁备好吸引器、气管插管及气管切开包,以利及时抢救。持续氧气吸入。

（2）控制发作　　建立静脉通路,按医嘱给予地西泮缓慢静注,若再发可 15 min 后重复给药。观察药物副作用,如出现呼吸变浅,昏迷加深,血压下降等,暂停药,并立即报告医生处理。

（3）监护病情　　严密观察意识、瞳孔和生命体征变化,观察记录抽搐发生的时间和频率,定时进行动脉血气分析及血液生化检查,及时发现病情变化。

4. 用药护理

（1）遵循抗癫痫药物治疗原则(见治疗要点)。

（2）观察药物不良反应　　抗癫痫药物治疗前后及治疗期间,每月检测血、尿常规,每季度检查肝、肾功能,必要时血药浓度监测;药物应餐后服用,以减轻胃肠道不良反应;苯妥英钠和葡萄糖溶液能发生沉淀反应,静脉注射时应用生理盐水溶解。

5. 心理护理　　指导患者正确对待疾病,同情理解患者,鼓励患者说出自己的感受,调节不良情绪。鼓励患者积极承担力所能及的工作,积极参加有益的社交活动,提高自我价值感,增强战胜疾病的信心。

【健康指导】

（1）指导患者及家属掌握本病相关知识和发作时家庭救护方法。

（2）指导患者保持生活规律,适当参加体力与脑力劳动,避免过劳,保持睡眠充足、精神愉快;饮食富营养,清淡无刺激。避免过饥、过饱,戒烟酒,避免进食兴奋性饮料和辛辣调味品。禁止从事有危险性的工作和活动,如开车、游泳、登高、带电作业等。

（3）按医嘱坚持规律服用抗癫痫药,避免自行停药、减量、漏服、撤换药物等,定期检测血尿常规及肝肾功能,定期复查。女性服药期间避免生育。

（4）平时外出时随身携带病情诊疗卡,以备发作时及时得到有效帮助。

【护理评价】

能否保持通畅呼吸道,没有发生窒息,无外伤发生。

知识链接

癫痫持续状态的救护方案

到达急诊室的时间/min	处　　理
0	评估心肺功能,监测呼吸、血压和心电图; 放置口咽通气导管和吸氧; 建立静脉输液通道; 检查癫痫药物血药浓度、血糖、电解质,以及心、肝、肾功能; 行血气分析; 有条件的可监测 EEG
5	静脉给予等渗盐水滴入,维生素 B_1 100 mg; 静注 50% 葡萄糖 50 mL,排除低血糖性痫性发作;儿童用 25% 葡萄糖溶液,剂量为 2 mg/kg
10～20	劳拉西泮 0.1 mg/kg,2 mg/min,或地西泮 0.2 mg/kg,2 mg/min 静注,用地西泮 5 min 后不能终止癫痫发作者,可重复
20～60	若为癫痫持续状态,可给予苯妥英钠 15～20 mg,成人 50 mg/min;儿童 1 mg/(kg·min),静注,并监测 ECG 和血压
60 以上	若为癫痫持续状态,用苯妥英钠 20 mg/kg 后不能终止,应增加剂量至 30 mg/kg,若癫痫状态持续,应气管插管,静脉用苯巴比妥 20 mg/kg,100 mg/min,由于用地西泮、苯巴比妥时可使呼吸暂停或呼吸变浅,故通常需用辅助呼吸,若癫痫状态仍持续,应给予麻醉剂,如硫喷妥钠,并行辅助通气

直通护考

1. 患者,女,28 岁。因癫痫发作突然倒地,护士赶到时,患者仰卧,意识不清,牙关紧闭,上肢抽搐。首要的急救措施是（　　　）。

 A. 应用呼吸机　　　　　B. 保持呼吸道通畅　　　　　C. 胸外心脏按压

 D. 氧气吸入　　　　　　E. 立即抱到床上

2. 全面强直-阵挛性癫痫发作的主要特征是（　　　）。

A. 发作性意识障碍　　　　　　　　　B. 发作性阵挛样抽搐

C. 发作性突然意识障碍，肌张力消失跌倒　　D. 发作性强直-阵挛样抽搐及意识障碍

E. 呼吸、心跳暂停

3. 患者，男，28岁。原有癫痫大发作病史，今晨起有多次抽搐大发作，间歇期意识模糊，大小便失禁。对此患者首选的药物治疗是（　　　）。

A. 口服苯妥英钠　　　　　B. 肌注安定　　　　　　C. 水合氯醛灌肠

D. 静注安定　　　　　　　E. 静注苯巴比妥

任务五　神经系统常用诊疗技术及护理

一、腰椎穿刺术

腰椎穿刺术对神经系统疾病的诊断和治疗有重要意义，是神经科常用的诊疗方法之一。

【适应证】

（1）中枢神经系统炎性病变（包括各种原因引起的脑膜炎和脑炎）、脱髓鞘疾病、出血性脑血管疾病、中枢神经系统血管病变、颅内肿瘤的诊断和鉴别诊断。

（2）脊髓造影和鞘内药物注射。

【禁忌证】

（1）颅内占位性病变引起的颅内压过高或后颅凹占位性病变。

（2）枕骨大孔部位的肿瘤。

（3）脊柱畸形。

（4）严重凝血功能障碍。

（5）开放性颅脑损伤或脑脊液漏者。

（6）穿刺部位有炎症或压疮。

【操作前准备】

1. 护士　应评估患者的文化水平和合作程度，了解是否做过腰穿，患者的病情和身心状况。向患者介绍腰穿的目的、过程和注意事项，以及所需要采取的体位，消除患者的恐惧感，取得配合。

2. 患者　术前排尿排便，静卧15～30 min。

3. 物品　常规消毒治疗盘一套、无菌腰穿包一个。准备局麻药1%利多卡因、一次性注射器、无菌手套、消毒液、胶布、急救药物、氧气等。

【操作中配合】

1. 患者体位　取侧卧位，头颈部稍向下俯屈，双腿尽量弯曲紧靠腹部，使背弯成弓形，椎间隙增大。脊背靠近床沿，便于穿刺。

2. 选择穿刺点　取双侧髂前上棘连线与脊柱中线相交处（腰4棘突处）稍上，腰3～4椎间隙和下腰4～5椎间隙，二处为穿刺点。

3. 病情观察 穿刺过程中注意患者面色、呼吸、脉搏、意识、瞳孔的变化,如发现脑疝先兆应立即告知操作者。

4. 协助操作者准确 测量并记录脑脊液压力指数。

【操作后护理】

(1)患者术后去枕平卧 4~6 h,监测生命体征变化。

(2)颅内压低者多饮水,预防穿刺后发生头痛、呕吐等。

(3)颅内压高者适当限制进水量,必要时遵医嘱使用脱水剂。

(4)密切观察有无脑疝先兆,如有异常立即报告医生病配合抢救。

二、高压氧舱治疗

高压氧舱治疗是指患者在密闭的加压装置中吸入相当于 2~3 个大气压的高压力、高浓度氧气,使氧大量溶解于血液和组织液中,以提高血氧张力,增加血氧含量,收缩血管和加速侧支循环形成,或纠正脑组织广泛缺血后所致的乳酸中毒或代谢产物堆积,改善脑缺氧,促进神经功能的恢复。

【适应证】

一氧化碳中毒的治疗首选,其次,缺血性脑血管病、脑炎、中毒性脑病、突发性耳聋等也常能取得明显效果。

【禁忌证】

全身器官功能衰竭、恶性肿瘤、严重高血压、心功能衰竭、出血性疾病、月经期或孕妇,以及不能耐受高压氧舱治疗者。

【操作前准备】

1. 护士 熟悉病情和治疗方案,协助医生做好入舱前的各项检查,向患者介绍治疗的目的、高压氧舱的治疗环境,教会患者调压时要做的捏鼻鼓气法:紧闭双唇,同时捏住双侧鼻孔,用力做呼气动作,以增加耳道内压力,驱使气体进入并使内、外压力平衡,同时教会患者做吞咽动作。气管切开的患者进舱时气囊内空气要抽出。

2. 患者 更换全棉衣服进舱;进舱前 2 h 进食,勿进食易产气食物;入舱前排空大小便。

3. 物品 准备好抢救物品和药物。

4. 环境 高压氧治疗时应高度重视防火防爆,确保安全。认真检查进舱者是否携带易燃易爆物品及火源,取出所有随身携带物品交工作人员暂时保管。

【操作中配合】

(1)加压过程中,检查调压动作是否正确,适当控制加压速度,观察患者自觉症状,不断询问患者有无耳痛等不适,如有要暂停加压,待患者调压好后再进行加压。

(2)稳压过程中,指导患者正确佩戴面罩,以免舱内氧浓度增高。观察患者有无氧中毒表现,如烦躁不安、四肢麻木、出冷汗等。指导患者自然呼吸,不要在舱内随意走动。

(3)减压过程中,严密观察病情变化,指导患者正常呼吸即可。随时询问患者有无不适。

【操作后护理】

治疗后饮热饮料或洗热水澡。

【理论与实践】

(1)患者,75 岁,1 周前突然出现右侧下肢感觉麻木、活动不灵活,说话言语不清,持续约 10 min 缓解,未给予治疗。今晨患者上述症状再次发作,持续约 1 h 后缓解,来院就诊,诊断为

"短暂性脑缺血发作"。请问：

①　患者目前主要的护理诊断有哪些？

②　如何做好此患者的健康指导？

（2）患者,18 岁,1 h 前与同学打球时突然剧烈头痛,伴呕吐。护理体检:体温 36.6 ℃,脉搏 65 次/分,呼吸 21 次/分,血压 140/80 mmHg,意识清楚,颈项强直,凯尔尼格征阳性。头颅 CT 提示"蛛网膜下腔出血"。请问：

①　本病的常见病因和诱因有哪些？

②　在治疗过程中护士应注意观察哪些病情信息？

③　如何安排患者的休息与活动？

思政学堂

　　我们深入贯彻以人民为中心的发展思想,在幼有所育、学有所教、劳有所得、病有所医、老有所养、住有所居、弱有所扶上持续用力,人民生活全方位改善。人均预期寿命增长到七十八点二岁。

　　——习近平:高举中国特色社会主义伟大旗帜 为全面建设社会主义现代化国家而团结奋斗——在中国共产党第二十次全国代表大会上的报告

（周丽琴　刘　旭）

项目九　传染病患者的护理

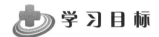

学习目标

掌握:常见传染病的护理评估、护理诊断和护理措施。

熟悉:常见传染病的病因、治疗、康复护理、预防健康教育要点。

了解:常见传染病的护理评价、病理生理和护理目标。

素质与思政目标:培养学生具有尊重科学、勇于探索的求知精神,树立以患者为中心的护理理念,满足患者身心健康照护需求。

传染病(communicable diseases)是由病原微生物感染人体后产生的有传染性、在一定条件下可造成流行的疾病。其病原微生物有朊粒、病毒、衣原体、立克次体、支原体、细菌、真菌、螺旋体和寄生虫等。感染性疾病是指由病原体感染所致的疾病,包括传染病和非传染性感染性疾病。

任务一　传染病基本知识

一、感染与免疫

(一) 感染的概念及感染过程的表现

感染是病原体与人体之间相互作用、相互斗争的过程,病原体感染人体后的表现主要与病原体的致病力及人体的免疫功能相关。因而产生了感染过程的不同表现。

1. 清除病原体　病原体进入人体后,人体通过非特异性免疫或特异性免疫将病原体消灭或排出体外,人体不产生病理变化,也不引起任何临床症状。

2. 隐性感染　又称亚临床感染,是指病原体进入人体后,仅诱导机体产生特异性免疫应答,而不引起或只引起轻微的组织损伤,因而在临床上不显出任何症状、体征甚至生化改变,只有通过免疫学检查才能发现。

3. 显性感染　又称临床感染,是指病原体侵入人体后,不但诱导机体发生免疫应答,而且还通过病原体本身的作用或机体的变态反应,导致组织损伤,引起病理改变和临床表现。显性感染后,有些感染者病原体可被清除,机体可获得较为稳固的免疫力。

4. 病原携带状态　病原体侵入人体后,可以停留在入侵部位或侵入较远的脏器继续生长、繁殖,而人体不出现任何疾病的状态,但由于携带并排出病原体,成为传染病流行的传染源。所有病原携带者都有一个共同特点,即无明显临床表现而携带病原体。

5. 潜伏性感染　又称潜在性感染,是指病原体感染人体后,寄生于某些部位,由于机体免疫功能足以将病原体局限化而不引起显性感染,但又不足以将病原体清除时,病原体便可长期潜伏起来。

（二）感染过程中病原体的致病作用

1. 侵袭力　病原体侵入机体并在机体内生长、繁殖的能力。

2. 毒力　包括内毒素、外毒素及毒力因子(如穿透能力、溶组织能力等)。

3. 数量　在同一种传染病中,侵入机体中的病原体数量一般与致病能力成正比。

4. 变异性　病原体可因药物、遗传或环境等诸多因素而发生变异。

（三）感染过程中机体的免疫应答作用

1. 非特异性免疫　机体对进入人体内异物的一种清除机制,通过遗传而获得,无抗原特异性,又称先天免疫。

2. 特异性免疫　通过对抗原识别而产生的针对该抗原的特异性免疫应答,是后天获得的一种主动免疫,包括由 B 淋巴细胞介导的体液免疫和由 T 淋巴细胞介导的细胞免疫。

二、传染病的基本特征及临床特点

（一）基本特征

传染病与其他疾病的主要区别在于其具有下列四个基本特征。

1. 病原体　每种传染病都由特异性病原体引起,病原体中以病毒和细菌最常见。临床上特定病原体的检出对明确诊断有重要意义。

2. 传染性　病原体由宿主体内排出,经一定途径传染给另一个宿主的特性,是传染病与其他感染性疾病最重要的区别。

3. 流行病学特征

（1）流行性　在一定条件下,传染病能在人群中广泛传播蔓延的特性称为流行性。

（2）季节性　某些传染病在每年一定季节出现发病率升高的现象称为季节性

（3）地方性　某些传染病由于受地理气候等自然因素或人们生活习惯等社会因素的影响,仅局限在一定地区内发生,称为地方性传染病。

4. 感染后免疫　人体感染病原体后,无论是显性还是隐性感染,都能产生针对该病原体及其产物的特异性免疫。感染后免疫属于主动免疫。

（二）临床特点

1. 病程发展的阶段性　传染病的发生、发展和转归,通常归纳为四个时期。

（1）潜伏期　从病原体侵入人体到出现临床症状为止的一段时期。传染病的潜伏期长短不一,对传染病的诊断、确定检疫期限和协助流行病学调查有重要意义。

（2）前驱期　从起病至出现明显症状为止的一段时期。

（3）症状明显期　前驱期后,病情逐渐加重而达到高峰,出现某种传染病特有的症状、体征的时期。

（4）恢复期　机体的免疫力增加到一定程度,体内病理生理过程基本终止,患者的症状、体征逐渐消失的时期。

2. 临床类型　根据临床过程的长短,可分为急性、亚急性和慢性;根据病情轻重,可分为轻型、中型、重型和暴发型;根据临床特征可分为典型和非典型等。

3. 常见症状与体征

（1）发热　感染性发热是传染病最常见、最突出的症状,在急性传染病中有特别重要的临床意义。其发热过程可分为体温上升期、极期和体温下降期三个阶段。热型是传染病的特征之一,具有鉴别诊断的意义,常见热型有稽留热(如伤寒、斑疹伤寒等)、弛张热(如败血症、肾综合征出血热等)、间歇热(如疟疾、败血症等)、回归热(如布鲁菌病)、不规则热(如流感、败血症等)。

（2）发疹　许多传染病在发热的同时伴有发疹,称为发疹性传染病。

（3）毒血症状　病原体的各种代谢产物包括细菌毒素在内,可引起除发热以外的多种症状,如疲乏、全身不适、厌食、头痛、肌肉、关节和骨骼疼痛等。严重者可有意识障碍、脑膜刺激征、中毒性脑病、呼吸衰竭及休克等表现。

三、传染病的流行途径及影响因素

（一）流行途径

1. 传染源　体内有病原体生存、繁殖并能将其排出体外的人或动物。

2. 传播途径　病原体离开传染源后,到达另一个易感者所经过的途径。

3. 人群易感性　某一特定人群中对某种传染病的易感程度。

（二）影响因素

1. 自然因素　包括地理、气候和生态环境等,通过作用于流行过程的三个环节对传染病的发生发展起着重要作用。

2. 社会因素　包括制度、经济和生活条件、文化水平、风俗习惯、宗教信仰等对传染病流行过程有重要影响。

四、传染病的预防

（一）管理传染源

对患者和病原体携带者实施管理。

对传染病接触者,须进行医学观察、留观、集体检疫,必要时进行免疫法或药物预防。

对病原携带者进行管理与必要的治疗。特别是对食品制作供销人员,炊事员,保育员做定期带菌检查,及时发现,及时治疗和调换工作。

对感染动物的管理与处理,对动物传染源,有经济价值的野生动物及家畜,应隔离治疗,必要时宰杀,并加以消毒,无经济价值的野生动物发动群众予以捕杀。

1. 早发现、早诊断　建立传染病预防控制机构,开展健康教育,提高人群对传染病的识别和预防能力。

2. 早报告　建立和完善传染病疫情报告制度。传染病疫情报告力求迅速。甲类传染病,要求城市须在 6 h 之内上报卫生防疫机构,农村不得超过 12 h;乙类传染病要求城市须在 12 h 内;农村不得超过 24 h。卫生防疫人员,医疗保健人员,对疫情不得隐瞒、谎报,或授意他人隐瞒、谎报。根据《中华人民共和国传染病防治法》,防治法规定管理的传染病分甲、乙、丙三大类(表 9-1)。

表 9-1 我国法定传染病分类

分类	种类	疾 病 名 称
甲类	2 种	鼠疫、霍乱
乙类	26 种	传染性非典型肺炎、艾滋病、病毒性肝炎、脊髓灰质炎、人感染高致病性禽流感、甲型 H1N1 流感、麻疹、流行性出血热、狂犬病、流行性乙型脑炎、登革热、炭疽、细菌性和阿米巴性痢疾、肺结核、伤寒和副伤寒、流行性脑脊髓膜炎、百日咳、白喉、新生儿破伤风、猩红热、布鲁氏菌病、淋病、梅毒、钩端螺旋体病、血吸虫病、疟疾
丙类	11 种	流行性感冒、流行性腮腺炎、风疹、急性出血性结膜炎、麻风病、流行性和地方性斑疹伤寒、黑热病、包虫病、丝虫病、除霍乱、细菌性和阿米巴性痢疾、伤寒和副伤寒以外的感染性腹泻病、手足口病

注：对属于乙类的传染性非典型肺炎、肺炭疽、人感染高致病性禽流感、甲型 H1N1 流感几种传染病采取甲类传染病的预防和控制措施。

3. 早隔离、早治疗 一旦确诊或疑似病例应立即隔离，隔离期限根据传染病的传染期而定。

隔离种类按传播途径不同分为以下几种，并按要求实行相应的隔离措施。

（1）严密隔离 凡传染性强，死亡率高的传染病均需严密隔离，切断其传播途径。适用于经飞沫、分泌物、排泄物直接或间接传播的烈性传染病，如霍乱、鼠疫、传染性非典型性肺炎等。其隔离措施为，患者应住单间病室，通向走廊的门窗须关闭。室内物品力求简单并耐消毒，室外挂有醒目标志。禁止患者出病室，禁止探视患者。接触患者时，必须穿隔离衣、鞋，戴口罩、帽子，必要时戴手套。消毒措施务须严格。室内空气及地面用消毒液喷洒或紫外线照射消毒，1 次/天。患者的排泄物、分泌物须经严格消毒处理后方可排放。隔离标识：黄色隔离标志。

（2）呼吸道隔离 呼吸道隔离主要用于防止通过空气中的气溶胶（飞沫）短距离传播的感染性疾病，如流感、流脑、麻疹等。其隔离措施为，同种患者可住一室。通向走廊的门窗关闭，防止病原体随空气向外传播。接触患者时戴口罩，并保持口罩干燥，必要时穿隔离衣。保持室内空气流通。用紫外线照射或过氧乙酸喷雾消毒，1 次/天。为患者准备痰杯，口鼻分泌物须经严格消毒处理后方可排放。隔离标识：蓝色隔离标志。

（3）消化道隔离 消化道隔离适用于由患者的粪便直接或间接污染了食物或水源而传播的疾病，如伤寒、细菌性痢疾、甲型肝炎等。其隔离措施为，不同病种患者最好分室居住，如条件不允许时，也可同住一室，但必须做好床边隔离，每一病床应加隔离标志。患者之间禁止交换书报，禁止互赠食品。接触不同病种的患者时，应更换隔离衣，消毒双手。病室应有防蝇设备，保持无蝇、无蟑螂。患者的食具、便器各自专用，严格消毒。剩下的食物或排泄物均应消毒处理后再排放。隔离标识：棕色隔离标志。

（4）接触隔离 接触隔离适用于经体表或伤口直接或间接接触而感染的疾病，如破伤风、气性坏疽、狂犬病等。其隔离措施为，患者应住单间病室，不接触他人。接触患者时，须穿隔离衣，必要时戴手套。如手有破损，则不宜护理此种患者。凡患者接触过的一切物品，如被单、衣物、换药器械等均应先行灭菌处理，然后再行清洁、消毒、灭菌。被患者伤口分泌物污染的敷料应焚烧。隔离标识：橙色隔离标志。

（5）血液、体液隔离 血液、体液隔离主要用于预防直接或间接接触传染性血液或体液传播的感染性疾病，如乙型肝炎、艾滋病、梅毒等。隔离措施为，同种病原体感染者可同室隔离。为防止血溅，应戴口罩及护目镜。若血液或体液可能污染衣服时，需要穿隔离衣。接触血液或体液时应戴手套。注意洗手,若手被血液、体液污染或可能被污染,应立即用消毒液洗手,接触另一个患者前也应洗手。被血液或体液污染的物品,应装入标记污染袋,送出销毁或消毒处理。血液污染的室内表面物品,立即用5.25%氯酸钠溶液消毒。隔离标识:红色隔离标志。

(6)昆虫隔离　昆虫隔离适用于由昆虫传播的疾病如乙型脑炎、疟疾等。病室应有蚊帐及其他防蚊设施。斑疹伤寒患者入院时,应经灭虱处理后,才能住进同病种病室。

(7)保护性隔离　保护性隔离亦称反向隔离。适用于抵抗力低或极易感染的患者,如严重烧伤患者、早产婴儿、白血病及脏器移植患者等,隔离措施为,患者住单间病室或隔离单元内。接触患者前,戴口罩、帽子,穿隔离衣(外面为清洁面,内面为污染面)。病室内空气、地面、家具等均应严格消毒。患呼吸道疾病或咽部带病原菌者,避免接触患者。禁止探视患者。隔离标识:绿色隔离标志(表9-2)。

表9-2　常见传染病隔离期限表

病　　名	患者隔离期限
麻疹	隔离至出疹后5天,合并肺炎隔离至出疹后10天
流行性感冒	患者隔离至症状消失,且隔离时间不少于1周
流行性腮腺炎	隔离至腮肿消退,至少隔离14天,最长隔离期不超过病后21天
甲型病毒性肝炎	自发病之日起不少于21天
脊髓灰质炎	自发病之日起隔离40天
细菌性痢疾	隔离至症状消失后7天或大便培养2～3次阴性
流行性脑脊髓膜炎	隔离患者症状消失后3天,不少于病后7天
百日咳	痉挛性咳嗽出现后30天或病后40天解除隔离
阿米巴性痢疾	症状消失后连续3次粪检未发现滋养体或包囊,可解除隔离
猩红热	隔离至症状消失后,咽培养连续3次阴性或发病后7天
白喉	症状消失后,连续2次咽培养阴性,或症状消失后14天
伤寒	临床症状消失后5天起大便培养2次阴性或症状消失后15天
急性出血性结膜炎	症状消失且隔离期不少于7天
风疹	隔离至出疹后5天
手足口病	隔离时间至无症状后7天
水痘	隔离至疱疹全部结痂或不少于病后14天

(二)切断传播途径

根据传染病的不同传播途径,采取不同防疫措施。肠道传染病做好床边隔离,吐泻物消毒,加强饮食卫生及个人卫生,做好水源及粪便管理。呼吸道传染病,应使室内开窗通风,空气流、空气消毒,个人戴口罩。虫媒传染病,应有防虫设备,并采用药物杀虫、防虫、驱虫。

(三)保护易感人群

提高人群抵抗力,有重点有计划的预防接种,提高人群特异性免疫力。

(1)人工自动免疫　有计划地对易感者进行疫苗、菌苗、类毒素的接种,接种后免疫力在1～4周内出现,持续数月至数年。

（2）人工被动免疫　紧急需要时,注射抗毒血清、丙种球蛋白、胎盘球蛋白、高效免疫球蛋白。注射后免疫力迅速出现,维持 1～2 个月即失去作用。

直通护考

1. 对接触甲类传染病的群体进行管理的最主要方式是（　　）。

A. 检疫　　　　　B. 留验　　　　　C. 医学观察　　　D. 隔离治疗　　　E. 卫生处理

2. 影响感染后是否致病的因素不包括（　　）。

A. 侵袭力　　　　　　　　　　　B. 毒力（包括内毒素、外毒素及毒力因子）

C. 数量　　　　　　　　　　　　D. 变异性

E. 接触病原体的时间

3. 属于乙类传染病的疾病不包括（　　）。

A. 传染性非典型肺炎　　　　　　B. 霍乱　　　　　　　　　　C. 艾滋病

D. 病毒性肝炎　　　　　　　　　E. 脊髓灰质炎

4. 麻疹患者的隔离时间（　　）。

A. 统一隔离至出疹后 5 天

B. 隔离至出疹后 5 天,合并肺炎隔离至出疹后 10 天

C. 隔离至临床症状消失

D. 隔离 1 个月

E. 隔离至体温正常

5. 下列不属于人工被动免疫的是（　　）。

A. 抗毒血清　　　　　　　　　　B. 高效免疫球蛋白　　　　　C. 麻疹疫苗

D. 丙种球蛋白　　　　　　　　　E. 胎盘球蛋白

任务二　传染性非典型肺炎患者的护理

知识链接

　　病毒感染性疾病,根据临床表现及传染方式,可以分为呼吸道病毒、虫媒病毒、出疹性病毒、肠道病毒所致的感染等。至今对抗病毒尚无特效药,因此治疗重点在于对症和保守治疗,如降温,输液以补充血容量,纠正酸中毒或电解质紊乱,吸氧,导尿,翻身等护理,尽可能减少医院内交叉感染。由于病毒性感染没有特效治疗,预防和疫苗接种就显得非常重要,我国目前已推广的疫苗有流感、流行性乙型脑炎、麻疹、乙型肝炎、甲型肝炎、狂犬病等。

2003 年 3 月起在中国广东省及香港地区暴发的严重急性呼吸综合征(SARS)又称传染性非典型肺炎,是由某种冠状病毒引起的。该病在全球各地广泛扩散,有超过 8000 人染病,近800 人死亡,其中中国的感染和死亡人数最多。

【流行病学】

1. 传染源　SARS 冠状病毒是本病明确的传染源。

2. 传播途径　近距离空气飞沫和密切接触传播。

3. 易感人群　人群普遍易感,高危人群是接触患者的医护人员、患者的家属和到过疫区的人。

【临床表现】

1. 发热及全身症状　多以急性发热为首发症状,体温通常超过 38.0 ℃,可呈弛张热,伴畏寒。发热的热程变化特点:在早期用解热镇痛药可以缓解,可逐渐发展为高峰期的持续发热,此时一般的解热镇痛药较难缓解。对于使用了糖皮质激素的患者,发热可以呈双峰现象,即规律使用激素的情况下热退数天后又再出现发热,直到高峰期过后才达到真正的退热。病程一般 3～4 周。多数患者可伴有头痛、关节酸痛、全身酸痛、乏力。

2. 呼吸系统症状、体征　早期呼吸系统症状不明显,多数没有上呼吸道卡他症状;在中后期逐渐出现咳嗽,多为干咳、少痰,个别患者有少量血性痰,大咯血罕见。可有胸痛,咳嗽或深呼吸时加重;有 30%～40% 的患者在疾病的高峰期(10～15 天)出现气促,甚至缺氧的表现,15% 的患者进展为急性呼吸窘迫综合征。肺部体征常不明显,约有 10% 的患者可闻及湿啰音,可有肺实变体征。个别患者合并有少量胸腔积液。

3. 其他系统的症状　小部分患者有腹泻,但在某些地区发生的传染性非典型肺炎可以有超过 50% 的患者出现腹泻;也可以有心悸。个别患者出现心脏、肝脏、肾脏等器官功能损害的表现。

4. 常见的并发症　急性期常见的并发症有纵隔气肿、气胸、肺气囊、细菌或真菌感染、休克、心律紊乱或心功能不全、肾功能损害、肝功能损害、骨髓抑制、弥散性血管内凝血、消化道出血等。恢复期主要的并发症有纵隔气肿、气胸、肺的纤维化等。

【辅助检查】

1. 实验室检查　外周血白细胞计数一般不升高或降低;常有淋巴细胞计数减少。

2. 影像学检查　肺部有不同程度的片状、斑片状浸润性阴影或呈网状改变,常为多叶或双侧改变,阴影吸收消散较慢,肺部阴影与症状体征可不一致。若检查结果阴性,1～2 天后应予复查。

【治疗和预防】

1. 治疗　目前传染性非典型肺炎尚缺乏特效的药物治疗。现在采用的治疗主要是对症治疗、生命支持、防治急性肺损伤、防治急性呼吸窘迫综合征、防治并发症。

治疗的基本原则:①密切观察病情,在治疗过程中做好鉴别诊断;②进行规范的治疗,同时结合每一个体的情况,进行综合处理;③注意早期认识和处理严重病例;④合理使用糖皮质激素、正压通气和防治并发症。

2. 预防　《公众预防传染性非典型肺炎指导原则》指出,传染性非典型肺炎最有效的预防措施:居住环境通风;避免接触传染源;对发病和疑似病例进行隔离。

【一般护理】

1. 休息与体位　卧床休息,避免劳累,以减轻心肺负担。

2. 饮食护理 病情轻的可鼓励进食易消化、高维生素、高蛋白质富含营养的饮食,以增强抵抗力。

3. 隔离 严密隔离,门外挂黄色隔离标志,并严格按照相应隔离措施实施隔离。

【对症护理】

(1) 避免剧烈咳嗽,咳嗽剧烈者给予镇咳;咳痰者给予祛痰药。

(2) 发热超过 38.5 ℃者,可使用解热镇痛药。高热者给予物理降温。

(3) 加强营养支持。能进食者给予丰富维生素、高蛋白质饮食。

【心理护理】

由于该疾病病情进展快,预后差,且有很强的传染性,因此要做好人群的心理疏导,告知隔离的必要性和隔离时间,告诉生活和工作场所多通风是预防方法,避免恐慌情绪。对患者家属要做好心理安慰和解释工作。

直通护考

1. 不属于传染性非典型肺炎患者胸片检查表现的是(　　)。

A. 不同程度的片状、斑片状浸润性阴影　　　B. 呈网状改变

C. 大片状阴影　　　　　　　　　　　　　　D. 常为多叶或双侧改变

E. 阴影消散吸收较快,肺部阴影与症状体征相符

2. 不属于传染性非典型肺炎的传播方式为(　　)。

A. 短距离空气飞沫　　　B. 接触患者呼吸道分泌物　　　C. 密切接触

D. 打喷嚏、大声说话　　　E. 性传播、血液传播

3. 传染性非典型肺炎多以发热为首发症状,体温一般(　　)。

A. 37.5 ℃以下　　　　　B. 37 ℃以上　　　　　　　C. 38.5 ℃以上

D. 38 ℃以上　　　　　　E. 36.5 ℃以上

4.《公众预防传染性非典型肺炎指导原则》指出,传染性非典型肺炎最有效的预防措施是(　　)。

A. 生活、工作场所通风

B. 不与非典型肺炎或疑似传染性非典型肺炎患者接触

C. 注意个人卫生

D. 在人群密度高或不通风的场所内戴口罩

E. 服用中西药物

5. 传染性非典型肺炎的临床表现不包括(　　)。

A. 多以急性发热为首发症状,体温通常超过 38.0 ℃

B. 多数患者可伴有头痛、关节酸痛、全身酸痛、乏力

C. 早期呼吸系统症状不明显,也多数没有上呼吸道卡他症状

D. 个别患者出现心脏、肝脏、肾脏等器官功能损害的表现

E. 常见的并发症有纵隔气肿、气胸、肺气囊、细菌或真菌感染、休克、心律紊乱或心功能不全、肝肾功能损害

任务三　流行性乙型脑炎患者的护理

流行性乙型脑炎简称乙脑,是由乙型脑炎病毒引起的以脑实质炎症为主要病变的急性传染病。临床特征为高热、意识障碍、惊厥、病理反射及脑膜刺激征等。严重者可有中枢性呼吸衰竭,病死率较高,可遗有后遗症。

【流行病学】

1. 传染源　乙脑属人兽共患的自然疫源性传染病。人和动物感染病毒后均可成为传染源。但以受感染的动物为主。因人感染后病毒血症期短,血中病毒含量少,故患者不是主要的传染源。动物中以猪、马、狗等感染率较高,其中猪(尤其是幼猪)是最主要的传染源和中间宿主。

2. 传播途径　主要通过蚊虫叮咬传播,三带喙库蚊为主要传播媒介。病毒还可以在蚊虫体内越冬经卵传代,所以蚊虫既是乙脑病毒的主要传播媒介,又是病毒的储存宿主。病毒通常在蚊—猪—蚊等动物间循环。

3. 易感人群　普遍遍易感,多数呈隐性,感染后可获得较持久的免疫力。

【临床表现】

潜伏期4～21天,一般为10～14天。典型乙脑表现分为四个时期。

1. 初期　起病急,发热为主要表现,体温在1～2天内高达39～40 ℃,伴头痛、恶心、呕吐。持续1～3天。

2. 极期　初期症状加重,可出现脑实质损害的表现。持续7天左右。

(1)高热　体温高达40 ℃以上,持续7～10天。

(2)意识障碍　程度不等,包括嗜睡、谵妄、昏迷或定向力障碍,持续1周左右,为本病的主要症状。

(3)惊厥或抽搐　可有局部抽搐、肢体痉挛性抽搐、全身抽搐或强直性痉挛,持续数分钟至数十分钟不等,均伴有意识障碍。

(4)呼吸衰竭　多见于重症患者,是本病的主要死亡原因,为中枢性呼吸衰竭,由脑实质炎、脑水肿、脑疝、颅内高压所致。

(5)颅内高压症　主要表现为剧烈疼痛,频繁呕吐,血压升高和脉搏变慢,脑膜刺激征阳性,婴幼儿常有前囟隆起。

(6)神经系统症状和体征　①浅反射减弱、消失,深反射先亢进后消失;②肢体强直性瘫痪、肌张力增强、巴氏征等阳性;③可有不同程度的脑膜刺激征;④根据其病变损害部位不同,出现失语、听觉障碍、大小便失禁或尿潴留等症状。

3. 恢复期　体温下降,精神、症状好转,通常于2周左右完全恢复。

4. 后遗症期　患病6个月后如仍遗有精神神经症状,可成为后遗症。主要表现为意识障碍、痴呆、失语、肢体瘫痪、扭转痉挛以及精神障碍等。

另外,根据病情轻重及神经系统症状,可把乙脑分为轻型、普通型、重型和极重型等四种类型。

【辅助检查】

1. 血常规 白细胞总数常在$(10 \sim 20) \times 10^9/L$,病程早期中性粒细胞在80%以上,随后则以淋巴细胞为主。

2. 血清学检查 特异性 IgM 抗体在病后 3~4 天即可出现,2 周达到高峰,有早期诊断价值。

3. 脑脊液检查 压力增高,外观无色透明或微浊,白细胞总数轻度增加,分类早期中性粒细胞稍多,蛋白质轻度增高,糖正常或偏高,氯化物正常。

4. 病毒分离 病程第一周内死亡病例的脑组织中可分离到病毒,但脑脊液和血中不易分离到病毒。

【治疗和预防】

1. 治疗 目前无特效抗病毒药,可使用 α-干扰素。治疗主要为对症支持治疗。处理好高热、惊厥、呼吸衰竭是抢救乙脑患者的关键。

2. 预防 对于 6 个月至 10 岁的儿童可以选择性接种流行性乙型脑炎疫苗。

【护理要点】

1. 一般护理

(1)休息与体位 安置于安静、舒适的病房,避免刺激;住院隔离至体温正常;意识障碍者专人看护。

(2)饮食护理 早期进清淡流质饮食,如牛奶、豆浆;有吞咽困难或昏迷者进行鼻饲或静脉输注;恢复期进食高营养高热量饮食。

(3)隔离 昆虫隔离,做好灭蚊灭蝇,或悬挂蚊帐等保护措施。

2. 病情观察 记录生命体征、意识、瞳孔等的变化。

3. 对症护理

(1)降低体温 密切观察和记录体温,及时采取有效降温措施,高热患儿放置冰帽、冰枕于腋下、腹股沟等大血管处或用乙醇擦浴。

(2)保持呼吸道通畅 鼓励并协助患儿翻身,痰液黏稠者给予雾化;给氧,减轻脑损伤。

(3)控制惊厥 惊厥发作时的首选治疗措施是肌肉或静脉注射地西泮。如果患者出现烦躁不安、口角抽动、两眼凝视、肌张力增高等症状提示惊厥先兆,应让患儿取仰卧位,头偏向一侧,松解衣领和领口,清理口鼻腔异物,用牙垫或开口器置于患儿上下白齿之间,防止舌咬伤。

4. 心理护理 由于该病发病多见于儿童,且多伴有不同程度后遗症,所以应做好家属的解释和安慰工作,以争取家长的理解和支持。

5. 健康教育 大力开展防蚊、灭蚊工作,防止蚊虫叮咬,加强家畜管理;对有后遗症患儿做好康复指导;坚持用药,定期复查。

直通护考

1. 乙脑的主要传染源是( )。

A. 患者　　　B. 猪　　　　C. 牛　　　　D. 蚊虫　　　E. 隐性感染者

2. 乙脑常见的致死病因是( )。

A. 意识障碍　B. 惊厥　　　C. 呼吸衰竭　D. 循环衰竭　E. 脑疝

3. 乙脑患者惊厥发作时的首选治疗措施是（   ）。

A. 亚冬眠疗法　　　　　　　　　　B. 肌注苯巴比妥钠

C. 肌注或缓慢静注地西泮　　　　　D. 水合氯醛溶液灌肠

E. 缓慢静注硫酸镁

4. 乙脑的主要隔离方式是（   ）。

A. 昆虫隔离　　　　　B. 严密隔离　　　　　C. 消化道隔离

D. 呼吸道隔离　　　　E. 血液隔离

任务四　病毒性肝炎患者的护理

病毒性肝炎简称肝炎，是由多种肝炎病毒引起的以肝脏损害为主的全身性传染病。目前已确定的致病因子包括甲型肝炎病毒（HAV）、乙型肝炎病毒（HBV）、丙型肝炎病毒（HCV）、丁型肝炎病毒（HDV）、戊型肝炎病毒（HEV）。各种病毒性肝炎临床表现基本相似，临床特征为乏力与消化道症状，肝肿大，肝功能异常，部分病例可出现黄疸。甲型肝炎和戊型肝炎表现为急性肝炎。乙型、丙型、丁型大多成慢性经过，少数病例可发展为肝硬化和肝细胞癌。

【流行病学】

1. 传染源　①甲型和戊型肝炎：在发病前 2 周至起病后 1 周传染性最强，隐性感染者是最重要的传染源。②乙型、丙型和丁型肝炎：慢性病患者和病毒携带者是乙型肝炎最主要的传染源。

2. 传播途径　甲型和戊型肝炎以消化道传播为主，水源污染和水生贝类受污染可致暴发流行。乙型、丙型、丁型肝炎以血液、体液传播为主，血液、血制品、医疗器械等也可传播。日常生活密切接触和母婴也是重要的传播途径。

3. 易感人群　①甲型肝炎：以学龄前儿童发病率最高，其次为青年人，成人抗 HAVIgG 阳性率达 90%，感染后免疫力可持续终生。②乙型肝炎：新生儿普遍易感，多见于婴幼儿及青少年，我国成人抗 HBs 阳性率达 50%，感染后可产生牢固的免疫力。③丙型肝炎：普遍易感，抗 HCV 并非保护性抗体。④丁型肝炎：目前仍未发现对 HDV 有保护性的抗体。⑤戊型肝炎：普遍易感，尤其以孕妇易感性较高，感染后免疫力不持久。

【临床表现】

各种类型肝炎的潜伏期：甲型肝炎 5～45 天，平均 30 天；乙型肝炎 30～180 天，平均 70 天；丙型肝炎 15～150 天，平均 50 天；丁型肝炎 28～140 天；戊型肝炎 10～70 天，平均 40 天。

1. 急性肝炎　急性肝炎分为急性黄疸型肝炎和急性无黄疸型肝炎。

1）急性黄疸型肝炎　典型的临床表现分为三个时期。

（1）黄疸前期　平均 5～7 天。表现为食欲减退、厌油、恶心、呕吐、腹胀、腹痛和腹泻，同时还可有畏寒、发热及全身不适等。甲型及戊型肝炎起病较急，常有 38 ℃以上的发热。乙型肝炎起病缓慢，多无发热或发热不明显。

（2）黄疸期　可持续 2～6 周。尿色加深如浓茶样，巩膜和皮肤黄染。黄疸可逐渐加深，约 2 周达到高峰。

（3）恢复期　平均持续 4 周。上述症状消失,黄疸逐渐退,肝脾回缩,肝功能逐渐恢复正常。

2）急性无黄疸型肝炎　较黄疸型肝炎多见。主要表现为消化道症状。

2. 慢性肝炎　病程超过 6 个月,常见乙、丙、丁型肝炎,通常无发热,症状类似急性肝炎。

3. 重型肝炎　重型肝炎是病毒性肝炎中最严重的一种类型,占全部病例的 $0.2\%\sim0.5\%$,病死率达 $70\%\sim80\%$ 。

（1）急性重型肝炎　又称暴发性肝炎或急性肝衰竭。起病与急性黄疸型肝炎相似,但病情发展迅猛,10 天内出现高热、极度乏力、厌食、频繁呕吐、黄疸急剧加深、出血倾向、肝脏明显缩小、肝性脑病,可有肝臭。患者多因发生肝肾功能衰竭、大出血、脑水肿、脑疝等死亡。病程一般不超过 3 周。

（2）亚急性重型肝炎　又称亚急性肝坏死或亚急性肝衰竭。急性黄疸型 10 天出现上述表现者。肝性脑病多出现于疾病后期,常因消化道出血、肝功能衰竭、感染等而死亡。存活者可发展为肝炎后肝硬化。

（3）慢性重型肝炎　又称慢性肝衰竭。临床表现同亚急性重型肝炎,但有慢性肝炎或肝炎肝硬化病史、症状和体征,肝功能严重损害,预后较差,病死率高。

（4）淤胆型肝炎　又称毛细胆管型肝炎,起病类似急性黄疸型肝炎,但自觉症状较轻。黄疸较深,持续数月甚至 1 年,主要表现为肝内梗阻性黄疸,如肝肿大、皮肤瘙痒、大便陶土色。

【辅助检查】

1. 血清学检查

（1）丙氨酸氨基转移酶(ALT)是判断干细胞损害的重要指标。急性黄疸型肝炎常明显升高;慢性肝炎可持续或反复升高;重型肝炎时因大量干细胞坏死,ALT 随黄疸迅速加深而下降,称为胆-酶分离。

（2）天门冬氨酸氨基转移酶(AST)升高。

（3）清蛋白下降、球蛋白升高和 A/G 下降,见于慢性肝病。

（4）黄疸型肝炎时,直接和间接胆红素均升高。淤胆型肝炎则以直接胆红素升高为主。

（5）凝血酶原活动度(PTA)检查　PTA 与肝损害程度成反比,可用于重型肝炎临床诊断及预后判断。重型肝炎 PTA 常小于 40% 。

2. 肝炎病毒病原学(标记物)检测

1）甲型肝炎

（1）血清抗-HAV-IgM　甲肝病毒(HAV)近期感染的指标,是确诊甲型肝炎最主要的标记物。

（2）血清抗-HAV-IgG　见于甲型肝炎疫苗接种后或既往感染 HAV 的患者,为保护性抗体。

2）乙型肝炎　见表 9-3。

表 9-3　血清病毒标记物的临床意义

序号	HBsAg	抗-HBs	HBeAg	抗-HBe	抗-HBc	临床意义
1	—	—	—	—	—	过去和现在未感染过 HBV,属于易感者

续表

序号	HBsAg	抗-HBs	HBeAg	抗-HBe	抗-HBc	临　床　意　义
2	－	－	－	－	＋	①既往感染未能测出抗-HBs；②恢复期 HBsAg 已消，抗-HBs 尚未出现；③无症状 HBsAg 携带者
3	－	－	－	＋	＋	①既往感染过 HBV；②急性 HBV 感染恢复期；③少数标本仍有传染性；④HBV 感染已过；⑤抗 HBs 出现前的窗口期
4	－	＋	－	－	－	①注射过乙肝苗有免疫；②既往感染；③假阳性
5	－	＋	－	＋	＋	急性 HBV 感后康复
6	＋	－	－	－	＋	①急性 HBV 感染；②慢性 HBsAg 携带者；③传染性弱
7	－	＋	－	－	＋	既往感染,仍有免疫力。HBV 感染,恢复期
8	＋	－	－	＋	＋	①急性 HBV 感染趋向恢复；②慢性 HBsAg 携带者；③传染性弱。俗称的"小三阳"
9	＋	－	＋	－	＋	急性或慢性乙型肝炎感染。提示 HBV 复制,传染强。即俗称的"大三阳"

3）丙型肝炎

（1）丙型肝炎病毒（HCV）和核糖核酸（RNA）　在病程早期即可出现,而于治愈后很快消失,因此可作为抗病毒治疗病例选择及判断疗效的重要指标。

（2）丙型肝炎病毒抗体（抗-HCV）　丙型肝炎病毒（HCV）感染的标志。抗-HCV-IGM 见于丙型肝炎急性期,病愈后可消失。

4）丁型肝炎　血清或肝组织中的 HDVAg 和（或）HDV RNA 阳性有确诊意义。

5）戊型肝炎　常检测抗-HEV-igm 及抗-HEV-IGG。

【治疗和预防】

1. 治疗　目前尚无特效治疗方法。治疗原则为综合性治疗,以休息、营养为主,辅以适当的保肝药物治疗,避免使用肝脏损害的药物。

2. 预防　常用的疫苗有甲肝疫苗、乙肝疫苗。乙肝疫苗目前作为我国免费的计划免疫疫苗,新生儿分别在出生后24 h、1 个月、6 个月内分别常规接种。成年人根据需要选择性接种乙肝和甲肝疫苗。

【护理要点】

1. 一般护理

1）休息与体位　重型肝炎、急性肝炎早期、慢性肝炎活动期应卧床休息,症状减轻后要控制活动。肝功能基本正常后,可适当增加活动,如散步,做广播操,打太极拳等,以不疲劳为原则。

2）饮食护理

（1）急性肝炎　清淡、易消化、富含维生素的流质食物；进食量太少时,可遵医嘱静脉补充葡萄糖和维生素；食欲好转后,可逐渐增加饮食,少食多餐。

（2）慢性肝炎　能量摄入：卧床或休息者84～105 kJ/(kg·d),中度活动者(上班)126～

147 kJ/(kg•d)。蛋白质:以优质蛋白为主,1.5～2.0 g/(kg•d);糖类 300～400 g/d;脂肪以耐受为限,多选用植物油,50～60 g/d;多食水果、蔬菜等含维生素丰富的食物。

（3）肝炎后肝硬化、重型肝炎 按肝硬化、肝性脑病的饮食原则处理。

（4）肝炎患者的饮食禁忌 不宜长期摄入高糖、高热量饮食,以防诱发糖尿病和脂肪肝;腹胀者可减少产气食物(牛奶、豆制品)的摄入;肝炎患者均应戒烟、禁饮酒及含酒精饮料。

3)隔离 甲型、戊型肝炎自发病之日起实行消化道隔离 3 周。急性乙型、丁型肝炎实行血液体液隔离至 HBsAg 转阴;恢复期仍不转阴者,按病原携带者管理;丙型肝炎急性期应隔离至病情稳定。

2. 病情观察 观察患者消化道症状、黄疸、腹腔积液等的变化和程度;观察患者的生命体征和神志变化,有无并发症和危险因素,发现异常及时报告医生并配合处理。

3. 用药护理 遵医嘱正确用药,注意观察药物疗效和不良反应。常见的不良反应有发热、脱发、骨髓抑制等。

4. 心理护理 向患者及家属解释疾病的特点、隔离的意义和预后,鼓励多与医务人员、家属、病友等交谈,给予患者精神上的安慰和支持。

5. 健康教育 应向患者及家属宣传病毒性肝炎的家庭护理和自我保健意识,特别是慢性患者和无症状携带者。应做到正确对待疾病、生活规律、加强营养、不滥用药物、实施家庭隔离、定期复查等。

直通护考

1. 患者,男,27 岁,既往体健,体检时肝功能正常,抗-HBs 阳性,HBV 其他血清病毒标记物均为阴性。患者很担心自己患上了乙型肝炎,护士应告知患者此时的状况是( )。

A. 乙型肝炎具有传染性 B. 乙型肝炎但病情稳定
C. 乙型肝炎病毒携带状态 D. 处于乙肝恢复期
E. 对乙肝病毒具有免疫力

2. 急性病毒性肝炎的临床表现不包括( )。

A. 疲乏 B. 腹胀、食欲减退、恶心
C. 部分患者可出现黄疸 D. 肝脾肿大
E. 腹水

3. 对于重型肝炎,临床诊断及预后判断有重要意义的是( )。

A. 黄疸进行性加深 B. 凝血酶原活动度(PTA<40%)
C. 血尿素氮升高 D. 精神行为异常
E. 腹水、中毒性鼓肠

4. 乙型肝炎患者入院时换下的衣服应( )。

A. 统一焚烧 B. 包好后存放 C. 消毒后存放
D. 交给家属带回 E. 消毒后交给患者家属

5. 患者,男,2 周前进食海产品后出现乏力、食欲减退、巩膜黄染,ALT 增高,HBsAg(－),抗 HAV-IgM(＋)、抗 HAV-IgG(－)。最可能的诊断是( )。

A. 急性甲型病毒肝炎 B. 急性乙型病毒肝炎 C. 急性丙型病毒肝炎
D. 急性丁型病毒肝炎 E. 急性戊型病毒肝炎

6. 患者,男,37岁,因近一周食欲减退、上腹部不适,疲乏无力,伴巩膜及皮肤黄染2天,既往体健。入院后3天出现嗜睡,有扑翼样震颤,肝未扪及。血清总胆红素200 μmol/L,血清丙氨酸氨基转移酶150 U/L,血清 HBsAg(＋),此患者的肝炎类型是(　　)。

    A. 急性黄疸型乙型肝炎　　　B. 淤胆型肝炎　　　　　　C. 急性重型乙型肝炎

    D. 亚急性重型乙型肝炎　　　E. 慢性重型乙型肝炎

7. 患者,男,50岁。因近1周食欲减退、呕吐、疲乏无力,尿黄。自昨日起烦躁不安,呼气中有腥臭味、巩膜及皮肤黄染,皮肤可见瘀斑,肝未扪及,腹水征阳性。目前最主要的护理问题是(　　)。

    A. 体液过多　　　　　　　　B. 活动无耐力　　　　　　C. 皮肤完整性受损

    D. 营养失调:低于机体需要量　E. 潜在并发症:肝性脑病

任务五　艾滋病患者的护理

艾滋病是获得性免疫缺陷综合征的简称,是由人类免疫缺陷病毒(HIV)所引起的一种慢性传染病。HIV 进入人体后主要侵犯、破坏 CD_4^+ T 淋巴细胞,并使多种免疫细胞受损,导致人体免疫功能缺陷,最终并发各种严重机会性感染和恶性肿瘤。具有传播迅速、发病缓慢、病死率高、预后恶劣的特征。

【流行病学】

1. 传染源 HIV 感染者和艾滋病患者是本病唯一的传染源。病毒主要存在于血液、精液、子宫和阴道分泌物中,其他体液如乳汁、唾液、泪水和皮肤也含 HIV。

2. 传播途径 ①性接触传播:艾滋病的主要传播途径。②血液传播。③母婴传播。④其他传播方式:如运用 HIV 感染者的气管移植、人工授精,被污染的针头刺伤或破损皮肤意外受到感染。

3. 易感人群 普遍易感。其中男性同性恋者、多个性伴侣者、性病患者、夫妻一方是 HIV 感染者、HIV 感染的母亲所生的婴儿、静脉药瘾者,以及血液、血液制品使用者,为本病的高危人群。

知识链接

    HIV 病毒在外界环境抵抗力很弱,短时间内失去活性,所以握手、拥抱、共用办公用具、卧具和浴池等不会传播。一般性接吻、咳嗽或打喷嚏也不可能传播,蚊虫叮咬不会传播,因蚊虫不是 HIV 的宿主。

【临床表现】

本病潜伏期长,一般认为2～10年可发展为艾滋病。

1. 急性感染期(1期) 此期症状常较轻微,容易被忽略。感染 HIV 后2～6周,血清

HIV 可呈阳性反应。临床表现以发热最为常见,伴全身不适、头痛、厌食、肌肉关节痛,10 天左右症状消失。

2. 无症状感染期(2 期)　急性感染期症状消失后即进入本期,临床上无任何症状。但血清中能检出 HIV 及 HIV 抗体,具有传染性。此期可持续 2～10 年或更长。

3. 持续性全身淋巴结肿大期(3 期)　除腹股沟淋巴结外,全身其他部位有两处或两处以上淋巴结肿大,无自觉症状,一般持续 3 个月以上。

4. 艾滋病期(4 期)　是 HIV 感染的最终阶段,此期临床表现复杂,易发生各种机会性感染及恶性肿瘤,可累及全身各个系统及器官。

(1) 呼吸系统　卡氏肺孢子虫肺炎最为常见,是主要致死原因。

(2) 消化系统　口腔和食管炎症或溃疡最为常见,表现为吞咽疼痛和胸骨后烧灼感。还可以有腹泻、体重减轻。

(3) 中枢神经系统　①HIV 病毒直接感染中枢神经系统,可引起艾滋病痴呆综合征和无菌性脑炎,表现为头晕、头痛、癫痫、进行性痴呆和脑神经炎等。②机会性感染。③机会性肿瘤。

(4) 皮肤黏膜　可有紫红色或深蓝色浸润或结节、口腔感染等。

(5) 眼部　可有视网膜炎、眼部卡波西肉瘤等。

【辅助检查】

1. 血常规检查　患者有不同程度的贫血、白细胞计数降低及血小板减少等。

2. 免疫学检查　T 细胞绝对值下降,CD_4^+ 淋巴细胞计数下降,正常值为$(0.8～1.2)×10^9/L$,CD_4 细胞/CD_8 细胞<1.0(正常值为 1.75～2.1)。

3. 血清学检查　可用免疫印迹法或(ELISA)等方法检测 HIV 抗体和抗原,阳性可确诊。

4. HIV RNA 的定量检测　既可助于诊断,又可判断治疗效果及预后。

【治疗和预防】

目前仍缺乏根治 HIV 感染的药物,多采取综合治疗,如抗 HIV 病毒治疗、预防和治疗机会性感染、增加机体免疫力、支持疗法以及心理关怀,其中抗 HIV 病毒治疗最为关键。

【护理要点】

1. 一般护理

(1) 休息与活动　规律作息,适当进行体育锻炼。

(2) 饮食护理　进食高能量、高蛋白质饮食,多吃新鲜蔬菜和水果,少量多餐,可以提高免疫力。

(3) 隔离　血液-体液隔离,艾滋病患者避免献血、捐赠器官;性生活必须使用避孕套。艾滋病期对患者可采取保护性隔离措施。

2. 病情观察　检测各系统症状、体征的变化,有无并发病的发生,一旦发现,立即报告医生,积极配合处理。

3. 用药护理　观察抗病毒药物的疗效和不良反应,注意观察有无骨髓移植作用,用药期定期监测血常规。长期用药患者注意有无耐药菌株,停药或换药时有无反跳现象。

4. 心理护理　多与患者进行有效沟通,针对性地进行心理疏导,满足患者合理要求,接触患者不要有恐惧感,使患者正视现实,建立自尊和自信;与患者家属、亲友进行沟通,教育他们不要歧视患者,要理解、关心和鼓励患者,帮助患者获得更多的社会及家庭支持。

5. 健康教育　加强艾滋病防治知识宣传教育;加强有关性知识、性行为的健康教育,洁身自好,远离毒品;宣传如何与艾滋病患者进行正常的接触和社交活动;建立艾滋病检测系统。

知识链接

艾滋病病毒职业暴露后如何处理?

护士被含有 HIV 的血液、体液污染了皮肤或者黏膜,以及被污染了的针头及其他锐器刺破皮肤后,应立即实施如下措施。①刺激出血:如皮肤有伤口,应当在伤口旁轻轻挤压,尽可能挤出损伤处的血液。用洗手液和流水清洗伤口或污染的皮肤。如果是黏膜,应使用大量生理盐水冲洗黏膜。②伤口冲洗后:应当用消毒液,如 0.5%碘伏进行消毒,并包扎伤口。③预防性用药:轻度暴露者,齐多夫定(AZT)+拉米夫定(3TC)或替诺福韦(TDF)+3TC(基本用药方案),重度暴露者在基本用药方案基础上加克力芝(LPV/r)或依非韦伦(EFV)。

直通护考

1. 下面哪项是艾滋病最完整的隔离措施?(   )

A. 接触隔离   B. 肠道隔离   C. 呼吸道隔离

D. 血液-体液隔离   E. 血液、体液及保护性隔离

2. 关于艾滋病最主要的传播途径,正确的是(   )。

A. 性接触   B. 输液或输血   C. 母婴传播

D. 昆虫传播   E. 器官移植

3. 下列最可能传播艾滋病病毒的途径是(   )。

A. 同桌进餐   B. 输血   C. 共用浴具   D. 握手   E. 拥抱

4. 下列描述中反映 HIV 感染Ⅰ期表现的是(   )。

A. 急性起病,发热、全身不适、头痛、厌食、肌肉关节痛,10 天左右后消失

B. 无症状,血中抗 HIV(+),持续 2～10 年

C. 持续性的淋巴结肿大,开始于颈部,其次为腋、腹股沟淋巴结等

D. 弥漫性丘疹、带状疱疹、口腔和咽部黏膜炎症及溃烂

E. 出现头痛、癫痫、进行性痴呆等神经系统症状

5. 护士对艾滋病患者进行健康史评估时,下列内容重要性最低的是(   )。

A. 有无输血史   B. 有无静脉吸毒史   C. 有无器官移植史

D. 有无同性性行为   E. 有无吸食大麻史

任务六　狂犬病患者的护理

狂犬病是由狂犬病病毒引起的一种急性传染病,人兽都可以感染,又称恐水病,是由狂犬

病病毒侵犯中枢神经系统引起的人畜共患的急性传染病。

【流行病学】

1. 传染源　携带狂犬病病毒的动物,主要是病犬,其次是猫、猪、牛及马等家畜。

2. 传播途径　病毒主要通过咬伤入侵,也可由带病毒的病犬的唾液舔伤口而入侵,少数人可因屠宰等密切接触而被感染。

3. 易感人群　人群普遍易感,咬伤后是否发病取决于咬伤部位神经血管分布是否丰富,咬伤的程度,伤口是否得到及时有效的处理,伤者的免疫力,是否及时注射狂犬病疫苗等。

【临床表现】

潜伏期短到 10 天,长至 2 年或更长,一般为 31～60 天,5％发生在 3 个月以后。典型的临床经过分为三个时期。

1. 前驱期　发病多以低热、头痛、倦怠、恶心、恐惧不安等开始,继而对声、光、风等刺激敏感而有喉部发紧感觉。已愈合的伤口、伤口附近及其神经通路上有麻木、痒痛等异常感觉,四肢有蚁走感。本期持续 2～4 天。

2. 兴奋期　患者逐渐进入高度兴奋状态,突出表现为极度恐怖、恐水、怕风、发作性咽肌痉挛、呼吸困难等。交感神经功能亢进,出现大汗、心率增快,血压升高、唾液分泌增加。患者的神志大多清晰,但部分患者可出现精神失常、谵妄等。本期持续 1～3 天。

3. 瘫痪期　患者渐趋安静,痉挛发作停止而出现各种瘫痪,尤以肢体弛缓性瘫痪为多见;可迅速因呼吸和循环衰竭而死亡。本期持续 6～18 h。

【辅助检查】

1. 血常规及脑脊液检查　周围血常规指标和脑脊液白细胞总数轻至中度升高,中性粒细胞占 80％,脑脊液细胞数及蛋白质可稍增多,糖和氯化物正常。

2. 病原学检查　脑组织内基小体检验;患者口腔分泌物、脑脊液和脑组织接种鼠脑分离病毒,狂犬病病毒核酸检测等。

3. 病毒抗体检测　荧光免疫方法检查,抗体血清学抗体检查。

【治疗和预防】

1. 治疗　本病缺乏有效的治疗手段,主要是进行对症支持治疗。应加强预防以控制疾病蔓延,特别是要严格执行犬的管理,对犬类普遍接种狂犬病疫苗,可使发病率大大降低。

2. 预防

(1)管理传染源　捕杀所有野犬,对必须饲养的猎犬,警犬及试验用犬,应进行登记,并做好预防接种,发现病犬、病猫时立即击毙,以免伤人,咬过人的家犬、家猫应设法捕获,并隔离观察 10 天,仍存活的动物可确定为非狂犬病者可解除隔离,对死亡动物应取其脑组织进行检查,并将其焚毁或深埋,切不可剥皮或进食。

(2)伤口处理　早期的伤口处理极为重要,人被咬伤后应及时以 20％肥皂水充分清洗伤口,并不断擦拭,伤口较深者还需借助导管用肥皂水进行持续灌注清洗,如有免疫血清,做皮试阴性后,可注入伤口底部和四周,伤口不宜缝合或包扎。

(3)预防接种　狂犬病疫苗第一针注射时间最晚不能超过 24 h,如果超过 24 h,疫苗效果就会降低。全程接种共 5 针,在注射当天的第 1 针后,间隔 3 天、4 天、7 天、14 天各注射 1 针,接种的针次间隔时间过短或过长,都会影响免疫效果,所以最好能在排定的日期内注射。

【护理要点】

1. 一般护理

(1)休息与体位　置患者于单间病房,卧床休息,狂躁患者应注意安全,必要时给予约束。

（2）饮食　应给予鼻饲高热量流质饮食,如插鼻饲管有困难时,插管前可在患者咽部涂可卡因溶液,有恐水症状或吞咽困难者应禁饮禁食,遵医嘱静脉补充水、电解质及热量。

（3）隔离　严密接触隔离,床头挂橙色隔离标识,防止患者在痉挛发作时抓伤咬伤医护人员。

2. 病情观察　监测:生命体征;恐水、恐风表现及变化;抽搐部位及发作次数。麻痹期应密切观察呼吸衰竭与循环衰竭的进展,及时采取相应抢救措施。记录液体出入量。

3. 专科护理　保持病室安静、光线暗淡,避免风、光、声的刺激。避免水的刺激,不在病室内放盛水容器,不使患者闻及水声,不在患者面前提及“水”字。各种检查、治疗与护理尽量集中进行,操作时动作轻巧,以减少对患者的刺激,以防止诱发肌肉痉挛。及时清除口腔及呼吸道分泌物,必要时做好气管插管、气管切开的准备工作,保持呼吸通畅。

4. 心理护理　对狂犬病患者应倍加爱护与同情,因大多数患者（除后期昏迷者外）神志清醒,内心恐惧不安,恐水使患者更加痛苦,故对待患者应关心体贴、语言谨慎,做好治疗与专人护理,使患者有安全感,直至临终。

 直通护考

1. 狂犬病的发病与哪项因素无关?（　　　）
A. 咬伤部位的神经和血管是否丰富　　　　　　B. 伤口是否及时清洗和处理
C. 咬伤后是否及时注射疫苗　　　　　　　　　　D. 咬伤的程度
E. 被咬的季节

2. 狂犬病不可能通过下列哪种方式传染?（　　　）
A. 被狗惊吓　　　　　　B. 伤口接触患病动物的分泌物　　C. 病犬抓伤
D. 被狗舔舐　　　　　　E. 宰杀病犬

3. 野犬咬伤后对伤口处理错误的是（　　　）。
A. 挤出伤口处污血　　　　B. 用肥皂水反复冲洗　　　　　C. 碘酒、酒精消毒
D. 缝合伤口　　　　　　　E. 较深的伤口进行伤口灌洗

4. 狂犬病疫苗注射的时间是（　　　）。
A. 咬伤后 24 h 内　　　　B. 咬伤后 3 天内　　　　　C. 咬伤后 7 天内
D. 咬伤后半个月内　　　　E. 任何时候

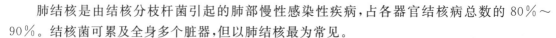

任务七　肺结核患者的护理

肺结核是由结核分枝杆菌引起的肺部慢性感染性疾病,占各器官结核病总数的 80%～90%。结核菌可累及全身多个脏器,但以肺结核最为常见。

我国肺结核流行病学现场调查显示,虽然肺结核患病率呈下降趋势,但一些地区对肺结核的诊断不规范、治疗不彻底,致使结核病患者中耐药者比例较高,近年来难治性肺结核患者有

上升趋势,结核病的防治工作任重而道远。

知识链接

结核菌属分枝杆菌,染色具有抗酸性,对人类致病的主要是人型菌,其次是牛型菌。此菌对外界抵抗力较强,在阴湿处能生存 5 个月以上;但在烈日曝晒下 2 h 或煮沸 1 min 能被杀死。

【流行病学】

1. 传染源 肺结核的传染源是排菌的肺结核患者。

2. 传播途径

(1)呼吸道传染 最主要传播途径,患者大声讲话、咳嗽、打喷嚏,会释放出很多带结核杆菌的飞沫,若易感者吸入了这种飞沫,即可被感染。肺结核患者如果把痰吐在地上,痰液干燥后,结核杆菌与尘埃混在一起飞扬在空气中,被健康人吸入肺内也可引起感染。

(2)消化道传染 可通过被污染的食物或食具感染,饮用未经消毒的牛奶或乳制品等也可感染牛型结核杆菌,接触患者用过的痰盂等物品后如不认真洗手也可能受到感染致肠结核。

3. 易感人群 人群普遍易感,幼儿、青春期少儿、老年人、营养不良者、矽肺者、糖尿病患者、大手术术后等更容易被侵染。

【临床表现】

1. 主要症状

(1)全身中毒症状 表现为午后低热、乏力、食欲减退、消瘦、盗汗等,妇女可有月经失调和闭经,当肺部病灶急剧进展播散时,可有不规则高热。

(2)呼吸系统症状 咳嗽、咯痰是肺结核最常见症状。一般为干咳或带少量黏液痰,继发感染时痰液呈黏液脓性且量增多。若合并支气管结核,表现为刺激性咳嗽。1/3～2/3 的患者有不同程度的咯血,多为小量咯血,少数严重者为大量咯血,甚至发生窒息或失血性休克。

2. 体征 早期病灶小或位于肺组织深部,一般无明显体征。若病灶广泛,可见患侧呼吸运动减弱,叩诊浊音,听诊呼吸音减弱。结核好发于肺尖,在锁骨上下、肩胛间区叩诊略浊,于咳嗽后偶可闻及湿啰音,对肺结核的诊断具有参考意义。病变广泛纤维化或胸膜增厚粘连时,患侧胸廓塌陷、肋间隙变窄、气管和纵隔向患侧移位,健侧可有代偿性肺气肿征。

3. 临床类型及特点

(1)Ⅰ型(原发型肺结核) 初次感染结核菌引起,常见于小儿,首先在肺部形成渗出性炎性病灶,继而引起淋巴管炎和肺门淋巴结炎。症状多轻微而短暂,类似感冒症状。

(2)Ⅱ型(血行播散型肺结核) 本型为各型肺结核中较严重者。包括急性、亚急性和慢性三种类型。起病急,中毒症状严重,半数以上患者合并结核性脑膜炎。

(3)Ⅲ型(浸润型肺结核) 本型是临床上最常见的继发性肺结核,大多为人体免疫力降低时,潜伏在肺部病灶内的结核菌重新繁殖而引起的,形成以渗出和细胞浸润为主、伴有不同程度的干酪样病灶。

(4)Ⅳ型(慢性纤维空洞型肺结核) 肺结核未及时发现或治疗不当,或由于病情随机体免疫力的高低波动,病灶吸收、修复与恶化、进展交替出现,导致空洞长期不愈、病灶出现广泛纤维化,患者长期咳嗽、咳痰、反复咯血、活动后气促,严重者可发生呼吸衰竭。

（5）Ⅴ型（结核性胸膜炎）　当机体处于高敏状态时,结核菌侵入胸膜腔可引起渗出性胸膜炎。除出现全身中毒症状外,还有胸痛和呼吸困难。

【辅助检查】

1. 痰结核菌检查　痰结核菌检查是确诊肺结核最特异的方法。痰菌阳性说明病灶是开放的。

2. X线检查　早期诊断肺结核的主要方法。肺结核X线表现多样、复杂,有原发灶、淋巴管炎和肺门或纵隔肿大的淋巴结组成哑铃状病灶。急性血行播散型肺结核在X线胸片上呈现分布均匀、大小密度相近的粟粒状阴影。继发型肺结核的常见X线表现包括浸润性病灶,如云雾状,边缘模糊,密度相对较淡;干酪样病灶,密度相对较高,且不均一;空洞即形成不同形状的透亮区;纤维钙化的硬结病灶,如条索、结节状、斑点状病灶,边缘清楚,密度相对较高。

3. 结核菌素试验　测定人体是否受过结核菌感染,目前多采用结核菌素试验(PPD),通常取5结核菌素单位(IU)于左前臂屈侧中、上1/3交界处做皮内注射,注射后48～72 h测量皮肤硬结的直径,小于5 mm为阴性,5～9 mm为弱阳性,10～19 mm为阳性,达到20 mm或不足20 mm但出现水疱、坏死为强阳性。结核菌素试验阳性仅表示曾有结核菌感染,并不一定患病。对婴幼儿的诊断价值大,3岁以下强阳性反应者,应视为有新近感染的活动性结核病,须予以治疗。结核菌素试验阴性反应除提示没有结核菌感染外,还见于人体免疫力因变态反应而暂时受抑制情况,如使用糖皮质激素等免疫抑制剂、营养不良以及麻疹、百日咳等患者,结核菌素试验为阴性。

【治疗和预防】

1. 合理进行抗结核化疗　治愈肺结核的主要方法,辅以适当休息、加强营养和对症治疗。化疗原则是坚持早期、联合、适量、规律和全程治疗。

2. 常用的化疗药物　杀菌剂有异烟肼、利福平、链霉素和吡嗪酰胺;抑菌剂有对氨基水杨酸、乙胺丁醇、氨硫脲、卡那霉素等。

3. 化疗方法　常规使用异烟肼、链霉素和对氨基水杨酸12～18个月,称为"常规"或"标准"疗法。但由于疗程长,患者不易坚持全程而影响疗效。现联用异烟肼、利福平等两个以上杀菌剂,可将疗程缩短至6～9个月,称为短程化疗。化疗时,在开始的1～3个月内,每天用药(强化阶段),其后每周2次用药至疗程结束(巩固阶段)。

【护理要点】

1. 一般护理

（1）休息与活动　注意休息,轻症及恢复期患者不必限制活动,有高热等明显中毒症状及咯血者应卧床休息。

（2）饮食护理　饮食宜高热量、富含维生素、高蛋白质,以增强抵抗力,促进病灶愈合。多食牛奶、豆浆、鸡蛋、鱼、肉、水果及蔬菜等。

（3）隔离　包括呼吸道隔离和消化道隔离。对于痰(＋)患者接受正规治疗的同时,不要从事公共活动或工作,出门戴口罩,避免对着他人大声讲话、打喷嚏等,痰液要用纸包裹,并经过焚烧或化学消毒处理;对于共用的餐具要严格消毒。

2. 专科护理　当患者出现咯血时,协助患者取患侧卧位,防止结核病灶向对侧播散。遵医嘱使用脑垂体后叶素,或行气囊压迫止血,护士做好相应的准备与配合。对精神极度紧张者,可遵医嘱给予小剂量镇静剂,禁用吗啡,以免咳嗽反射中枢和呼吸中枢受抑制。发现窒息先兆和窒息时立即报告医生,协助抢救。

3. 用药护理 向患者及家属介绍抗结核药物的治疗知识,强调按医嘱用药、全程治疗,提高治疗依从性。化疗方案分为强化和巩固两个阶段,可采用每天用药或间歇用药两种治疗方案。护理需督促患者按医嘱服药。常用抗结核药物的主要不良反应及注意事项见表9-4。

表 9-4 常用抗结核药的用法、不良反应和注意事项

药 名	不 良 反 应	注 意 事 项
异烟肼 （HINH）	偶有眩晕,周围神经炎,精神异常,发热、皮疹等	避免与抗酸药同时服用;注意消化道反应,肢体远端感觉及精神状态;定期查肝功能;可抑制抗凝血药代谢,使抗凝作用增强
利福平 （RFP）	偶有肝功能损害,胃肠道不适,腹泻,血白细胞及血小板减少,流感样综合征	体液及分泌物呈橘黄色,使隐形眼镜永久变色;监测肝脏毒性及过敏反应;会加速口服避孕药、口服降糖药、茶碱、抗凝血药的排泄,使药效降低或失效
链霉素 （S、SM）	听神经损害,眩晕,听力减退,口周麻木,过敏性皮疹、肾功能损害	进行听力检查,注意听力变化及有无平衡失调(用药前、用药后1~2个月复查一次);了解尿常规及肾功能的变化
吡嗪酰胺 （Z、PZA）	可引起发热,黄疸,肝功能损害及痛风	警惕肝脏毒性;注意关节疼痛、皮疹等反应;定期监测 ALT 及血清尿酸;避免日光过度照射
乙胺丁醇 （E、EMB）	视神经损害,视力减退,皮疹	检查视觉灵敏度和颜色的鉴别力(用药前、用药后1~2个月复查一次)
对氨基水杨酸钠 （P、PAS）	胃肠道不适,过敏反应,有恶心、呕吐、食欲减退、腹痛、腹泻、皮疹、黄疸及肝功能损害	监测不良反应的症状、体征;定期查肝功能

4. 心理护理 肺结核病病程长、恢复慢,且病情易反复,使患者产生急躁、恐惧心理,护士应耐心向患者讲解疾病的知识,并给予患者帮助与支持,使其坚持正规治疗,建立良好的休养心境,配合治疗,早日康复。

对症护理高热、盗汗的患者,及时用温毛巾擦干身体和更换衣被。对于要进行特殊检查者,应提前做好解释工作,避免产生恐惧心理,积极配合检查。

5. 健康指导

（1）疾病预防指导 控制传染源、切断传播途径以及保护易感人群。

（2）疾病知识指导 嘱患者戒烟、戒酒,注意补充营养,合理安排休息,避免劳累、情绪波动和呼吸道感染。

（3）用药指导 根据患者及家属对结核病知识认识程度及接受知识的能力进行卫生宣教,使之了解结核病是一种慢性呼吸道感染病,抗结核用药时间至少半年,有时可长达一年半之久,患者往往难以坚持,而只有坚持合理、全程化疗才可完全康复。告知患者不规则服药或过早停药是治疗失败的主要原因。

直通护考

1. 肺结核化疗时可出现耳聋和肾功能损害的药物是(　　)。

A. 乙胺丁醇　　　　　　　B. 链霉素　　　　　　　　C. 对氨基水杨酸

D. 异烟肼　　　　　　　　E. 利福平

2. 对于被结核菌痰污染的纸张,最简单的灭菌方法是(　　)。

A. 加热至 100 ℃消毒 20 min　B. 加苯酚浸泡　　　　　　C. 钾漂白粉浸泡

D. 将痰吐在纸上焚烧　　　　E. 加含氯消毒剂搅拌

(X 型题)患者,女,33 岁,干咳伴乏力、低热、夜间盗汗,体重减轻 2 个月以上,X 线提示右上肺阴影。

3. 为明确诊断,应进行的检查是(　　)。

A. 结核菌素试验　　　　　B. 红细胞沉降率　　　　　C. 胸部 CT 检查

D. 痰结核菌检查　　　　　E. 胸部 X 线片

4. 经检查确诊为肺结核,拟行"异烟肼、利福平、吡嗪酰胺"化疗,利福平可引起(　　)。

A. 周围神经炎　　　　　　B. 听力障碍　　　　　　　C. 肝损害

D. 球后视神经炎　　　　　E. 胃肠道反应

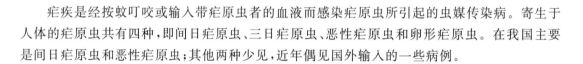

任务八　疟疾患者的护理

　　疟疾是经按蚊叮咬或输入带疟原虫者的血液而感染疟原虫所引起的虫媒传染病。寄生于人体的疟原虫共有四种,即间日疟原虫、三日疟原虫、恶性疟原虫和卵形疟原虫。在我国主要是间日疟原虫和恶性疟原虫;其他两种少见,近年偶见国外输入的一些病例。

知识链接

　　疟疾俗称"打摆子""打脾寒",是目前全球广泛关注的三大疾病之一。我国大部分地区的疟疾已得到有效控制,目前已进入消除阶段,全国消除疟疾工作方案(2016—2020 年)是我国政府对国际社会作出的承诺,功在当代,利在千秋。

【流行病学】

1. 传染源　疟疾现症患者或无症状带虫者,其血液中具有配子体者便成为传染源。血液中原虫密度越高,配子体的密度也会越高,传播的概率也越大。

2. 传播途径　疟疾主要是由蚊子(按蚊)传播的。当蚊子叮咬疟疾患者时,病原体疟原虫便进入蚊体并在其体内发育,当蚊子再次叮咬健康人时,就将蚊体内的疟原虫传递给健康人了。

3. 易感人群　人体对各种疟原虫普遍易感，高疟区初生儿可自母体经胎盘获得抗体IgG，3个月后抗体消失而易感，两岁以内发病率最高，此后由于自然感染后免疫力增强，故感染轻，发病少；一般高疟区25岁以上的居民，对疟疾有一定的免疫力。

【临床表现】

1. 潜伏期　从人体感染疟原虫到发病（口腔温度超过37.8 ℃），称潜伏期。潜伏期包括整个红外期和红内期的第一个繁殖周期。一般间日疟、卵形疟14天，恶性疟12天，三日疟30天。感染原虫量、株的不一，人体免疫力的差异，感染方式的不同均可造成不同的潜伏期。温带地区有所谓长潜伏期虫株，可长达8～14个月。输血感染潜伏期7～10天。胎传疟疾，潜伏期更短。有一定免疫力的人或服过预防药的人，潜伏期可延长。

2. 发冷期　骤感畏寒，先为四肢末端发凉，迅觉背部、全身发冷。皮肤起鸡皮疙瘩，口唇，指甲发绀，颜面苍白，全身肌肉关节酸痛。进而全身发抖，牙齿打战，有的人盖几床被子不能制止，持续约10 min，甚至1 h，寒战自然停止，体温上升。此期患者常有重病感。

3. 发热期　冷感消失以后，面色转红，发绀消失，体温迅速上升，通常发冷越显著，体温就越高，可达40 ℃以上。高热患者痛苦难忍，有的辗转不安，呻吟不止，有的谵妄，撮空，甚至抽搐或不省人事，有的剧烈头痛、持久呕吐。患者面赤、气促，结膜充血，皮灼热而干燥，脉洪而速，尿短而色深。多诉说心悸、口渴、欲冷饮。持续2～6 h，个别可达10 h以上。发作数次后唇鼻常见疱疹。

4. 出汗期　高热后期，颜面手心微汗，随后遍及全身，大汗淋漓，衣服湿透，2～3 h体温降低，常至35.5 ℃。患者感觉舒适，但十分困倦，常安然入睡。一觉醒来，精神轻快，食欲恢复，又可照常工作。此刻进入间歇期。

【辅助检查】

1. 血常规检查　红细胞和血红蛋白在多次发作后下降，恶性疟尤重；白细胞总数初发时可稍增，后正常或稍低，单核细胞常增多，并吞噬疟色素颗粒。

2. 疟原虫检查　血液涂片（薄片或厚片）染色可查疟原虫，并可鉴别疟原虫种类。骨髓涂片染色查疟原虫，阳性率较血液涂片高。

3. 血清学检查　抗疟抗体一般在感染后2～3周出现，4～8周达高峰，以后逐渐下降。现已应用的有间接免疫荧光、间接血凝与酶联免疫吸附试验等，阳性率可达90%。一般用于流行病学检查。

【治疗和预防】

1. 治疗　快速高效抗疟药可选用青蒿素和青蒿琥酯等。

（1）间日疟、三日疟和卵形疟治疗　包括现症病例和间日疟复发病例，须用血内裂殖体杀灭药如氯喹，杀灭红内期的原虫，以迅速退热，并用组织期裂殖体杀灭药（亦称根治药或抗复发药）进行根治（或称抗复发治疗），杀灭红外期原虫。常用氯喹与伯氨喹联合治疗。

（2）恶性疟治疗　对氯喹尚未产生抗性地区，仍可用氯喹杀灭红内期的原虫，同时须加用配子体杀灭药。成人口服氯喹加伯氨喹。

（3）肝内期疟原虫治疗　唯一药物是乙胺嘧啶。

2. 预防　做好防蚊、灭蚊。应清除垃圾、杂草、填平污水坑；宿舍要挂好门帘、窗纱、晚上睡觉时放下蚊帐；可喷洒DDV、灭蚊灵，也可点蚊香、灭蚊片及艾蒿等。适当口服维生素B_1片，也能收到防治的效果。个人防护很重要，在傍晚时开始穿长袖衣裤，裸露部分涂敷驱避剂，睡觉时应注意避免身体紧贴蚊帐。

【护理要点】

1. 一般护理

（1）休息与活动　发作期及退热后 24 h 应卧床休息。

（2）饮食　要注意水分的补充,对食欲不佳者给予流质或半流质饮食,至恢复期给予高蛋白质饮食;吐泻不能进食者,适当补液;贫血者可辅以铁剂。

（3）隔离　按虫媒传染病做好昆虫隔离。

2. 对症护理　寒战时注意保暖;大汗时应及时用干毛巾或温湿毛巾擦干,并随时更换汗湿的衣被,以免受凉;高热时采用物理降温,过高热患者因高热难忍可药物降温;凶险发热者应严密观察病情,及时发现生命体征的变化,详细记录液体出入量,做好基础护理。

3. 专科护理　密切观察有无黑尿热的临床表现,如突起寒战、高热、腰痛及酱油尿等,并及时报告医生。立即停用可能诱发溶血的药物,如奎宁、伯氨喹、阿司匹林等。严格记录 24 h 液体出入量,保证尿量每天不少于 1000 mL。遵医嘱使用氢化可的松和 5％碳酸氢钠等药物,以减轻溶血和肾功能损害。贫血严重者,可少量多次输新鲜全血,并观察有无输血反应。

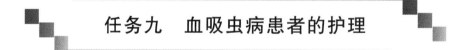

1. 疟疾的主要传播途径是（　　　）。

A. 血液传播　　B. 空气传播　　C. 虫媒传播　　D. 消化道传播　E. 体液传播

2. 属于疟疾出汗期症状的是（　　　）。

A. 先为四肢末端发凉,迅觉背部、全身发冷

B. 进而全身发抖,牙齿打战

C. 体温可达 40 ℃以上

D. 有的剧烈头痛、顽固呕吐,皮灼热而干燥;脉洪而速

E. 全身大汗淋漓,衣服湿透,体温下降

3. 杀灭肝内期疟原虫的唯一药物是（　　　）。

A. 乙胺嘧啶　　B. 伯氨喹　　　C. 氯喹　　　　D. 哌喹

任务九　血吸虫病患者的护理

凡是寄生在脊椎动物血管内的吸虫称为血吸虫。血吸虫种类繁多,在已认识的 86 种中有 19 种可致病,其中日本血吸虫、埃及血吸虫、湄公血吸虫、间插血吸虫、曼氏血吸虫可导致人畜患血吸虫病。在我国流行的是日本血吸虫病,钉螺为血吸虫的唯一中间宿主,是本病传染过程的主要环节。

【流行病学】

1. 传染源　日本血吸虫病患者的粪便中含有活卵,为本病主要传染源。

2. 传播途径　主要通过皮肤,黏膜与疫水接触受染。

3. 易感性 人畜共患,人与脊椎动物对血吸虫普遍易感。流行区以学龄儿童及青少年感染率最高,以后逐渐下降,此与保护性免疫力有关。

【临床表现】

本病的潜伏期一般在 1 个月左右。按其病程和主要临床表现可分为急性期、慢性期和晚期三个时期。

1. 急性血吸虫病 大多见于初次大量感染者,以夏秋季为多,起病较急,以发热等全身症状为主。①发热:患者均有发热症状,一般在 38～40 ℃之间,热型以间歇热、弛张热为多见,其次为不规则热。②过敏反应:以荨麻疹为常见,多见于发热期,广泛分布或仅局限于四肢,时发时愈,持续数日或 2 周。③腹部症状:半数以上患者有腹痛、腹泻,可带血和黏液,部分患者可仅有便秘。重度感染者由于血吸虫卵在结肠浆膜层和肠系膜内大量沉积,可引起腹膜刺激征、腹部饱满有柔韧感和压痛,类似结核性腹膜炎。④肝脾肿大:肝肿大,压痛,以左叶明显,半数以上有轻度脾肿大。

2. 慢性血吸虫病 流行区居民自幼与河水接触,小量反复感染,大多数表现为慢性血吸虫病。部分急性患者,未经治疗或治疗不彻底迁延而成慢性血吸虫病。无症状者仅在普查时发现,有症状者以腹痛、腹泻、消瘦、贫血、乏力、劳动力减退等为常见。

3. 晚期血吸虫病 临床上主要按其体征等将晚期血吸虫病分为巨脾型、腹水型、结肠增殖型、侏儒型,同一患者可兼有两种或两种以上的类型。①巨脾型:95％以上患者肝脾均肿大,但以脾肿大尤为显著,可达脐或脐下,并越过中线,甚至可达盆腔。②腹水型:患者诉腹胀,腹部膨隆似青蛙腹,四肢细小。③结肠增殖型:患者除晚期血吸虫病表现外,肠道症状较突出,如原因不明的腹痛、腹泻、便秘、大便变细或不成形、不全性肠梗阻、左下腹痞块等。④侏儒型:儿童期反复感染血吸虫后,可严重影响生长发育,除血吸虫病表现外,患者身材呈比例性矮小,面容苍老,发育障碍,性器官不发育,第二性征缺如,但智力无减退。

4. 异位血吸虫病 以肺、脑、肝多见,肺血吸虫病多见于急性血吸虫病,病情轻者仅有咳嗽,病情重者可有气急、哮喘、胸闷及咳血痰等;脑血吸虫病多见于病程早期,以青壮年为多见,急性型似急性脑膜炎,慢性型表现为局限性癫痫或瘫痪;肝血吸虫多寄生于人体门静脉系统,致肝硬化。

【辅助检查】

目前最常用的是病原检查方法,即从粪便中检查血吸虫卵或孵化毛蚴,或者从直肠黏膜活体组织中检查血吸虫卵。

1. 直接涂片法 重感染地区患者粪便或急性血吸虫病患者的黏液血便中常可检查到血吸虫卵。方法简便,但血吸虫卵检出率低。

2. 毛蚴孵化法 可以提高阳性检出率。

3. 定量透明法 用于血吸虫卵计数。

4. 直肠黏膜活体组织检查 慢性及晚期血吸虫病患者肠壁组织增厚,血吸虫卵排出受阻,故粪便中不易查获血吸虫卵,可使用直肠镜检查。

【治疗和预防】

1. 治疗 吡喹酮毒性低、疗程短、疗效高、使用方便,是当前治疗各期血吸虫病的首选药物,对幼虫、童虫及成虫均有杀灭作用,对急性血吸虫病治愈率很高。

2. 预防 可分为以下四个阶段:一是以消灭钉螺为主控制血吸虫病的防治阶段;二是采用综合性防治措施阶段;三是以化疗来减少或控制疾病为目标的阶段;四是分类指导阶段。

【护理要点】

1. 一般护理

（1）休息与活动　急性期应卧床休息,慢性期避免劳累。

（2）饮食　根据具体病情给予适当饮食,如急性期应给予高热量、高蛋白质、高维生素饮食;晚期肝硬化有腹水者应给予低盐饮食;发生肝昏迷者应暂停蛋白质饮食。

2. 观察病情变化　观察有无呕血、黑便、意识障碍等上消化道出血和肝性脑病症状。

3. 心理护理　血吸虫病患者不仅可出现身体上的不适,晚期还可出现形象上的改变,患者心理压力大,必须做好有效的心理疏导工作。

4. 健康教育　加强防治知识的宣传,建立健康文明的生活方式,防止粪便污染水源。

直通护考

1. 下列哪项不属于晚期血吸虫的分型?（　　）

A. 巨脾型　　　　B. 腹水型　　　　C. 结肠增殖型　D. 侏儒症型　　　E. 巨肝型

2. 治疗血吸虫病最有效的药物为（　　）。

A. 吡喹酮　　　　　　　　　B. 肠虫清　　　　　　　　　　　C. 青蒿素

D. 头孢类抗生素　　　　　　E. 异烟肼

3. 预防血吸虫的主要措施不包括（　　）。

A. 消灭钉螺　　　　　　　　　　　　B. 对粪便进行无害化处理

C. 禁止到疫区水域游泳　　　　　　　D. 预防性使用吡喹酮

E. 禁止无保护措施到疫区水域劳作

思政学堂

　　一百年前,中国共产党的先驱们创建了中国共产党,形成了坚持真理、坚守理想,践行初心、担当使命,不怕牺牲、英勇斗争,对党忠诚、不负人民的伟大建党精神,这是中国共产党的精神之源。

　　——习近平:在庆祝中国共产党成立100周年大会上的讲话

（周洪梅）

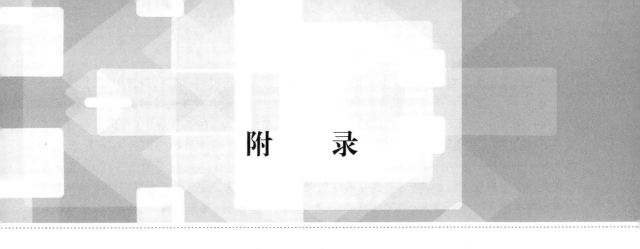

附　　录

常用抗菌药物简介

抗菌药物是指具有杀菌或抑菌活性,用于治疗各种细菌性感染的药物,常用抗菌药物包括抗生素类、磺胺类、硝咪唑类、喹诺酮类、呋喃类、抗结核药等化学药物。

一、常用抗菌药物

(一)β内酰胺类抗生素

β内酰胺类抗生素是化学结构中具有β内酰胺环的一大类抗生素,包括青霉素类、头孢菌素类、头孢霉素类、碳青霉烯类、单环类及其他一些β内酰胺类。此类抗生素影响细菌细胞壁的合成,为杀菌剂,具有抗菌活性强、毒性低、临床疗效好等优点。

1. 青霉素类　青霉素 G(不耐酸不耐酶)是第一个应用于临床的抗生素,虽经多年临床应用,但在多种敏感菌所致感染的治疗中,仍是首选药,主要用于革兰阳性球菌(除葡萄球菌外)和奈瑟菌属感染以及梅毒、钩端螺旋体病、气性坏疽、炭疽等的治疗。

耐酸青霉素类(不耐酶),以青霉素 V 钾为代表,耐酸,不耐酶,作用弱。

耐酶青霉素类(耐酸),以苯唑西林、氯唑西林、氟氯西林及双氯西林为代表,对葡萄球菌所产生的β内酰胺酶稳定,对革兰阴性菌无抗菌作用,主要用于治疗产酶葡萄球菌引起的各种感染。

广谱青霉素类(耐酸,不耐酶),以氨苄西林、仑氨西林及阿莫西林为代表,具有广谱抗菌活性,对青霉素酶不稳定,对革兰阳性菌作用逊于青霉素,但对流感嗜血杆菌、肠球菌及部分肠道杆菌有抗菌作用。

抗假单胞菌广谱青霉素类(不耐酸,不耐酶),以哌拉西林、羧苄西林、磺苄西林、呋布西林、美洛西林、阿洛西林等为代表。

2. 头孢菌素类　按照药学特征分为以下四代。

第一代头孢菌素对葡萄球菌(包括耐青霉素葡萄球菌)、大肠杆菌、奇异变形杆菌、伤寒沙门菌、志贺菌、流感嗜血杆菌等有较强抗菌活性。头孢噻吩、头孢唑啉等注射剂用药后血药浓度较高,可用于敏感菌所致的较严重感染。头孢氨苄、头孢羟胺苄、头孢拉定等口服品种,抗菌作用较头孢唑林差,适用于各种轻度、中度感染的治疗。

第二代头孢菌素抗菌谱较第 1 代广,对革兰阳性菌活性与第 1 代相近或稍差,对革兰阴性菌作用增强,但部分肠杆菌科细菌,包括普通变形杆菌、沙雷菌属、枸橼酸杆菌属对其敏感性差,不动杆菌属、铜绿假单胞菌则基本耐药,可用于敏感革兰阳性和阴性菌的各种感染。常用注射品种有头孢呋辛、头孢替安、头孢孟多,口服产品有头孢克洛、头孢丙烯、头他呋辛酯等。

第三代头孢菌素对 β 内酰胺酶更稳定、抗菌谱更广,对肠杆菌科细菌、奈瑟菌、流感嗜血杆菌、肺炎链球菌、溶血性链球菌以及部分厌氧菌有强大抗菌活性,对葡萄球菌的作用较第一、第二代头孢菌素差,对肠球菌无抗菌活性。注射用药后血浓度高,在脑脊液中(特别是在有炎症情况下)能达到有效血药浓度,肝肾毒性低。适用于严重革兰阴性及敏感阳性菌感染、医院内感染等。头孢噻肟为临床常用品种;头孢曲松半衰期长达 6～9 h,可每天给药一次;头孢哌酮具有抗铜绿假单胞菌活性,但对多数 β 内酰胺酶的稳定性较差;头孢他啶为第三代头孢菌素中抗铜绿假单胞菌活性最强者。其他的还有头孢唑肟、头孢甲肟、头孢地嗪、头孢匹胺、头孢磺啶及头孢咪唑。

第三代口服头孢菌素品种比较多,但口服吸收大多较差,抗菌活性在不同品种间存在较大差异,主要用于各种轻、中度感染和注射用抗菌药物的转换治疗。临床上常用产品有头孢克肟、头孢他美酯、头孢布烯、头孢地尼、头孢泊肟酯、头孢妥仑酯、头孢特仑酯、头孢卡品酯等。

第四代头孢菌素有头孢匹肟、头孢匹罗、头孢噻利等,主要对细菌产生的头孢菌素酶稳定,具有抗铜绿假单胞菌活性,抗阳性菌活性较第三代头孢菌素强。第四代头孢菌素对 ESBL 不稳定。

近年来在国外研究或上市的具有抗耐甲氧西林金黄色葡萄球菌(MRSA)活性的头孢菌素有头孢匹普、头孢洛林,被称为第五代头孢菌素。

3. 不典型 β 内酰胺类抗菌药物 头霉素与头孢菌素结构差异在于其母核第 7 位碳存在甲氧基侧链,对 β 内酰胺酶很稳定,抗菌谱与第二代头孢菌素相仿,对肠杆菌科细菌作用强,对各种厌氧菌包括脆弱类杆菌也有良好的抗菌活性:适用于厌氧菌或厌氧菌与需氧菌混合感染,如腹腔感染、盆腔感染、肺脓肿等。主要品种有头孢西丁、头孢美唑、头孢替坦、头孢米诺、头孢拉宗等。这类药物大多含四氮唑环结构,可影响凝血功能、导致戒酒硫样反应。

氧头孢烯类具有第三代头孢菌素抗菌谱广、抗菌活性强的特点,对厌氧菌也有良好抗菌作用,对 β 内酰胺酶稳定;常用品种有拉氧头孢与氟氧头孢,前者因可能影响凝血功能,大剂量应用时有出血倾向,使其应用受限。

单环 β 内酰胺类对革兰阴性肠杆菌科细菌作用强,对多种 β 内酰胺酶稳定,对革兰阳性菌、厌氧菌作用差,属窄谱抗菌药,适用于各种阴性菌所引起的感染,常用产品有氨曲南、卡芦莫南等。

碳青霉烯类抗菌谱极广,抗菌活性甚强,对革兰阴性、阳性需氧菌和厌氧菌有抗菌活性,对 β 内酰胺酶稳定,包括具有抗铜绿假单胞菌活性和不具有抗铜绿假单胞菌活性两组,前者有亚胺培南/西司他汀、美洛培南、比阿培南、帕尼培南/倍他米隆等,后者仅有厄他培南。这类药物主要适用于各种细菌所致的严重感染、多种细菌混合性感染、病原不清的感染以及免疫功能缺陷者感染。亚胺培南对肾小管上皮细胞中去氢肽酶Ⅰ不稳定,需与该酶抑制剂西司他汀组合成复方应用。美洛培南则对肾去氢肽酶稳定,不需与酶抑制剂合用。近年来,医院感染中所分离的非发酵菌对碳青霉烯类耐药率较高。厄他培南是长半衰期药物,可每天一次给药。

4. β 内酰胺酶抑制剂及其复方制剂 克拉维酸、舒巴坦、他唑巴坦等 β 内酰胺酶抑制剂,通过与 β 内酰胺酶结合,不可逆竞争性抑制 β 内酰胺酶活性,保护与其共用 β 内酰胺类药物免于水解,保持或恢复抗菌活性,酶抑制剂本身不具有抗菌作用(舒巴坦具有抗不动杆菌活性),三者以他唑巴坦抑酶作用最强。临床应用的含酶抑制剂的复方产品有阿莫西林/克拉维酸、替卡西林/克拉维酸、氨苄西林/舒巴坦、头孢哌酮/舒巴坦、哌拉西林/他唑巴坦。

（二）氨基糖苷类

氨基糖苷类共同特点：①水溶性好，性质稳定，在碱性环境中作用较强；②抗菌谱广，属杀菌剂，对葡萄球菌、需氧革兰阴性菌有良好抗菌活性，部分产品对结核分枝杆菌或铜绿假单胞菌有良好作用；③胃肠吸收差，需注射给药，可一天一次给药。与血清蛋白结合率低，大部分以原型经肾脏排泄，肾功能减退时血药半衰期显著延长，应调整给药方案；④均有不同程度的肾毒性和耳毒性，对神经肌肉接头有阻滞作用；⑤细菌对各品种间有部分或完全交叉耐药性；⑥与头孢菌素类或青霉素类联合应用，可产生协同杀菌作用。

链霉素与卡那霉素临床应用时间较长，耐药菌产生日益增高，临床上已较少应用，链霉素仅适用于与其他抗结核药物联合用于结核病初治患者，与青霉素 G 或氨苄西林联合治疗鼠疫和布氏菌病；大观霉素仅用于治疗淋病。庆大霉素、妥布霉素是治疗肠杆菌科和铜绿假单胞菌感染疗效较好的品种，两者有较大程度的交叉耐药性，细菌耐药率高；阿米卡星、异帕米星对肠道杆菌、铜绿假单胞菌所产生的钝化酶稳定，临床分离出的对庆大霉素、妥布霉素耐药肠杆菌科细菌，大部分对阿米卡星敏感，可作为对庆大霉素耐药细菌感染治疗药物。依替米星与奈替米星特性相似，细菌耐药率高。

（三）喹诺酮类

按照结构和药学特征分为以下不同代别。

第一代喹诺酮类药物抗菌活性差，仅限于治疗泌尿道感染，主要产品为萘啶酸。

第二代喹诺酮类药物抗菌谱扩大，对常见肠道杆菌也具良好抗菌活性，适于肠道、泌尿道感染，代表产品为吡哌酸。

第三代喹诺酮类药物因其结构中引入氟原子，称氟喹诺酮类，抗菌活性增强，抗菌谱进一步扩大，对革兰阳性、阴性菌，包括铜绿假单胞菌、葡萄球菌等具有良好抗菌活性，某些品种对厌氧菌、支原体、衣原体、军团菌、分枝杆菌等也具有良好作用。氟喹诺酮类药物口服吸收好，组织分布广，对细胞穿透力强，能渗入前列腺中达有效浓度，不良反应发生率低，因动物试验发现对幼年动物软骨发育的影响，不宜用于孕妇、哺乳妇女及新生儿。临床上主要用于敏感菌所致的各种感染，静脉制剂用于全身严重感染也具良好效果。主要产品有诺氟沙星、氧氟沙星、环丙沙星、左氧氟沙星等。

第四代喹诺酮类抗阳性菌、抗厌氧菌活性更强，主要产品有莫西沙星、吉米沙星，被称呼吸喹诺酮类。

（四）糖肽类

糖肽类包括万古霉素、去甲万古霉素和替考拉宁。糖肽类药物主要对各种革兰阳性需氧菌（包括耐药菌株）具有抗菌活性。主要用于耐药革兰阳性菌所致的严重感染，特别是用于MRSA 或甲氧西林耐药凝固酶阴性葡萄球菌（MRCNS）、肠球菌属及耐青霉素肺炎链球菌所致的感染；也可用于对青霉素类过敏患者的严重革兰阳性菌感染和粒细胞缺乏症高度怀疑革兰阳性菌感染的患者。万古霉素口服，可用于经甲硝唑治疗无效的艰难梭菌所致的假膜性肠炎患者。

（五）硝基咪唑类

硝基咪唑类包括甲硝唑、替硝唑、奥硝唑、塞克硝唑等，对厌氧菌、滴虫、阿米巴和蓝氏贾第鞭毛虫具有强大抗微生物活性。可用于各种需氧菌与厌氧菌的混合感染，包括腹腔感染、盆腔感染、肺脓肿、脑脓肿等，但通常需与抗需氧菌抗菌药物联合应用；口服可用于艰难梭菌所致的假膜性肠炎，幽门螺杆菌所致的胃窦炎、牙周感染及加德纳菌阴道炎等；还用于阿米巴病、阴道滴虫病、贾第虫病、结肠小袋纤毛虫等寄生虫病的治疗；也与其他抗菌药物联合用于某些盆腔、肠道及腹腔等手术的预防用药。

（六）大环内酯类

大环内酯类抗菌药物曾因其抗菌谱窄、抗菌活性差、药代动力学特征欠佳而一度发展缓慢，包括红霉素、麦迪霉素、螺旋霉素、乙酰螺旋霉素、吉他霉素等。其后，通过对其分子结构进行修饰得到的新型大环内酯类药物，药代动力学特点、抗菌活性均得到改善，成为抗感染药物中重要一族，包括阿奇霉素、克拉霉素、罗红霉素、地红霉素、氟红霉素等。

新大环内酯类有如下特点。

（1）对胃酸稳定，生物利用度高　如罗红霉素、克拉霉素。

（2）半衰期延长　阿奇霉素、地红霉素、罗红霉素的半衰期长，可以减少给药次数，缩短疗程。

（3）组织浓度高　新大环内酯类除有较高血药浓度，能广泛分布于全身组织和体液中，组织中浓度可超过血液，如阿奇霉素在前列腺中浓度比血清高 10 倍，在治疗泌尿系统感染中可以起到良好治疗作用。

（4）抗菌谱拓宽，抗菌活性增强　新大环内酯类对流感嗜血杆菌、军团菌、链球菌、卡他莫拉菌、淋球菌、脆弱拟杆菌、厌氧球菌、空肠弯曲菌、李斯特菌有较强抗菌活性，并对一些肠杆菌有抗菌活性，如阿奇霉素对大肠杆菌、沙门菌、志贺菌 MIC_{90} 为 $1\sim16$ mg/L，对支原体、衣原体、非结核分枝杆菌，有较好抗菌活性。

（5）有良好抗菌药物后效应　克拉霉素对葡萄球菌、链球菌有 $4\sim6$ h 后效应，阿奇霉素对流感杆菌有 4 h 后效应。

（6）不良反应少　口服新型大环内酯类药物不良反应发生率低，偶有胃肠反应。

但需要关注的是，我国临床分离的葡萄球菌、链球菌对大环内酯类耐药已经成为较为突出的问题，临床用药要加以关注。

（七）四环素类

四环素类包括四环素、土霉素、金霉素及半合成四环素类，多西环素（强力霉素）、美他环素和米诺环素。四环素类抗菌谱广，对各种细菌、支原体、衣原体、立克次体、螺旋体等都具有抗菌效果，近年来由于常见病原菌对本类药物耐药性普遍升高及不良反应多见，临床应用已受到很大限制；但个别地区 MRSA、不动杆菌等对米洛环素、多西环素有较高敏感性。替加环素是四环素类衍生物，也称为甘酰胺环素，其抗菌谱进一步拓宽，抗菌活性进一步加强，对各种革兰阳性菌（包括 MRSA）、肠杆菌科细菌、不动杆菌、厌氧菌等具有抗菌作用，但铜绿假单胞菌、奇异变形杆菌、普罗维登菌对其先天耐药。

四环素类可用于立克次体病、支原体感染、衣原体属感染、布鲁菌病（需与氨基糖苷类联合应用）、霍乱、兔热病、鼠疫等的治疗。替加环素则主要用于各种危重症以及耐药菌感染的治疗。

（八）磺胺类

根据药代动力学特点和临床用途，磺胺类药物可分为如下几种。

（1）口服易吸收可全身应用的，如磺胺甲噁唑、磺胺嘧啶、磺胺林、磺胺多辛、复方磺胺甲噁唑（磺胺甲噁唑与甲氧苄啶）、复方磺胺嘧啶（磺胺嘧啶与甲氧苄啶）等。

（2）口服不易吸收的，如柳氮磺吡啶。

（3）局部应用的，如磺胺嘧啶银、醋酸磺胺米隆、磺胺醋酰钠等。由于细菌耐药明显，主要用于敏感菌感染和特殊病原体感染（如肺孢子菌、弓形体、奴卡菌感染）的治疗。

（九）其他抗菌药物

林可霉素和克林霉素主要对各种革兰阳性菌、厌氧菌具有抗菌作用，但细菌耐药明显，临床上主要用于厌氧菌混合感染和敏感阳性菌感染的治疗。

利福霉素类为抗结核药物，但利福平具有抗葡萄球菌与奈瑟菌活性，临床上用于葡萄球菌严重感染时的联合用药。

磷霉素为广谱抗菌药物，对各种革兰阳性菌、革兰阴性菌具有良好抗菌效果，细菌耐药率不高，但相关临床研究较少。主要用于各种泌尿道、呼吸道和皮肤软组织感染的治疗。

呋喃妥因适用于大肠杆菌、腐生葡萄球菌、肠球菌属及克雷伯菌属等细菌敏感菌株所致的急性单纯性膀胱炎，亦可用于预防尿路感染；呋喃唑酮主要用于治疗志贺菌属、沙门菌、霍乱弧菌引起的肠道感染。

二、抗菌药物浓度与抗菌效果

抗菌药物分为浓度依赖性与时间依赖性两种。前者需要高浓度以达到最好抗菌效果，而后者则需要相对高浓度持续较长时间发挥抗菌效果。

浓度依赖性抗菌药物，包括氨基糖苷类、喹诺酮类、达托霉素、泰利霉素及甲硝唑等。此类药物的抑菌活性随抗菌药物浓度的升高而增强，决定药效的因素是浓度，因此一日总剂量一次给药更有利于感染治疗。

时间依赖性抗菌药物，包括 β 内酰胺类、大环内酯类，甲氧苄啶，磺胺甲噁唑、克林霉素、四环素、万古霉素、替考拉宁等。此类药物浓度超过最低抑菌浓度的持续时间越长，抗菌效果越好，而增加药物浓度并不能有效地增强药物的抗菌活性，所以提高此类药物疗效的关键是延长维持有效浓度超过最低抑菌浓度的时间。

（蔡明华）

参考文献

[1]　袁爱娣,黄涛,褚青康.内科护理[M].武汉:华中科技大学出版社,2015.

[2]　林梅英,朱启华.内科护理[M].北京:人民卫生出版社,2016.

[3]　全国护士执业资格考试用书编写专家委员会.2016全国护士执业资格考试指导[M].北京:人民卫生出版社,2015.

[4]　尤黎明.内科护理学[M].北京:人民卫生出版社,2001.

[5]　叶任高,陆再英.内科学[M].6版.北京:人民卫生出版社,2004.

[6]　孙建勋.内科护理学(上)[M].郑州:河南科学技术出版社,2013.

[7]　姚景鹏.内科护理学[M].北京:北京大学医学出版社,2001.

[8]　尤黎明,吴瑛.内科护理学[M].4版.北京:人民卫生出版社,2015.

[9]　王吉耀.内科学[M].北京:人民卫生出版社,2006.

[10]　葛均波,徐永健.内科学[M].8版.北京:人民卫生出版社,2013.

[11]　张文武.急诊内科学[M].3版.北京:人民卫生出版社,2016.

[12]　国家卫生计生委合理用药专家委员会,中国药师协会.冠心病合理用药指南[J].中国医学前沿杂志(电子版),2016.

[13]　金中杰,林梅英.内科护理[M].2版.北京:人民卫生出版社,2009.

[14]　李群芳,邓荆云,张爱琴.内科护理[M].武汉:华中科技大学出版社,2011.

[15]　郭奉银.内科护理学[M].北京:高等教育出版社,2003.

[16]　钟南山.内科学[M].8版.北京:人民卫生出版社,2014.

[17]　李丹,冯丽华.内科护理学[M].3版.北京:人民卫生出版社,2014.

[18]　林梅英,朱启华.内科护理[M].3版.北京:人民卫生出版社,2015.

[19]　石连杰,李春,朱佳鑫,穆荣.系统性红斑狼疮最新分类标准诞生[J].中华风湿病学杂志,2012.

[20]　李兰娟,任红.传染病学[M].8版.北京:人民卫生出版社,2013.

[21]　成守珍.内科护理学[M].2版.人民卫生出版社,2011.

[22]　王峰,张林飞.内科护理[M].北京:中国医药科技出版社,2015.

[23]　施雁,张佩雯.内科护理[M].上海:复旦大学出版社,2015.

[24]　申丽静.内科护理学[M].北京:北京出版社,2010.

[25]　杨绍基.传染病学[M].北京:人民卫生出版社,2005.

[26]　贾建平,陈生弟.神经病学[M].7版.北京:人民卫生出版社,2015.